JN042100

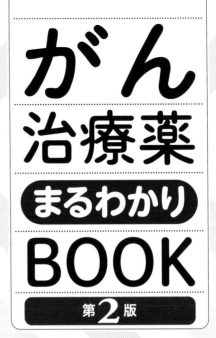

がん治療薬まるわかりBOOK 第2版

【編著】

勝俣範之

菅野かおり

照林社

はじめに

　本書『がん治療薬まるわかりBOOK』の初版を編集したのが、2015年のことである。あれから7年が経過した現在、がん治療薬の種類は増加している。初版時に取りあげた薬剤は120種類あまりだが、2022年の第2版では178種類となっており、年間約8種類以上新たな薬剤が登場している計算になる。第2版を編集している際にも新たな薬剤が承認となっている。

　がん薬物療法は、近年さらに目覚ましい発展を遂げている。ここ数年間の進歩は、何といっても免疫チェックポイント阻害薬の登場である。免疫チェックポイント阻害薬は分子標的薬の一種ではあるが、がんを直接攻撃するのではなく、免疫担当細胞であるリンパ球を刺激することで、がん細胞を間接的に攻撃する"免疫療法"である点が、従来の化学療法薬・分子標的薬と異なっている。免疫チェックポイント阻害剤の特徴は、一般的には副作用は少ないが、約2〜4割の患者さんに、"免疫関連有害事象"という自己免疫疾患様の副作用が出現することである。免疫チェックポイント阻害薬の使用に際しては、この"免疫関連有害事象"について、その詳細と対応方法に精通しておく必要がある。なお"免疫療法"といっても、巷を賑わせている"自由診療として行われているあやしい免疫療法"とはまったく異なる治療であることを、しっかり認識すべきである。

　また、がん薬物療法が進歩した一方で、"がん薬物療法をどこまで継続するか？"という点が、医学界でも議論されるようになった。特に、終末期になるまで、がん薬物療法を継続することは、患者さんのQOL（クオリティオブライフ）を低下させるだけでなく、生存期間を短くしてしまう恐れもある。"がん薬物療法をどこまで継続するか？"という命題に対しては、"アドバンスケアプランニング（ACP）"を含めた対応として、患者さんと対応をしてほしい。

　本書がより多くの医療者の助けとなり、患者さんに安全かつ有効な治療がいきわたるようになることを願う。

2022年3月

編者を代表して

勝俣範之

2 細胞障害性抗がん薬

3：分子標的薬

4 免疫チェックポイント阻害薬

5 ホルモン療法薬

カバーデザイン：関原直子
本文デザイン・イラストレーション：加藤陽子
本文DTP：鈴木洋史

■ 編集

勝俣範之　日本医科大学武蔵小杉病院腫瘍内科 部長

菅野かおり　日本看護協会神戸研修センター教育研修部認定看護師教育課程 課長

■ 執筆（五十音順）

朝鍋美保子　国立がん研究センター中央病院 副看護部長／がん化学療法看護認定看護師

安島亜矢子　日本医科大学武蔵小杉病院薬剤部／外来がん治療認定薬剤師

東谷朗子　手稲渓仁会病院看護部／がん薬物療法看護認定看護師

荒堀広美　徳島文理大学保健福祉学部看護学科実習支援室 講師／がん化学療法看護認定看護師

有働みどり　大阪警察病院看護部／がん薬物療法看護認定看護師

大上幸子　香川大学医学部附属病院看護部／がん薬物療法看護認定看護師

大鷲しのぶ　沖縄県立南部医療センター看護部／がん薬物療法看護認定看護師

小野寺恵子　日本医科大学武蔵小杉病院看護部／がん看護専門看護師・がん薬物療法看護認定看護師

勝俣範之　日本医科大学武蔵小杉病院腫瘍内科 部長

北田なみ紀　大阪市立総合医療センター緩和ケアセンター 副主幹／がん看護専門看護師

岸下礼子　高松赤十字病院看護部／がん化学療法看護認定看護師

木村道子　奈良県立医科大学附属病院看護部／がん薬物療法看護認定看護師

國次葉月　徳山中央病院看護部／がん薬物療法看護認定看護師

河野　勤　杏雲堂病院腫瘍内科・化学療法部 部長

此松晶子　日本医科大学武蔵小杉病院薬剤部／がん薬物療法認定薬剤師

小峰歩美　相良病院看護部／がん薬物療法看護認定看護師

笹本奈美　川崎医科大学総合医療センター看護部／がん薬物療法看護認定看護師

佐野照恵　神戸海星病院看護部／がん薬物療法看護認定看護師

菅野かおり　日本看護協会 神戸研修センター教育研修部 認定看護師教育課程 課長

園生容子　昭和大学病院看護部／がん薬物療法看護認定看護師

高橋美知枝　函館五稜郭病院看護部／がん薬物療法看護認定看護師

武田芽衣　岡山赤十字病院看護部／がん薬物療法看護認定看護師

竹本朋代　富山大学附属病院看護部 副看護師長／がん薬物療法看護認定看護師

出口直子　加古川中央市民病院看護部／がん薬物療法看護認定看護師

徳永伸也　大阪市立総合医療センター腫瘍内科 副部長

戸﨑加奈江　愛知県がんセンター看護部／がん化学療法看護認定看護師

中内香菜　愛媛大学医学部附属病院看護部／がん薬物療法看護認定看護師

中村千里　聖マリアンナ医科大学病院緩和ケアセンター部／がん看護専門看護師・がん薬物療法看護認定看護師

新田理恵　杏林大学医学部付属病院看護部／がん薬物療法看護認定看護師

橋本幸子　長岡赤十字病院看護部／がん薬物療法看護認定看護師

濵田のぞみ　米子医療センター看護部／がん薬物療法看護認定看護師

藤巻奈緒美　静岡県立総合病院看護部／がん薬物療法看護認定看護師

堀口美穂　三重大学医学部附属病院看護部 ジェネラルマネージャー・専従看護師／がん看護専門看護師・がん薬物療法看護認定看護師

松田夕香　札幌医科大学附属病院外来化学療法室 副看護師長／がん看護専門看護師・がん薬物療法看護認定看護師

三浦裕司　虎の門病院臨床腫瘍科 部長

三橋由貴　藤沢湘南台病院看護部／がん薬物療法看護認定看護師

宮本　拓　奈良県立医科大学附属病院看護部／がん薬物療法看護認定看護師

宮本康敬　浜松医療センター薬剤科／がん専門薬剤師

村上富由子　日本看護協会神戸研修センター教育研修部認定看護師教育課程

森　玄　練馬光が丘病院薬剤室

森本佐登美　明石医療センター看護部／がん薬物療法看護認定看護師

安原加奈　大阪医療センター看護部／がん薬物療法看護認定看護師

山田陽子　聖マリアンナ医科大学病院看護部／がん薬物療法看護認定看護師

山中康弘　静岡県立総合病院腫瘍内科 医長

柚木孝之　元・倉敷中央病院看護本部／がん薬物療法看護認定看護師

良田紀子　大阪はびきの医療センター看護部／がん薬物療法看護認定看護師

渡邉枝穂美　元・四国がんセンター看護部／がん薬物療法看護認定看護師

（2022年2月現在）

● 本書では、臨床でがん治療に使用される薬剤について、看護師が知っておきたいポイントをまとめています。

● 巻頭資料として、代表的なレジメンをがん種別にまとめました。

●「がん治療薬 知っておきたいポイント」では、薬剤について、使用上の注意点、起こりうる主な副作用、ケアのポイントなどを端的にまとめています。なお、副作用のGrade表記は、CTCAEv5.0によるものです。

●「副作用対策と安全管理」では、臨床で必須のポイントに絞ってまとめました。

がん治療薬 知っておきたいポイント では……

投与経路、漏出時の皮膚障害リスク、催吐リスク、投与時の注意点などをアイコン化

代表的な副作用の出現時期（めやす）をグラフ化。その他、臨床で「特に注意すべき副作用」をピックアップ

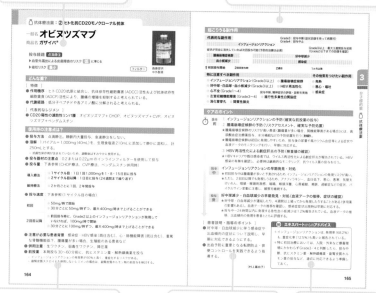

薬剤に関する「臨床で知っておくと役立つ知識」をコンパクトに

各時期における「ケアのポイント」と患者・家族への説明点を解説

「＋αの知識」などアドバイスも掲載

副作用対策と安全管理　では……

定義、原因となりうる薬剤、参考ガイドラインの有無など、ポイントを端的に

標準的ケア（主として予防策）と症状発生時の対応について、看護ケアのポイントをピックアップ

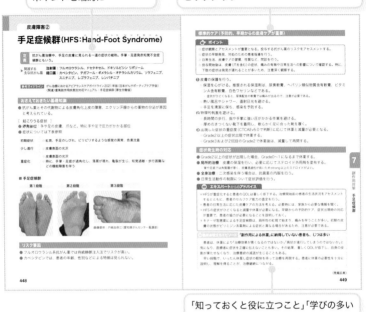

「知っておくと役に立つこと」「学びの多いエピソード」など、臨床知も身につく

アイコンの見かた

〈投与経路〉

経口	静注	点滴静注	筋注	皮下注	動注	髄注	膀胱内	胸腔内	腹腔内	脳内留置
内服	静脈内投与		筋肉内投与	皮下投与	動脈内投与	髄腔内投与	膀胱内投与		体腔内投与	

〈血管外漏出による皮膚障害のリスク〉

高	中	低
起壊死性	炎症性	非炎症性

〈催吐リスク〉

高	中	軽	最小
高度	中等度	軽度	最小度

＊ガイドラインに記載のない薬剤については、臨床での使用例に基づき、どのリスク分類に準じるかを記載

〈投与時の注意点〉

遮光	赤色	暗青色	黄色	紫色	ポンプ
光に影響される		特徴的な色の薬液			輸液ポンプ使用

フィルター	非PC	非PVC	非PEHP	非ポリウレタン
		器材に関する注意点		

〈剤形〉

錠・OD錠　カプセル剤　散剤　注射剤　キット製剤

- がん薬物療法とは、細胞障害性薬（殺細胞性抗がん薬）、分子標的薬、免疫チェックポイント阻害薬、ホルモン療法薬などによる治療の総称である。
  - ①**細胞障害性薬**：正常細胞にも影響を及ぼすため、副作用が多い。
  - ②**分子標的薬**：2000年以降に開発された薬剤で、主にがん細胞特有の分子を攻撃するため、細胞障害性薬より副作用が少ない。
  - ③**免疫チェックポイント阻害薬**：PD-L1、PD-1、CTLA-4などの免疫に関連する分子を標的とした抗体治療薬で、免疫関連有害事象がある。
  - ④**ホルモン療法薬**：ホルモン療法が有効ながん種は、乳がん、前立腺がん、子宮体がんなどに限られる。
- がん薬物療法に用いる薬剤は、一般薬と異なり、治療域が狭く副作用が大きい。そのため、使用時には適応や副作用に精通する必要がある。
- 近年、支持療法と呼ばれる治療の進歩により、かつては、入院でしか実施できなかったがん薬物療法も、今や外来通院が一般的な時代になった。にもかかわらず、まだ、入院での実施を原則にしていたり、初回のみ入院で実施していたりする施設もある。患者のQOLを考えると、できるだけ、通院でできる治療は通院で実施するのが望ましい。

■ 薬剤の「有効域」と「副作用域」

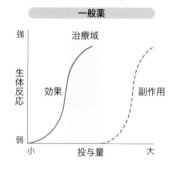

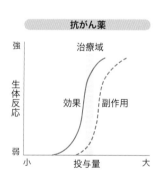

がん薬物療法の適応を考えるうえでの原則

[標準治療の遂行]

- 細胞障害性薬の用量は、有害事象（副作用）の許容される範囲内で、最大の抗腫瘍効果が得られる量として設定される。しかし、細胞障害性薬は、一般薬と比較して、治療効果が認められる用量と有害事象が生じる用量が、きわめて近接している。

● 臨床では、個々の患者に対して、その治療目的が治癒か延命かを明確化し、薬物療法によって得られるメリットと有害事象によるデメリットを常に考慮する必要がある。そのためには、科学的エビデンスに則って構築された標準治療の遂行が大前提である。標準治療外の治療法は、適切に計画された臨床試験によって行われるのが望ましい。

［ PS（Performance Status）が良好であること ］

● がん薬物療法施行を検討するうえで、PSの検討は必須である。
● 通常、PS 2以下が、がん薬物療法の適応である。PS 3以上（全身状態不良）の患者の場合、薬物療法のメリットは明確ではなく、有害事象が増加する。
● 例外として、薬剤高感受性の腫瘍（血液腫瘍や胚細胞腫瘍など）や分子標的薬では、PS不良の患者であっても、慎重な全身状態の検討下で施行される場合がある。

■ Performance Status（ECOG：European Cooperative Oncology Group）

PS	状態
0	無症状で社会的活動ができ、制限を受けることなく発病前と同等に振る舞える
1	軽度の症状があり、肉体労働は制限を受けるが、歩行、重労働や座業は可能
2	歩行や身の回りのことはできるが、時に少し介助がいることもある。軽作業はできないが、日中50％以上は起居している
3	身の回りのことはある程度できるが、しばしば介助がいり、日中の50％以上は就床している
4	身の回りのこともできず常に介助が必要で、終日就床を必要とする

［ 適切な臓器機能を有すること ］

● 各臓器機能（骨髄、心、肺、肝、腎、栄養状態）が低下した患者の場合、有害事象が増強するため、薬剤選択や投与量設定において慎重な判断を要する。

［ 適切なインフォームド・コンセントが得られていること ］

● がん薬物療法は、重篤な副作用により時には致死的になることもある。それゆえ、治療のデメリット、メリットの正しい情報が患者に伝えられ、インフォームド・コンセントが得られていることが必須である。
● 可能な限り、文書で同意が得られることが望ましい。

がん薬物療法の役割

● がん薬物療法は以下に示すような役割を有する。薬物療法単独あるいは併用によって治癒が望める状況なのか、あるいは、症状緩和や延命が主目的なのかを明確にする。

［ 進行がんに対する薬物療法 ］

● 血液腫瘍（急性骨髄性／リンパ球性白血病、中高悪性度のホジキン／非ホジキンリンパ腫）、胚細胞腫瘍、絨毛がん、胎児型横紋筋肉腫など、薬物療法高感受性の腫瘍は、薬物療法のみで完全治癒が狙える。これらの治療目標は「根治」であり、治療強度保持が最優先課題として考えられ、ある程度の有害事象は許容されることが多い。

● 一方、多くの進行再発期固形腫瘍は、薬物療法単独での根治は不可能で、「延命・症状緩和・QOLの維持向上」が主目的となる。そのため、重篤な有害事象は可能な限り除去されるべきであり、高度の有害事象が生じる場合は薬剤減量や延期が検討される。

[局所進行がんに対する薬物療法]

● 術後補助化学療法、術前補助化学療法、化学放射線療法に分けられる。
● 術前・術後の薬物療法は、がんの再発を抑制し、治癒率を向上させるために行う。そのため、なるべく投与量を減量せず、投与間隔をむやみに延ばすことなく、適切に施行するのが原則である。

1. 術後補助化学療法

● 外科的切除や放射線治療などの治療で局所が根治的に制御された後、再発高リスクと考えられる患者に施行する。
● 目的は、微小転移を抑制し、局所再発や遠隔再発を減少させることである。
● 乳がん、大腸がん、胃がん、非小細胞肺がん、卵巣がん、頭頸部がん、子宮頸がん、子宮体がんなどが適応となる。

2. 術前補助化学療法

● 外科的切除や放射線治療などの局所療法の前に施行される。
● 原発巣縮小により完全切除率向上と機能温存を図るダウンステージング目的と、縮小手術による整容性保持目的、薬物療法の腫瘍に対する反応性を検証する要素を有する。
● 乳がん、頭頸部がん、食道がん、直腸がん、肛門がん、膀胱がん、骨肉腫などで行われる。

3. 化学放射線療法

● 化学放射線療法の目的は、以下の3つである。
　①**空間的共同作用**：局所原発巣に対して放射線療法、微小遠隔転移に対して薬物療法を併用し、異なった治療標的に対応する。
　②**治療毒性の分割**：薬物療法と放射線治療に伴う毒性の重複を最小限に抑える薬剤を併用し、抗腫瘍効果を高める。
　③**治療感受性の増強**：腫瘍の放射線感受性を高める薬物（radio-sensitizer）を併用し、局所制御を高める。
● 肛門がん、直腸がん、食道がん、頭頸部がん、肺がん、子宮頸がんに応用される。

[局所化学療法]

● 局所腫瘍へ選択的に抗腫瘍薬を投与することで高い抗腫瘍効果を期待する治療である。
● 血液腫瘍髄膜播種に対する髄注療法、肝細胞がんに対する選択的肝動脈化学塞栓療法（TAE）、卵巣がんの腹腔内投与、膀胱がんの膀胱内BCG注入、神経膠腫におけるカルムスチンなどが挙げられる。

（勝俣範之）

がん種別
主要レジメンリスト

固形がん

肺がん

[小細胞肺がん]

IP療法（4週ごと 4コース）
- シスプラチン 60mg/m^2 静注 day1
- イリノテカン 60mg/m^2 静注 day1・8・15

PE療法（3週ごと 4コース）
- シスプラチン 80mg/m^2 静注 day1
- エトポシド 100mg/m^2 静注 day1-3

amrubicin（3週ごと）
- アムルビシン 35-40mg/m^2 静注 day1-3

nogitecan（3週ごと）
- ノギテカン 1.0mg/m^2 静注 day1-5

irinotecan（4週ごと）
- イリノテカン 60-100mg/m^2 静注 day1・8・15

carboplatin＋etoposide
＋atezolizumab療法（3週ごと 4コース）
- カルボプラチン AUC5 静注 day1
- エトポシド 100mg/m^2 静注 day1-3
- アテゾリズマブ 1,200mg 静注

[非小細胞肺がん]

cisplatin＋docetaxel（3週ごと 3-4コース）
- シスプラチン 80mg/m^2 静注 day1
- ドセタキセル 60mg/m^2 静注 day1

cisplatin＋vinorelbine（3週ごと 3-4コース）
- シスプラチン 80mg/m^2 静注 day1
- ビノレルビン 25mg/m^2 静注 day1・8

S-1＋cisplatin（5週ごと 4-6コース）
- S-1 80-120mg/日 分2 内服 day1-21
- シスプラチン 60mg/m^2 静注 day8

cisplatin＋docetaxel（3週ごと 4コース）
- シスプラチン 80mg/m^2 静注 day1
- ドセタキセル 60mg/m^2 静注 day1

cisplatin＋gemcitabine（3週ごと 4コース）
- シスプラチン 80mg/m^2 静注 day1
- ゲムシタビン 1,000mg/m^2 静注 day1・8

carboplatin＋paclitaxel（3週ごと 4コース）
- カルボプラチン AUC 6 静注 day1
- パクリタキセル 200mg/m^2 静注 day1

cisplatin＋pemetrexed
（3週ごと 4コース）扁平上皮がん患者以外が対象
- シスプラチン 75mg/m^2 静注 day1
- ペメトレキセド 500mg/m^2 静注 day1

alektinib（連日）
- アレクチニブ 300mg/回 1日2回 連日内服

crizotinib（連日）
- クリゾチニブ 250mg/回 1日2回 連日内服

docetaxel（3週ごと）
- ドセタキセル 60mg/m^2 静注 day1

vinorelbine（3週ごと）
- ビノレルビン 25mg/m^2 静注 day1・8

paclitaxel＋carboplatin
- パクリタキセル 70mg/m^2 静注 day1・8・15
- カルボプラチン AUC 6 静注 day1

docetaxel（3週ごと）
- ドセタキセル 60mg/m^2 静注 day1

docetaxel＋ramucirmab療法（3週ごと）
- ドセタキセル 60mg/m^2 静注 day1
- ラムシルマブ 10mg/kg 静注 day1

pemetrexed（3週ごと）
- ペメトレキセド 500mg/m² 静注 day1

osimertinib（連日）
- オシメルチニブ 80mg/日 連日内服

gefitinib（連日）
- ゲフィチニブ 250mg/日 連日内服

erlotinib（連日）
- エルロチニブ 150mg/日 連日内服

afatinib（連日）
- アファチニブ 40mg/日 連日内服

ceritinib（連日）
- セリチニブ 750mg/日 連日内服

dabrafenib＋trametinib（連日）
- ダブラフェニブ 150mg/日 1日2回 連日内服
- トラメチニブ 2mg/日 連日内服

cisplatin＋pemetrexed ＋pembrolizumab（3週ごと 4コース）
- シスプラチン 75mg/m² 静注 day1
- ペメトレキセド 500mg/m² 静注 day1
- ペンブロリズマブ 200mg 静注 day1

nivolumab療法
- ニボルマブ 240mg（2週ごと） または480mg（4週ごと）静注 day1

pembrolizumab療法（3週ごと）
- ペムブロリズマブ 200mg 静注 day1

carboplatin＋nab-paclitaxel ＋atezolizumab（3週ごと）
扁平上皮がん患者以外が対象
- カルボプラチン AUC6
- nab-パクリタキセル 200mg/m² 静注 day1
- アテゾリズマブ 1,200mg 静注

化学療法＋ipilimumab ＋nivolumab療法（6週ごと）
- プラチナを含む2剤（3週ごと）静注2コース
- イピリムマブ 1mg/kg 静注 day1
- ニボルマブ 360mg（3週ごと）day1・21

乳がん

[**補助療法**]
AC療法（3週ごと 4コース）
- ドキソルビシン 60mg/m² 静注 day1
  エピルビシン90mg/m²で代用するEC療法でもよい
- シクロホスファミド 600mg/m² 静注 day1

CEF療法（3週ごと 4コース）
- フルオロウラシル 500mg/m² 静注 day1
- エピルビシン 100mg/m² 静注 day1
- シクロホスファミド 500mg/m² 静注 day1

CMF療法（4週ごと 6コース）
- シクロホスファミド 100mg/m² 経口 day1-14
- メトトレキサート 40mg/m² 静注 day1・8
- フルオロウラシル 600mg/m² 静注 day1・8

TC療法（3週ごと 4コース）
- ドセタキセル 75mg/m² 静注 day1
- シクロホスファミド 600mg/m² 静注 day1

TCH療法
- ドセタキセル 75mg/m² 静注 day1
- カルボプラチン AUC 6 静注 day1
  ドセタキセルとカルボプラチンは3週ごと6コース
- トラスツズマブ
  ①毎週投与時：4mg/kg（初回）、2mg/kg（2回目以降）
  ②3週ごと投与時：8mg/kg（初回）、6mg/kg（2回目以降）
  抗がん薬投与中は1週ごと、抗がん薬終了後は3週ごと1年間

weekly paclitaxel療法（1週ごと 12コース）
- パクリタキセル 80mg/m² 静注 day1

docetaxel療法（3週ごと 4コース）
- ドセタキセル 100mg/m² 静注 day1

[**転移性乳がん**]
doxorubicin（3週ごと）
- ドキソルビシン 60mg/m² 静注 day1

epirubicin（3週ごと）
- エピルビシン 90mg/m^2 静注 day1

FAC/CAF療法（3週ごと）
- フルオロウラシル 500mg/m^2 静注 day1
- ドキソルビシン 50mg/m^2 静注 day1
- シクロホスファミド 500mg/m^2 静注 day1

AC療法（3週ごと）
- ドキソルビシン 60mg/m^2 静注 day1
  エピルビシン90mg/m^{2}で代用するEC療法でもよい
- シクロホスファミド 600mg/m^2 静注 day1

CEF療法（3週ごと）
- フルオロウラシル 500mg/m^2 静注 day1
- エピルビシン 100mg/m^2 静注 day1
- シクロホスファミド 500mg/m^2 静注 day1

paclitaxel療法（4週ごと）
- パクリタキセル 80mg/m^2 静注 day1・8・15

paclitaxel（3週ごと）
- パクリタキセル 175mg/m^2 静注 day1

docetaxel療法（3週ごと）
- ドセタキセル 60-100mg/m^2 静注 day1

nab-paclitaxel療法（3週ごと）
- nab-パクリタキセル 260mg/m^2 静注 day1

docetaxel＋capecitabine療法（3週ごと）
- ドセタキセル 75mg/m^2 静注 day1
- カペシタビン 950mg/m^2 経口 分2 day1-14

capecitabine（3週ごと）
- カペシタビン 1,250mg/m^2 経口 分2 day1-14

gemcitabine（3週ごと）
- ゲムシタビン 1,250mg/m^2 静注 day1・8

GT療法（3週ごと）
- ゲムシタビン 1,250mg/m^2 静注 day1・8
- パクリタキセル 175mg/m^2 静注 day1

vinorelbine（1週ごと）
- ビノレルビン 30mg/m^2 静注 day1

eribulin（3週ごと）
- エリブリン 1.4mg/m^2 静注 day1・8

bevacizumab ＋ weekly paclitaxel
- ベバシズマブ 10mg/kg day1 2週ごと
- パクリタキセル 90mg/m^2 静注 day1・8・15 4週ごと

pertuzumab＋trastuzumab ＋docetaxel（3週ごと）
- ペルツズマブ 840mg（初回）、240mg（2回目以降）静注day1
- トラスツズマブ 8mg/kg（初回）、6mg/kg（2回目以降）静注 day1
- ドセタキセル 75mg/m^2 静注 day1

ado-trastuzumab（T-DM1）（3週ごと）
- トラスツズマブエムタンシン 3.6mg/kg 静注 day1

trastuzumab deruxtecan（3週ごと）
- トラスツズマブデルクステカン 5.4mg/kg 静注 day1

carboplatin＋gemcitabine ＋pembrolizumab（3週ごと）
- カルボプラチン AUC2 静注 day1・8
- ゲムシタビン 1,000mg/m^2 静注 day1・8
- ペムブロリズマブ 200mg 静注 day1

olaparib療法
- オラパリブ 150mg 1回2錠 1日2回 連日内服

胃がん

［ 術後補助療法 ］

S-1療法
- S-1 80mg/m^2 分2（28日投与、14日休薬、1年間）

［ 進行・再発がん ］

CDDP＋S-1（5週ごと）
- シスプラチン 60mg/m^2 静注 day8
- S-1 80mg/m^2 分2 day1-21

SOX(21日ごと)
- S-1 40mg/m^2 1日2回 14日間服用し7日間休薬 日本での承認量は120mg/日まで
- オキサリプラチン 100mg/m^2 2時間かけて静注 day1

paclitaxel毎週投与(4週ごと)
- パクリタキセル 80mg/m^2 静注 day1・8・15

docetaxel療法(3週ごと)
- ドセタキセル 60mg/m^2 静注 day1

irinotecan療法(2週ごと)
- イリノテカン 150mg/m^2 静注 day1

paclitaxel＋ramucirmab療法(4週ごと)
- パクリタキセル 80mg/m^2 静注 day1・8・15
- ラムシルマブ 8mg/kg 静注 day1・15

HXP療法(6コース21日間)
- トラスツズマブ 6mg/m^2 静注 day1
- カペシタビン 2,000mg/m^2 分2 内服14日間
- シスプラチン 80mg/m^2 静注 day1

ramucirmab療法(4週ごと)
- ラムシルマブ 8mg/kg 静注 day1・15

nivolumab療法
- ニボルマブ 240mg(2週ごと)または480mg(4週ごと) 静注 day1

TAS-102(4週ごと)
- トリフルリジン・チピラシル 35mg/m^2 1日2回内服 day1-5・8-12

食道がん

[術前後化学療法]
FP療法
- シスプラチン 80mg/m^2 点滴静注 day1・22
- フルオロウラシル 800mg/m^2 持続静注 day1-5・22-26

nivolumab療法
- ニボルマブ 240mg(2週ごと)または480mg(4週ごと) 静注 day1 1年間

[進行・再発がん]
docetaxel療法(3週ごと)
- ドセタキセル 70mg/m^2 静注 day1

FP療法(4週ごと)
- シスプラチン 80mg/m^2 点滴静注 day1
- フルオロウラシル 800mg/m^2 持続静注 day1-5

weekly paclitaxel療法(7週ごと)
- パクリタキセル 100mg/m^2 静注 day1・8・15・22・29・36

docetaxel療法(3週ごと)
- ドセタキセル 70mg/m^2 静注 day1

nivolumab療法
- ニボルマブ 240mg(2週ごと)または480mg(4週ごと) 静注 day1

結腸・直腸がん

[術後補助療法]
FOLFOX4(2週ごと12回)
- ロイコボリン® 200mg/m^2 2時間かけて静注 day1・2 L-ロイコボリンでは100mg/m^2
- フルオロウラシル
  ①400mg/m^2 ボーラス静注 day1・2
  ②600mg/m^2 22時間持続点滴静注 day1・2
- オキサリプラチン 85mg/m^2 2時間かけて静注 day1

modified FOLFOX6(2週ごと 12回)
- ロイコボリン® 400mg/m^2 2時間かけて静注 day1 L-ロイコボリンでは200mg/m^2
- フルオロウラシル
  ①400mg/m^2 ボーラス静注 day1
  ②2,400mg/m^2 46時間かけて持続点滴静注

オキサリプラチン 85mg/m^2
2時間かけて静注 day1

XELOX［CAPOX］(3週ごと 8回)

カペシタビン 1,000mg/m^2 1日2回
14日間服用し7日間休薬
オキサリプラチン 130mg/m^2
2時間かけて静注 day1

［ 転移性結腸がん ］

FOLFOX4、modified FOLFOX6または XELOX ± bevacizumab

ベバシズマブ 5mg/kgまたは10mg/kg 初回
は90分かけて静注 day1 を、上記したそれぞ
れのレジメンに加える
XELOXの場合は3週1回投与

XELIRI ± bevacizumab（CAPEIRI)

ベバシズマブ 7.5mg/kg 初回は90分かけて
静注 day1
イリノテカン 200-240mg/m^2 30-90分かけ
て静注 day1
カペシタビン 1,600-1,000mg/m^2 1日2回
(2,000mg/m^2/日) 14日間服用し、7日間休薬

FOLFIRI ± cetuximab

〈FOLFIRI〉(2週ごと)

イリノテカン 180mg/m^2 30-90分かけて静
注 day1 日本での承認量は150mg/m^2
ロイコボリン® 400mg/m^2 2時間かけて静注
day1 L-ロイコボリンでは200mg/m^2
フルオロウラシル
①400mg/m^2 ボーラス静注 day1
②2,400mg/m^2 46時間かけて持続点滴
静注

〈cetuximab〉(毎週投与)
セツキシマブ
①初回は400mg/m^{2}を2時間かけて静注
②2週目から250mg/m^{2}を1時間かけて静注

FOLFOXIRI ± bevacizumab(2週ごと)

ロイコボリン® 200mg/m^2 2時間かけて静注
day1 L-ロイコボリンでは100mg/m^2
フルオロウラシル 3,200mg/m^2 46時間持続
点滴静注
オキサリプラチン 85mg/m^2 2時間かけて
静注 day1
イリノテカン 165mg/m^2 30-90分かけて
静注 day1 日本での承認量は150mg/m^2
ベバシズマブ 5mg/kg 初回は90分かけて
静注day1

SOX(21日ごと)

S-1 40mg/m^2 1日2回 14日間服用し7日間
休薬 日本での承認量は120mg/日まで
オキサリプラチン 130mg/m^2 2時間かけて
静注 day1

IRIS

イリノテカン 125mg/m^2 30-90分かけて
静注 day1・15 4週ごと
S-1 40-60mg を1日2回 (80-120mg/日)
day1-14に投与後、2週間休薬
体表面積に応じて<1.25=40mg、
1.25<1.50=50mg、≧1.50=60mg

cetuximab monotherapy(毎週)

セツキシマブ
①初回:400mg/m^2 2時間かけて静注
②2週間から:250mg/m^2 1時間かけて
静注

panitumumab monotherapy(隔週)

パニツマブ 6mg/kg 1時間かけて静注

regorafenib monotherapy(4週ごと)

レゴラフェニブ 160mg/日 1日1回食後に服
用 day1-21に投薬後、7日間休薬

encorafenib + cetuximab *BRAF*陽性例

エンコラフェニブ 300mg/日 1日1回内服
セツキシマブ(毎週)
①初回:400mg/m^2 を2時間かけて静注
②2週間から:250mg/m^2 を1時間かけて
静注

TAS-102(4週ごと)

トリフルリジン・チピラシル 35mg/m^2
1日2回内服 day1-5・8-12

膵臓がん

［ 術後補助療法 ］

TS-1療法（6週ごと 6コース）

- S-1 80-120mg/日 28日間服用し、14日間休薬

gemcitabine療法（4週ごと 6コース）

- ゲムシタビン 1,000mg/m^2 静注 day1・8・15

［ 進行・再発がん ］

gemcitabine療法（4週ごと）

- ゲムシタビン 1,000mg/m^2 静注 day1・8・15

gemcitabine＋erlotinib療法（4週ごと）

- ゲムシタビン 1,000mg/m^2 静注 day1・8・15
- エルロチニブ 100mg 食事の1時間以上前か食後2時間以降に1日1回服用

gemcitabine＋nab-paclitaxel療法（4週ごと）

- ゲムシタビン 1,000mg/m^2 静注 day1・8・15
- nab-パクリタキセル 125mg/m^2 静注 day1・8・15

TS-1療法（6週ごと）

- S-1 80-120mg/日 28日間服用後、14日間休薬

FOLFIRINOX療法（2週ごと）

- フルオロウラシル
  ①400mg/m^2 ボーラス静注 day1
  ②2,400mg/m^2 46時間持続静注 day1-2
- オキサリプラチン 85mg/m^2 静注 day1
- イリノテカン 180mg/m^2 静注 day1

卵巣がん

TC療法 triweekly（3週ごと 6コース）

- パクリタキセル 175mg/m^2 静注 day1
- カルボプラチン AUC 5-6 静注 day1

DC療法（3週ごと 6コース）

- ドセタキセル 75mg/m^2 静注 day1
- カルボプラチン AUC 5 静注 day1

dose-dense TC療法（3週ごと 6コース）

- パクリタキセル 80mg/m^2 静注 day1・8・15
- カルボプラチン AUC 6 静注 day1

腹腔内TP療法GOG 172（3週ごと 6コース）

- パクリタキセル 135mg/m^2 静注 day1
- シスプラチン 100mg/m^2 腹腔内投与 day2
- パクリタキセル 60mg/m^2 腹腔内投与 day8

TC療法＋bevacizumab療法 GOG 218

〈TC療法〉（3週ごと 6コース）

- パクリタキセル 175mg/m^2 静注 day1
- カルボプラチン AUC 6 静注 day1

〈bevacizumab〉（TC療法2-22コース目）

- ベバシズマブ 15mg/m^2 3週ごと

TC療法＋bevacizumab維持療法
ICON 7

〈TC療法〉（3週ごと 6コース）

- パクリタキセル 175mg/m^2 静注 day1
- カルボプラチン AUC5 または6 静注 day1

〈bevacizumab〉

（TC療法に並行して5-6コース、TC療法終了後12コース）

- ベバシズマブ 7.5mg/m^2 3週ごと

olaparib維持療法

- オラパリブ 150mg 1回2錠 1日2回連日内服

niraparib維持療法

- ニラパリブ 100mg 1回2錠 1日1回連日内服

［ 再発がん ］

TC療法 triweekly（3週ごと 6コース）

- パクリタキセル 175mg/m^2 静注 day1
- カルボプラチン AUC 5-6 静注 day1

carboplatin＋gemcitabine療法
（3週ごと 6コース）

- カルボプラチン AUC 4 静注 day1
- ゲムシタビン 1,000mg/m^2 静注 day1・8

carboplatin＋PLD療法（4週ごと 6コース）

- ドキソルビシンリポソーム 30mg/m^2 静注 day1
- カルボプラチン AUC 5 静注 day1

carboplatin＋gemcitabine ＋bevacizumab療法

〈carboplatin＋gemcitabine〉
（3週ごと 7コース）

- カルボプラチン AUC 4 静注 day1
- ゲムシタビン 1,000mg/m^2 静注 day1・8

〈bevacizumab〉（3週ごと）

- ベバシズマブ 15mg/kg day1

化学療法薬＋bevacizumab療法

- パクリタキセル 80mg/m^2 静注 weeklyまたはトポテカン4mg/m^{2}静注 weeklyまたはドキソルビシンリポソーム 40mg/m^2 静注 4週ごと
- ベバシズマブ 15mg/kg 静注 day1 3週ごと

PLD療法（4週ごと）

- ドキソルビシンリポソーム 40-50mg/m^2 静注 day1

gemcitabine療法（4週ごと）

- ゲムシタビン 1,000mg/m^2 静注 day1・8・15

topotecan療法（3週ごと）

- トポテカン 1.5mg/m^2 静注 day1-5

paclitaxel療法

- パクリタキセル 175mg/m^2 静注 day1 3週ごと
  または80mg/m^2 静注 day1 1週ごと

irinotecan療法（4週ごと）

- イリノテカン 100mg/m^2 静注 day1・8・15

docetaxel療法（3週ごと）

- ドセタキセル 70mg/m^2 静注 day1

oral etoposide療法（4週ごと）

- エトポシド 50mg/m^2/日 経口 day1-21

子宮体がん

［ 術後補助療法 ］

AP療法（3週ごと 6コース）

- シスプラチン 50mg/m^2 静注 day1
- ドキソルビシン 60mg/m^2 静注 day1

TC療法（3週ごと 6コース）

- パクリタキセル 180mg/m^2 静注 day1
- カルボプラチン AUC 6 静注 day1

［ 進行・再発がん ］

AP療法（3週ごと 6コース）

- シスプラチン 50mg/m^2 静注 day1
- ドキソルビシン 40-60mg/m^2 静注 day1

TC療法（3週ごと 6コース）

- パクリタキセル 180mg/m^2 静注 day1
- カルボプラチン AUC 6 静注 day1

pembrolizumab＋lenvatinib療法
（3週ごと）

- ペムブロリズマブ 200mg 静注 day1
- レンバチニブ 20mg/日 1日1回 連日内服

子宮頸がん

TP療法（3週ごと 6コース）

- パクリタキセル 135mg/m^2 24時間持続点滴 day1
- シスプラチン 50mg/m^2 1-2時間静注 day2

TC療法（3週ごと 6コース）

- パクリタキセル 175mg/m^2 3時間静注 day1
- カルボプラチン AUC 5 1時間静注 day1

cisplatin＋topotecan療法
（3週ごと 6コース）

- トポテカン 0.75mg/m^2 30分静注 day1・2・3
- シスプラチン 50mg/m^2 1-2時間静注 day1

TP＋bevacizumab療法（3週ごと）

- パクリタキセル 135mg/m^2 24時間持続点滴 もしくは175mg/m^2 3時間静注 day1
- シスプラチン 50mg/m^2 1-2時間静注 day1
- ベバシズマブ 15mg/kg day1

膀胱がん

［ 術前化学療法 ］

MVAC療法（4週ごと 3コース）

- メトトレキサート 30mg/m^2 静注 day1・15・22
- ビンブラスチン 3mg/m^2 静注 day2・15・22
- ドキソルビシン 30mg/m^2 静注 day2
- シスプラチン 70mg/m^2 静注 day2

［ 進行・再発がん ］

GC療法（4週ごと）

- ゲムシタビン 1,000mg/m^2 静注 day1・8・15
- シスプラチン 70mg/m^2 静注 day2

carboplatin＋gemcitabine療法（3週ごと）
シスプラチン不適格の患者が対象

- ゲムシタビン 1,000mg/m^2 静注 day1・8
- カルボプラチン AUC 4.5 静注 day1

pembrolizumab療法（3週ごと）

- ペムブロリズマブ 200mg 静注 day1

前立腺がん

docetaxel＋prednisolone療法

- ドセタキセル 75mg/m^2 静注 day1 3週ごと
- プレドニゾロン 10mg 分2 連日

cabazitaxel＋prednisolone療法

- カバジタキセル 25mg/m^2 静注（1時間）day1 3週ごと
- プレドニゾロン 10mg 分2 日

造血器腫瘍

ホジキンリンパ腫

ABVD療法（4週ごと 4-8コース）
- ドキソルビシン 25mg/m^2 30分点滴 day1・15
- ブレオマイシン 10mg/m^2 30分点滴 day1・15
- ビンブラスチン 6mg/m^2 静注 day1・15
- ダカルバジン 375mg/m^2 30分点滴 day1・15

ABVd療法（4週ごと 6-8コース）
- ドキソルビシン 25mg/m^2 30分点滴 day1・15
- ブレオマイシン 9mg/m^2 30分点滴 day1・15
- ビンブラスチン 6mg/m^2 静注 day1・15
- ダカルバジン 250mg/m^2 30分点滴 day1・15

A＋AVD療法（4週ごと 4-8コース）
- ドキソルビシン 25mg/m^2 30分点滴 day1・15
- ブレンツキシマブ 1.2mg/kg 静注 day1・15
- ビンブラスチン 6mg/m^2 静注 day1・15
- ダカルバジン 375mg/m^2 30分点滴 day1・15

BEACOPP療法（4週ごと 8サイクル）
- ブレオマイシン 10mg/m^2 30分点滴 day8
- エトポシド 100mg/m^2 3時間点滴 day1-3
- ドキソルビシン 25mg/m^2 30分点滴 day1
- シクロホスファミド 650mg/m^2 3時間点滴 day1
- ビンクリスチン 1.4mg/m^2 静注 day8
- プロカルバジン 100mg/m^2 内服 day1-7
- プレドニゾロン 40mg/body 内服 day1-14

nivolumab療法
- ニボルマブ 240mg（2週ごと）または480mg（4週ごと）静注 day1

濾胞性リンパ腫

R-CHOP療法（3週ごと 6-8コース）
- リツキシマブ 375mg/m^2 3時間点滴 day1
- シクロホスファミド 750mg/m^2 3時間点滴 day1
- ドキソルビシン 50mg/m^2 30分点滴 day1
- ビンクリスチン 1.4mg/m^2 静注 day1
- プレドニゾロン 100mg/body 30分点滴 day1 100mg/body 内服 day2-5

R-bendamustine療法（4週ごと 6コース）
- リツキシマブ 375mg/m^2 3時間点滴 day1
- ベンダムスチン 90mg/m^2 1時間点滴 day2-3

bendamustine＋obinutuzumab療法（4週ごと 6コース）
- ベンダムスチン 90mg/m^2 1時間点滴 day2-3
- オビヌツズマブ 1,000mg 静注 day1・8・15（初回）、day1（2回目以降）

びまん性大細胞型B細胞リンパ腫

R-CHOP療法（3週ごと 6-8コース）

- リツキシマブ 375mg/m² 3時間点滴 day1
- シクロホスファミド 750mg/m² 3時間点滴 day1
- ドキソルビシン 50mg/m² 30分点滴 day1
- ビンクリスチン 1.4mg/m² 静注 day1
- プレドニゾロン 100mg/body 30分点滴 day1 100mg/body 内服 day2-5

EPOCH療法（3週ごと）

- エトポシド 50mg/m² 24時間持続点滴 day1-4
- プレドニゾロン 60mg/m² 内服 day1-5
- ビンクリスチン 0.4mg/m² 24時間持続点滴 day1-4
- シクロホスファミド 750mg/m² 2時間点滴 day5
- ドキソルビシン 50mg/m² 24時間持続点滴 day1-4

R-ESHAP療法

- リツキシマブ 375mg/m² 3時間点滴 day1 or 5
- エトポシド 40mgまたは60mg/m² 1時間点滴 day1-4
- メチルプレドニゾロン 250mgまたは 500mg/body 15分点滴 day1-4 or 1-5
- シタラビン 2g/m² 2時間点滴 day5
- シスプラチン 25mg/m² 24時間持続点滴 day1-4

R-CHASER療法

- リツキシマブ 375mg/m² 3時間点滴 day0
- シクロホスファミド 1,200mg/m² 2時間点滴 day1
- シタラビン 2g/m² 3時間点滴 day2-
- デキサメタゾン 40mg/body 30分点滴 day1-3
- エトポシド 100mg/m² 2時間点滴 day1-3

DeVIC療法

- デキサメタゾン 40mg/body 30分点滴 day1-3
- エトポシド 100mg/m² 2時間点滴 day1-3
- イホスファミド 1,500mg/m² 2時間点滴 day1-3
- カルボプラチン 300mg/m² 1時間点滴 day1

形質細胞腫瘍（多発性骨髄腫）

MP療法（4週ごとに繰り返す）

- メルファラン 8mg/m² 内服 day1-4
- プレドニゾロン 60mg/m² 内服 day1-4

大量dexamethasone療法（4週ごとに繰り返す）

- デキサメタゾン 20mg/m² 1時間点滴 day1-4・9-12・17-20

VAD療法（3週ごと 3-4コース）

- ビンクリスチン 0.4mg/body 24時間持続点滴 day1-4
- ドキソルビシン 9mg/m² 24時間持続点滴 day1-4
- デキサメタゾン 40mg/body 内服 day1-4

TAD療法（4週ごと 3コース）

- サリドマイド 200-400mg/body 内服 day1-4
- ドキソルビシン 9mg/m² 24時間持続点滴 day1-4
- デキサメタゾン 40mg/body 内服 day1-4・9-12・17-20

BD療法（3週ごと 4コース）

- ボルテゾミブ 1.3mg/m² 静注 day1・4・8・11
- デキサメタゾン 40mg/body 内服 day1-4・9-12・17-20

VTD療法（3週ごと 3コース）
- ボルテゾミブ 1.3mg/m^2 静注 day1・4・8・11
- サリドマイド 200mg/body 内服 day1-2・4-5・8-9・11-12
- デキサメタゾン 40mg/body 内服 day1-4

VMP療法（6週ごと 9コース）
- ボルテゾミブ 1.3mg/m^2 静注
  ①1-4コース目：day1・4・8・11・22・25・29・32
  ②5-9コース目：day1・8・22・29

- メルファラン 9mg/m^2 内服 day1-4
- プレドニゾロン 60mg/m^2 内服 day1-4

LD療法（4週ごと 4コース）
- レナリドミド 25mg/body 内服 day1-21
- デキサメタゾン 40mg/body 内服 day1-4・9-12・17-20
  5コース目以降はday1-4のみに

急性骨髄性白血病

高用量DNR＋Ara-C療法
- ダウノルビシン 90mg/m^2 30分点滴 day1-3
- シタラビン 100mg/m^2 24時間持続静注 day1-7

IDR＋Ara-C療法
- イダルビシン 12mg/m^2 30分点滴 day1-3
- シタラビン 100mg/m^2 24時間持続静注 day1-7

高用量DNR＋Ara-C療法
- ダウノルビシン 50mg/m^2 30分点滴 day1-3
- シタラビン 100mg/m^2 24時間持続静注 day1

FLAG療法
- フルダラビン 30mg/m^2 静注 day1-5
- シタラビン 2,000mg/m^2 4時間点滴 day1-5
- G-CSF 5μg/kg/日 24時間前皮下注射 連日

急性前骨髄球性白血病

ATRA＋IDR＋Ara-C
- トレチノイン 45mg/m^2 分3 内服 day1-寛解まで

- イダルビシン 12mg/m^2 30分点滴 day1-3
- シタラビン 100mg/m^2 24時間持続静注 day1-5

慢性骨髄性白血病

IRIS study
- イマチニブ 400mg/日 内服 連日

ENESTnd study
- ニロチニブ 300-400mg/回 内服 1日2回

DASISION study
- ダサチニブ 100mg/日 内服 連日

BELA study
- ボスチニブ 500mg/日 内服 連日

PACE study
- ポナチニブ 45mg/日 内服 連日

（勝俣範之）

細胞障害性抗がん薬

トポイソメラーゼとは

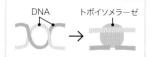

DNA　トポイソメラーゼ

- トポイソメラーゼは、細胞が分裂する際に問題となる「DNAのねじれ・絡まり」を解く酵素
- がん細胞の無秩序な増殖や転移に、トポイソメラーゼは深くかかわっている

トポイソメラーゼ阻害薬 (p.144)
&アントラサイクリン系の一部
←S～G2期に作用

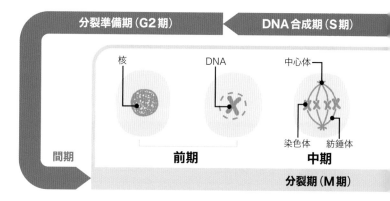

分裂準備期 (G2期)　　　　**DNA合成期 (S期)**

核　　　　DNA　　　　中心体

染色体　紡錘体

間期　　　　　**前期**　　　　　**中期**

分裂期 (M期)

抗がん性抗生物質 (p.92)
・アントラサイクリン系 (p.92)
・その他 (p.108)
←G2期に作用

微小管阻害薬 (p.116)
・ビンカアルカロイド系 (p.116)
　←M期に作用
・タキサン系 (p.124)
　←G2～M期に作用
・その他 (p.132)

- いわゆる「抗がん薬」のこと。殺細胞性抗がん薬ともいう
- 細胞障害性抗がん薬は、がん細胞の増殖が活発な細胞に対して強力に作用する
- 正常細胞のうち、増殖が活発な細胞（骨髄、粘膜上皮、毛根など）にも作用してしまうため、骨髄抑制や粘膜障害、脱毛などの副作用が生じる

代謝拮抗薬 (p.54) ◀ S期に作用
・葉酸代謝拮抗薬 (p.54)
・ピリミジン拮抗薬 (p.62)
・プリン拮抗薬 (p.76)
・その他 (p.86)

ピリミジン　葉酸　プリン

DNA　：　DNAの伸張

- プリンとピリミジンは、細胞増殖に必要なDNA成分（塩基）、葉酸はDNA複製時に必要な物質を代謝生成する物質
- いずれも、がん細胞が増殖するためのDNA複製にかかわっている

白金製剤 (p.134)
◀ S期に作用

DNA合成準備期（G1期）

後期　　　　**終期**　　　　間期

微小管とは

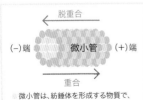

脱重合

（−）端　　微小管　　（＋）端

重合

- 微小管は、紡錘体を形成する物質で、細胞分裂に重要な役割をはたしている

アルキル化薬 (p.28)
・マスタード類 (p.28)
・ニトロソウレア類 (p.38)

細胞周期に関係なく作用する

一般名 **シクロホスファミド**水和物

商品名 **エンドキサン**®

錠剤▼

注射剤▼

画像提供：
塩野義製薬

投与経路 `点滴静注` `静注` `筋注` `経口`

▶ 血管外漏出による皮膚障害のリスク `中`

▶ 催吐リスク `高` （>1,500mg/m²） `中` （≤1,500mg/m²）

どんな薬？

[特徴]

● 作用機序：主に肝代謝酵素CYP2B6で代謝・活性化された後、がん細胞のDNA合成を阻害し、抗腫瘍作用を現す。

● 代謝経路：主にCYP2B6で代謝され、腎臓を経て尿中に排泄される。

[代表的なレジメン]

● 乳がん：AC、EC、FEC（CEF）

● 褐色細胞腫：CVD

● 悪性リンパ腫：R-CHOP、R-THP-COP

● 同種造血幹細胞移植の前処置：CY-TBI、CA＋CY＋TBI、ETP＋CY＋TBI

使用時の注意点は？

● 投与方法：点滴静注、静注、筋注、経口
　☆ 筋注の場合、同一部位への反復注射は避ける。

● 溶解（注射剤）：本剤100mgあたり5mLの生理食塩液か注射用水を加えて溶解。ワンショット静注の場合は注射用水を使用しない（溶液が低張となるため）。

● 投与量・投与速度：下表参照

レジメン	投与量	投与速度
AC、EC	1日目に1日1回600mg/m²投与後休薬、3週1コース	30分
FEC	1日目に1日1回500mg/m²投与後休薬、3週1コース	30分
R-CHOP、R-THP-COP、CVD	1日目に750mg/m²投与後休薬、3週1コース	2〜3時間
CY-TBI、BU-CY	1〜2日目に60mg/kg投与	2〜3時間

● 投与量の調整が必要になる場合：腎機能障害、肝機能障害時（下表参照）

腎機能障害時	Cl（mL/分）	<10	10〜30	31〜45	46〜50	50〜60
	投与量	75%	100%	100%	100%	100%

肝機能障害時	血清Bil（mL/分）	〜3.0	3.1〜5.0	5.0〜7.0
	投与量	100%	75%	投与しない

● 注意が必要な患者背景：肝・腎機能障害、骨髄抑制、感染症合併、水痘、高齢者、造血幹細胞移植患者では膀胱障害、生殖能を有する患者

● 併用禁忌：ペントスタチン

- **併用注意**：アロプリノール、フェノバルビタール、インスリン、アントラサイクリン系薬剤、副腎皮質ホルモン、オキシトシン、バソプレシン、クロラムフェニコール、放射線照射
- **前投薬**：制吐薬（予防投与）。移植前処置時には、1日3L以上の補液とメスナを併用

起こりうる副作用

代表的な副作用			
		骨髄抑制	
アナフィラキシー		発熱	
	倦怠感		
嘔吐		下痢	
悪心			
		口内炎	
↑投与開始	8日目	15日目	22日目

特に注意すべき副作用	その他気をつけたい副作用
・アナフィラキシーショック　SIADH ・肺毒性：びまん性肺胞障害、間質性肺炎 ・出血性膀胱炎　・イレウス　・心筋障害 ・肝機能障害　・静脈閉塞性肝疾患 ・骨髄抑制	・性機能障害：造血幹細胞移植の前処置、卵巣を含む外部放射線照射、40歳以上の乳がんADJへのFEC6コースなどが高リスク（＞80%） ・二次がん：投与終了後も長期的なフォローアップが必要

ケアのポイント（造血幹細胞移植の前処置の場合）

投与前　腎機能・尿量の把握
★血液データで腎機能を確認し、1日尿量を確認する。

投与直前　腎機能障害の予防：前投薬の確実な実施
★移植前処置時には、投与終了後24時間は150mL/時以上の尿量を確保するため、1日3L以上の補液とメスナを併用して症状発現抑制に努める。

投与中　輸液管理の遵守
転倒リスクの高い患者への環境の配慮
★大量輸液にて頻回なトイレ歩行が予測される。

投与後　尿量・自覚症状の観察

[**患者説明・指導のポイント**]
- 腎機能障害予防として長時間かけて補液すること、2日目以降の積極的な飲水を推奨することをあらかじめ説明し、協力を得る。
- 排尿の性状や排尿時変化（血尿や排尿時違和感など）に留意するよう指導する。

😊 エキスパートからのアドバイス

＊本剤投与中から嗅覚刺激症状（鼻がツーンとする、コメカミが痛い、など）を自覚する患者もいる。特に処置は不要で、投与終了後数時間で自然に軽快することが多い。事前にこのような症状が出現する恐れがあることを説明しておくと、患者の不安を回避できる。

＊本剤は、国際がん研究機関（IARC）により「発がん性を示す」分類にされている。揮発性が高いため、曝露予防対策として閉鎖式システム回路を用いる。看護師はPPE（長袖ガウン、二重の手袋、マスク、ゴーグルなどの装着）を遵守することが推奨されている。

（中村千里）

💊 **アルキル化薬：① マスタード類**

一般名 **イホスファミド**

商品名 **イホマイド®**

投与経路 `点滴静注` `静注`

▶血管外漏出による皮膚障害のリスク `中`

▶催吐リスク `中`

`非PC`

画像提供：
塩野義製薬

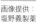

どんな薬？

[特徴]

● **作用機序**：主に肝代謝酵素CYP3A4で代謝・活性化された後、がん細胞のDNA合成を阻害し、抗腫瘍効果を現す。

● **代謝経路**：主にCYP3A4で代謝、腎排泄

[代表的なレジメン]

● **肺小細胞がん、前立腺がんなど**：単剤投与　　● **子宮頸がん**：IFM＋CDDP

● **悪性リンパ腫**：ICE　　● **骨軟部腫瘍**：AI、IE　　● **胚細胞腫瘍**：VeIP、VIP、TIP

使用時の注意点は？

● **投与方法**：2時間かけて点滴静注または静注

● **溶解**：本剤1g（1瓶）に生理食塩液か注射用水25mLを加えて溶解し、なるべくすみやかに使用（冷所保存では24時間以内、室温保存では6時間以内に使用）

● **投与器材の留意点**：非ポリカーボネート製器材を使用する。
  ＊ ポリカーボネート（PC）製の三方活栓や延長チューブで投与すると、コネクタ部分にひび割れが発生し、血液・薬液漏れ、空気混入の可能性がある。

● **投与量**：下表参照

肺小細胞がん、前立腺がん、子宮頸がん、骨肉腫（成人）	● 1日1.5〜3g（30〜60mg/kg）を3〜5日間連日投与 ● 上記を1コースとし、3〜4週間ごとに反復投与
再発・難治性の胚細胞腫瘍（成人） `併用療法`	● 1日1.2g/m²（体表面積）を5日間連日投与 ● 上記を1コースとし、3〜4週ごとに反復投与
悪性リンパ腫 `併用療法`	● 1日0.8〜3g/m²（体表面積）を3〜5日間連日投与 ● 上記を1コースとし、3〜4週ごとに反復投与
骨軟部腫瘍 `併用療法`	● 1日1.5〜3g/m²（体表面積）を3〜5日間連続投与 ● 上記を1コースとし、3〜4週ごとに反復投与 ● 総投与量は1コース10g/m²以下（全コース80g/m²以下）

● **投与量の調整が必要になる場合**：腎機能障害時（下表参照）

腎機能障害時	Cl（mL/分）	＜10	10〜30	31〜45	46〜50	50〜60
	投与量	70%	70%	75%	80%	80%

● **注意が必要な患者背景**：肝・腎・膀胱障害、骨髄抑制、感染症合併、水痘、高齢者、小児

● **用量規制因子（DLF）**：泌尿器系障害（出血性膀胱炎など）と骨髄抑制

● **投与禁忌**：重篤な腎・膀胱障害、本剤成分に対する重篤な過敏症の既往

- **併用禁忌**：ペントスタチン（併用にて心毒性が発現し、死亡した例がある）
- **併用注意**：アロプリノール、フェノバルビタール、SU薬、インスリン、メスナ、放射線照射
- **前投薬**：制吐薬（予防投与）。泌尿器系障害防止のため大量補液（下表参照）

成人	❶投与1時間前より頻回・大量に水分摂取。投与終了翌日まで尿量3L/日以上を確保
	❷薬剤投与1日目は、投与終了直後から約2〜3Lの補液とメスナを併用
	❸薬剤投与1日目以降、経口摂取が困難な場合は、❷に準じて補液を実施
	❹必要時は尿のアルカリ化（輸液1Lあたり7%炭酸水素ナトリウム40mLを混和）
	❺必要時は利尿薬（D-マンニトールなど）を投与
小児	❶1日2〜3L/m²の適当な補液とメスナを併用し、成人❹❺に準じて尿のアルカリ化・利尿薬投与を実施

起こりうる副作用

代表的な副作用

白血球減少のnadir（最下点）は平均12.5日、平均22.2日で回復

悪心・食欲不振

出血性膀胱炎　　　　　　　　　　　　　　　　　　　　　**骨髄抑制**

↑投与開始　　　　　8日目　　　　　　15日目　　　　　　22日目

特に注意すべき副作用
- 骨髄抑制　● 出血性膀胱炎　● 脳症　● 急性腎不全
- 心筋障害　● 意識障害　● 間質性肺炎　など

その他気をつけたい副作用
- 性機能障害：精巣機能障害、　● 脱毛
- 無精子症、卵巣機能障害

ケアのポイント

投与前　**腎機能・尿量の把握**
★血液データで腎機能を確認し、1日尿量を確認する。

投与直前　**泌尿器系障害の予防：前投薬の確実な実施**
★血尿・排尿障害などは42.4%（各コース平均2.8〜4.5日）で発現。多くは投与中止により回復。経口での飲水を促す。

投与中〜投与後
① 輸液管理の遵守
② 転倒リスクの高い患者への環境の配慮
★大量輸液にて頻回なトイレ歩行が予測されるため、転倒に注意する。

尿量・自覚症状の観察

[**患者説明・指導のポイント**]
- 腎機能障害予防として長時間かけて補液すること、2日目以降の積極的な飲水を推奨することをあらかじめ説明し、協力を得る。
- 排尿の性状や排尿時変化（血尿や排尿時違和感など）に留意するよう指導する。

😊 エキスパートからのアドバイス

※泌尿器系障害は、本剤の代謝物（アクロレインなど）が尿中に排泄される際、尿路粘膜を障害して発現するとされる。予防として大量の水分補給の実施、尿のアルカリ化（炭酸水素ナトリウム投与）が行われることがあるが、十分とはいえない。そのため、本剤使用時には必ずメスナ（急速に腎を通して排泄され、尿中でアクロレインなどと結合して無毒化する）が併用されていることを確認する。
※本剤は、国際がん研究機関（IARC）により「発がん性を示す」分類にされている。

（中村千里）

アルキル化薬：① マスタード類

一般名 ブスルファン

商品名 ブスルフェクス®、マブリン®

投与経路 点滴静注 経口

▶血管外漏出による皮膚障害のリスク 低 に準じる

▶催吐リスク 中

フィルター

非PVC

画像提供：
大塚製薬

どんな薬？

[特徴]

● **作用機序**：細胞に取り込まれた後、アルキル化によってDNAやタンパクの間に架橋を形成し、細胞分裂を阻害する。

● **代謝経路**：主にGSTA1（肝代謝酵素）により代謝され、尿中に排泄される。

[代表的なレジメン]

● **同種造血幹細胞移植の前治療**：BU-CY、BU＋MEL、FLU＋BU

● **自家造血幹細胞移植の前治療**：BU＋ETP＋CA、BU＋MEL

使用時の注意点は？

● **投与方法**：2時間かけて中心静脈カテーテル点滴静注または経口

● **溶解（注射剤）**：10倍量の生理食塩液または5％ブドウ糖液に添加し、十分に混和する。室温（25℃）で調製し、調製から8時間以内に投与を終了すること

● **投与器材の留意点**：インラインフィルター付点滴セットを使用。ポリ塩化ビニル（PVC）製の輸液容器やチューブは使用しない（析出または吸着の恐れがある）。

● **投与量（注射剤）**：下表参照

成人	● A法：1回0.8mg/kgを2時間かけて、6時間ごとに1日4回、4日間投与 ● B法：1回3.2mg/kgを3時間かけて、1日1回、4日間投与
小児	● 以下の体重別の投与量を2時間かけて、6時間ごとに1日4回、4日間投与（併用療法） ・実体重＜9kg ……………… 1.0mg/kg　・9kg≦実体重＜16kg …… 1.2mg/kg ・16kg≦実体重≦23kg… 1.1mg/kg　・23kg＜実体重≦34kg…… 0.95mg/kg ・34kg＜実体重 ………… 0.8mg/kg

● **投与禁忌**：重症感染症

● **注意が必要な患者背景**：肝・腎・機能障害、肺障害、感染症合併、高齢者、生殖能を有する患者など

● **併用注意**：イトラコナゾール、メトロニダゾール、デフェラシロクス

● **前投薬**：抗てんかん薬（レベチラセタム）、制吐薬（予防投与）

★ 移植前処置として本剤を経口投与している患者が嘔吐したら、再内服基準に沿って対応（下表参照）

内服後30分以内の嘔吐	● 吐物に薬剤が認められる場合は、同量を再内服 ● それ以外の場合は半量を再内服
内服後30分以降の嘔吐	● 再内服はしない

起こりうる副作用

代表的な副作用

	骨髄抑制	
	発熱	
倦怠感		
嘔吐		下痢
悪心		
アナフィラキシー		口内炎

⬆投与開始	8日目	15日目	22日目

特に注意すべき副作用	**その他気をつけたい副作用**
● 静脈閉塞性肝疾患：体重増加、肝腫大、肝の圧痛が初期症状	● 肺毒性：発症の平均は治療後4年（遅発性）
● 肺胞出血、喀血	● 性機能障害：精巣機能障害、卵巣機能障害
● ショック・アナフィラキシーショック ● 出血	● 肝機能障害：ALT/AST、ビリルビン上昇
● 感染症 ● けいれん ● 心筋症 ● 胃腸障害	● 腹痛
	● 発熱

ケアのポイント

投与前
① PVCフリーの輸液セットやチューブの準備
② 中心静脈カテーテルを用いた投与経路の確保
③ 抗けいれん薬の使用を考慮（本剤投与によりけいれんが生じる可能性がある）

投与直前
心電図・血圧・尿量のモニタリングを開始

投与中
全量2時間で投与されるよう、滴下調整式器具などを利用

投与後
① 患者状態の十分な観察、抗菌薬投与など感染症対策の実施、適切な無菌管理（致死的な感染症の発現を抑制するため）
② 輸血および造血因子の投与など、適切な支持療法の実施
③ 静脈閉塞性肝疾患を示唆する症状に留意
★注意すべき症状：体重増加・肝腫大または肝の圧痛・腹水・黄疸

[**患者説明・指導のポイント**]
● 造血幹細胞移植の前処置は長期間に及ぶため、患者の精神的な負担も十分考慮する。
● 無菌管理中の生活環境と感染対策をあらかじめ説明し、予防行動の遵守と必要な支持療法薬の使用方法を説明する。
● 副作用症状の特徴を事前に説明し、出現時にはすみやかに報告できるようセルフモニタリングを促す。

😊 エキスパートからのアドバイス

＊わが国では、マブリン®が1957年に承認され、慢性骨髄性白血病などで頻用されてきた。
＊ブスルフェクス®は2006年に承認された注射用製剤である。体循環血中へ直接投与できるため、血中濃度の変動を小さくでき、生着率の向上・再発リスクおよびVOD（静脈閉塞性肝疾患）など有害事象の低減が期待されている。

（中村千里）

⬜ 🔵 **アルキル化薬：①　マスタード類**

一般名 **メルファラン**

商品名 **アルケラン®**

錠剤▼

投与経路 点滴静注 経口

▶血管外漏出による皮膚障害のリスク **中**

▶催吐リスク **中**（点滴静注）　**最小**（経口）

注射剤▼

画像提供：サンド

どんな薬？

[特徴]
● **作用機序**：以下の2つの作用によって抗腫瘍効果を発揮する。
　①ヒト多発性骨髄腫細胞のDNA合成開始を抑制することで増殖を抑制
　②細胞内に取り込まれた後、DNA鎖間架橋・DNA-タンパク架橋形成により抗腫瘍作用を示す。
● **代謝経路**：腎排泄

[代表的なレジメン]
● **非移植対象の多発性骨髄腫**：MP
● **多発性骨髄腫に対する自家末梢血幹細胞移植の前処置**：大量メルファラン療法
　★ **適応**：白血病、悪性リンパ腫、多発性骨髄腫、小児固形がんにおける造血幹細胞移植の前処置

使用時の注意点は？

● **投与方法**：点滴静注、経口投与
● **溶解（注射剤）**：添付の溶解液注入後、激しく振盪し溶解させる。希釈には100mL以上の生理食塩液を使用（希釈後は安定性が低下するので90分以内に投与を終了すること）
● **投与量**：下表参照

点滴静注	❶1日1回60mg/m^{2}を3日間投与 ❷成人の多発性骨髄腫に対しては、1日1回100mg/m^{2}を2日間投与も可
経口投与	❶1日1回2〜4mg（1〜2錠）を連日経口投与 ❷1日1回6〜10mg（3〜5錠）を4〜10日間投与。休薬後1回2mgの維持量を投与 ❸1日1回6〜12mg（3〜6錠）を4〜10日間投与。休薬後、同様の投与法を反復

● **投与量の調整が必要となる場合（錠剤）**：白血球数≦3,000mm^{3}もしくは血小板数≦10万/mm^{3}に現象した場合は回復するまで減量または休薬
● **投与速度**：ゆっくり投与（90分以内に投与終了）
● **投与禁忌**：重症感染症
● **注意が必要な患者背景**：下表参照

共通	点滴静注	経口投与
● 腎機能障害 ● 感染症	● 心機能障害（アントラサイクリン系薬剤や心毒性を有する薬剤の治療歴） ● 肝機能障害	● 他の化学療法薬の投与中〜直後 ● 放射線照射中〜照射直後（重症の骨髄抑制が現れる恐れ） ● 尿毒症（毒性増強の恐れ）

● **併用注意（注射剤）**：シクロスポリン、タクロリムス、ナリジクス酸

起こりうる副作用

代表的な副作用

		悪心・嘔吐			大量メルファラン療法では消化器症状が遷延する場合も
		下痢			
骨髄抑制の出現時期に強く出る。注射剤の用量規制因子（DLF）		口内炎			

↑投与開始	8日目	15日目	22日目

特に注意すべき副作用

- ショック、アナフィラキシー様症状
- 溶血性貧血
- 骨髄抑制、貧血
- 心筋症・不整脈
- 重篤な肝障害
- 間質性肺炎・肺線維症

その他気をつけたい副作用

- 悪心・嘔吐
- 下痢
- 脱毛
- 口内炎
- 食欲不振
- 皮疹

ケアのポイント

投与前
① 臓器機能が保たれているかの確認
★投与前に必ず血液検査やX線、心電図などで評価をしておく。

② 口腔内病巣の治療
★副作用として粘膜障害が起きるため、事前に治療をしておく。

投与直前
経口での水分補給や補液、利尿薬の投与
★腎機能障害を予防するため、十分な尿量を確保する。

投与中
① バイタルサインの測定、心電図モニターや呼吸状態の観察
★アレルギー反応（アナフィラキシーショック、蕁麻疹、喘息様発作など）

② 心不全や呼吸不全の早期発見

投与後
補液や利尿薬の投与
★投与終了後24時間は水分補給と利尿薬投与を行い、十分な尿量を確保する。

[患者説明・指導のポイント]

● **点滴静注の場合**：血管外漏出による皮膚障害のリスクが「中等度」である。血管外漏出により漏出部位が炎症を起こす可能性が高いため、投与中の違和感・滴下の変化があったら看護師に伝えるよう指導する。

● **経口投与の場合**：薬剤の効果は食事に影響を受けやすいので、空腹時に内服するよう指導する。飲み忘れた場合は、気がついたときに1回分を内服する（次の内服時間が近い場合は内服せず、次の内服時間に1回分を内服する）。

😊 エキスパートからのアドバイス

＊MP療法は、40年以上にわたって非移植対象の多発性骨髄腫の標準治療であったが、最近はボルテゾミブ P.284 やサリドマイド P.360 、レナリドミド P.362 との併用が試みられている。

（山田陽子）

一般名 ベンダムスチン塩酸塩

商品名 トレアキシン®

投与経路 点滴静注

▶血管外漏出による皮膚障害のリスク **中**

▶催吐リスク **中**

閉鎖式システム

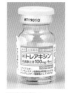

画像提供：
シンバイオ製薬

どんな薬？

[**特徴**]

● **作用機序**：アルキル化作用により、DNAの損傷や腫瘍細胞のアポトーシス（細胞死）を誘導する、細胞分裂の崩壊を誘導する、といった複数の機序で細胞障害作用を示す。

● **代謝経路**：肝臓でCYP1A2によって代謝され胆汁内に排出。糞便に排泄されると考えられている。

[**代表的なレジメン**]

● **低悪性度B細胞性非ホジキンリンパ腫**：抗CD20抗体併用、単剤投与（再発・難治性）

● **マントル細胞リンパ腫**：リツキシマブ併用（未治療）、単剤投与（再発・難治性）

● **びまん性大細胞型B細胞リンパ腫**：リツキシマブ・ポラツズマブ併用（再発・難治性）

● **慢性リンパ性白血病**：単剤投与

使用時の注意点は？

● **投与方法**：1時間かけて点滴静注

● **投与量**：下表参照

低悪性度B細胞性 非ホジキンリンパ腫	**抗CD20抗体併用時**：1日1回90mg/m²（体表面積）を2日連続投与し、26日休薬 **単独投与時**：1日1回120mg/m²（体表面積）を2日間連続投与し、19日間休薬
マントル細胞リンパ腫	**リツキシマブ併用時**（未治療の場合）：1日1回90mg/m²（体表面積）を2日連続投与し、26日休薬 **単独投与時**（再発または難治性の場合）：1日1回120mg/m²（体表面積）を2日連続投与し、19日休薬
びまん性大細胞型 B細胞リンパ腫	**リツキシマブ併用時**：1日1回120mg/m²（体表面積）を2日連続投与し、19日休薬 **リツキシマブ・ポラツズマブ併用時**：1日1回90mg/m²（体表面積）を2日連続投与し、19日休薬
慢性リンパ性白血病	1日1回100mg/m²（体表面積）を2日連続投与し、26日休薬

● **投与量の調整が必要となる場合**：高度の骨髄抑制、Grade3以上の非血液毒性が出現したら減量・中止を考慮

● **溶解・希釈**：1バイアルあたり40mLの注射用水で溶解。体表面積から換算した投与量を、最終投与量250mLになるように生理食塩液で希釈し、調整後3時間以内に使用

● **投与器材の留意点**：調整・投与時は必ず閉鎖式器具を使用（揮発性が高いため）

● **注意が必要な患者背景**：骨髄抑制、感染症合併、心疾患（心筋梗塞や不整脈など）の合併や既往、肝・腎機能障害、肝炎ウイルス感染（既往含む）、生殖能を有する患者など

● **前投薬**：催吐リスクに応じた制吐薬

起こりうる副作用

代表的な副作用

悪心・嘔吐			
血管痛 (投与中)		骨髄抑制	
⬆投与開始	8日目	15日目	22日目

特に注意すべき副作用	その他気をつけたい副作用
● 骨髄抑制	● 悪心・嘔吐
● 感染症：敗血症・肺炎など重度の感染症、肝炎	● 便秘
● 間質性肺炎	● 下痢
● ショック・アナフィラキシー様症状	● 貧血
● 腫瘍崩壊症候群（急性腎不全に至る恐れ）	● 発疹
● 重篤な皮膚症状（中毒性表皮壊死症、皮膚粘膜眼症候群）	

ケアのポイント

投与前
① 全身状態・感染症罹患の有無の確認
② HBV（B型肝炎ウイルス）による劇症肝炎・肝炎増悪の予防
　★HBs抗原、HBs抗体、HBc抗体やHBV-DNAの検査値を確認する。

投与直前
穿刺時の適切な静脈の選択
★炎症性抗がん薬のため、血管外漏出により穿刺部位の炎症（発赤、腫脹、疼痛）が生じうる。

投与中
血管痛の確認（血管外漏出との判別）
★血管外漏出でないことを確認したら、温罨法などの対策を行う。

投与後
悪心・嘔吐の確認

[**患者説明・指導のポイント**]

● 血管痛や血管外漏出による皮膚障害のリスクが高い。点滴投与中、穿刺部位の違和感や滴下不良を認めたら、我慢せず早めに知らせるよう指導する。

● 悪心・嘔吐が出現するので、症状出現時は頓服の制吐薬を内服するよう指導する。食事の工夫や脱水予防の水分補給についても指導する。

● 骨髄抑制が強く出るため、重度の免疫不全を起こす可能性がある。感染予防に努め、症状出現時は早急に受診するように指導する。

😊 エキスパートからのアドバイス

＊再発または難治性のびまん性大細胞型B細胞リンパ腫に対し、RB療法（ポラツズマブベドチンとリツキシマブ＋ベンダムスチンの併用療法）が海外で有効性を認められ、わが国でも有効性・安全性について臨床試験が行われ、2021年3月に国内承認された。

＊揮発性の高い薬剤であるため、職業性曝露予防のために閉鎖式薬物移送システムを使用する。

（山田陽子）

一般名 **ニムスチン**塩酸塩

商品名 **ニドラン®**

投与経路 [点滴静注] [動注]

▶血管外漏出による皮膚障害のリスク [中]

▶催吐リスク [軽]

画像提供：
第一三共

どんな薬？

[特徴]

● **作用機序**：がん細胞のDNAにアルキル基を結合することで、DNAを低分子化し、DNAの合成を阻害する。

★ 分子量が小さく血液脳関門（BBB）を通過するため、脳腫瘍の治療にも適応できる。

● **代謝経路**：腎排泄

[代表的なレジメン]

● **脳腫瘍、消化器がん、肺がん、悪性リンパ腫、白血病**：単剤投与

● **乏突起膠腫**：PAV

使用時の注意点は？

● **投与方法**：点滴静注、動注
● **溶解**：5mgあたり注射用水1mLに溶解
● **投与量**：下表参照（年齢・症状により適宜増減）

❶2〜3mg/kgを1回投与。投与後末梢血液所見により4〜6週間休薬
❷1回2mg/kgを1週間隔で2〜3週投与。投与後末梢血液所見により4〜6週間休薬

● **注意が必要な患者背景**：肝・腎機能障害、感染症合併（白血球減少により易感染となる）、水痘（致命的な全身障害が生じうる）、低出生体重児・新生児・乳児・幼児・小児（代謝系が未発達であり、白血球減少などの副作用が現れやすい）
● **併用注意**：他のがん治療薬、放射線照射
● **前投薬**：制吐薬

😊 エキスパートからのアドバイス

＊ニムスチンは、2006年に認可された経口薬（テモゾロミド **P.46** ）を使用できない患者に使用される。

＊長期投与した患者に、骨髄異形成症候群や急性白血病などの二次がんが発生したという報告がある。十分に注意し定期的な検査が必要である。

＊小児・生殖可能な年齢の患者に投与する場合は、性腺に対する影響を考慮する。

起こりうる副作用

代表的な副作用

投与回数を重ねると、副作用が強く現れたり、
遷延する期間が延びたりすることがある　　　　　　　血小板減少、白血球減少

↑投与開始　8日目　　　15日目　　　22日目　　　29日目　　　36日目　　　43日目

特に注意すべき副作用

- 間質性肺炎・肺線維症
- 骨髄抑制

その他気をつけたい副作用

- 白血球・血小板減少
- 食欲不振、悪心・嘔吐（単剤投与でもPAV療法
でも生じやすい）
- 便秘・末梢神経障害（他剤の副作用）

ケアのポイント

投与前　全身状態の観察、骨髄機能の確認、制吐薬の確認

★白血球（好中球）数や血小板数の回復の程度、肝・腎機能の確認のため、血液検査を行う。
★悪心・嘔吐が出現しやすいので、前投薬として制吐薬の投与が必要となる。

投与中　血管外漏出の有無の確認

★炎症性抗がん薬のため、血管外漏出により穿刺部位の炎症（発赤、腫脹、疼痛、硬結、壊
死）が生じうる。薬剤が血管外に漏れないよう、十分な観察が必要である。

投与後　① 悪心・嘔吐の確認と対応

★悪心・嘔吐が出現した際に使用できるように制吐薬の処方を確認する。

② 定期的な骨髄機能の確認

★骨髄抑制が4〜6週間後と遅延性であるため、投与後6週間までは1週間ごとに血液検査が
必要となる。
★白血球1,000/mm^{3}以下、血小板30,000/mm^{3}以下は重症感染症や出血傾向になりやすい
ので注意する。

[**患者説明・指導のポイント**]

- 遅発性、遷延性の骨髄抑制が強く出るため、定期的に血液検査を行うことを説明し、感染
予防のためにうがい・手洗いの指導を行う。また、感染徴候（発熱など）や出血傾向（点状
出血など）が出たら早急に受診するよう指導する。
- 血管外漏出による皮膚障害のリスクが高い。点滴投与中に穿刺部位に違和感を認めたり、
滴下不良になったりしたら、我慢せず早めに知らせるよう指導する。
- 悪心・嘔吐が出現するので、症状出現時は頓服の制吐薬を内服するよう指導する。また、
食事の工夫や脱水予防の水分補給についても指導する。

（山田陽子）

一般名 ラニムスチン

商品名 サイメリン®

画像提供：
ニプロ ES ファーマ

投与経路 点滴静注 静注

▶血管外漏出による皮膚障害のリスク 高

▶催吐リスク 軽

投与時 遮光

どんな薬？

[特徴]

● **作用機序**：DNA・タンパク・RNAをアルキル化し、特にDNA合成を阻害することで、がん細胞の増殖阻害、細胞障害作用を示す。

● **代謝経路**：主に尿中へ排泄される。

[代表的なレジメン]

● **成人T細胞性白血病リンパ腫**：mLSG15、CHOP-LSG15、MEAM

● **多発性骨髄腫**：ROAD

● **膠芽腫、骨髄腫、悪性リンパ腫、慢性骨髄性白血病**：単剤投与

使用時の注意点は？

● **投与方法**：点滴静注または静注（要遮光）

● **溶解**：点滴静注時は100～250mL、静注時は10～20mLの生理食塩液か5％ブドウ糖液に溶解

● **投与量**：1回投与量は50～90mg/m²とし、6～8週休薬

● **投与速度**：点滴静注は30～90分、静注は30～60秒

● **併用注意**：他のがん治療薬・放射線照射による治療歴

● **注意が必要な患者背景**：骨髄抑制、肝・腎機能障害、感染症

● **前投薬**：本剤の催吐リスクは軽度だが、多剤併用療法の場合は前投薬として制吐薬を投与する場合がある。

😊 エキスパートからのアドバイス

＊遅延性の骨髄抑制など、重篤な副作用が起こる可能性がある。

＊投与後少なくとも6週間は、1週ごとに臨床検査（血液検査など）を行い、患者の状態を観察する。

起こりうる副作用

代表的な副作用

悪心・嘔吐（10%）

ALT/AST上昇（6%前後）

白血球減少（22%）

血小板減少（20%）

| ↑投与開始 | 1週目 | 3週目 | 5週目 | 7週目 |

特に注意すべき副作用

- 骨髄抑制（白血球減少、血小板減少、貧血、汎血球減少）
- 間質性肺炎

その他気をつけたい副作用

- 悪心・嘔吐
- 食欲不振
- ALT/AST上昇
- 全身倦怠感

ケアのポイント

投与前

① 肝機能障害や腎機能障害、骨髄機能抑制の増悪の予防
★臨床検査、血液検査の結果を確認する。

② 治療の理解のための支援
★治療の目的や期待される効果、予定されているコース数、予測される副作用や日常生活への影響などについて説明を受け、理解しているか確認する。

投与中

① 血管外漏出の予防と早期発見
★壊死性抗がん薬であり、血管外漏出による皮膚障害のリスクが高い。投与中は、刺入部の灼熱感・紅斑・浮腫・違和感などの有無を観察するとともに、血液の逆流や滴下速度の減少について確認する。

② 薬剤の安定性の維持
★投与中は点滴ボトルを遮光する（光に対して不安定なため）。

投与後

① 白血球減少や血小板減少に伴う感染徴候や出血傾向に注意
★白血球は4〜6週前後、血小板は3〜6週前後に最低値となるため、長期的に血球数を確認する。

[患者説明・指導のポイント]

- 投与中は、血管外漏出の早期発見のため、刺入部の違和感や疼痛・腫脹・灼熱感がある場合はすみやかに報告してもらう。
- 他のがん治療薬に比べて白血球減少や血小板減少の発現が遅いため、少なくとも投与後6週目までは臨床検査を実施するなど、長期的に経過を確認する必要があることを説明する。
- 白血球・血小板が減少する時期に合わせ、感染予防や出血予防に対するセルフケアについて指導する。

（三橋由貴）

一般名 **カルムスチン**

商品名 **ギリアデル®**

画像提供：
エーザイ

投与経路 脳内留置

▶血管外漏出による皮膚障害のリスク **なし**

▶催吐リスク **なし**

二重手袋

どんな薬？

[特徴]

● **作用機序**：細胞内のDNAをアルキル化し、核酸合成を阻害することで、細胞周期の停止やアポトーシス（細胞の自然死）を誘導することで抗腫瘍効果を発揮する。

● **代謝経路**：約60%が尿中排泄（肝臓で代謝されると考えられている）

[代表的なレジメン]

● **悪性神経膠腫**：単剤投与

使用時の注意点は？

● **投与方法**：脳内留置

☆ 術中迅速病理組織診断などにより、組織型の確定診断を行ったうえで留置する。

● **投与量**：8枚（61.6mg）。切除腔の大きさにより適宜減量。ただし、分割使用時の有効性・安全性は確立されていない。

● **保管**：−15℃以下で保存。室温では6時間まで安定

● **取り扱い**：直接触れないよう注意する（下記参照）

①手術用手袋を二重に着用し、取り扱い終了まで外さない（皮膚に接触すると重度の熱傷と色素沈着を起こす恐れがある）。

②開封時に使用したハサミやピンセットは手術に使用しない。

③開封時に薬剤が割れていたら、原則使用せずに廃棄する。

☆ 小片が脳室系に移行し、水頭症が生じる危険がある。

● **投与禁忌**：本剤成分に対する過敏症の既往、生殖能を有する患者

■ 脳内留置方法

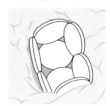

腫瘍切除後の空洞に、切除面を覆うように留置

😊 **エキスパート**からの**アドバイス**

※カルムスチンの臨床的な特徴として、以下の3点などが挙げられる。

①神経膠腫は、腫瘍の境界が不明瞭なため、手術で完全に切除することが困難である。切除後にカルムスチンを留置することで、切除しきれなかった残存腫瘍に直接抗腫瘍効果を働かせることができる。

②術後の標準治療（放射線療法、がん薬物療法）開始までの空白期間に残存腫瘍細胞の増殖を抑制できる。

③局所投与であり、骨髄抑制や肺毒性など全身性の副作用を回避できる。

起こりうる副作用

代表的な副作用

けいれん

脳浮腫（多くは7日以内）

⬆投与開始	1週目	3週目	5週目	7週目

特に注意すべき副作用

- けいれん、けいれん大発作
- 脳浮腫（頻度25%）、頭蓋内圧上昇、水頭症、脳ヘルニア
- 創傷治癒不良
- 感染症
- 血栓塞栓症
- 出血

その他気をつけたい副作用

- 発熱
- 片麻痺
- リンパ球減少
- 悪心・嘔吐
- 頭痛
- ALT増加

ケアのポイント

投与前

① 治療の理解のための支援

★十分な説明を受けているか、治療の目的や予測される副作用に対する理解があるか確認する。

② 経済的負担への支援

★薬価が高い（最大8枚使用すると120万円を超える）。保険適用ではあるが、経済的負担が大きくなると想定されるため、高額医療制度など社会資源の適応について相談・検討する。

投与直前

① 適切な薬剤管理

★保存庫（－15℃以下）から手術室までは未開封のまま搬送し、しばらく室温で放置した後、留置の準備ができてから開封する。

② 曝露対策

★開封や留置に使用したハサミやピンセットは手術には使用しない（洗浄後、次回の手術で使用することは可能）。

投与後

① けいれん、脳浮腫の早期発見、予防

★留置後は頭痛、意識レベルの低下、運動麻痺、瞳孔異常などの症状に注意して観察する。予防薬（抗けいれん薬やステロイドなど）を投与する場合がある。

[**患者説明・指導のポイント**]

● 脳浮腫は7日以内に発現することが多いが、40日以上経過後に発現した症例もあるため、頭痛、悪心・嘔吐、ふらつき、運動麻痺などの症状がないか確認するよう指導する。同居家族にも意識レベル低下の有無を確認してもらい、症状出現時の連絡方法を説明する。

● 留置された薬剤は、徐々に成分が放出されていき、3〜6か月程度で消失することを説明する。

（三橋由貴）

一般名 **ダカルバジン**

商品名 ダカルバジン

投与経路 点滴静注 静注

▶血管外漏出による皮膚障害のリスク **中**

▶催吐リスク **高**

投与時 **遮光**

画像提供：サンド

どんな薬？

[特徴]
● **作用機序**：体内で生成された代謝物（ジアゾメタン）が腫瘍細胞の核酸をアルキル化し、細胞周期G1期（低濃度）・G2期（高濃度）に作用することで抗腫瘍効果を発揮する。
● **代謝経路**：肝臓で代謝され、尿中へ排泄される。

[代表的なレジメン]
● **悪性黒色腫**：DAV、DAV-フェロン
● **ホジキンリンパ腫**：ABVD
● **褐色細胞腫**：CVD

使用時の注意点は？

● **投与方法**：点滴静注（点滴経路全般を遮光）または静注
● **溶解**：ダカルバジン100mgに注射用水10mLを加えて溶解。溶解後さらに希釈する場合は生理食塩液または5％ブドウ糖液を使用。溶解後は遮光しすみやかに使用する。
● **投与量**：下表参照

悪性黒色腫	● 1日100～200mgを5日間連続投与し、以後4週間休薬
ホジキンリンパ腫 **併用療法**	● 1日1回375mg/m^2（体表面積）を投与し、13日間休薬 ● 上記を2回繰り返すことを1コースとし、繰り返し投与
褐色細胞腫 **併用療法**	● 1日1回600mg/m^2（体表面積）を2日間連続投与し、19日間休薬 ● 上記を1コースとし、繰り返し投与

● **投与速度**：静注時はできるだけゆっくり注入（毎回注射部位を変える）
  ☆ 点滴静注時は一般的に1～2時間程度で投与する。
● **併用注意**：他のがん治療薬・放射線照射による治療歴
● **注意が必要な患者背景**：肝・腎機能障害、感染症合併、水痘
● **前投薬**：催吐リスクが高いため、リスクに準じた制吐薬を用いる 。褐色細胞腫患者に投与する場合、薬物療法開始前にα遮断薬などを投与して血圧管理を行う（高血圧クリーゼを含む血圧変動が生じうる）。

起こりうる副作用

代表的な副作用

投与後1〜6時間後に始まる。
24〜36時間以上続く場合もある

16〜20日以内に発生。
最低値は21〜25日、
その後3〜5日で回復

悪心・嘔吐	最低値は16日、 その後3〜5日で回復			
アナフィラキシー			白血球減少	
血管炎		血小板減少		

↑投与開始	1週目	2週目	3週目	4週目

特に注意すべき副作用

- アナフィラキシーショック
- 骨髄機能抑制：汎血球減少、貧血、白血球減少、血小板減少
- 重篤な肝障害：肝静脈血栓症、肝細胞壊死

その他気をつけたい副作用

- 悪心・嘔吐（高頻度）
- 血管痛、静脈炎
- AST／ALT上昇

ケアのポイント

投与前　肝機能障害や腎機能障害、骨髄機能抑制の増悪の予防
★臨床検査、血液検査の結果を確認する。

投与直前　① 悪心・嘔吐に対する前投薬の投与
★本剤投与開始90〜60分前に、ホスアプレピタントメグルミンかアプレピタントを投与

② 適切な静脈穿刺部位の選択
★血管痛を予防するため、なるべく太い血管を選択する。
★連日投与する場合は、そのつど穿刺部位を変更することが望ましい。

投与中　① 血管痛の予防
★点滴ボトルだけではなく、投与経路全般を遮光する（光分解物が血管痛を誘発するため）。
★血管痛が生じた場合は、投与速度を落とす、冷却するなどの対応を行う。

② 血管外漏出の予防
★刺入部の灼熱感・紅斑・腫脹・違和感について観察する（血管痛との鑑別も重要）。
★血液の逆流や滴下速度の減少について確認する。

投与後　遅発性の悪心・嘔吐に対するケア
★2日目以降のアプレピタント、デキサメタゾンを投与する。

[**患者説明・指導のポイント**]
- 血管痛の予防のため、遮光に使用しているカバーは投与終了まで外さないこと、投与中は直射日光が当たる場所に行かないことを指導する。
- 血管外漏出の早期発見のため、点滴の刺入部に疼痛・違和感などが生じたら看護師を呼ぶように指導する。

😊 エキスパートからのアドバイス

＊遮光は、薬剤の調整や搬送時にも行う。投与時には、遮光袋やアルミホイルを使用し、点滴ボトルや点滴ルート全般を遮光する。
＊調製後すみやかに投与するため、本剤の投与直前に調整を開始するなど、薬剤部との連携も大切である。

（三橋由貴）

一般名 テモゾロミド

商品名 テモダール®、テモゾロミド

投与経路 `経口` `点滴静注`

▶血管外漏出による皮膚障害のリスク `低` に準じる

▶催吐リスク `中`

点滴静注時 `ポンプ`

画像提供：MSD

どんな薬？

[**特徴**]

● **作用機序**：DNAのグアニンの6位の酸素原子をメチル化してDNA損傷を引き起こし、細胞周期の停止・アポトーシスを誘導して細胞増殖抑制作用を示す。

● **代謝**：分子量がきわめて小さく血液脳関門(BBB)を通過する。腎代謝、尿中排泄

[**代表的なレジメン**]

● **悪性神経膠腫**：放射線照射＋ベバシズマブ＋テモゾロミド、放射線照射＋テモゾロミド

● **ユーイング肉腫(再発または難治性)**：イリノテカン＋テモゾロミド

使用時の注意点は？

● **投与方法**：経口または点滴静注(経口投与が困難な場合に点滴静注を選択)

　①**経口投与**：空腹時投与が望ましい。カプセルを外して中身だけを服用しない。

　　★ 投与前4時間～投与後2時間は食事を避ける。

　②**点滴静注**：輸液ポンプで90分間かけて投与。皮下・筋肉内には投与しない。

● **溶解(注射剤)**：注射用水で用時溶解(必要に応じて生理食塩水に希釈)

● **投与量・投与基準(経口薬)**：下表参照

再発または難治性のユーイング肉腫		● 1回100mg/m^{2}を1日1回、連日5日間投与し、16日間以上休薬 ● 上記を1コースとして投与を反復(イリノテカンと併用)
悪性神経膠腫	【初発】 放射線照射＋ テモゾロミド	● 1回75mg/m^2(体表面積)を1日1回、連日42日間投与し、4週間休薬 ● その後、単剤で1回150mg/m^{2}を1日1回、連日5日間投与し、23日間休薬
	【再発】 単剤投与	● 1回150mg/m^2(体表面積)を1日1回、連日5日間投与し、23日間休薬 ● テモゾロミド忍容性が確認されれば、2コース目からは200mg/m^{2}に増量可能

● **投与量の調整が必要となる場合**：好中球<1,500/mm^3、血小板<100,000/mm^{3}の場合は減量・休薬や中止を検討

　★ 脱毛、悪心・嘔吐以外の非血液学的副作用が中等度(Grade2)以上になった場合も、減量・休薬や中止を検討する。

● **禁忌**：ダカルバジン過敏症の既往歴

● **投与器材の留意点**：ブドウ糖液と同じ点滴ラインで投与しない

● **注意が必要な患者背景**：骨髄抑制、重度の肝・腎機能障害、感染症合併、肝炎ウイルス感染(既往含む)、小児、水痘、高齢者

● **前投薬**：制吐薬(5HT$_3$受容体拮抗薬)、副腎皮質ステロイド

起こりうる副作用

代表的な副作用

便秘				脱毛		
			好中球減少、血小板減少			
─ 悪心・嘔吐、 ─ 食欲不振		骨髄抑制の発生は治療サイクルの後半。Nadirまでの日数平均は血小板26日後、好中球28日後で、平均14日で正常に戻る				

↑投与開始 7日目   14日目   21日目   28日目   35日目   42日目   49日目

特に注意すべき副作用

- 骨髄抑制
- 中毒性表皮壊死症
- 肝機能障害
- 間質性肺炎
- 重症感染
- アナフィラキシー
- 脳出血

その他気をつけたい副作用

- 疲労
- 頭痛

ケアのポイント

投与前

① 骨髄抑制、消化器毒性、肝障害、B型肝炎ウイルスによる肝炎増悪の予防

★血液検査値、非血液毒性を確認する。消化器症状（悪心・嘔吐、食欲不振）が高頻度に生じるため、副作用を評価して本剤の減量・制吐薬を検討する。

② 投与経路の検討（経口投与の可否を評価）

投与中

① 点滴静注時：投与速度の管理、十分な観察（輸液ポンプにて規定の速度で投与）

② 過敏反応、アナフィラキシーの観察

★蕁麻疹・血管浮腫、呼吸困難、紅潮、めまい、血圧低下、頭痛、悪心・嘔吐、意識障害などを認めたら、ただちに投与を中止し、適切な処置を行う。

投与後

① 骨髄抑制時の管理（白血球・好中球減少に伴う感染症予防対策）

★ニューモシスチス肺炎や敗血症など重症感染のリスクもある。

★血小板減少時に脳出血の報告があるため、十分な観察と異常時の適切な処置を行う。

[**患者説明・指導のポイント**]

● **経口薬の服薬指導**：カプセルごと十分量の水とともに服用する。服用後に嘔吐した場合は当日中に再服用しない（カプセルが吐き出されたかに関係なく）。飲み忘れた場合は2回分を一度に飲まず、次の時間に1回分を内服する。服薬状況（嘔吐や飲み忘れなど）を医療者に必ず報告する。

● 好中球減少に伴う感染リスク、血小板減少に伴う出血傾向リスクについて説明し、感染予防、出血予防行動について指導する。

● 間質性肺炎のリスクについて説明し、発熱、咳嗽、呼吸困難を認める場合はすみやかに医療者に報告するよう指導する。

😊 エキスパートからのアドバイス

＊患者は、病態増悪の不安や治療（服薬管理、副作用出現）のストレスや葛藤を抱いている。

＊経口治療の場合、患者の内服管理、経口（嚥下）状態や副作用コントロールが不良のときは継続困難となるため、患者・家族と医療者で十分検討していく必要がある。

＊外来治療に移行した場合、患者自身が管理困難な場合には家族などの協力が不可欠となる。治療管理の状態やサポート体制の確認が必要である。

（園生容子）

一般名 **プロカルバジン**塩酸塩

商品名 塩酸プロカルバジン

投与経路 経口

▶血管外漏出による皮膚障害のリスク なし

▶催吐リスク 高

画像提供：
太陽ファルマ

どんな薬？

[特徴]

● **作用機序**：がん細胞がDNAやRNA、タンパク質を合成するのを阻害することで抗腫瘍効果を現す。

● **代謝**：血液脳関門（BBB）を通過する。主に肝代謝、尿中排泄

[代表的なレジメン]

● **悪性リンパ腫**：単剤投与、COPP

● **神経膠腫**：PAV

  ★ 海外ではPCV療法（ロムスチンは国内未承認）

使用時の注意点は？

● **投与方法**：経口

● **投与量**：下表参照

悪性リンパ腫	❶1日50〜100mgを1〜2回に分割して経口投与 ❷その後、約1週間以内に漸増して1日150〜300mgを3回に分割投与し、臨床効果が明らかとなるまで連日投与 ● 寛解導入までに要する総投与量は、通常5〜7g
神経膠腫	● 主にニムスチンとビンクリスチンとの併用療法 ● 1日60〜75mg/m^{2}の14日間経口投与を、6〜8週ごとに繰り返す

● **投与禁忌**：本剤への過敏反応歴

● **注意が必要な患者背景**：骨髄機能抑制、肝・腎障害、感染症合併、水痘、小児

  ★ 妊・産・授乳婦などへの投与は望ましくない。

● **併用禁忌**：アルコール（治療中は禁酒）

● **併用注意**：フェノチアジン誘導体、バルビツール酸誘導体、三環系抗うつ薬、交感神経興奮薬

😊 エキスパートからのアドバイス

＊経口治療の場合には、患者の内服管理、経口（嚥下）状態や副作用コントロールが不良の場合は継続が困難となるため、患者・家族と医療者で十分検討していく必要がある。

＊外来治療に移行した場合、治療管理の状態やサポート体制の確認が必要である。

＊患者は病態増悪の不安や治療（服薬管理、副作用出現）のストレスや葛藤を抱いている。

起こりうる副作用

代表的な副作用

悪心・嘔吐			
食欲不振			
皮膚障害（発疹）			
白血球減少、血小板減少			

⬆投与開始　　　　　7日目　　　　　　　　　14日目　　　　　　　　21日目

特に注意すべき副作用	その他気をつけたい副作用
● 骨髄抑制	● 下痢　　● 食欲減退
● 間質性肺炎	● 倦怠感　● 悪心・嘔吐
● けいれん発作	● 発熱　　● 脱毛
	● 筋肉痛
	● 動悸

ケアのポイント

投与前　副作用（骨髄抑制、肝機能障害、腎機能障害）の予防

★血液検査値、非血液毒性の確認。経口薬なので、経口投与可否を検討する。

★消化器症状（悪心・嘔吐、食欲不振など）を認めるため、副作用を評価して減量・制吐薬を検討する。

投与中　① 投与量の厳守

★過剰投与により、悪心・嘔吐、腸炎、下痢、低血圧、振戦、けいれん、昏睡が発現しうる。

★過剰投与時には、催吐薬投与または胃洗浄、輸液等の一般補助療法を行うとともに、頻回に血液検査で骨髄抑制、肝機能障害を確認する。

② 過敏反応、アナフィラキシーの観察

★蕁麻疹・血管浮腫、呼吸困難、紅潮、めまい、血圧低下、頭痛、悪心・嘔吐、意識障害などを認めたら、ただちに投与を中止し、適切な処置を行う。

投与後　① 骨髄機能抑制時の管理

★白血球減少、好中球減少に伴い感染症予防対策をとる。

★血小板減少時に脳出血の報告があるため、十分な観察と異常時の適切な処置を行う。

[患者説明・指導のポイント]

● 飲み忘れた場合、次の時間に1回分を内服する（2回分を一度に飲まない）。服薬状況（飲み忘れなど）を医療者に必ず報告する。

● 治療中〜終了2週間は禁酒（アルコールへの耐性が低下し、酔いやすく二日酔いが強くなるため）。

● 好中球減少に伴う感染リスク、血小板減少に伴う出血傾向リスクについて説明し、感染予防行動、出血予防行動について指導する。

● 間質性肺炎のリスクについて説明し、発熱・咳嗽・呼吸困難を認める場合はすみやかに医療者に報告するよう指導する。

● 自動車運転、危険を伴う機械操作などは避ける（眠気・注意力散漫が生じることがあるため）。治療を開始し、どの程度の眠気が出現するか見きわめてから生活行動を工夫する。

● 治療中には避妊を勧める（動物実験で催奇形性を認めるため）。

（園生容子）

一般名 **トラベクテジン**

商品名 ヨンデリス®

投与経路 点滴静注

▶血管外漏出による皮膚障害のリスク 高

▶催吐リスク 中

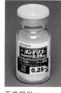

画像提供：
大鵬薬品工業

どんな薬？

[**特徴**]
● **作用機序**：がん細胞のDNAに結合し、DNAの修復や細胞増殖にかかわる遺伝子の転写を制御することで抗腫瘍作用を示す。
● **代謝経路**：肝代謝（主に代謝酵素CYP3A4による代謝）

[**代表的なレジメン**]
● **悪性軟部腫瘍**：単剤投与

使用時の注意点は？

● **投与方法**：中心静脈カテーテルまたはポートから点滴静注。他の薬剤との配合、同じ静脈ラインでの同時注入は避ける。
● **溶解**：生理食塩液で溶解して濃度0.05mg/mLにした後、必要量を抜き取り500mL以上の生理食塩液で希釈。溶解から30時間以内に投与を終了すること。
● **投与量・投与速度**：1回1.2mg/m^2（体表面積）を24時間かけて点滴静注し、少なくとも20日間休薬。これを1コースとして繰り返す。
● **投与量の調整が必要となる場合**：好中球・血小板減少、総ビリルビン・AST/ALT・ALP上昇、Grade3以上の非血液毒性が生じた場合は減量を検討
● **併用注意**：CYP3A4阻害薬・誘導薬（下表）、横紋筋融解症を生じる可能性のある薬剤

主な**CYP3A4阻害薬**	クラリスロマイシン、ケトコナゾール、アプレピタントなど
主な**CYP3A4誘導薬**	リファンピシン、フェノバルビタール、セントジョーンズワート（セイヨウオトギリソウ）含有食品など

● **注意が必要な患者背景**：骨髄抑制、感染症合併、肝機能障害、アントラサイクリン系薬剤による治療歴、心機能障害、生殖能を有する患者など
● **前投薬**：投与30分前に、デキサメタゾンおよび5HT$_3$受容体拮抗薬の前投薬を行う。
　★ アプレピタントはCYP3A4阻害作用があるため、他の制吐薬への代替を考慮する。

起こりうる副作用

代表的な副作用

過敏症、血管外漏出	血管外漏出は遅延性の組織障害（壊死）に至ることもあり、1週間は継続して観察する		
	肝機能障害		
	骨髄抑制		
悪心・嘔吐		投与開始2週間前後2〜3サイクル目での発現が多い	
倦怠感		横紋筋融解症	
↑投与開始	1週目	2週目	3週目

特に注意すべき副作用

- 肝不全・肝機能障害
- 骨髄抑制
- 横紋筋融解症
- 重篤な過敏症
- 感染症
- 心機能障害

その他気をつけたい副作用

- 悪心・嘔吐
- 食欲減退
- 便秘
- 倦怠感
- 筋肉痛
- 下痢
- 頭痛

ケアのポイント

投与前

① 確実な中心静脈カテーテルまたはポートへの穿刺と固定

★末梢静脈から投与すると、静脈炎が生じる可能性があるため禁忌

② 確実な制吐薬の投与

③ 心エコーなどの心機能検査の実施

★心機能検査によって左室駆出率を測定する。

投与中〜投与後

① 血管外漏出の観察

★穿刺部位の皮膚変化と自覚症状の有無、滴下速度の変化について定期的に観察する。

★血管外漏出の観察は、1週間をめやすに継続する。

② 定期的な心機能検査の実施、労作時の息切れ、下腿浮腫などの観察の継続

[患者説明・指導のポイント]

● 血管外漏出が生じると、壊死など強い組織障害が起こり、場合によっては手術が必要になることを説明し、投与中に観察を継続すること、安静に過ごすことに協力を求める。
　★ 24時間かけて投与する薬剤であるため、夜間も観察を継続する必要がある。

● 投与中〜投与後1週間は穿刺部位を観察し、腫脹・発赤・違和感などを自覚した場合はすみやかに医療機関に連絡するよう説明する。

● 感染予防行動がとれるよう支援し、感染症が疑われる発熱・悪寒などを自覚した場合は、すみやかに医療機関に連絡するよう説明する。

● 横紋筋融解症による症状が出現したら、すみやかに医療機関に連絡するよう説明する。
　★ 注意すべき症状：ミオグロビン尿（赤褐色）、筋肉痛、しびれ、こわばり、脱力など。

😊 エキスパートからのアドバイス

＊海外の臨床試験では、末梢静脈から投与した症例の66.7％に静脈炎が出現したと報告されている。

＊漏出により重度の組織障害を認め、デブリードマンによる処置や皮膚移植術に至った症例も報告されている。そのため末梢静脈からの投与ではなく、必ず中心静脈から投与することとなっており、慎重な投与管理が必要である。

（出口直子）

🧴 アルキル化薬：③ その他

一般名 チオテパ

商品名 リサイオ®

画像提供：
大日本住友製薬

投与経路 `点滴静注`

▶血管外漏出による皮膚障害のリスク `中` に準じる

▶催吐リスク `中` に準じる   `フィルター`

どんな薬？

[**特徴**]

● **作用機序**：DNA合成を阻害することで腫瘍増殖抑制作用を示すと考えられている。
   ★ 血液脳関門を通過し、すみやかに中枢に移行すると考えられている。

● **代謝経路**：主にCYP2B6・CYP3A4が関与。7割は尿中排泄

[**代表的なレジメン**]

● **自家造血幹細胞移植の前治療**：チオテパ＋ブスルファン大量化学療法、チオテパ＋メルファ
ラン大量化学療法

使用時の注意点は？

● **投与方法**：点滴静注。他剤と配合または混注しないこと
   ★ 他の薬剤と同じルートで投与する場合は投与前後にフラッシュを行う。

● **溶解**：生理食塩液または5％ブドウ糖注射液で希釈し、26時間以内に投与を終了する。

● **投与器材の留意点**：孔径0.2μmのインラインフィルターを用いて投与する。

● **投与量・投与速度**：下表参照

悪性リンパ腫（成人）の場合	● ブスルファンと併用 ● 通常、1日1回5mg/kgを2時間かけて2日間連続で投与
小児悪性固形腫瘍の場合	● メルファランと併用 ● 通常、1日1回200mg/m²を24時間かけて2日間連続で投与し、5日間休薬。その後、さらに同用量を2日間連続で投与

● **投与禁忌**：重症感染症合併

● **併用注意**：シクロホスファミド

● **注意が必要な患者背景**：感染症合併、腎・肝機能障害、生殖能を有する患者、小児など

● **前投薬**：抗菌薬投与などの感染症対策、制吐薬の使用

😊 エキスパートからのアドバイス

＊高用量投与時には、本剤成分が皮膚に移行し、汗とともに皮膚から分泌されるため、皮膚剥離な
ど重度の皮膚障害が発現する可能性があるといわれている。

＊国内第Ⅰ相試験では、小児患者への投与に際して、各施設で「頻回な蒸しタオルなどでの清拭」「皮
膚へのテープ貼り付け回避」などの皮膚障害対策を行っていた。

＊特に小児に投与する際には、皮膚の保清・保湿または皮膚刺激の低減などの予防的なスキンケア
を行っていく。

起こりうる副作用

代表的な副作用

骨髄抑制			
悪心・嘔吐			
倦怠感			
下痢			
口内炎			
皮膚障害			

↑投与開始　　　1週目　　　2週目　　　3週目

特に注意すべき副作用

- 感染症
- 骨髄抑制
- 出血
- 肺水腫・浮腫・体液貯留
- 腎機能障害
- 胃腸障害
- 皮膚障害
- 血栓性微小血管症
- VOD/SOS

その他気をつけたい副作用

- 悪心・嘔吐
- 下痢
- 食欲減退
- ALT/AST増加
- 味覚異常
- 口内炎
- 脱毛症
- 倦怠感

ケアのポイント

投与前
① 患者の状態、心・肺・肝・腎機能などが保たれているかモニタリング
② 中心静脈カテーテルを用いた投与経路の確保
③ 口腔内病巣などの治療
★事前に粘膜障害・感染予防対策をしておく。

投与中
① 心電図、バイタルサイン、尿量、血液検査などのモニタリング
② 輸液管理の遵守
③ 皮膚障害予防のスキンケア

投与後
① 抗菌薬投与、適切な無菌管理の実施（致命的な感染症発現を抑制するため）
② モニタリングの継続
★心電図、バイタルサイン、尿量、血液検査、出血徴候の有無、皮膚・粘膜の状態を観察する。
③ 適切な支持療法の実施（輸血、造血因子の投与など）
④ 肝中心静脈閉塞症（VOD）／類洞閉塞症候群（SOS）の症状の早期発見
★注意すべき症状：急激な体重増加、肝腫大による腹部膨満、肝の圧痛、腹水、浮腫、黄疸

[**患者説明・指導のポイント**]

● 長期間に及ぶ無菌管理下での治療になるため、患者の精神状態を考慮し、モチベーションを維持できるようにかかわる。

● 事前に無菌室の環境と必要な感染予防行動や支持療法薬の管理について伝え、患者自身が主体的に感染予防対策に参加できるよう支援する。
　※ 小児を含め、セルフケアができない場合は代償しながら、感染予防対策を継続できるよう支援する。

● 副作用症状をあらかじめ説明し、身体の変化を自覚したら、すみやかに医療者に伝えられるよう支援する。

（出口直子）

一般名 メトトレキサート

商品名 メソトレキセート®、メトトレキサート

投与経路 点滴静注 髄注 筋注 動注 経口

▶血管外漏出による皮膚障害のリスク 低

▶催吐リスク 中 (≧250mg/m²) 軽 (50〜250mg/m²未満)

画像提供：
ファイザー

どんな薬？

[特徴]
● 作用機序：活性葉酸を産生させる酵素 (DHFR) の働きを阻止して細胞増殖を抑制する。
● 代謝経路：肝代謝、腎臓を経て尿中に排泄される。

[代表的なレジメン]
● 肉腫、悪性リンパ腫、白血病：メトトレキサート・ロイコボリン® 救援療法
  ☆ 本剤投与後に葉酸誘導体であるホリナートカルシウム (ロイコボリン®) を投与して正常細胞を救済する。
● 絨毛性疾患：単剤投与　● 胃がん：メトトレキサート・フルオロウラシル交代療法
● 乳がん：CMF　● 膀胱がん：MVAC

使用時の注意点は？

● 投与方法：注射剤は静脈内・髄腔内・筋肉内／経口薬は内服
● 溶解 (注射剤の場合)：生理食塩液または5%ブドウ糖液に溶解
● 投与量：下表参照

メトトレキサート・ロイコボリン® 救援療法	急性白血病、悪性リンパ腫	● 1週間に1回30〜100mg/kgを約6時間で点滴静注
	白血病 (成人)	● 1日5〜10mgを1週間に3〜6日経口投与
	肉腫	● 1週間に1回100〜300mg/kgを約6時間で点滴静注 (1〜4週間間隔)
単剤療法	絨毛性疾患 (成人)	● 1日10〜30mgを5日間経口投与または注射 (通常7〜12日間休薬)
CMF療法	乳がん	● 1回40mg/m²を静注 (1・8日目に投与)、1コース28日間
メトトレキサート・フルオロウラシル交代療法	胃がん	● 1回100mg/m² (3mg/kg) を静注、投与期間は1週間
MVAC療法	膀胱がん	● 1回30mg/m²を点滴静注 (1・15・22日目に投与)、1コース28日間
髄腔内注射	白血病 (成人)	● 1日1回0.2〜0.4mg/kgを2〜7日ごとに1回注射

● 投与禁忌：本剤の重篤な過敏症、肝・腎機能障害、胸水、腹水など
● 注意が必要な患者背景：骨髄抑制、感染症、B・C型肝炎ウイルスキャリア、小児、水痘
● 前投薬：制吐薬 (5HT₃受容体拮抗薬＋デキサメタゾン)
● 併用注意：抗菌薬、NSAIDs、フェニトイン、バルビツール酸誘導体、プロベネシド、レフルノミドなど

起こりうる副作用

代表的な副作用

メトトレキサート大量
療法でリスクが高い

悪心・嘔吐、食欲不振

粘膜障害(口内炎、下痢)

骨髄抑制

⬆投与開始	7日目	14日目	21日目

特に注意すべき副作用

● 間質性肺炎　● 腎機能障害　● 肝機能障害　● 感染症
● 消化管潰瘍　● 出血性腸炎　● 中毒性表皮壊死症　● 脳症

その他気をつけたい副作用

● 脱毛　● 悪心・嘔吐
● 倦怠感　● 食欲不振

ケアのポイント(メトトレキサート・ロイコボリン®救援療法の場合)

投与前　副作用(骨髄抑制、肝・腎機能障害)増悪の予防
★血液検査・尿検査の値を評価し、減量・休薬などの処置を行う。
★B・C型肝炎ウイルスキャリア、既往感染の確認を行う。

投与中
① 過敏反応、アナフィラキシーの観察(呼吸困難、血圧低下、アナフィラキシー様症状)
★大量投与時、異常を認めたら、ただちに投与を中止して適切な処置を行う。

② ホリナートカルシウム(ロイコボリン®:5mg錠以外の規格)の適切な投与
★通常、本剤投与終了3時間後~72時間投与。6時間間隔で経口・静注または筋注する。
★本剤投与開始24時間後から24時間ごとに採血し、血中メトトレキサート濃度を測定する。

③ 腎障害対策:十分な補液と炭酸水素ナトリウム(7%メイロン®)投与
★投与前日~ロイコボリン®投与終了まで、十分な補液(100~150mL/m²/時)と尿のアルカリ化(メイロン®継続投与)を図る。尿が酸性になると、尿細管に結晶が生じ腎障害の原因となる。

④ 腎障害対策:定期的な観察(バイタルサイン、体重、浮腫、尿)
★6時間ごとに尿を確認し、pH7.0以下なら炭酸水素ナトリウムを投与(尿のアルカリ化)。
★腎機能低下は心機能障害を招くため、「胸が苦しい、息苦しい」の訴えにも注意する。

⑤ 腎障害対策:利尿薬(アセタゾラミド:ダイアモックス®)投与
★利尿と尿アルカリ化のため、アセタゾラミド250~500mg/日を本剤投与前日~ロイコボリン®投与終了まで投与

投与後　骨髄抑制、肝・腎機能の著しい低下、粘膜障害の管理
★重篤な血液毒性、持続する口腔内潰瘍、下痢・下血などが現れた場合は、大量のロイコボリン®投与を検討するため、血液検査値・症状の観察を行う。
★白血球減少・粘膜障害による感染症予防対策も行う。

[患者説明・指導のポイント]
● 腎機能障害予防の必要性を説明し、尿観察のための尿測の指導を行う。
● 粘膜障害リスクを説明し、口腔ケア、食事形態変更、陰部清潔ケアの指導を行う。
● 好中球減少に伴う感染リスクの説明と感染予防行動の指導を行う。
● 確実な輸液管理のため、投与スケジュールを説明し、長時間ベッドを離れないように伝える。

😊 エキスパートからのアドバイス

＊メトトレキサート・ロイコボリン®救援療法は、持続点滴による活動制限、頻回な排尿で、睡眠障害や緊張による倦怠感などが起こる。セルフケアが低下してトイレ移動が困難となる場合もある。身体的苦痛の対応以外にも日常生活援助、精神的な配慮が必要となる。

(園生容子)

一般名 ペメトレキセドナトリウム水和物

商品名 アリムタ®、ペメトレキセド

投与経路 [点滴静注]

▶血管外漏出による皮膚障害のリスク [低] に準じる

▶催吐リスク [軽] (単剤) [高] (シスプラチン併用)

画像提供：
日本イーライリリー

どんな薬？

[特徴]

● **作用機序**：複数の葉酸代謝酵素を阻害してDNA合成を阻害し、抗腫瘍効果を発揮する。

　★ 本剤は、細胞内に取り込まれた後にチミジル酸合成酵素 (TS)、ジヒドロ葉酸還元酵素 (DHFR)、グリシンアミドリボヌクレオチドホルミルトランスフェラーゼ (GARFT) などを阻害する。しかし、これらの代謝酵素を阻害すると、葉酸やビタミンB$_{12}$の生成も阻害される。

● **代謝経路**：主に尿中へ未変化体として排泄。代謝はほとんど受けないとされる。

[代表的なレジメン]

● **切除不能な進行・再発の非小細胞肺がん**：下表参照

ドライバー遺伝子変異／転座陰性 PD-L1 TPS 50％未満もしくは不明	CDDP＋ペメトレキセド、単剤投与、CDDP＋ペムブロリズマブ＋ペメトレキセド
EGFR 遺伝子変異陽性	CBDCA＋ゲフィチニブ＋ペメトレキセド

　★ ドライバー遺伝子：がんの発生・進行に直接的な役割を果たす遺伝子（例：*EGFR*、*ALK*、*ROS1*、*BRAF*、*NTRK*、*MEK* など）

　★ PD-L1 TPS：腫瘍細胞におけるPD-L1陽性細胞の割合。PD-L1は、免疫細胞であるT細胞の表面にあるPD-1と呼ばれるタンパク質に結合し、免疫細胞のはたらきを抑制し、ブレーキをかける役割をはたすタンパク質

● **悪性胸膜中皮腫**：CDDP併用療法

使用時の注意点は？

● **投与方法**：点滴静注のみ。他の薬剤との混注は避ける。

● **溶解**：生理食塩液を使用

● **投与量**：1回量500mg/m^2 (体表面積) を1日1回点滴静注し、少なくとも20日間休薬

● **投与速度**：10分間かけて投与

● **投与禁忌**：本剤成分に対する重篤な過敏症の既往、高度な骨髄抑制、妊娠・妊娠している可能性のある婦人

● **投与時の注意点**：重篤な副作用発現を軽減するため、葉酸・ビタミンB$_{12}$を投与

　★ 葉酸：本剤初回投与の7日以上前から、1日1回0.5mgを連日経口投与。本剤の中止・終了時には、本剤投与終了日から22日目まで、可能な限り葉酸を投与

　★ ビタミンB$_{12}$：本剤初回投与の少なくとも7日前に1回1mgを筋注。その後、本剤投与期間中および投与終了後22日目まで、9週ごとに1回投与

● **併用注意**：腎毒性を有する薬剤・腎排泄型薬剤 (本剤の尿中排泄を阻害する)、NSAIDs (非ステロイド性抗炎症薬)、他のがん治療薬

　★ がん患者は、鎮痛目的でのNSAIDsの使用頻度が高い。NSAIDsの併用により本剤の血中濃度が増加し、副作用が増強する恐れがあるので、患者状態を十分に観察する。

　★ 短時間排泄型 (イブプロフェン、アスピリンなど) では本剤投与2日前～投与2日後、長時間排泄型 (ナプロキセン、ピロキシカムなど) では本剤投与5日前～投与2日後は、できる限り併用を控える。

● **注意が必要な患者背景**：骨髄抑制、間質性肺炎・肺線維症（既往も含む）、胸水・腹水、腎・肝障害、高齢者など

起こりうる副作用

代表的な副作用

シスプラチン併用時には悪心・嘔吐、腎機能障害も併発		高頻度		
		骨髄抑制		
	口内炎・発疹			脱毛
↑投与開始	1週目	2週目	3週目	4週目

特に注意すべき副作用		その他気をつけたい副作用	
● 骨髄抑制	● 感染症	● 下痢	● 脱水
● 間質性肺炎	● 腎不全	● 口内炎	● 発疹
● TEN/SJS		● 神経毒性	● 肝機能障害

ケアのポイント

投与前 葉酸とビタミンB_{12}の投与確認（重篤な副作用の発現を軽減するため）
　　★ペメトレキセド初回投与の少なくとも7日前には、葉酸の服薬開始とビタミンB_{12}の筋注が行われていることを確認する。

投与直前 制吐薬・前投薬の確認
　　★シスプラチン併用時は催吐性リスク高度となる。使用する制吐薬を確認する。

投与中 ① 注入速度の管理
　　★10分間で急速に投与するため、投与速度に注意する。

　　② 過敏反応に注意して、患者の全身を観察
　　★発熱、悪寒、悪心、頭痛、疼痛、瘙痒、発疹、咳、虚脱感、血管浮腫、口内乾燥、多汗、めまい、倦怠感などに注意して観察する。

投与後 胸部X線検査の実施、自覚症状の観察（急性肺障害、間質性肺炎の早期発見のため）
　　★患者に初期症状（発熱、空咳、労作時の息切れ）を伝え、症状出現時は受診するよう伝える。

[**患者説明・指導のポイント**]
● 高頻度な好中球減少に伴う感染リスクについて説明し、感染予防行動についての指導を行うとともに、症状出現時の連絡方法について説明する。
● 毒性軽減の目的を伝え、葉酸として1日1回0.5mg（パンビタン®1g）の服薬の必要性とアドヒアランスの維持を説明する。

😊 エキスパートからのアドバイス

＊ペメトレキセドの適応疾患は、非小細胞肺がん（腺がん、扁平上皮がん、大細胞がん）となっているが、臨床試験（第三相試験）により、扁平上皮がんには十分な効果が得られないことが確認された。
＊国内の肺癌診療ガイドライン（2021年版）では、ペメトレキセドは非扁平上皮がんへの投与が推奨されている。

（宮本　拓）

一般名 **アザシチジン**

商品名 ビダーザ®

投与経路 皮下注 点滴静注

▶ 血管外漏出による皮膚障害のリスク 低

▶ 催吐リスク 中

画像提供：
日本新薬

どんな薬？

[**特徴**]
● **作用機序**：以下の2つの機序により、抗腫瘍効果を発揮する。
　①RNA鎖に取り込まれてタンパク質合成を阻害する。
　②DNA鎖に取り込まれてDNAメチル化阻害による細胞増殖を抑制する。
● **代謝経路**：主に肝代謝、尿中排泄

[**代表的なレジメン**]
● **骨髄異形成症候群**：単剤投与
● **急性骨髄性白血病**：ベネトクラクス＋アザシチジン

使用時の注意点は？

● **投与方法**：原則は皮下注。出血傾向などで皮下注が困難な場合は点滴静注

皮下注	● 懸濁液であるため、投与直前に均一に懸濁した状態にする ● 1回投与量が100mg（1バイアル）を超える場合、2つのシリンジに等分し、2か所に分けて注射する ● 注射部位（大腿部、腹部、上腕部）はローテーションし、以前の注射部位から2.5cm以上離れた部位を選択する
点滴静注	● 点滴静注の場合、他の薬剤との混注は避ける

● **溶解・調整**：注射用水を用いて調整

皮下注	● 1バイアルにつき注射用水4mLを注入し、均一に懸濁する ● 懸濁液は、冷蔵（2〜8℃）で8時間まで保存することができる。懸濁液を冷蔵保存から室温に戻した場合、30分以内に投与する
点滴静注	● 1バイアルにつき注射用水10mLを注入して完全に溶解し、投与量を生理食塩液50mLで希釈する ● 安定性が低下するため、調整後1時間以内に投与を終了する

● **投与量**：1コースあたり、75mg/m^2（体表面積）を1日1回7日間投与し、3週間休薬
● **投与量の調整が必要な場合**：下表参照

骨髄抑制	治療開始前の白血球・好中球・血小板数に基づいて、治療後の各最低値や回復期間により休薬や減量が判断される
その他	Grade3以上の非血液毒性、BUNやクレアチニンの上昇、血清重炭酸塩の減少により、休薬や減量が判断される

- **投与速度**：点滴静注の場合、10分かけて投与する。
- **投与禁忌**：本剤成分に対する過敏症の既往、生殖能を有する患者
- **注意が必要な患者背景**：感染症の合併、肝・腎機能障害、高齢者など
- **前投与**：催吐リスク中等度のため投与30分前に5HT₃受容体拮抗薬を投与

起こりうる副作用

代表的な副作用

ピークは25日目

ピークは1～2日目

悪心	**好中球減少**
	血小板減少
注射部位反応	ピークは17日目

ピークは2日目

貧血（高頻度）

↑投与開始　　　7日目　　　　14日目　　　　21日目

特に注意すべき副作用

- 骨髄抑制
- 腎機能障害
- 腫瘍崩壊症候群

その他気をつけたい副作用

- 貧血
- 間質性肺疾患
- 出血
- 感染症
- 肝機能障害
- 注射部位反応

ケアのポイント

投与前

白血球・好中球・血小板減少、腎機能状態のアセスメント

★治療開始前や治療後の、白血球・好中球・血小板・汎血球減少の程度や、腎機能の状態によって投与量の調整が行われる。

★汎血球減少や腎機能障害の出現頻度は、1コース目では高いが、2コース目以降では低い。

投与直前

悪心・嘔吐予防のための制吐薬投与

★本剤の投与開始30分前に、5HT₃受容体拮抗薬を投与する。

★悪心・嘔吐が強い場合は、アプレピタントの併用を検討する。

投与中

ショックやアナフィラキシー様症状などの継続的な観察

★バイタルサインのモニタリング、自覚症状などの観察を十分に行う。

投与後

注射部位の継続的な観察（注射部位反応の有無や程度など）

★皮下注射部位に、注射部位反応（紅斑、発疹、瘙痒感、硬結など）が出現しやすい。自然軽快する場合も多いが、症状の程度により副腎皮質ホルモン剤や抗ヒスタミン薬などの軟膏を塗布する。

[**患者説明・指導のポイント**]

- 好中球減少に伴う感染症や血小板減少による出血などを起こしやすい。感染予防の必要性や出血予防について指導するとともに、症状出現時の連絡方法を説明する。
- 外来治療となることが多い。7日間連日で皮下注射を行うため、セルフケアとして皮下注射部位の観察や外用薬の使用方法、瘙痒感が出現した場合は掻破しないなどの説明を行う。

😊 エキスパートからのアドバイス

＊原疾患による汎血球減少により、感染症の併発や歯周炎など感染リスクが高い患者も多い。治療開始時より感染のリスク状態をアセスメントして指導する必要がある。

＊注射部位反応（紅斑や瘙痒感）が軽快しても、次コースの投与時にフレア反応が出現することもあるため、皮下注射部位以外の皮膚状態も観察する必要がある。

（大上幸子）

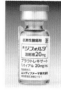

画像提供：
ムンディファーマ

一般名 **プララトレキサート**

商品名 *ジフォルタ*®

投与経路 `点滴静注`

▶血管外漏出による皮膚障害のリスク `低` に準じる

▶催吐リスク `最小`

どんな薬？

[特徴]

● **作用機序**：ジヒドロ葉酸還元酵素を阻害することで、腫瘍細胞のDNA合成を阻害し、腫瘍の増殖を抑制する

● **代謝経路**：代謝はほとんど受けず、おもに尿中へ未変化体として排泄される

[代表的なレジメン]

● **再発または難治性の末梢性T細胞リンパ腫**：単剤投与

使用時の注意点は？

● **投与方法**：点滴静注。皮下、筋肉内には投与しない

● **投与量**：1日1回 $30mg/m^2$ を週1回静脈内投与。これを6週連続で行い、7週目は休薬

● **投与速度**：3〜5分間かけて投与

● **投与時の注意点**：副作用を軽減するために、葉酸とビタミン B_{12} を投与（下表参照）

葉酸	● 初回投与日の10日以上前から、1日1回1.0〜1.25mgを連日投与 ● 本剤の投与終了日から30日間は投与を継続
ビタミン B_{12}	● 初回投与日の10日以上前から、1回1mgを8〜10週ごとに筋注 ● 本剤投与中は、投与を継続

※口内炎などを軽減するためにホリナートを経口投与する場合、葉酸・ビタミン B_{12} は本剤初回投与日の7日以上前から投与も可

● **投与量の調整が必要になる場合**：Grade3の好中球・血小板減少がある場合や、Grade2〜4の粘膜炎、その他Grade3以上の副作用がある場合は、減量・休薬基準に沿って投与量を調節

● **投与禁忌**：妊婦または妊娠している可能性のある女性

● **注意が必要な患者背景**：重度の腎機能障害や骨髄機能低下がある患者

● **併用注意**：プロベネシド（本剤の血中濃度が上昇するおそれがある）

起こりうる副作用

代表的な副作用

口内炎・皮疹						
	消化器症状（悪心・嘔吐、下痢など）					
	好中球減少、血小板減少、感染症					

⬆投与開始 1週目	2週目	3週目	4週目	5週目	6週目	7週目

特に注意すべき副作用	その他気をつけたい副作用
● 粘膜炎（口内炎）	● 消化器症状（悪心・嘔吐、下痢など）
● 骨髄抑制	● 鼻出血
● 感染症	● 発熱
● 重度の皮膚障害	● 疲労感
● 腫瘍崩壊症候群	● 肝機能障害
● 間質性肺炎	

ケアのポイント

投与前
① 葉酸とビタミンB12の投与確認
② 血液検査（骨髄抑制、腎・肝機能障害など）の実施
③ 妊娠の可能性、直近の出産の確認
★催奇形性があるため、妊婦または妊娠している可能性がある女性へ投与してはいけない。
★乳汁への移行は不明であり、授乳については継続・中止を検討する。

投与中
① 注入速度の管理
★3～5分間と急速に投与するため、投与速度に注意する。
② 過敏症症状の観察

投与後
① 副作用症状の評価
★定期的な血液検査の実施（骨髄抑制、腎・肝機能障害など）
★胸部X線検査の実施、自覚症状（発熱、乾性咳嗽、労作時呼吸困難感）の観察
★口内炎の有無・程度
② 避妊、授乳中止の指導

[**患者説明・指導のポイント**]
● 起こりうる副作用について説明し、受診の目安や症状出現時の連絡方法について説明する。
● 感染予防行動や口腔ケアの必要性について説明する。
● 葉酸を内服する目的を伝え、確実に内服できるよう支援する。
● 胎児毒性および催奇形性が報告されているため、投与中～投与後一定期間は適切な避妊を行うよう指導する。

😊 エキスパートからのアドバイス

＊プララトレキサートとメトトレキサートは作用機序がほぼ同一であるが、適応疾患が違うことを認識しておく。
＊副作用対策として、ペメトレキセドと同様に葉酸、ビタミンB12の予防投与が推奨されているが、用法・用量が異なっているため注意する。

（笹本奈美）

一般名 **フルオロウラシル**

商品名 **5-FU**、フルオロウラシル

投与経路 点滴静注 静注 動注

▶血管外漏出による皮膚障害のリスク **中**

▶催吐リスク **軽**

画像提供：
協和キリン

どんな薬？

[特徴]

● 作用機序：主としてDNAの合成障害、RNAの機能障害を引き起こすことで、がん細胞を
アポトーシス（細胞の死）へ導き、抗腫瘍効果を発揮する。

　★ DNAの合成障害は比較的低濃度で生じるが、時間依存性で長時間の曝露を要する。

　★ RNAの機能障害は、高濃度投与が必要である。

● 代謝経路：肝代謝。呼気中に57%、尿中に18%排泄される。

[代表的なレジメン]

● 結腸・直腸がん：FOLFOX、FOLFIRI

● 膵がん：FOLFIRINOX　● 食道がん：FP

　★ 単剤で用いられることは少なく、他の抗がん薬、もしくはフルオロウラシルの効果を増強する還元型葉酸製剤
と併用されることが多い。

使用時の注意点は？

● 投与方法：点滴静注、静注、動注

● 溶解：生理食塩液または5%ブドウ糖液で調整

● 投与量：下表参照（他剤との併用時。本剤投与量のみ表示）

mFOLFOX6療法	● 400mg/m^{2}を2〜4分間で急速静注。その後、2,400〜3,000mg/m^{2}を持続静注
FOLFIRINOX療法	● 400mg/m^{2}を5〜15分間で急速静注（mFOLFIRINOX療法の場合は投与なし）。その後、2,400mg/m^{2}を46時間かけて持続静注
FP療法	● 1,000mg/m^{2}持続静注（24時間）

● 投与量の調整が必要になる場合：下表参照

高齢者	● 生理機能が低下していることが多く、特に骨髄抑制、消化器障害（下痢、口腔粘膜障害など）が現れやすいので、用量や投与間隔に注意
肝機能障害	● 血清ビリルビン≦5.0mg/dLでは減量の必要はなし ● 血清ビリルビン>5.0mg/dLで投与中止
腎機能障害	● クレアチニン3.0mg/dLまで比較的安全に投与可能

● 注意が必要な患者背景：骨髄抑制、肝・腎機能障害、感染症合併、心疾患（既往含む）、消
化管潰瘍、出血、生殖能を有する患者など

● **併用禁忌**：テガフール・ギメラシル・オテラシルカリウム（ティーエスワン®）

> ★ テガフール・ギメラシル・オテラシルカリウムの投与中～投与中止後少なくとも7日以内は本剤を投与しないこと

● **併用注意**：ワルファリン（ワーファリン®）、トリフルリジン・チピラシル（ロンサーフ®）など

起こりうる副作用

代表的な副作用

悪心・嘔吐			
	下痢		
	骨髄抑制		
		手足症候群	
↑投与開始	8日目	15日目	22日目

特に注意すべき副作用		その他気をつけたい副作用
● 激しい下痢	● 間質性肺炎	● 口腔粘膜障害
● 骨髄抑制	● 腎機能障害	● 手足症候群
● 重篤な腸炎		● 白質脳症

ケアのポイント

投与前
① 全身状態の把握、検査データ（白血球数、好中球数、肝機能、腎機能等）の確認
② 併用する薬剤の副作用症状の把握
★他のフッ化ピリミジン系薬剤の併用はないか確認する。

投与中 バイタルサイン、急性の副作用症状の観察
★過敏症、悪心・嘔吐、発疹、呼吸困難、血圧低下などが現れた場合は、ただちに投与を中止する。

投与後 副作用症状の観察
★消化器症状（食欲不振、下痢、悪心・嘔吐など）や倦怠感などが比較的多いため、注意して観察する。

[**患者説明・指導のポイント**]

● 血管外漏出や過敏症のリスクを説明し、症状出現時には報告してもらう。

● 骨髄抑制に伴う感染のリスクについて説明し、予防行動についての指導や、症状出現時の連絡方法について説明しておく。

😊 エキスパートからのアドバイス

＊フルオロウラシルの投与方法には、①急速静注、②24時間以上かけて持続静注、③動注の3種類がある。一般的に急速静注では骨髄抑制が強く、持続静注では下痢や口腔粘膜障害が多く出現する。

＊フルオロウラシルは、亜鉛キレート能をもつことから、亜鉛の吸収を悪くし、味覚障害 **P.466** が生じることがある。患者が自分から味覚障害を医療者に訴えてくることは少ないため、医療者からの声かけが必要である。

＊フルオロウラシルは、肝臓にあるジヒドロピリミジンジヒドロゲナーゼ（DPD）により代謝される。そのため、DPD酵素欠損症の患者では、抗がん薬の代謝が遅延し、副作用が遷延・重篤化する危険性がある。

（荒堀広美）

一般名 **カペシタビン**

商品名 **ゼローダ®**、カペシタビン

投与経路 `経口`

▶血管外漏出による皮膚障害のリスク `なし`

▶催吐リスク `軽`

画像提供：
中外製薬

どんな薬？

[特徴]

● **作用機序**：吸収後、肝臓や腫瘍組織で代謝されてフルオロウラシルに変換され、抗腫瘍効果を発揮する。

  ★ フルオロウラシルのプロドラッグ。フルオロウラシルの腫瘍内での濃度を高め、腫瘍組織以外での副作用を最小限に抑えることを目的に開発された薬剤。

● **代謝経路**：肝や腫瘍組織で代謝され、尿中に約80〜90％排泄される。

[代表的なレジメン]

● **結腸がんの補助化学療法、手術不能または再発乳がんなど**：単剤投与
● **結腸・直腸がん**：CAPOX

使用時の注意点は？

● **投与方法**：経口
● **投与量**：体表面積に合わせる（代表的なものは下表参照。この他、D法・E法もある）

	体表面積	1回量	用法用量
A法 ● 手術不能または再発乳がん	1.31m² 未満	900mg	● 朝食後と夕食後30分以内に1日2回21日間連日投与し、7日間休薬
	1.31m² 以上 1.64m² 未満	1,200mg	
	1.64m² 以上	1,500mg	
B法 ● 手術不能または再発乳がん ● 結腸・直腸がんの補助化学療法	1.33m² 未満	1,500mg	● 朝食後と夕食後30分以内に1日2回14日間連日投与し、7日間休薬
	1.33m² 以上 1.57m² 未満	1,800mg	
	1.57m² 以上 1.81m² 未満	2,100mg	
	1.81m² 以上	2,400mg	
C法（他剤と併用） ● 治癒切除不能な進行・再発の結腸・直腸がん ● 手術不能または再発乳がん	1.36m² 未満	1,200mg	● 朝食後と夕食後30分以内に1日2回14日間連日投与し、7日間休薬
	1.36m² 以上 1.66m² 未満	1,500mg	
	1.66m² 以上 1.96m² 未満	1,800mg	
	1.96m² 以上	2,100mg	

● **投与量の調節が必要になる場合**：下表参照

手足症候群（用量規制因子：DLF）	● Grade2以上では、回復するまで休薬が必要
腎機能障害	● クレアチニンクリアランス30mL/分以下では、毒性の上昇が懸念されるため、使用を推奨されない

● 投与禁忌：重篤な腎障害
● 注意が必要な患者背景：腎機能障害（重篤な腎障害を除く）、肝機能障害、冠動脈疾患の既往歴、骨髄抑制、消化管潰瘍・出血、生殖能を有する患者など
● 併用禁忌：テガフール・ギメラシル・オテラシルカリウム（ティーエスワン®）
　☆ テガフール・ギメラシル・オテラシルカリウム、カペシタビンの投与を行う場合は、少なくとも7日以上の間隔をあける。
● 併用注意：ワルファリンカリウム、フェニトイン、トリフルリジン・チピラシル（ロンサーフ®）

起こりうる副作用

代表的な副作用

	悪心・嘔吐		
		下痢	
症状発現の中央値は2コース目			骨髄抑制
		手足症候群	

| ↑投与開始 | 8日目 | 15日目 | 22日目 |

特に注意すべき副作用	その他気をつけたい副作用
● 手足症候群　● 腎機能障害	● 骨髄抑制　● 心障害
● 下痢・脱水　● 口内炎	● 悪心・嘔吐　● 末梢神経障害
● 肝機能障害（ビリルビン値上昇）	

ケアのポイント

投与前 前治療歴の確認、全身状態の把握、患者のアドヒアランス確認
　★テガフール・ギメラシル・オテラシルカリウム投与中止後、カペシタビンの投与を行う場合は、少なくとも7日以上の間隔をあける。

投与中 副作用症状の評価
　★手足症候群Grade2以上で休薬が必要になる。セルフケアの確認、皮膚の状態を観察する。
　皮膚の保湿、必要に応じてステロイド外用剤を塗布

投与後 休薬期間の厳守
　★単剤の場合と併用の場合で投与期間に違いがあることに注意する。

[**患者説明・指導のポイント**]
● 手足症候群について、初期症状と症状出現時の対処方法について指導する。
　☆ 手足の持続する疼痛を自覚した場合は、病院に連絡するよう説明する。
● 内服を忘れた場合、2回分を一度に内服しないよう指導する。

☺ エキスパートからのアドバイス

＊使用するがん種や患者個々の状況により、併用薬や投与方法が異なる。そのため、投与量や投与スケジュールの確認を、治療歴も含めて確認していく。
＊オキサリプラチンとの併用療法では、オキサリプラチンによる末梢神経障害が高頻度に出現する。手足症候群の初期症状（手足のピリピリするような感覚異常）を、末梢神経障害と混同してしまう場合があるため、患者に具体的な症状を説明し、症状を評価する必要がある。

（荒堀広美）

一般名 テガフール・ウラシル

商品名 ユーエフティ®、ユーエフティ®E

投与経路 経口

▶血管外漏出による皮膚障害のリスク **なし**

▶催吐リスク **軽**

画像提供：
大鵬薬品工業

どんな薬？

[特徴]

● **作用機序**：テガフール（フルオロウラシルのプロドラッグ）が、徐々にフルオロウラシルに変換されることで抗腫瘍効果を発揮する。

> ★ ウラシルは、ジヒドロピリミジンジヒドロゲナーゼ（DPD：フルオロウラシルの分解酵素）活性を阻害してフルオロウラシルの血中濃度を高め、抗腫瘍効果を増強する。

● **代謝経路**：肝代謝。尿中排泄とされる。

[代表的なレジメン]

● **非小細胞肺がん、乳がん、子宮頸がんなど**：単剤投与

● **結腸・直腸がん**：UFT ＋ユーゼル®（ホリナート・テガフール・ウラシル療法）

使用時の注意点は？

● **投与方法**：経口

● **投与量**：下表参照

テガフール・ウラシル単剤療法	投与量	● 通常、テガフール300～600mg相当量を1日2～3回で分割経口投与 ● 子宮頸がんの場合は、通常、テガフール600mg相当量を1日2～3回で分割経口投与
	投与期間	● 副作用がない（または軽度）の場合、休薬期間なしに長期連日投与が可能
ホリナート・テガフール・ウラシル療法	投与量	● 通常、テガフール300～600mg相当量（300mg/m^{2}が基準）を1日3回に分けて経口投与 ● 食事の影響を受けるため、食事の前後1時間を避けて内服する
	投与期間	● 28日間連日投与し、その後7日間休薬

● **投与量の調節が必要になる場合**：下痢

> ★ 継続投与により出血性腸炎、虚血性腸炎などが出現し、水様便・脱水症状が重篤化する可能性があり、減量や休薬が必要になる。

● **注意が必要な患者背景**：肝障害や心疾患（既往歴含む）、腎障害、感染症、骨髄抑制、消化管潰瘍・出血、水痘、耐糖能異常など

● **投与禁忌**：重篤な骨髄抑制・下痢・感染症など

● **併用禁忌**：テガフール・ギメラシル・オテラシルカリウム（ティーエスワン®）

> ★ テガフール・ギメラシル・オテラシルカリウムの投与中～投与中止後少なくとも7日以内は本剤を投与しない。

● **併用注意**：フェニトイン、ワルファリンカリウム、トリフルリジン・チピラシル、他のがん治療薬、放射線照射

起こりうる副作用

代表的な副作用

	悪心・嘔吐		
		肝機能障害	
		下痢	
		骨髄抑制	

↑投与開始	8日目	15日目	22日目

特に注意すべき副作用	その他気をつけたい副作用
● 骨髄抑制	● 口内炎
● 下痢	● 食欲不振
● 肝・腎障害	

ケアのポイント

投与前
① 検査データの確認
★骨髄機能、肝機能などの検査値を確認する。
② 患者のアドヒアランスの確認

投与中
① 内服状況・副作用症状の確認
★単剤投与では、副作用症状の状況によっては休薬が必要となる場合があるため、患者の副作用症状、血液検査の結果を確認する。
★ホリナート・テガフール・ウラシル療法では、休薬期間を厳守する。
② 薬剤の保管方法の確認

[**患者説明・指導のポイント**]
● ユーエフティ®E配合顆粒に含まれているテガフール顆粒は、腸溶性である。胃で溶けず、腸で溶けることによって、悪心・食欲不振などの副作用を抑えるはたらきがあるため、噛まずに内服するよう指導する。
● 内服を忘れた場合、2回分を一度に内服しないように指導する。

😊 エキスパートからのアドバイス

＊内服治療には、患者のアドヒアランスが大きくかかわる。アドヒアランスの低下は、病状の悪化をもたらすだけでなく、治療計画にも影響し、医師-患者間の信頼関係を損なう可能性がある。
＊アドヒアランスを良好に維持するためには、「この治療法は患者にとって実行可能か」「服薬を妨げる因子はないか」「服薬を妨げる因子がある場合、それを解決するためには何が必要か」などを、患者とともに考え、相談のうえ決定していく必要がある。
＊服薬手帳の活用を勧め、できるだけ副作用症状を記入してもらうよう説明する。それにより、どの程度の副作用が出現したか確認することができ、治療継続のための情報源となる。

（荒堀広美）

一般名 テガフール・ギメラシル
オテラシルカリウム

商品名 ティーエスワン®、エスワンタイホウ®、エスワンケーケー®、
エヌケーエスワン®、エスエーワン®、EE エスワン®

カプセル剤▼

OD錠▼

画像提供：
大鵬薬品工業

投与経路 経口

▶血管外漏出による皮膚障害のリスク **なし**

▶催吐リスク **軽**

どんな薬？

[特徴]
● **作用機序**：テガフール（フルオロウラシルのプロドラッグ）が、徐々にフルオロウラシルに変換されることで抗腫瘍効果を発揮する。
　★ ギメラシルは、ジヒドロピリミジンジヒドロゲナーゼ（DPD：フルオロウラシルの分解酵素）活性を強く阻害し、フルオロウラシルの血中濃度を維持する。
　★ オテラシルカリウムは、消化管粘膜細胞に高濃度に分布し、消化管粘膜障害を軽減する。
● **代謝経路**：肝代謝、腎排泄

[代表的なレジメン]
● **胃がん**：単剤投与、TS-1 ＋ CDDP、SOX　　● **非小細胞肺がん**：TS-1 ＋シスプラチン
● **膵がん**：単剤投与　　　　　　　　　　　　● **大腸がん**：IRIS

使用時の注意点は？

● **投与方法**：経口（カプセル、OD 錠、顆粒）
● **投与量**：初回投与量（1 回量）を体表面積に合わせて、1 日 2 回（朝食後と夕食後）、28 日間連日投与し、その後 14 日間休薬する。これを 1 コースとして服用を繰り返す。
　★ 最低服用量は 40mg/回としている。
● **投与量の調節が必要になる場合**：下表参照

腎機能障害	● ギメラシルの腎排泄が低下し、フルオロウラシル濃度が上昇して骨髄抑制などの副作用が強く現れる恐れがある。 ● クレアチニンクリアランス 60〜30mL/分では 1 段階減量を考慮 ● クレアチニンクリアランス 30mL/分以下では投与不可
下痢	● 継続投与により出血性腸炎や虚血性腸炎などが出現し、水様便・脱水症状が重篤化する可能性があるため、減量や休薬が必要

● **用量規制因子（DLF）**：骨髄抑制
● **注意が必要な患者背景**：骨髄抑制、腎・肝障害、感染症合併、耐糖能異常、間質性肺炎・心疾患（既往含む）、消化管出血・潰瘍など
● **投与禁忌**：重篤な骨髄抑制・腎障害・肝障害、下痢など
● **併用禁忌**：フッ化ピリミジン系抗がん薬（カペシタビン、テガフール・ウラシルなど）、フッ化ピリミジン系抗真菌薬（フルシトシン）

● **併用注意**：フェニトイン、ワルファリンカリウム、トリフルリジン・チピラシル、他のがん治療薬、放射線照射

起こりうる副作用

代表的な副作用

悪心・嘔吐			
	下痢		
用量規制因子(DLF)		骨髄抑制	

| ↑投与開始 | 8日目 | 15日目 | 22日目 |

特に注意すべき副作用	その他気をつけたい副作用
● 骨髄抑制	● 口内炎
● 下痢	● 悪心・嘔吐
● 肝機能障害	

ケアのポイント

投与前 腎機能の評価、HBV抗原・抗体の確認
★投与前に、必ずクレアチニン、クレアチニンクリアランスなどの検査値を確認する。

投与初期 1〜7日目：副作用症状の評価
★悪心・嘔吐の有無、下痢、口内炎などの症状について評価する。

投与後期 7日目以降：検査値の確認
★骨髄抑制は用量規制因子(DLF)である。開始前〜投与期間中は2週間に1回以上の確認が必要となる。特に、1コース目や増量時に注意する。
★肝機能障害も、骨髄抑制と同時期に発現しやすい。

[**患者説明・指導のポイント**]
● 食後に内服するよう指導する。
　※ 空腹時に服用すると抗腫瘍効果が減弱することがある。
● 内服を忘れた場合、2回分を一度に内服しないように指導する。
● 骨髄抑制による感染リスクについて説明し、感染予防行動について指導する。
● カプセルの服用が困難な場合は、顆粒剤やOD錠に変更可能であることを説明する。

😊 エキスパートからのアドバイス

＊HBVキャリア患者、HBs抗原陰性でHBc・HBs抗体陽性の患者では、B型肝炎ウイルス再活性化による肝炎が現れることがある。
＊本剤の内服を継続すると、涙管が狭窄あるいは閉塞し、流涙が誘発されることがある。必要時には、眼科受診などを勧める。
＊患者が自己判断で内服を中断することを避け、副作用症状の重症化を予防するために、休薬や医療機関に連絡が必要な症状を、できるだけ具体的に説明しておく必要がある。
＊色素沈着(皮膚や爪、指先などが黒くなる)も比較的多く見られる。色素沈着が、痛みや機能障害へと進行することはないが、特に女性では色素沈着のケアとともに心理面のケアが必要になる。
＊フルオロウラシルは光感作物質であるため、直射日光を避けるよう説明する。

(荒堀広美)

細胞障害性抗がん薬 ● 代謝拮抗薬

69

一般名 **シタラビン**

商品名 **キロサイド®、キロサイド®N、シタラビン**

投与経路 静注 動注 皮下注 筋注 膀胱内

▶血管外漏出による皮膚障害のリスク 低

▶催吐リスク 中 (>200mg/m²) 最小 (<100mg/m²)

画像提供：
日本新薬

どんな薬？

[**特徴**]

● **作用機序**：シトシンニリン酸（CDP）還元酵素、DNAポリメラーゼ阻害によるDNA合成阻害を引き起こすことで、抗腫瘍効果を発揮する。

● **代謝経路**：肝臓・血液中などで代謝され、大部分がAra-U（代謝物）として尿中に排泄される。

[**代表的なレジメン**]

● **急性骨髄性白血病**：DNR + Ara-C、IDR + Ara-C、シタラビン大量療法

使用時の注意点は？

● **投与方法**：静注、動注、皮下注、筋注、膀胱内
● **溶解・投与量**：下表参照

急性白血病の寛解導入	● **成人**：通常、1日0.8～1.6mg/kgを、250～500mLの5％ブドウ糖液か生理食塩液、または、20mLの20％ブドウ糖液か生理食塩液に混合して投与 ● **小児**：通常、1日0.6～2.3mg/kgを、250～500mLの5％ブドウ糖液か生理食塩液、または、20mLの20％ブドウ糖液か生理食塩液に混合して投与
急性骨髄性白血病のシタラビン大量療法	● **成人**：通常、1回2g/m²を、5％ブドウ糖あるいは生理食塩液に混合して300～500mLとし、12時間ごとに、3時間かけて投与。最大6日間連日投与 ● **小児**：1回3g/m²を、12時間ごとに、3時間かけて、3日間連日投与

● **投与速度**：投与経路・療法により異なる。
　★ 投与速度を守るために、輸液ポンプの使用を検討する。
● **投与禁忌**：本剤成分に対する過敏症の既往、重篤な感染症
● **併用注意**：多剤併用療法（フルオロウラシル、マイトマイシンC、副腎皮質ホルモン剤、フルシトシン、フルダラビンなど）
● **注意が必要な患者背景**：骨髄抑制、肝・腎機能障害、感染症合併、高齢者、小児、生殖能を有する患者など
● **前投薬**：大量療法の場合、副腎皮質ホルモンなどを使用することがある。

起こりうる副作用

代表的な副作用

食欲不振	投与期間中強く出る可能性あり		貧血、発熱、出血傾向(鼻出血、歯肉出血、皮下出血など)
悪心・嘔吐			
下痢	汎血球減少などの骨髄抑制症状		
	間質性肺炎		

↑投与開始　　　8日目　　　15日目　　　22日目

特に注意すべき副作用

● ショック
● 骨髄抑制
● 肝機能障害・黄疸(大量投与時)

その他気をつけたい副作用

● シタラビン症候群(大量療法時)
● 中枢神経障害
● 悪心・嘔吐

ケアのポイント

投与前

感染症の合併、骨髄抑制を起こしていないことの確認

★治療により、骨髄抑制などの重篤な副作用が起こることがある。

投与直前

適切な注射部位の選択

★皮下・筋肉内投与時には、神経麻痺や硬結などをきたすことがあるため注意する。
★神経走行部位(特に橈骨神経、尺骨神経、坐骨神経など)や同一部位への注射は避ける。

投与中

① 注入速度の管理(決められた注入速度を守る)

★大量療法の場合、点滴時間の短縮は、血中濃度の上昇による中枢神経系毒性を増加させる恐れがある。
★点滴時間の延長は、薬剤の曝露を増加させ、骨髄抑制の遷延に伴う感染症・敗血症の増加につながる恐れがある。

② バイタルサイン、呼吸状態、皮膚状態の観察

★呼吸困難、全身紅潮、血管浮腫、蕁麻疹などの症状などに注意して観察する。

③ 中枢神経症状の早期発見

★特に、大量療法時は、一般的に可逆的な中枢神経障害(言語障害・運動失調・傾眠・昏睡など)が現れることがあるため、投与前との全身状態の変化を観察する。

投与後

① 大量療法時:体温・自覚症状の観察(シタラビン症状群の早期発見)

★シタラビン症候群として、発熱・筋肉痛・骨痛、時に斑状丘疹・皮疹・胸痛・結膜炎・倦怠感が現れることがある。通常、投与後6〜12時間で発現する。

② 感染症・出血傾向の観察

★38℃以上、あるいは、それ未満でも悪寒・戦慄を伴う発熱を認めた場合、感染症が疑われる。

[**患者説明・指導のポイント**]

● 治療後は易感染状態になるため、感染リスクについて説明し、感染予防行動について指導する。

😊 エキスパートからのアドバイス

＊シタラビン症候群の症状が現れた場合は、副腎皮質ホルモン剤投与などの処置が行われる。
＊眼症状の予防で副腎皮質ホルモン点眼薬を投与する。

(新田理恵)

一般名 シタラビン オクホスファート水和物

商品名 スタラシド®

投与経路 経口

▶ 血管外漏出による皮膚障害のリスク なし
▶ 催吐リスク 不明

どんな薬？

[**特徴**]

● **作用機序**：体内でara-C（活性代謝物）に代謝された後、腫瘍細胞内でara-CPTとなり、DNA合成を阻害することで抗腫瘍効果を発揮する。

★ 本剤は、シタラビンのプロドラッグである。

● **代謝経路**：主として肝臓で代謝され、ara-U（代謝物）として排泄される。

[**代表的なレジメン**]

● **成人急性非リンパ性白血病**：単剤投与（100〜300mgを1日1〜3回）

★ 強力な化学療法の対象となる症例には、その療法を優先する。

● **骨髄異形成症候群**：単剤投与（100〜200mgを1日1〜3回）

使用時の注意点は？

● **投与方法**：経口
● **投与量**：下表参照

成人急性非リンパ性白血病	● 1日100〜300mgを2〜3週間連続投与し、2〜3週間休薬。これを1コースとして繰り返す ● 1日1〜3回に分けて食後に服用
骨髄異形成症候群	● 1日100〜200mgを2〜3週間連続投与し、2〜3週間休薬。上記を1コースとして繰り返す ● 1日1〜3回分けて食後に服用

● **注意が必要な患者背景**：骨髄抑制、感染症の合併、薬物過敏症の既往、肝機能障害、高齢者、小児など

● **併用注意**：他のがん治療薬（骨髄抑制が増強する恐れがある）

起こりうる副作用

代表的な副作用

食欲不振	汎血球減少など骨髄抑制症状	間質性肺炎の症状
悪心・嘔吐	投与期間中 強く出る可 能性あり	貧血、発熱、出血傾向 （鼻出血、歯肉出血、 皮下出血など）	乾性咳嗽、 呼吸困難など
倦怠感
発疹

⬆投与開始

特に注意すべき副作用
- 骨髄抑制
- 間質性肺炎

その他気をつけたい副作用
- 悪心・嘔吐、食欲不振
- 発熱
- 感染症
- 発疹

ケアのポイント

投与前
① 用法・用量の確認
② 起こりうる副作用とその対処法の指導
③ セルフケア能力・服薬アドヒアランスの評価
★病状説明内容や、患者にとって治療の実施・継続が可能かを確認する。

投与後
① 服用方法の確認、副作用症状の評価
★服薬日記や手帳などを用いて、患者とともに評価する。
② 頻回な臨床検査（血液検査、肝機能検査、腎機能検査など）の実施、患者状態の観察
★骨髄抑制など重篤な副作用が起こることがある。
★使用が長期間にわたると、副作用が強く現れ、遷延することがある。

[**患者説明・指導のポイント**]
● 骨髄抑制に伴う出血・感染のリスクについて説明し、出血・感染予防について指導する。
● 医師の指示に従い服用が継続できるように支援する。
　＊飲み忘れた場合、誤って多く飲んだ場合についての対処法の理解状況を確認し、自己の判断で服用を調整することは避けるようにする。
● PTP包装の薬剤は、PTPシートから取り出して服用するように指導する。

😊 エキスパートからのアドバイス

＊本剤は、2～3週間の連日投与により効果が発現する。そのため、強力な化学療法（寛解導入療法など）の対象となる患者に対しては本剤の投与を避け、寛解導入療法を優先的に実施する。
＊生殖可能な年齢の患者に投与する必要がある場合には、性腺に対する影響を考慮する。

（新田珵惠）

一般名 **ゲムシタビン**塩酸塩

商品名 **ジェムザール®**、ゲムシタビン

投与経路 点滴静注

▶血管外漏出による皮膚障害のリスク **低** に準じる

▶催吐リスク **軽**

画像提供：
日本イーライリリー

どんな薬？

[**特徴**]

● **作用機序**：細胞内で代謝されて活性型ヌクレオチドになり、DNA合成を直接的・間接的に阻害することで抗腫瘍効果を発揮する。

★ 活性型ヌクレオチド：ゲムシタビン二リン酸、ゲムシタビン三リン酸

● **代謝経路**：膵臓・腎臓・血液その他の組織中で、酵素であるシチジンデアミナーゼによって代謝される。

[**代表的なレジメン**]

● **膵がん**：単剤投与、ゲムシタビン＋TS-1、ゲムシタビン＋エルロチニブ、ゲムシタビン＋nabパクリタキセル

● **がん薬物療法後に増悪した卵巣がん、手術不能または再発乳がん**：単剤投与

● **非小細胞肺がん**：単剤投与、シスプラチン＋ゲムシタビン　● **膀胱がん**：GC

● **胆道がん**：単剤投与、ゲムシタビン＋シスプラチン

使用時の注意点は？

● **投与方法**：点滴静注

● **溶解**：200mgバイアルは5mL以上、1gバイアルは25mL以上の生理食塩液を用いる。

● **投与量**：下表参照（成人の場合）

非小細胞肺がん、膵がん、胆道がん、尿路上皮がん、卵巣がん（がん化学療法後の増悪）、悪性リンパ腫（再発または難治性）	● 週1回、1回1,000mg/m² を30分かけて投与。これを3週連続して実施し、4週目は休薬 ● 上記を1コースとして投与を繰り返す
乳がん（手術不能または再発）	● 週1回、1回1,250mg/m² を30分かけて投与。これを2週連続し、3週目は休薬 ● 上記を1コースとして投与を繰り返す

● **投与量の調節が必要になる場合**：白血球減少、好中球減少

● **投与速度**：1回30分かけて点滴静注

★ 1回の点滴を60分以上かけて行うと、副作用（骨髄抑制）が増強する可能性がある。

● **投与禁忌**：高度の骨髄抑制、臨床症状のある間質性肺炎・肺線維症、重症感染症、胸部放射線照射

● **併用注意**：腹部放射線照射、他のがん治療薬

● **注意が必要な患者背景**：骨髄抑制、間質性肺炎・肺線維症の既往歴、肝障害・アルコール依存症の既往または合併、腎機能障害、高齢者、心筋梗塞の既往、生殖能のある患者など

起こりうる副作用

代表的な副作用

食欲不振	下痢	白血球減少
悪心・嘔吐		好中球減少
倦怠感	特に1〜3日目に強く出る可能性あり	
発熱 (特に初回)	特に1〜2日目に強く出る可能性あり	
発疹		

↑投与開始　2日目　　　4日目　　　　　　　　　　　　10日目

特に注意すべき副作用

- 骨髄抑制
- 間質性肺炎
- 心筋梗塞

その他気をつけたい副作用

- 悪心・嘔吐
- 食欲不振
- 肝機能障害
- 発熱
- 発疹

ケアのポイント

投与前

① 用量・用法の確認

② 適切な穿刺部位の選択 (太い血管を選択する)

★血管穿刺時は、前回穿刺した部位は避けるようにする。

投与中

① 投与速度の遵守

★点滴時間が長いと細胞内活性体の濃度が上昇し、細胞障害効果に関連した副作用 (骨髄抑制) が増強する。

② 注射部位反応 (血管痛) 出現時の対処

★注入速度に関連して注射部位反応が出現する可能性がある。

★注射部位の疼痛や灼熱感の対処方法：投与前・投与中に注射部位を温かいタオル等で温める、溶液をさらに希釈する (希釈して投与する場合、点滴時間は可能な限り30分程度とし、60分以上かけない)。

投与後

発疹・発熱・消化器症状・感染症などの出現の有無の観察

★投与後2〜4日目、体幹・上腕・大腿に、発疹 (淡い紅色斑〜軽度浮腫性紅斑) が発現したとの報告がある。

[**患者説明・指導のポイント**]

● 投与中に生じる血管確保部位の周囲の痛みや不快感・発赤などは、注射部位反応や血管外漏出の徴候であるため、我慢せず知らせるように説明する。

● 発熱を認めた場合、感染症にかかっている可能性もあるため、自己判断せずに医療者の指示に従うように説明する。

😊 エキスパートからのアドバイス

＊注射部位反応と血管外漏出の鑑別を行う。

＊注射部位反応の対策として温罨法をする場合には、熱傷に注意する。

＊定期的に血管確保部位の観察を行い、血管外漏出予防に努める。

(新田理恵)

一般名 **メルカプトプリン**水和物

商品名 **ロイケリン®**

投与経路 [経口]

▶血管外漏出による皮膚障害のリスク [なし]

▶催吐リスク [最小]

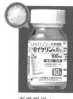

画像提供：
大原薬品工業

どんな薬？

[特徴]

● **作用機序**：S期に特異的に作用し、細胞内で活性化され、アデニン、グアニンヌクレオチドの生合成を阻害し、核酸合成を阻害する。

  ★ 本剤は、活性のないプロドラッグである。

● **代謝経路**：消化管粘膜より吸収、肝臓で代謝され、尿中に排泄される。

[代表的なレジメン]

● **成人急性リンパ性白血病の地固め療法・維持療法**：15歳以上25歳未満ではJALSG ALL202-U プロトコール、25歳以上65歳未満ではJALSG ALL202-O プロトコール

● **急性骨髄性白血病の地固め療法**：DMP ＋ BH-AC

使用時の注意点は？

● **投与方法**：経口。吸収率のよい空腹時（就寝前など）に内服することが多い。

  ★ 内服前には、牛乳など脂肪成分を含むものの摂取は避けたほうがよい。

● **投与量**：下表参照

寛解導入量	● 通常、成人では1日2〜3mg/kgを投与 ● 単剤または他のがん治療薬と併用	白血球2,000〜3,000/mm^3 以上 あるいはリンパ球300/mm^3 以上 （主としてリンパ球）を目安に調整
寛解後	● 寛解導入量を下回る量を投与 ● 単剤または他のがん治療薬と併用	

● **投与量の調整が必要になる場合**：アロプリノール併用時は、通常量の1/3〜1/4に減量

● **注意が必要な患者背景**：肝・腎障害、骨髄抑制、感染症合併、水痘

● **併用禁忌**：生ワクチン、フェブキソスタット、トピロキソスタット

● **併用注意**：アロプリノール、ワルファリンカリウム、不活化ワクチン、アミノサリチル酸誘導体

起こりうる副作用

代表的な副作用

レジメンにより、2〜4週間連日内服となるため、
内服期間により副作用の出現時期は異なる

		好中球減少	
		リンパ球減少	
悪心 ピークは2日目(めやす)。内服後 33日目ごろまで出現しうる		ピークは7〜10日 ごろ(めやす)	
⬆投与開始 7日目		14日目	21日目

特に注意すべき副作用	その他気をつけたい副作用
● 骨髄抑制	● 感染症
	● アレルギー
	● 腎機能障害
	● 肝機能障害

ケアのポイント

投与前 腎機能・肝機能・骨髄機能状態のアセスメント

★投与期間が長期間にわたると、副作用が強く出現し、遅延することがある。減量・休薬の基準はないが、重度に出現した場合は減量・休薬する必要がある。

投与後 副作用(白血球・好中球減少、リンパ球減少、血小板減少、貧血など)の注意深い観察

★好中球減少やリンパ球減少に伴う感染徴候の有無、血小板減少に伴う出血傾向に注意して観察する。

[**患者説明・指導のポイント**]

● 好中球減少やリンパ球減少などに伴う感染リスクについて説明し、感染予防行動についての指導を行う。

● 確実に内服することを指導する。

● 内服を忘れた場合、次回内服する時間が近い場合は、内服を1回あけることを説明する(重複内服を避けるため)。

😊 エキスパートからのアドバイス

＊多剤併用療法の場合、悪心などにより内服が困難となる場合もあるため、悪心・嘔吐コントロールを十分に行う。

＊本剤と他の抗がん薬を併用した場合、急性白血病や骨髄異形成症候群などの二次がんが発生したという報告がある。

＊肝機能障害は、小児では長期投与となる場合があり、肝硬変の出現に注意が必要である。

(大上幸子)

一般名 フルダラビン リン酸エステル

商品名 フルダラ®

投与経路 **点滴静注** **経口**

▶血管外漏出による皮膚障害のリスク **中** に準じる

▶催吐リスク **軽**

画像提供：サノフィ

どんな薬？

[**特徴**]

● **作用機序**：血漿中で脱リン酸化されて腫瘍細胞内に取り込まれたあと、リン酸化されて活性代謝物となり、DNAポリメラーゼやRNAポリメラーゼなどを阻害し、DNA合成やRNA合成を阻害することで抗腫瘍効果を発揮する。

● **代謝経路**：肝臓で代謝され、尿中に排泄される。

[**代表的なレジメン**]

● **貧血または血小板減少を伴う慢性リンパ性白血病**：単剤経口投与、FND

● **再発または難治性の低悪性度B細胞性非ホジキンリンパ腫・マントル細胞リンパ腫**：単剤経口投与

● **難治性の急性骨髄性白血病**：FLAG　● **同種造血幹細胞移植の前処置**：FM、FLUBU

● **腫瘍特異的T細胞輸注療法の前治療**：シクロホスファミド＋フルダラビン

使用時の注意点は？

● **投与方法**：点滴静注（他の薬剤との混注は避ける）または経口

● **溶解（注射剤）**：1バイアルあたり2.5mLの注射用水で溶解（20mg/mL）し、生理食塩液100mL以上に希釈 腫瘍特異的T細胞輸注療法の前治療の場合、再生医療等製品の用法・用量または使用方法に基づき使用する

● **投与量**：下表参照

点滴静注	慢性リンパ性白血病、非ホジキンリンパ腫、マントル細胞リンパ腫（成人）	● 1日量20mg/m^2（体表面積）を30分かけて5日間連日投与し、23日間休薬（1コース） ● 高度の骨髄抑制が認められない場合、最大1日25mg/m^{2}まで増量可
	同種造血幹細胞移植の前治療	● 1日量30mg/m^2（体表面積）を30分かけて6日間連日投与
経口（成人）		● 40mg/m^2（体表面積）を1日1回5日間連日投与し、23日間休薬（1コース）

● **投与速度**：点滴静注の場合、約30分かけて投与

● **投与禁忌**：クレアチニンクリアランス＜30mL/分（重篤な腎機能障害）、本剤投与による溶血性貧血の既往歴など

● **併用禁忌**：ペントスタチン

● **併用注意**：シタラビン、他のがん治療薬

● **注意が必要な患者背景**：腎機能低下（クレアチニンクリアランス30〜70mL/分）、感染症合併、肝障害、HBVキャリア、腫瘍量が多い、脾腫

★ 腎機能低下患者ではクレアチニンクリアランスを測定して減量を考慮する。

起こりうる副作用

代表的な副作用

| | | | | ピークは
16日目ごろ | **貧血** | | ピークは
20日目ごろ |

骨髄抑制は 高頻度				血小板減少		
				好中球減少		ピークは 14日目ごろ
腫瘍崩壊症候群					**リンパ球減少**	

⬆投与開始　　　　　7日目　　　　　　　　　14日目　　　　　　　　21日目

特に注意すべき副作用	**その他気をつけたい副作用**
● 腎機能障害	● 間質性肺炎
● 腫瘍崩壊症候群	● 重症日和見感染
● HBVによる劇症肝炎、肝炎の増悪	● 自己免疫性溶血性貧血
● 骨髄抑制	● 肝機能障害
● 遅延性のリンパ球減少（特にCD4陽性リンパ球）	● 精神神経障害

ケアのポイント

投与前
① 白血球減少や好中球減少、血小板減少、腎機能状態のアセスメント
　★腎機能の状態により投与量の調整が行われる。
　★経口薬の場合は、治療後の好中球減少や血小板減少の回復状態により投与量の調整が行われる。

② HBV（B型肝炎ウイルス）による劇症肝炎、肝炎の増悪の予防
　★投与前に、必ずHBs抗原、HBs抗体、HBc抗体やHBV-DNA量などの検査値を確認する。

投与中
点滴静注時：血管外漏出の有無を観察
　★炎症性抗がん薬であるため、血管外漏出に注意して投与する。
　★血管外漏出を認めた場合は、すみやかに投与を中止し、対処する。

投与後
① 好中球減少やリンパ球減少に伴う重症日和見感染症の徴候の有無を観察
　★好中球だけではなくCD4陽性リンパ球減少が遷延しやすいため、真菌感染、ニューモシスチス肺炎、ウイルス感染（サイトメガロウイルス、ヘルペスウイルスなど）を合併しやすい。血液検査や感染徴候の有無などを継続的に観察する。

② 腫瘍量が多い場合：尿量・自覚症状の観察
　★腫瘍崩壊症候群は、初回投与後12〜24時間以内に出現することがある。早期発見のため、尿量のチェック・自覚症状の観察を行ってもらう。

[**患者説明・指導のポイント**]
● 好中球減少・リンパ球減少に伴う感染リスクについて説明し、感染予防行動に関して指導する。
● 血小板減少や貧血などが出現しやすいため、出血予防の必要性や転倒予防について説明する。

😊 エキスパートからのアドバイス

＊好中球減少だけでなく、リンパ球減少の程度を把握する。
＊リンパ球減少の遷延により、免疫低下状態が続くため、含嗽や手洗いに加え、口腔内・皮膚の状態などの観察も重要である。予防内服薬が投与される場合もある。
＊精巣への影響が報告されている。生殖可能な男性患者には、不妊のリスクや精子保存などの対処について説明する。

（大上幸子）

一般名 ネララビン

商品名 アラノンジー®

画像提供：
ノバルティス ファーマ

投与経路 `点滴静注`

▶血管外漏出による皮膚障害のリスク `低` に準じる

▶催吐リスク `最小`

どんな薬？

[**特徴**]

● **作用機序**：末梢血中で酵素（アデノシンデアミナーゼ）によってara-G（T細胞に高い選択性を示す主要活性体）となったあと、細胞内でara-GTPに変換される。白血病芽球内にara-GTPが蓄積すると、腫瘍細胞のDNAにara-GTPが優先的に取り込まれ、腫瘍細胞のDNA合成を停止させることで細胞死を誘導する。

● **代謝経路**：一部は腎経由で排泄（尿中排泄率：ネララビン5%、ara-G 23%）

[**代表的なレジメン**]

● **再発または難治性のT細胞急性リンパ性白血病、T細胞リンパ芽球性リンパ腫**：単剤投与

使用時の注意点は？

● **投与方法**：点滴静注（静脈内にのみ投与）

● **溶解**：液剤を希釈せずに使用

● **投与量**：下表参照

成人	● 1,500mg/m² （体表面積）を1日1回2時間以上かけて点滴静注。これを1・3・5日に投与し、その後16日間休薬 ● 上記21日間を1コースとして繰り返す
小児	● 650mg/m² （体表面積）を1日1回1時間以上かけて点滴静注。これを5日間連日投与し、その後16日間休薬 ● 上記21日間を1コースとして繰り返す

● **投与量の調整が必要になる場合**：神経毒性（傾眠、末梢性ニューロパシー、感覚減退、錯感覚、てんかん様発作）

　★ 神経毒性は本剤の用量規制因子であるため注意深く観察し、Grade2以上に該当する症状が認められた場合は、ただちに投与を中止する。

● **併用注意**：ペントスタチン

● **用量規制因子（DLF）**：神経毒性

● **注意が必要な患者背景**：がん治療薬の髄腔内投与歴（治療中含む）、全脳・全脊髄照射の施行歴、腎・肝機能障害、高齢者

起こりうる副作用

代表的な副作用

	1週目	2週目	3週目	4週目

神経毒性(投与後数日〜1週間に強く出る)

骨髄抑制(投与後2〜3週に強く出る)

用量規制因子

投与後2〜3日
に強く出る

感染症(投与後2〜3週に強く出る)

腫瘍崩壊症候群

横紋筋融解症(出現時期不明)

肝機能障害(投与後2〜3週に強く出る)

⬆投与開始　　1週目　　　2週目　　　3週目　　　4週目

特に注意すべき副作用

- 神経障害
- 錯乱状態
- 劇症肝炎、肝機能障害、黄疸
- 汎血球減少
- 感染症
- 横紋筋融解症

その他気をつけたい副作用

- 腫瘍崩壊症候群

ケアのポイント

投与前 妊娠を希望する患者への十分な説明と配慮

★本剤は胎児に異常が生じる可能性がある。妊婦または妊娠している可能性のある女性には、治療上の有益性が危険性を上回ると判断される場合以外には投与しない。

投与後 ① 意識レベル変動の有無の観察
② しびれ・感覚異常の有無の観察

[患者説明・指導のポイント]

● 本剤投与後、傾眠、意識レベルの変化などが生じる可能性があるため、患者状態に十分注意する。

● 神経毒性は用量規制因子であるため、しびれ・感覚異常などを感じた場合は、すみやかに報告してもらうよう患者・家族へ説明する。

😊 エキスパートからのアドバイス

＊妊娠する可能性のある婦人には、本剤による治療中は避妊するよう指導する。
＊妊娠中に本剤を使用するか、本剤使用中の患者が妊娠した場合は、胎児に異常が生じる可能性があることを患者に十分説明する。

(大鷲しのぶ)

一般名 **クラドリビン**

商品名 **ロイスタチン®**

投与経路 `点滴静注`

▶血管外漏出による皮膚障害のリスク `低`

▶催吐リスク `最小`

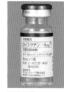

画像提供：
ヤンセンファーマ

どんな薬？

[**特徴**]

● **作用機序**：腫瘍細胞でリン酸化されて 2-CdAMP となり、DNA ポリメラーゼ（遺伝子合成にかかわる酵素）を阻害することで、腫瘍細胞の DNA 合成を抑制し、抗腫瘍効果を発揮する。

　※ 本剤は、リンパ球や単球（脱リン酸化酵素活性に比べてリン酸化酵素活性が高い）に対して、選択的な細胞障害効果を有すると考えられる。

● **代謝経路**：総投与量の約40％は、代謝を受けずに尿中に排泄される。

[**代表的なレジメン**]

● ヘアリーセル白血病、再発・再燃または治療抵抗性の低悪性度または濾胞性 B 細胞性非ホジキンリンパ腫、マントル細胞リンパ腫：単剤投与

使用時の注意点は？

● **投与方法**：点滴静注。他の薬剤との配合・同一ラインからの同時投与は避ける。

● **溶解**：希釈時は生理食塩液のみ使用可。1日用量の調整方法は下表参照

7日間持続点滴静注	0.09mg/kgまたは0.09mL/kgを、生理食塩液500〜1,000mL入り点滴バッグに加えて調製。調製後はすみやかに投与を開始
2時間点滴静注・5日間連日投与	0.12mg/kgまたは0.12mL/kgを、生理食塩液100〜500mL入り点滴バッグに加えて調製。調製後はすみやかに投与を開始

● **投与量**：下表参照（成人の場合）

ヘアリーセル白血病		● 通常「0.09mg/kg/日を24時間かけて7日間持続点滴静注」を1コースとして投与 ● 1コース目で奏効が得られない場合は、2コース目投与は行わない
再発・再燃または治療抵抗性の低悪性度または濾胞性B細胞性非ホジキンリンパ腫、マントル細胞リンパ腫	7日間持続点滴静注	「0.09mg/kg/日を24時間かけて7日間点滴静注し、3〜5週間休薬」を1コースとし、投与を繰り返す
	2時間点滴静注・5日間連日投与	「0.12mg/kg/日を、1日1回2時間かけて点滴静注。これを5日間連日で行い、少なくとも23日間休薬」を1コースとし、投与を繰り返す

● **注意が必要な患者背景**：腎障害、肝障害、感染症合併

起こりうる副作用

代表的な副作用

	2週目	4週目
	骨髄抑制 (投与2～3週後に強く出る)	
	重症日和見感染 (投与2～3週後に強く出る)	
投与後2～3日に強く出る	重篤な神経毒性 (投与1～2週後に強く出る)	
	間質性肺炎 (投与1～2週に強く出る)	
腫瘍崩壊症候群		
	重篤な皮膚障害 (投与2週目以降に強く出る)	
	急性腎不全 (投与後2～3週に強く出る)	
	消化管出血	

↑投与開始　　　　　　　　2週目　　　　　　　　　　　　4週目

特に注意すべき副作用

- 骨髄抑制
- 間質性肺炎
- 重症日和見感染 (敗血症、肺炎など)
- 消化管出血
- 重篤な神経毒性 (麻痺)
- 重篤な皮膚障害
- 急性腎不全
- 進行性多巣性白質脳症

その他気をつけたい副作用

- 腫瘍崩壊症候群

ケアのポイント

投与前

腫瘍崩壊症候群の予防

★腫瘍容積の大きな患者では、腫瘍崩壊症候群が現れることがある。投与開始時に白血球数の多い患者には、高尿酸血症治療薬の投与、適切な水分補給などを考慮する。

投与後

① 感染対策・全身状態の観察

★リンパ球・好中球・白血球減少が高頻度に出現すると考えられる。感染対策や全身状態の観察を十分に行う。

② 間質性肺炎への対策

★呼吸困難・咳・発熱などの症状が認められた場合は、すみやかにX線検査を行い、副腎皮質ホルモン剤の投与など適切な処置を行う。

③ 重篤な皮膚障害 (皮膚粘膜眼症候群、中毒性表皮壊死症など) への対策

★発熱、口腔粘膜の発疹、口内炎などの症状の出現に注意する。

[患者説明・指導のポイント]

● 強い骨髄抑制が起こるため、患者への感染予防対策の指導をしっかり行っていく。

エキスパートからのアドバイス

※保管に関する注意も必要である。低温では沈殿が生じることがある。沈殿が生じた場合は、加熱せず、溶液を自然に室温に戻し、激しく振盪して再溶解する。

(大鷲しのぶ)

一般名 クロファラビン

商品名 エボルトラ®

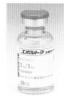

投与経路 `点滴静注`

▶血管外漏出による皮膚障害のリスク `低`

▶催吐リスク `中`

画像提供：サノフィ

どんな薬？

[**特徴**]
- **作用機序**：以下の2つの機序により、抗腫瘍効果を発揮する。
 ①細胞内の酵素によってクロファラビン三リン酸に変換され、DNAポリメラーゼαおよびリボヌクレオチド還元酵素を阻害することで細胞内のDNA合成を阻害する。
 ②ミトコンドリアに作用し、アポトーシス誘導因子を発現させることでアポトーシス（細胞死）を誘導する。
- **代謝経路**：腎排泄

[**代表的なレジメン**]
- **再発または難治性の急性リンパ性白血病**：単剤投与

使用時の注意点は？

- **投与経路**：点滴静注。他の薬剤との配合・同一ラインからの同時投与は避ける。
- **溶解**：滅菌済みシリンジフィルター（孔径0.2μm）で濾過し、5％ブドウ糖注射液または生理食塩液で最終的に濃度0.15〜0.4mg/mLになるように希釈。希釈後はすみやかに使用
 ★ やむを得ず保存する場合は15〜30℃で保存し、24時間以内に使用する。
- **投与量・投与速度**：52mg/m^2（体表面積）を、1日1回2時間以上かけて5日間連続で点滴静注し、少なくとも9日間休薬。これを1コースとして繰り返す。
- **投与量の調整が必要になる場合**：好中球減少、非感染性非血液毒性、感染症（下表参照）

好中球減少	● 好中球数が750/mm^{3}以上に回復するまで休薬 ● 好中球数500mm^{3}未満が4週以上持続した場合、次のコースでは25％減量
Grade3以上の非感染性 非血液毒性	● 該当となる症状がGrade1またはベースラインまで回復するまで休薬 ● 投与を中止した次のコースでは25％減量
感染症	● 臨床的にコントロールされるまで休薬

- **注意が必要な患者背景**：腎・肝機能障害、骨髄抑制、感染症合併

起こりうる副作用

代表的な副作用

	骨髄抑制(投与後2~3週に強く出る)	
	感染症(投与後2~3週に強く出る)	
投与後2~3日	**肝機能障害**(投与後2~3週に強く出る)	
に強く出る	**腎不全**(投与後2~3週に強く出る)	
腫瘍崩壊症候群		
	心機能障害(投与後3週以降に強く出る)	
全身性炎症反応症候群、毛細血管漏出症候群、中毒性表皮壊死症、皮膚粘膜眼症候群(発現時期不明)		

↑投与開始 　　　　　　　　　　　　2週目 　　　　　　　　　　　　4週目

特に注意すべき副作用

- 骨髄抑制
- 心障害
- 全身性炎症反応症候群・毛細血管漏出症候群
- 肝機能障害
- 感染症
- 腎不全
- SJS(スティーブンス・ジョンソン症候群)/ TEN(中毒性表皮壊死症)

その他気をつけたい副作用

- 腫瘍崩壊症候群

ケアのポイント

投与中 心機能のモニタリング
　★心嚢液貯留、左室機能不全、心不全、QT延長などが生じうるため、十分に観察する。

投与後 ① 感染対策
　★好中球減少症などの骨髄抑制が高頻度に発現するため、感染対策や全身状態の十分な観察が必要である。

② 全身状態の十分な観察
　★全身性炎症反応症候群、毛細血管漏出症候群の徴候(頻呼吸、頻脈、低血圧、肺水腫など)に注意する。症状が見られた場合は、ただちに投与を中止する。

③ 定期的な電解質検査
　★低カリウム血症、低ナトリウム血症などが発現することがあるため、治療中に定期的に電解質検査を行う。

[患者説明・指導のポイント]
- 感染予防対策の指導をしっかり行う。
- 感染を疑わせる症状がある場合は、すぐに医療者に伝えるよう患者に説明する。

😊 エキスパートからのアドバイス

＊臨床試験において組み入れられた患者の年齢(国内:3~16歳、海外:0~22歳)以外、低出生体重児、新生児、乳児での使用経験はなく、安全性および有効性は確立していない。

＊クロファラビンの性腺に対する影響は不明であるが、動物実験で精巣・卵巣・子宮内膜に障害が認められているため、生殖可能な年齢の患者に投与する場合には、リスクとベネフィットを考慮して決定する必要がある。

(大鷲しのぶ)

一般名 ヒドロキシカルバミド

商品名 ハイドレア®

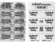

投与経路 経口

▶血管外漏出による皮膚障害のリスク　なし

▶催吐リスク　最小

画像提供：
ブリストル・マイ
ヤーズ スクイブ

どんな薬？

[特徴]

● **作用機序**：リボヌクレオチドレダクターゼ（リボヌクレオチドを、デオキシリボヌクレオチドに変換する酵素）を阻害することでDNAの合成を阻害する。
　★ S期に特異的に作用する。

● **代謝経路**：肝臓で代謝され、主に尿中に排泄される。

[代表的なレジメン]

● **慢性骨髄性白血病**：単剤投与

使用時の注意点は？

● **投与方法**：経口
● **投与量**：下表参照

通常成人	1日500～2,000mgを1～3回に分けて経口投与	血液所見、症状、年齢、体重により初回量、維持量を適宜増減
寛解後の維持	1日500～1,000mgを1～2回に分けて経口投与	

● **用量規制因子（DLF）**：骨髄抑制
● **投与量の調整が必要になる場合**：休薬期間の指定はなく、実際には患者の血液データ（主に骨髄抑制）により、増減・休薬が行われる。
　★ 発熱などの感染徴候や出血傾向に注意し、症状出現時は医師へ報告を行う。

● **注意が必要な患者背景**：肝・腎障害、骨髄抑制、感染症合併、水痘
● **併用注意**：他のがん治療薬、放射線照射

起こりうる副作用

代表的な副作用

皮膚障害

踵に好発

⬆投与開始　　　　　　　　　　　　　6年

特に注意すべき副作用

- 骨髄抑制
- 間質性肺炎
- 皮膚潰瘍

その他気をつけたい副作用

- 出血傾向
- 腎機能障害
- 肝機能障害
- 感染症

ケアのポイント

🕐 **投与前**　腎機能・肝機能の状態、好中球・血小板減少や貧血の程度のアセスメント

★投与期間が長期間にわたると、副作用が強く出現する場合がある。

★用量規制毒性は、骨髄抑制（主に好中球減少）である。減量・休薬の基準はないが、重度に出現した場合は減量・休薬する必要がある。

投与中　① 好中球・血小板減少や貧血などに注意して観察

★好中球減少や血小板減少に伴う感染徴候の有無や出血傾向に注意して観察する。

② 皮膚症状に注意して観察

★皮膚症状は、踝周辺に好発し、半数以上が多発性である。初期には有痛性の色素沈着がみられる。

[**患者説明・指導のポイント**]

- 好中球減少に伴う感染リスクについて説明し、感染予防行動について指導する。
- 血小板減少や貧血などが出現しやすいため、出血予防の必要性や転倒予防について説明する。
- 口内炎や紅斑、爪の変形などが出現するため、口腔ケアやスキンケアについて指導する。
- 確実に内服することを指導する。
- 内服を忘れた場合、次回内服する時間が近い場合は、重複内服を避けるため内服を1回あけることを説明する。

😊 エキスパートからのアドバイス

＊皮膚潰瘍は、本剤内服後、約6年で発症する。出現頻度は低い。踝の周囲に好発し、半数以上が多発性である。初期には痛みを伴う色素沈着が認められ、内服を継続すると潰瘍が形成される。服用中止により比較的すみやかに改善するため、患者へのセルフモニタリングの指導を行うとともに、外来受診時などに症状の観察を行う必要がある。

＊本剤の長期内服により、皮膚がんや急性白血病などの二次がん発生の報告がある。

（大上幸子）

一般名 L-アスパラギナーゼ

商品名 ロイナーゼ®

投与経路 点滴静注 筋注

▶血管外漏出による皮膚障害のリスク **低**

▶催吐リスク **最小**

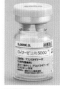

画像提供：
協和キリン

どんな薬？

[**特徴**]

● **作用機序**：細胞外のL-アスパラギンを分解することで、がん細胞がL-アスパラギンを取り込むことを阻害し、栄養欠乏状態にすることで抗腫瘍効果を発揮する。

　★ がん細胞は増殖スピードが速いため、細胞内だけでなく、細胞外のL-アスパラギンを取り込む必要がある。

● **代謝経路**：尿中へ活性体のまま排泄されることはきわめて少ない。

[**代表的なレジメン**]

● **急性白血病、悪性リンパ腫**：JPLSG ALLB-12

使用時の注意点は？

● **投与方法**：点滴静注または筋注のみ

● **溶解**：注射用水で溶解。生理食塩液での希釈は避ける（白濁することがある）。溶解後はすみやかに使用すること

点滴静注	●最初に2～5mLの注射用水により溶解 ●その溶液を、さらに補液で200～500mLに希釈して使用
筋注	●本剤5,000K.U.あたり日局注射用水または5％ブドウ糖液0.5～1.0mLで溶解

● **投与量**：下表参照

点滴静注		●1日量は、体重1kgあたり50～200K.U. ●通常、上記の量を連日または隔日で点滴静注
筋注	①	●1回量は、体表面積1m²あたり10,000K.U. ●通常、上記の量を、1日1回、週3回筋注
	②	●1回量は、体表面積1m²あたり25,000K.U. ●通常、上記の量を、1日1回、週1回筋注

● **注意が必要な患者背景**：膵炎（既往含む）、肝・腎機能障害、水痘、骨髄抑制、感染症合併、生殖能を有する患者など

😊 エキスパートからのアドバイス

＊急性膵炎は、投与直後の発症は少なく、初期は症状に乏しいことから、気づきにくいこともある。著明なアミラーゼ上昇がなくても、原因不明の腹痛が続く場合は、精査（CT、エコーなど）を行ったほうがよい。

起こりうる副作用

代表的な副作用

	凝固異常（投与後1〜2週に強い）	
アナフィラキシー（投与後）	急性膵炎（投与後3週以降に強い）	
	糖尿病	
	肝障害（投与後2〜3週に強い）	
昏睡、意識障害、見当識障害	骨髄抑制（投与後2〜3週に強い）	
	感染症（投与後2〜3週に強い）	

⬆投与開始　　　　　　　　　　2週目　　　　　　　　　　4週目

特に注意すべき副作用

- ◯ ショック、アナフィラキシー
- ◯ 重篤な凝固異常：脳出血、脳梗塞、肺出血など
- ◯ 骨髄抑制
- ◯ 昏睡・意識障害・見当識障害、脳症
- ◯ 重度の感染症：肺炎、敗血症など
- ◯ 高アンモニア血症
- ◯ 重篤な急性膵炎・糖尿病
- ◯ 重篤な肝機能障害

その他気をつけたい副作用

- ◯ 過敏症
- ◯ 発熱

ケアのポイント

投与時

① アナフィラキシーの予防と早期発見（全身状態の十分な観察、投与経路の選択）

★蕁麻疹、悪寒、嘔吐、呼吸困難、意識混濁、けいれん、血圧低下などが現れた場合は、ただちに投与中止する。

★アナフィラキシー予防としては、投与経路の選択（筋注のほうが高頻度）、ステロイド併用などがある。

② 筋注の場合：正しい方法で実施（組織、神経などへの影響を避けるため）

★同一部位への反復注射は行わない。

★神経走行部位を避ける。

★注射器の内筒を軽くひき、血液の逆流がないことを確かめて注射する。

投与後

① 急性膵炎の早期発見

★腹痛、嘔吐、膵酵素（アミラーゼなど）上昇などに注意する。

② 糖尿病（膵内分泌機能障害による）の早期発見

★口渇感、多飲多尿などの出現に注意する。

[**患者説明・指導のポイント**]

● 投与直後、気になる症状が見られた場合はすぐに医療者に伝えるよう説明する。

（大鷲しのぶ）

一般名 トリフルリジン・チピラシル塩酸塩

商品名 ロンサーフ®

投与経路 経口

▶血管外漏出による皮膚障害のリスク **なし**

▶催吐リスク **中**

画像提供：
大鵬薬品工業

どんな薬？

[**特徴**]

● **作用機序**：トリフルリジンは、チミジル酸合成酵素（DNA合成に必要な酵素）のはたらきを阻害し、DNA合成を阻害することで腫瘍増殖抑制効果を発揮する。チピラシルは、チミジンホスホリラーゼ（トリフルリジンを分解する酵素）の働きを阻害することでトリフルリジンの働きを補助する。

● **代謝経路**：トリフルリジンはトリフルオロチミンに代謝され、尿中に排泄される。
　★ 尿中でチピラシルの代謝物はほとんど認められなかった。

[**代表的なレジメン**]

● **治癒切除不能な進行・再発の結腸・直腸がん**：単剤投与

使用時の注意点は？

● **投与方法**：経口。空腹時投与は避ける。

● **投与量（成人）**：体表面積に合わせて初回投与の1回量を選択（多くは約35mg/m^2/回、患者の状態により適宜減量）。選択量を1日2回（朝食後・夕食後）5日間連続投与後、2日間休薬。これを2回繰り返したら14日間休薬。これを1コースとして投与を繰り返す。
　★ 本剤50mg/日を投与する場合は、朝食後に20mgを、夕食後に30mgを投与する。
　★ 空腹時投与を避ける（食後投与と比べてトリフルリジンの最高血中濃度が上昇するため）。

● **投与量の調整が必要な場合**：下表参照

	投与開始・再開基準	休薬基準	
ヘモグロビン	8.0g/dL以上	7.0g/dL未満	
好中球数	1,500/mm^{3}以上	1,000/mm^{3}未満	
血小板数	75,000/mm^{3}以上	50,000/mm^{3}未満	
総ビリルビン	1.5mg/dL以下	2.0mg/dLを超える	
AST、ALT	施設基準値上限の2.5倍（肝転移症例では5倍）以下	施設基準値上限の2.5倍（肝転移症例では5倍）を超える	
クレアチニン	1.5mg/dL以下	1.5mg/dLを超える	
末梢神経障害	Grade2以下	Grade3以上	脱毛、味覚異常、色素沈着、原疾患に伴う症状は除く
非血液毒性	Grade1以下	Grade3以上	

● **併用注意**：フッ化ピリミジン系抗がん薬（ホリナート・テガフール・ウラシル療法など）、抗真菌薬（フルシトシン）、葉酸代謝拮抗薬（メトトレキサート、ペメトレキセド）
　★ これらの薬剤の併用により、重篤な骨髄抑制などの副作用が発現する恐れがある。

● **注意が必要な患者背景**：骨髄抑制、感染症合併、腎機能障害、中～重度の肝機能障害、高齢者

起こりうる副作用

代表的な副作用

骨髄抑制		
感染症		
間質性肺疾患		

↑投与開始　　　　　　　　2週目　　　　　　　　　　　　　　4週目

特に注意すべき副作用
- 骨髄抑制
- 間質性肺疾患
- 感染症

その他気をつけたい副作用
- 下痢
- 悪心・嘔吐
- 疲労

ケアのポイント

 投与前　内服方法の確実な指導

★治療スケジュールが複雑な投与法であること、2種類の錠剤（15mgと20mg）を組み合わせて内服する場合もあることから、間違いのないよう患者指導をしっかり行う。

投与後　① 感染予防・全身状態の十分な観察

★リンパ球減少、好中球減少、白血球減少が高頻度に出現しうる。
★感染対策や全身状態の観察を十分に行うことが必要となる。

② 間質性肺炎の早期発見

★間質性肺炎が現れることがある。
★呼吸困難、咳、発熱などが認められた場合は、すみやかにX線検査を行い、副腎皮質ホルモン剤投与など適切な処置を行う。

[**患者説明・指導のポイント**]

● 管理方法が複雑であるため、患者の理解力の確認を行う。必要であれば、家族にも協力を依頼する。
● 治療スケジュールを表示したものや、内服チェック表などを使用し、内服方法・内服量に間違いが起きないよう工夫する。
● 強い骨髄抑制が起こることがあるため、感染予防対策の指導を行うとともに、感染を疑うような症状が出た場合は、すぐに医療者へ伝えるよう患者へ説明する。

😄 エキスパートからのアドバイス

＊トリフルリジン・チピラシルは、治癒切除不能な進行・再発結腸・直腸がんの第三次治療以降に適応となっている。一次治療、二次治療および術前・術後補助化学療法では臨床試験を行っていないため、安全性および有効性は確立していない。
＊チミジル酸合成酵素阻害作用を有するフッ化ピリミジン系抗がん薬などの併用により、トリフルリジン（FTD）のDNA取り込みが増加し、重篤な骨髄抑制が圧現する可能性が高いため注意が必要である。

（大鷲しのぶ）

2

細胞障害性抗がん薬 ⊖ 代謝拮抗薬

🧪 抗がん性抗生物質：① アントラサイクリン系

一般名 **ドキソルビシン**塩酸塩

商品名 **アドリアシン®**、ドキソルビシン塩酸塩

画像提供：サンド

投与経路 [点滴静注] [静注] [膀胱内]

▶血管外漏出による皮膚障害のリスク [高]

▶催吐リスク [高]（≧60mg/m²）[中]（<60mg/m²）

薬液は [赤色]

どんな薬？

[特徴]

● **作用機序**：腫瘍細胞のDNAの2本鎖の隙間に安定的に結合し、DNA・RNA双方の生合成を抑制することによって抗腫瘍効果を示す。

● **代謝経路**：肝臓で代謝され、尿・糞便（胆汁）から排泄される。

[代表的なレジメン]

● **乳がん**：AC
● **尿路上皮がん**：M-VAC
● **非ホジキンリンパ腫**：CHOP
● **子宮体がん**：AP

使用時の注意点は？

● **投与方法**：点滴静注、静注。他の薬剤との混注は避ける。

● **溶解**：注射用水または生理食塩液で溶解
  ★ 生理食塩液で溶解する場合は、ドキソルビシン10mg当たり1mL以上ですみやかに行う。
  ★ アルカリ性薬剤の調剤に使用したシリンジを用いて調整しない（不溶性の凝集物が形成される）。

● **投与量**：下表参照

AC	● ドキソルビシン60mg/m²＋シクロホスファミド600mg/m²を、1日1回投与し、その後20日間休薬 ● 3週間ごとの投与
CHOP	● シクロホスファミド750mg/m²＋ドキソルビシン50mg/m²＋ビンクリスチン1.4mg/m²（最大2.0mg）を、1日1回投与。加えて、プレドニゾロン100mg/body/日を1〜5日間内服し、その後16日間休薬 ● 3週間ごとの投与

● **投与量の調節が必要になる場合**：下表参照（詳細は添付文書参照）

減量・休薬	骨髄機能抑制、肝機能障害、腎機能障害
投与中止	心筋障害、間質性肺炎、萎縮膀胱

● **投与禁忌**：心機能異常（既往を含む）

● **併用注意**：パクリタキセル、心・縦隔への放射線照射、心毒性のある抗がん薬（アントラサイクリン系薬剤など）

● **注意が必要な患者背景**：骨髄抑制、肝・腎障害、感染症合併、高齢者、水痘

● **前投薬**：催吐リスクは、本剤単剤投与時は中等度だが、シクロホスファミドとの併用時は高度となるため、5HT₃受容体拮抗薬とNK-1受容体拮抗薬、ステロイドの前投与を行う。

● **その他**：本剤の溶解液は酸性で安定する（pH4〜5）ため、血管への刺激が強い。

起こりうる副作用

代表的な副作用

	好中球減少	心機能障害
	血小板減少	
悪心・嘔吐、食欲不振、倦怠感		脱毛

↑投与開始	8日目	15日目	22日目

特に注意すべき副作用
- 骨髄抑制(好中球減少・血小板減少)
- 心機能障害　■間質性肺炎
- 萎縮膀胱(膀胱内投与時)

その他気をつけたい副作用
- 悪心・嘔吐
- 脱毛

ケアのポイント

投与前

① 初回投与前に心機能の評価

★アントラサイクリン系薬剤は心機能障害を起こしやすいため、ドキソルビシンに換算して、総投与量が500mg/m^{2}以上になっていないか確認する。

★初回投与前に心エコーにて左室駆出率(LVEF)を確認する。

② 悪心・嘔吐への対応

★制吐薬の予防投与を確実に行い、患者の症状に合わせて食事の工夫をする。

③ 脱毛への対応

★投与前からウィッグ・帽子を紹介し、脱毛が出現したときに備えておく。

投与中

血管外漏出の予防と観察

★静脈留置針刺入部周囲に発赤・腫脹・疼痛がないか観察し、血液の逆流があるか確認する。

投与後

① 骨髄抑制時の感染症の予防

★好中球減少が生じる時期(投与後10〜17日目)は、手洗い・うがいの励行、身体の清潔を保持する。

② 心機能障害の観察

★治療終了後も、胸部症状・息切れなどの心不全徴候を注意深く観察する。

[患者説明・指導のポイント]
- 骨髄抑制時、手洗い・うがいの励行、身体の清潔保持を指導する。
- 発熱した場合は、経過観察せず、すみやかに医療者へ報告するよう説明する。
- 投与後2〜3週間目より脱毛が始まるため、治療開始前から患者の生活・意向に合わせてウィッグ・帽子を紹介する。
- 心機能障害が生じる可能性があるため、息切れ、動悸などの胸部症状が出現したときは、医療者に報告するように説明する。

😊 エキスパートからのアドバイス

＊アントラサイクリン系薬剤の多くは赤色であり、投与後は薬剤の排泄に伴って尿が赤くなる。患者が驚くことがあるため、あらかじめ伝えておく。

＊本剤を末梢静脈から投与する場合、血管痛が生じることが多いが、血管の走行に沿って温罨法を行うと、痛みが緩和できる。ただし、血管外漏出のないことを確認することが大切である。

＊本剤が血管外漏出を起こした場合、解毒剤としてデクスラゾキサン投与を検討する。

(小野寺恵子)

一般名 ドキソルビシン塩酸塩リポソーム

商品名 ドキシル®

投与経路 [点滴静注]

▶血管外漏出による皮膚障害のリスク [高] に準じる

▶催吐リスク [軽]

薬液は [赤色]　画像提供：持田製薬

どんな薬？

[特徴]

● **作用機序**：血管透過性が著しく亢進している腫瘍組織に長時間停滞し、腫瘍細胞にドキソルビシンを放出することで、細胞内のDNAに安定的に結合してDNA/RNAの合成を阻害し、抗腫瘍効果を発揮する。

　☆ ドキソルビシンをリポソーム（細胞膜に似た構造を持つ）に封入、表面を高分子膜で覆った製剤。
　☆ ドキソルビシン（アドリアシン®）の代替として用いることはできない。

● **代謝経路**：肝臓で代謝され、尿・糞便（胆汁）から排泄される。

[代表的なレジメン]

● **がん化学療法後に増悪した卵巣がん・エイズ関連カポジ肉腫**：単剤投与

使用時の注意点は？

● **投与方法**：点滴静注。他の薬剤との混注は避ける。

● **投与器材の留意点**：インラインフィルターの使用は避ける。

● **溶解**：5%ブドウ糖液で希釈

　☆ 投与量が90mg未満なら250mL、90mg以上なら500mLで希釈

● **投与速度**：1mg/分で投与

　☆ 急速投与によりインフュージョンリアクションの発現リスクが高くなる。

● **投与量**：下表参照

卵巣がん	1日1回50mg/m^{2}を4週間隔で投与
エイズ関連 カポジ肉腫	1日1回20mg/m^{2}を2〜3週間隔で投与

● **投与量の調節が必要になる場合**：下表参照

減量	血液毒性（好中球・血小板減少）、肝毒性（血清ビリルビン上昇）出現時
投与延期後、減量	Grade2以上の口内炎・手足症候群の発生時

● **投与禁忌**：従来のドキソルビシン塩酸塩製剤または本剤の成分に対する過敏症の既往

● **併用注意**：心・縦隔への放射線照射、心毒性のある抗がん薬（アントラサイクリン系薬）

● **注意が必要な患者背景**：心血管疾患（既往含む）、骨髄抑制、肝機能障害、高齢者、大豆アレルギー

● **前投薬**：催吐リスク中等度であるため、5HT$_3$受容体拮抗薬とステロイドで予防する。

起こりうる副作用

代表的な副作用

	好中球減少	
悪心・嘔吐	血小板減少	
食欲不振	口内炎	
倦怠感		
――インフュージョンリアクション		手足症候群

↑投与開始　　　　　　8日目　　　　　　　15日目　　　　　　　22日目

特に注意すべき副作用　　　　　　　　　　　　　　　　**その他気をつけたい副作用**

- 心筋障害
- 骨髄抑制（好中球・血小板減少）
- 口内炎
- 感染症
- 手足症候群
- インフュージョンリアクション
- 肝機能障害
- 発疹
- 間質性肺疾患
- 血栓症

ケアのポイント

投与前

① 初回投与前に心機能を評価

★アントラサイクリン系薬剤は心機能障害を起こすため、ドキソルビシンに換算して総投与量が500mg/m^{2}以上になっていないか確認する。

★初回投与前に心エコーにて左室駆出率（LVEF）を確認する。

② 悪心・嘔吐への対応

★制吐薬の予防投与を確実に行い、患者の症状に合わせて、食事の工夫をする。

投与中

① 投与速度の管理

★1mg/分を越えないように、投与速度を調整する。

② インフュージョンリアクションの早期発見

★呼吸状態・皮膚状態を観察する。

③ 血管外漏出の予防と観察

★静脈留置針刺入部周囲に発赤・腫脹・疼痛がないか観察し、血液の逆流があるか確認する。

投与後

① 倦怠感への対応

★症状の程度に合わせて、休息と活動のバランスを図る。

② 手足症候群・口内炎への対応

★症状出現前からセルフケア指導を行う（患者説明・指導のポイント参照）。

[**患者説明・指導のポイント**]

- 体のほてり、息苦しさ、動悸、皮膚のかゆみ、気分不快があるときは、すみやかに医療者に伝えるよう説明する。
- 治療前より手足症候群を予防するため、手足の摩擦・圧力のかかる衣服や靴の着用を控え、保湿剤を塗布して皮膚の保護に努める。
- 口内炎予防のため、治療開始時より口腔内の清潔を保ち、1日4〜5回のうがいを奨励する。

😊 エキスパートからのアドバイス

＊手足症候群が重症化すると、手足の活動が著しく制限されてQOLの低下を招くため、症状出現前から予防していくことが重要である。

＊皮膚への刺激が症状を悪化させるため、注意事項を説明するだけでなく、患者の生活習慣に合わせて患者自身がセルフケアを行っていけるように指導していく。

（小野寺恵子）

一般名 **ダウノルビシン**塩酸塩

商品名 ダウノマイシン®

投与経路 点滴静注

▶血管外漏出による皮膚障害のリスク **高**（起壊死性）

▶催吐リスク **中**　　　　　　　　　　　　　　　　薬液は **赤色**

画像提供：Meiji Seika ファルマ

どんな薬？

[**特徴**]

● **作用機序**：細胞の核酸合成過程に作用し、直接DNAと結合し、DNA合成と、DNA依存RNA合成反応を阻害する。

● **代謝経路**：肝臓で代謝され、尿および糞便（胆汁）から排泄される。

[**代表的なレジメン**]

● **急性骨髄性白血病の寛解導入療法**：DNR ＋ Ara-C

使用時の注意点は？

● **投与方法**：点滴静注

● **溶解**：1バイアル（20mg）に10mLの生理食塩液を加えて軽く振盪し、完全に溶かして使用

● **投与量・投与速度**：下表参照

急性骨髄性白血病：寛解導入療法（通常成人の場合）	● ダウノルビシン50mg/m^{2}を30分点滴静注で1～5日間投与 ＋シタラビン100mg/m^{2}を24時間持続静注で1～7日間投与

● **投与量の調節が必要になる場合**：本剤の総投与量が25mg/kgを超えると、重篤な心筋障害を起こす頻度が高くなるため、十分な注意が必要である。

● **投与禁忌**：心機能異常（既往を含む）、本剤に対する過敏症

● **併用注意**：心毒性のある抗がん薬、心・縦隔への放射線照射

● **注意が必要な患者背景**：アントラサイクリン系薬剤の治療歴、骨髄・肝・腎機能低下、感染症合併、水痘、生殖能を有する患者など

● **前投薬**：催吐リスクは中等度。5HT$_3$受容体拮抗薬およびステロイド薬の前投与を行う。

😊 エキスパートからのアドバイス

＊ダウノルビシンは、急性白血病の寛解導入療法に使用され、強い骨髄抑制が生じる。そのため、好中球減少時の感染予防と、発熱時のすみやかな対処は、患者の命にかかわる重要な看護である。

＊血液データの推移を確認し、感染源を可能な限り減少させるため、患者のセルフケア能力に合わせて、手指衛生、身体の清潔ケア、口腔ケアを確実に行えるよう支援することが重要である。

＊医療者が感染を誘発しないよう、手指衛生の徹底やバイオクリーンルームの管理を行う。

起こりうる副作用

代表的な副作用

	骨髄抑制		
悪心・嘔吐		心機能障害	
食欲不振			
倦怠感	脱毛		
⬆投与開始　　　　8日目	15日目	22日目	

特に注意すべき副作用

- 骨髄抑制(好中球減少・血小板減少・貧血)
- 心機能障害
- ショック
- ネフローゼ症候群

その他気をつけたい副作用

- 悪心・嘔吐
- 腫瘍崩壊症候群

ケアのポイント

投与前

初回投与前：心機能の評価

★アントラサイクリン系薬剤の投与歴を確認する。アントラサイクリン系薬剤未治療で、本剤の総投与量が25mg/kgを超えていないか確認する。

★初回投与前に心エコーにて左室駆出率(LVEF)を確認する。

★心・縦隔への放射線照射歴を確認する。

投与中

血管外漏出の予防と観察

★事前に、投与経路として、中心静脈カテーテルを留置する。

★刺入部周囲に発赤・腫脹・疼痛がないか観察する。

投与後

① 悪心・嘔吐への対応

★制吐薬の予防投与を確実に行う。

★患者の症状に合わせて、食事の工夫をする。

② 腫瘍崩壊症候群への対応

★血液データ(尿酸・カリウム・カルシウム・リン・クレアチニン)・尿量の観察を行う。

③ 骨髄抑制時の感染症の予防

★感染予防のため、バイオクリーンルームを使用する。

★投与後10日頃より好中球が減少する。口腔内を清潔にし、うがいを励行する。体の清潔を保ち、皮膚からの感染を予防する。

④ 発熱性好中球減少症への対応

★発熱性好中球減少症を発症した場合は、すみやかに抗生物質の投与を行う。

⑤ 心機能障害の観察

★心不全徴候(胸部症状、息切れなど)を注意深く観察する。

[**患者説明・指導のポイント**]

● 骨髄抑制時に手洗い、うがいの励行、体の清潔保持を指導する。

● 口腔内の清潔を保つため、治療開始時から指導を行う。口内炎が生じた場合は、粘膜の状態に合わせてケア方法を指導する。

● 発熱した場合は、経過観察せず、すみやかに医療者へ報告するように説明する。

● 心機能障害が生じる可能性があるため、息切れ・動悸などの胸部症状が出現したときは、医療者に報告するように説明する。

(小野寺恵子)

一般名 エピルビシン塩酸塩

商品名 エピルビシン塩酸塩

投与経路 静注 肝動注 膀胱内

▶血管外漏出による皮膚障害のリスク **高**

▶催吐リスク **高** (≧90mg/m²) **中** (<90mg/m²)

薬液は 赤色

どんな薬？

[特徴]

● **作用機序**：腫瘍細胞のDNAと結合し、DNAポリメラーゼ反応とRNAポリメラーゼ反応を阻害して、DNA-RNA生合成を抑制し、抗腫瘍効果を示す。

● **代謝経路**：主に肝代謝、胆汁排泄と推定される（一部は尿中排泄）。

[代表的なレジメン]

● **乳がん術前・術後**：EC、FEC (CEF) ● **乳がん転移・再発**：EC ● **肝がん**：肝動注

使用時の注意点は？

● **投与方法**：点滴静注、肝動注、膀胱内注入。他の薬剤との混注は避ける。

● **溶解**：生理食塩液または5％ブドウ糖注射液に溶解し、すみやかに使用。濁りが認められた場合は使用しない。

　　☆ 溶解後の安定性が確認されているのは、5℃では24時間、25℃では3時間、30℃では1.5時間

● **投与量**：下表参照（血管内投与の場合）

肝がん		1日1回60mg/m² (体表面積)を肝動脈内に投与し、3〜4週休薬
乳がん	術前・術後	1日1回100mg/m² (体表面積)を静脈内に投与し、20日間休薬
	転移・再発	1日1回60mg/m² (体表面積)を静脈内に投与し、3〜4週休薬

● **投与速度（静注）**：緩徐に静注、または点滴ボーラス投与

● **投与禁忌**：心機能異常（既往含む）。他の心毒性を有する薬剤（アントラサイクリン系薬剤など）による前治療が限界量（下表）に達した患者など

　　☆ 肝動注ではヨードアレルギー、重度の肝機能障害や甲状腺疾患、総ビリルビン≧3mg/dLは投与禁忌

投与禁忌となる限界量	ダウノルビシン	総投与量が体重当たり25mg/kg
	ドキソルビシン	総投与量が体表面積当たり500mg/m²
	エピルビシン	総投与量が体表面積当たり900mg/m²
	ピラルビシン	総投与量が体表面積当たり950mg/m²

● **注意が必要な患者背景**：骨髄抑制、感染症、肝・腎障害、高齢者、水痘

● **併用注意**：心毒性のあるがん治療薬、心臓あるいは縦隔への放射線療法歴、他のアントラサイクリン系薬剤による治療歴、パクリタキセル、シメチジン

● **前投薬**：中等度催吐性リスクに分類されるため、5HT₃受容体拮抗薬＋デキサメタゾンの使用が推奨される。

　　☆ 多剤併用で高度催吐性リスクに分類される場合がある。

起こりうる副作用

代表的な副作用

	間質性肺炎		
	心筋障害		
悪心・嘔吐		骨髄抑制	
血管外漏出		脱毛	

| ↑投与開始 | 8日目 | 15日目 | 22日目 |

特に注意すべき副作用	その他気をつけたい副作用
● 骨髄抑制　● 間質性肺炎　● 心筋障害	● 脱毛　　　　● 悪心・嘔吐
● 胃・十二指腸潰瘍　● ショック、アナフィラキシー	● 血管外漏出　● 食欲不振
● 萎縮膀胱（膀胱内投与時）　● 肝・胆道障害	● ALT、AST上昇

ケアのポイント

投与前

前治療の確認

★必ず前治療で心毒性を有する薬剤の総投与量を確認する。

★同一部位への反復投与は血管硬化の原因となりうるため、前治療時の投与部位をできる限り避ける（例：前回投与が「橈側静脈」ならば、今回投与は「尺側静脈」を第一選択として考慮する、など）。

投与中

① 投与方法に応じた注入速度の管理

② 薬液の血管外漏出の予防・早期発見

★血管外漏出した場合、注射部位に硬結・壊死・炎症を起こすことがある。

★血管痛や血管炎を起こすこともあるため、血管外漏出との鑑別が必要である。

★肝動脈内投与による症状出現にも注意が必要である。

投与後

感染徴候に注意

★重篤な感染症による死亡例が報告されており、注意が必要である。

[**患者説明・指導のポイント**]

● 白血球・好中球の減少に伴う感染リスクについて説明し、感染予防行動について指導するとともに、症状出現時の連絡方法を伝える。

● ビシカント薬であり、血管外漏出を予防するため、投与中は安静にするよう患者に協力を依頼する。治療前には、排泄の誘導を行う。

● 脱毛が出現しやすい時期について説明し、ウィッグやキャップの利用など、患者の生活に合わせたセルフケア支援を行う。

😀 エキスパートからのアドバイス

＊血管選択は、単に血管外漏出の予防だけでなく、患者の安楽な生活支援にもつながっている。血管硬化が出現すると「かばんを腕にかけると痛い」と訴える患者もいる。

＊血管選択で「前治療の投与部位を避ける」といった場合、単に「穿刺した箇所を避ける」ことを指すわけではない。血管硬化は血管の走行に沿って認められることが多いため、例えば前治療時に橈側静脈から投与した場合は、尺側静脈を第一選択として考慮する必要がある。

＊乳がん術後などでは、リンパ浮腫などの影響を考慮し、患側を使用しない場合が多い。このため、術前化学療法時は、できる限り患側を使用するとよい。

（渡邊枝穂美）

一般名 **イダルビシン**塩酸塩

商品名 **イダマイシン®**

投与経路 **静注**

▶血管外漏出による皮膚障害のリスク **高**

▶催吐リスク **中**

薬液は **赤色**

画像提供：
ファイザー

どんな薬？

[**特徴**]

● **作用機序**：DNAと結合し、核酸ポリメラーゼ活性・トポイソメラーゼⅡを阻害し、DNA鎖を切断して抗腫瘍効果を発揮する。細胞周期のS期とG2期に作用する。

● **代謝経路**：主に肝代謝され、胆汁排泄と推定される（一部は尿中排泄）。

[**代表的なレジメン**]

● **急性骨髄性白血病**：IDR＋Ara-C

使用時の注意点は？

● **投与方法**：点滴静注。他の薬剤との混注は避ける（沈殿を生じうる）。

● **溶解**：注射用水に溶解後、すみやかに使用する（溶解時のpHにより安定性が低下するため）。保存は室温で24時間以内とする。

● **投与量**：$12mg/m^2$ を1日1回、3日間連日投与。

　★ 海外の添付文書では「本剤の総投与量が $120mg/m^2$ を超えてはならない」とするものもある。

● **投与速度**：30分で投与

● **投与禁忌**：心機能異常（既往を含む）、重篤な感染症の合併、重篤な肝・腎障害。他のアントラサイクリン系薬剤（心毒性を有する薬剤）による前治療が限界量に達した患者（下表参照）

	薬剤名	限界量
投与禁忌となる限界量	ダウノルビシン	総投与量が体重あたり $25mg/kg$
	ドキソルビシン	総投与量が体表面積あたり $500mg/m^2$
	エピルビシン	総投与量が体表面積あたり $900mg/m^2$
	ピラルビシン	総投与量が体表面積あたり $950mg/m^2$

● **注意が必要な患者背景**：骨髄機能抑制、感染症、肝・腎機能障害、高齢者、小児など

● **併用注意**：アントラサイクリン系薬剤・放射線照射による治療歴

● **前投薬**：中等度催吐性リスクに分類されるため、5HT$_3$受容体拮抗薬＋デキサメタゾンの使用が推奨される。

起こりうる副作用

代表的な副作用

悪心・嘔吐

口内炎

脱毛

骨髄抑制

↑投与開始　　　　8日目　　　　15日目　　　　22日目

特に注意すべき副作用

- 骨髄抑制　● 口内炎
- 心筋障害　● ショック
- 不整脈

その他気をつけたい副作用

- 脱毛　　● 下痢
- 悪心・嘔吐　● 食欲不振

ケアのポイント

投与前

① 前治療の確認

★必ず前治療でアントラサイクリン系薬剤など心毒性を有する薬剤の総投与量を確認する。

② 強い骨髄抑制に注意

★無菌状態に近い状況下で治療を行うなど、十分な対策を行う。

投与中

① 注入速度の管理

② 薬液の血管外漏出の予防・早期発見

★血管外漏出が生じると、注射部位に硬結・壊死・炎症を起こすことがある。

★血管痛や血管炎を起こすこともあるため、血管外漏出との鑑別が必要である。

投与後

強い骨髄抑制による易感染状態に注意

★重篤な感染症（敗血症、肺炎など）や出血（脳出血、消化管出血など）に注意して観察し、発熱時などにはすみやかに対応する。

★高度な口内炎の発現がみられ、長期化することがある。口腔内の状態を観察し、清潔保持に努める。

[**患者説明・指導のポイント**]

● 白血球・好中球の減少に伴う感染リスクについて説明し、感染予防行動について指導するとともに、発熱などの症状出現時はすぐに報告するよう伝える。

● 悪心・嘔吐のリスク因子をアセスメントし、予防的な介入を行う。

● 不整脈・頻脈・労作時呼吸困難などが出現した場合は、すみやかに申し出るよう指導する。

● 一部が尿として排泄されるため、尿が赤くなることがあることを伝える。

😊 エキスパートからのアドバイス

＊IDR＋Ara-Cが行われる急性骨髄性白血病の場合、診断から治療開始までが瞬く間に行われることがほとんどである。患者・家族が安全に安心して治療を受けられるよう、副作用症状についても、治療開始前から治療開始後まで段階を追って伝えることが望ましい。

＊身体症状によりセルフケアが困難な場合もあるため、見きわめながらセルフケア支援を行っていく必要がある。特に、骨髄抑制時期に出現しやすい口腔・皮膚粘膜炎症に注意が必要であり、治療開始前から観察・早期介入し苦痛の軽減に努めることが望ましい。

（渡邉枝穂美）

一般名 **アムルビシン**塩酸塩

商品名 **カルセド®**

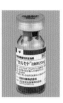

投与経路 `静注`

▶血管外漏出による皮膚障害のリスク `高`

▶催吐リスク `中`

薬液は `赤色`

どんな薬？

[特徴]

● **作用機序**：アムルビシンおよびアムルビシノール（活性代謝物）によるDNA切断作用とラジカル産生作用によって抗腫瘍効果を発揮する。

● **代謝経路**：主に肝代謝、胆汁排泄と推定される（一部は尿中排泄）。

[代表的なレジメン]

● 非小細胞肺がん、小細胞肺がん：単剤投与

使用時の注意点は？

● **投与方法**：点滴静注。他の薬剤との混注は避ける。濁りが認められた場合は使用しない。

● **溶解**：約20mLの生理食塩液または5％ブドウ糖注射液に溶解後、すみやかに使用

  ＊溶解後の安定性が確認されている時間は、5℃では24時間、25℃では3時間、30℃では1.5時間

● **投与量**：45mg/m^2（体表面積）を1日1回、3日間連日投与し、3〜4週間休薬

● **投与速度**：緩徐に静注または点滴ボーラス投与

● **投与禁忌**：他のアントラサイクリン系薬剤（心毒性を有する薬剤）による前治療が限界量に達している患者（下表参照）。重篤な骨髄機能抑制・感染症、臨床症状のある間質性肺炎・肺線維症、心機能異常（既往歴含む）など

	薬剤名	限界量
投与禁忌となる限界量	ダウノルビシン	総投与量が体重あたり25mg/kg
	ドキソルビシン	総投与量が体表面積あたり500mg/m^2
	エピルビシン	総投与量が体表面積あたり900mg/m^2
	ピラルビシン	総投与量が体表面積あたり950mg/m^2

● **注意が必要な患者背景**：骨髄機能抑制、感染症、間質性肺炎・肺線維症、肝・腎機能障害、高齢者、水痘

● **併用注意**：心毒性のあるがん治療薬、放射線照射

● **前投薬**：中等度催吐性リスクに分類されるため、5HT$_3$受容体拮抗薬＋デキサメタゾンの使用が推奨される。

起こりうる副作用

代表的な副作用

血管外漏出

悪心・嘔吐

骨髄抑制

脱毛

↑投与開始	8日目	15日目	22日目

特に注意すべき副作用
- 骨髄抑制
- 間質性肺炎
- 心筋障害
- 胃・十二指腸潰瘍

その他気をつけたい副作用
- 脱毛
- 悪心・嘔吐
- 血管外漏出
- 食欲不振
- ALT、AST上昇

ケアのポイント

投与前　前治療の確認
★必ず前治療で用いたアントラサイクリン系薬剤など心毒性を有する薬剤の総投与量を確認する。

投与中
① 注入速度の管理
② 薬液の血管外漏出の予防・早期発見
★血管外漏出した場合、注射部位に硬結・壊死・炎症を起こすことがある。
★血管痛・血管炎が生じることもあるため、血管外漏出との鑑別が必要である。

投与後
① 心筋障害、うっ血性心不全などに注意
② 感染徴候に注意
★高度な骨髄抑制の頻度が高いため、感染予防対策が重要である。

[**患者説明・指導のポイント**]
- ビシカント薬であり、血管外漏出による皮膚障害のリスクが高い。血管外漏出を予防するため、投与中は安静にするよう患者に協力を依頼する。治療前には、排泄の誘導を行う。
- 白血球・好中球の減少に伴う感染リスクについて説明し、感染予防行動についての指導を行うとともに、症状出現時の連絡方法について説明する。
- 脱毛が出現しやすい時期について説明し、ウィッグやキャップの利用など、患者の生活に合わせたセルフケア支援を行う。

エキスパートからのアドバイス

＊血管外漏出は、急性症状と、遅延性に出現する症状がある。投与中に問題が起こらなくても、自宅で症状が出現する場合があるため、慌てず対応できるよう、連絡体制を整備しておく必要がある。

（渡邉枝穂美）

一般名 **アクラルビシン**塩酸塩

商品名 **アクラシノン®**

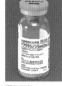

投与経路 点滴静注 静注

▶血管外漏出による皮膚障害のリスク 中

▶催吐リスク 不明 （低いとされる）　　　　薬液は 黄色

画像提供：
アステラス製薬

どんな薬？

[特徴]
● **作用機序**：がん細胞のDNAに結合し、核酸合成（特にRNA合成）を強く阻害することで抗腫瘍効果を発揮する。
● **代謝経路**：主に肝代謝、尿中に0.2〜5.6%程度排泄（代謝がすみやかで、体内にほとんど蓄積されないとされる）

[代表的なレジメン]
● **急性白血病地固め療法3コース目**：JALSG AML201（15〜64歳）プロトコール
● **白血病の再発・治療抵抗症例**：CAG

使用時の注意点は？

● **投与方法**：点滴静注または静注。皮下注・筋注は不可
● **溶解**：本剤20mgを生理食塩液または5%ブドウ糖注射液10mLで溶解後、すみやかに投与
● **投与量**：1日20mg（力価）を10〜15日間連続投与
　★ 上記は急性白血病の場合。他の投与量もある。
● **配合禁忌**：溶解時のpHが高いと混濁しうるため、pH7以上の注射剤との配合は避ける。
● **投与禁忌**：心機能異常（心不全徴候・心室性不整脈・半年以内の心筋梗塞）またはその既往
● **注意が必要な患者背景**：下表参照

高齢者、肝機能低下	●本剤は主に、肝臓で代謝される。副作用が増強する可能性があるため、状態を観察しながら慎重に実施する
アントラサイクリン系薬剤の投与歴	●本剤の総投与量600mg以上になると心機能障害の発現が増加する
胸部・縦隔への放射線照射歴	●心機能障害が増悪する可能性がある
骨髄抑制、他の抗がん薬との併用	●副作用（骨髄抑制など）が増強する可能性がある

😊 エキスパートからのアドバイス

＊本剤は、アントラサイクリン系の薬剤との交叉耐性がないとはいえ、ドキソルビシン **P92** やダウノルビシン **P96** を使用する際に、本剤の総投与量が600mgを超えている場合は心毒性のリスクが高いため、使用の可否を慎重に判断する必要がある。

＊アントラサイクリン系薬剤使用時は、使用した薬剤について、患者が記録（記憶）できるように指導する必要がある。これは、再発時の使用薬剤を検討するうえで重要な情報となる。長期的な患者支援として、今後を見据えた看護をしていこう。

起こりうる副作用

代表的な副作用

急性心毒性 過敏症 血管外漏出 急性悪心・嘔吐	亜急性心毒性 遅発性悪心・嘔吐	慢性心毒性 3～4週目で次コースに nadirは10日目ごろ	遅発性心毒性	
		骨髄抑制		

↑投与開始	1日目	2～7日目	14日目～ 数週間目	数週間目～ 数か月目	1年～ 数年後

特に注意すべき副作用

- 心機能障害（急性～遅発性）　ドキソルビシンより軽度
- 骨髄抑制
- ショック

その他気をつけたい副作用

- 血管外漏出（炎症性薬剤）
- 悪心・嘔吐（併用療法）

ケアのポイント

投与前

心機能障害発現の予防（下表参照）

心機能評価	心電図・胸部X線・心エコーLVEF：左室駆出率＜45％
血液検査	肝機能・腎機能の確認
投与前の患者の身体的状態	バイタルサイン・体重・尿量 内服薬、アントラサイクリン系薬剤の投与歴の確認 リスク因子（高齢・既往・高血圧・糖尿病・心血管障害）の把握 左胸部や縦隔への放射線照射歴の有無

投与中

① 血管外漏出・投与部位反応の予防と早期発見

★刺入部・患者の違和感などの訴えに注意して観察する。

② 急性心毒性・過敏症の早期発見（心電図モニター・身体的観察を継続）

★以下の症状と患者の訴えに注意して観察する。

心機能障害を示唆する症状	心電図波形の変化、呼吸困難感、咳嗽、息切れ、動悸、めまい、倦怠感、投与開始後からの尿量の極端な減少、体重増加（投与前・後）、末梢性浮腫
その他の症状	発熱・悪寒、悪心、頭痛、疼痛、瘙痒感、発疹、虚脱感、口内乾燥、多汗など

投与後

① 亜急性～遅発性心毒性に注意して観察（投与後数日～数年）

★コースごとだけでなく、ならびに治療終了後も定期的に心機能評価と身体症状の観察（上記赤字項目）を継続する。

② 骨髄抑制（10日～14日目ごろに白血球が低値になる）による感染に注意

★血液データと熱型に注意し、発熱時には血液培養・抗菌薬投与の指示を受け施行する。

［ 患者説明・指導のポイント ］

- 患者が具体的に心機能障害の症状（いつ、どのような症状）を伝えられるよう指導する。
- 白血球減少（10日目以降）時の感染リスクについて説明し、感染予防行動に関して指導する。
- 心機能障害は長期の観察が必要になる。セルフチェックの必要性と症状出現時の受診の指導を行う。

（濵田のぞみ）

一般名 **ミトキサントロン**塩酸塩

商品名 **ノバントロン®**

画像提供：
あすか製薬

投与経路 `点滴静注` `静注`

▶ 血管外漏出による皮膚障害のリスク `高`

▶ 催吐リスク `軽`

薬液は `暗青色`

どんな薬？

[特徴]

● **作用機序**：DNAと架橋形成し腫瘍細胞の核酸合成を阻害し、強い抗腫瘍作用を発揮する。また、トポイソメラーゼⅡによるDNA切断作用を阻害することが確認されている。細胞障害効果は濃度依存性で、細胞周期内進行をG2期で強力にブロックする。

● **代謝経路**：主に肝代謝。尿中排泄率は投与量の5.17％（点滴終了96時間）

[代表的なレジメン]

● **急性骨髄性白血病地固め療法1コース目**：JALSG AML201

● **急性骨髄性白血病再発**：MEC、FLAGM

● **低悪性度リンパ腫**：FND、MACOPB

アントラサイクリン系薬剤使用歴のある患者に、不完全交叉耐性のある薬剤として使用される。

使用時の注意点は？

● **投与方法**：点滴静注、静注。筋注、皮下注、髄腔内・動脈内へは投与禁止
　＊血管外漏出に注意（皮膚の青色変化、注射部位の硬結・壊死が生じうる）

● **溶解**：生理食塩液または5％ブドウ糖注射液（静注時は20mL以上、点滴静注時は100mL以上）で希釈し、24時間以内に使用。注射用蒸留水では低張となるため点滴静注時には用いない。

● **投与量（急性白血病の場合）**：1日1回2〜5mg/m²を5日間連続投与

● **投与速度**：点滴静注時は30分以上、静注時は3分以上かけて投与

● **投与禁忌**：心機能異常（既往含む）

● **配合禁忌**：pH6以上の薬剤や、βラクタム系抗生物質との配合は避ける。また、ヘパリンとの混注は避ける（沈殿を生じる可能性がある）。

● **注意が必要な患者背景**：下表参照（詳細は添付文書参照）

高齢者、肝機能低下	他の抗がん薬との併用、骨髄抑制、感染症	本剤の総投与量	心臓部・縦隔への放射線照射歴
副作用が増強する可能性がある	副作用（骨髄抑制・悪心・嘔吐など）が増強することがある	アントラサイクリン系薬剤投与歴がなければ160mg/m²、投与歴があれば100mg/m²を超えると、重篤な心機能障害が生じうる	心障害を増強する可能性がある

😊 エキスパートからのアドバイス

＊暗青色の薬剤で、投与後、皮膚や強膜（眼球）が一過性の青色を呈したり、尿が青〜緑色になったりすることがある。患者が驚かないよう、投与開始前にきちんと説明する。

＊本剤の催吐リスクは低いが、薬剤の色に反応して悪心が出現する患者もいる。30分の投与中、しっかり会話して患者の気がかりを聴き、不安の軽減を図ると、症状抑制につながる。

起こりうる副作用

代表的な副作用

急性心毒性 過敏症 血管外漏出 急性悪心・嘔吐	亜急性心毒性	慢性心毒性	遅発性心毒性
		3〜4週間で次コースに	
	遅発性悪心・嘔吐	nadirは10日目ごろ	
		骨髄抑制	

↑投与開始	1日目	2〜7日目	14日目〜 数週間目	数週間目〜 数か月目	1年〜 数年後

特に注意すべき副作用

- 心機能障害　● 過敏症
- 骨髄抑制（感染症・出血傾向）
- 間質性肺炎　● 過敏症

その他気をつけたい副作用

- 血管外漏出（起壊死性薬剤）
- 悪心・嘔吐（併用療法）

ケアのポイント

投与前

心機能障害発現の予防：投与前の確認（下表参照）

心機能評価	● 心電図・胸部X線・心エコーLVEF：左室駆出率＜45％
血液検査	● 肝機能・腎機能の確認
投与前の患者 の身体的状態	● バイタルサイン・体重・尿量 ● 内服薬、アントラサイクリン系薬剤の投与歴と本剤の投与量の確認 ● リスク因子（高齢・既往・高血圧・糖尿病・心血管障害）の把握 ● 左胸部や縦隔への放射線照射歴の有無

投与中

① **血管外漏出の予防、投与部位反応の早期発見**

★刺入部・患者の違和感等の訴えに注意して観察する。

② **急性心毒性・過敏症の早期発見（心電図モニター・身体的観察の継続）**

★以下の症状と患者の訴えに注意して観察する。症状出現時はすみやかに薬剤を中止する。

心機能障害を 示唆する症状	● 心電図波形の変化、呼吸困難感、息切れ、動悸、めまい、咳嗽、尿量の極端な減少、体重増加（投与前後と比較）、末梢性浮腫、倦怠感
その他の症状	● 発熱・悪寒、悪心、頭痛、疼痛、瘙痒感、発疹、虚脱感、口内乾燥、多汗など

投与後

① **亜急性〜遅発性心毒性（投与後数日〜数年後）の長期的観察**

★コースごとだけでなく、治療終了後も定期的心機能検査・身体症状（上記赤字項目）の観察を継続する。

② **骨髄抑制（10〜14日目ごろに白血球が低値になる）による感染に注意**

★血液データと熱型に注意。発熱時は血液培養・抗菌薬投与を迅速に施行する。

[**患者説明・指導のポイント**]

● 患者が具体的な心障害（上記赤字）の症状を医療者に伝えられるよう指導する。

● 心機能障害は長期の観察が必要になる。セルフチェックの必要性と症状出現時の受診の指導を行う。

● 白血球減少時の感染リスクについて説明し、感染予防行動について指導する。

（濵田のぞみ）

一般名 マイトマイシン C

商品名 マイトマイシン

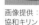

投与経路 静注 動注 膀胱内 髄腔内 胸腔内 腹腔内

▶血管外漏出による皮膚障害のリスク 高

▶催吐リスク 軽

薬液は 紫色

画像提供：
協和キリン

どんな薬？

[特徴]
- **作用機序**：DNA上に架橋を形成することでDNAの分裂を阻止すること、フリーラジカルによりDNA鎖を切断して複製を阻害することで、抗腫瘍効果を発揮する。
- **代謝経路**：主に肝代謝、尿中排泄

[代表的なレジメン]
- **肛門がん**：フルオロウラシル＋マイトマイシンC療法（放射線療法と併用）
- **非小細胞肺がん**：MVP療法（放射線療法と併用）
- **0～I期の膀胱がんで再発リスクの高い症例**：膀胱内注入療法

使用時の注意点は？

- **投与方法**：静注、動注、膀胱内、髄腔内、胸腔内、腹腔内
- **溶解**：マイトマイシンC 2mgあたり注射用水5mLの割合で溶解
- **投与量**：下表参照。年齢（小児あるいは高齢者）や症状により適宜増減する。

間歇投与法	● 1日4～6mgを週1～2回投与
連日投与法	● 1日2mgを連日投与
大量間歇投与法	● 1日10～30mgを1～3週間以上の間隔で投与
他のがん治療薬との併用	● 1日2～4mgを週1～2回、併用投与 ● 必要に応じて動脈内、髄腔内、胸・腹腔内に1日2～10mgを注入
膀胱腫瘍	● **再発予防**：1日1回あるいは隔日に4～10mgを膀胱内に注入 ● **治療**：1日1回10～40mgを膀胱内に注入

- **投与量の調整が必要になる場合**：総投与量が50mg/m^{2}以上に達すると、溶血性尿毒症症候群（発症すると致死率が高い副作用）の頻度が高くなるので、原則としてこれを超えないようにする。クレアチニンクリアランス60mL/分で減量
- **注意が必要な患者背景**：肝・腎障害、骨髄機能抑制、感染症合併、水痘
- **併用注意**：ビンカアルカロイド系抗がん薬（ビンデシンなど）、他のがん治療薬、放射線照射

起こりうる副作用

代表的な副作用

―血管外漏出

食欲不振

悪心・嘔吐

骨髄抑制

| ↑治療開始 | 1週目 | 2週目 | 3週目 | 4週目 | 5週目 | 6週目 |

特に注意すべき副作用
- 溶血性尿毒症症候群
- 重篤な腎機能障害

その他気をつけたい副作用
- 血管外漏出
- 骨髄抑制

ケアのポイント

投与前

骨髄機能抑制の重篤化の予防
★血液検査で、血球成分の数や肝機能・腎機能を確認する。
★血管外漏出を予防するため、血液の逆流があることを必ず確認する。

投与中

血管外漏出の予防（慎重に投与）
★注射部位とその周囲の皮膚に腫脹や疼痛など違和感がないか観察する。
★血管痛、静脈炎を起こす恐れがあるので、できるだけ注射速度を遅くする。

投与後

生理食塩薬などによるフラッシュ（洗い流し）
★針やルート内に残った薬液による血管外漏出を予防するため、投与後は必ずフラッシュする。
★抜針後は、注射部位をピンポイントで5分ほど強く圧迫してもらう。

[**患者説明・指導のポイント**]

● 注射部位の皮膚に発赤・潰瘍形成が起こりうる（時に注射部位から離れた部位にも起こる）。これらの症状が、数週～数か月後に生じることもあるので、抜針後も注射部位の観察を継続し、症状が出現したら病院に連絡するよう説明する。

● 血球成分が最低値に達するまでの期間が長い（4～5週間）のが特徴である。感染予防行動、外傷（出血など）に十分注意できるよう、日常生活の工夫について具体的に説明する。

● 膀胱内注入の場合は、排尿によってマイトマイシンCが排泄されるため、抗がん薬による曝露対策が必要である。男性が洋式トイレで排尿する場合は、トイレの周囲の汚染防止のため便座に座って排尿するよう説明する。

😊 エキスパートからのアドバイス

※マイトマイシンCは、溶解すると紫色になる。膀胱注入の場合、排尿時に紫色の尿が出るため、患者が驚くことがある。排尿が紫色になることを事前に説明しておくと、不安の軽減につながる。

（柚木孝之）

一般名 **ブレオマイシン**塩酸塩

商品名 **ブレオ**®

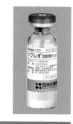

投与経路 静注 筋注 皮下注 動注

▶血管外漏出による皮膚障害のリスク 低

▶催吐リスク 最小

どんな薬？

[**特徴**]

● **作用機序**：DNAに結合して合成を阻害する。また、がん細胞内で鉄と結びついて酸素を活性化させ、DNA鎖を切断して細胞分裂を阻止する。

● **代謝経路**：ほとんど代謝を受けることなく尿中に排泄される。

[**代表的なレジメン**]

● **胚細胞腫瘍**：BEP

● **ホジキンリンパ腫**：ABVD

使用時の注意点は？

● **投与方法**：静注、筋注、皮下注、動注

● **溶解（静注）**：生理食塩液またはブドウ糖液5〜20mgに溶解

● **投与量（静注）**：下表参照

成人への投与	1回量	● 15〜30mgを緩徐に投与 ● 著しい発熱時は、5mgまたはそれ以下
	総投与量	● 腫瘍の消失を目的とする場合：300mg以下 ● **胚細胞腫瘍**：確立された標準的な他の抗がん薬との併用療法にあっては、360mg以下
小児への投与 （胚細胞腫瘍、悪性リンパ腫）		● 1回10〜20mg/m²を1〜4週間ごとに投与 ● ただし1回量は30mgを超えないこと

● **投与量の調節が必要になる場合**：ペプロマイシンを投与された患者に対するブレオマイシンの投与量は、原則として投与されたペプロマイシンの量の和でもって総投与量とする。発熱が強い場合は投与量を減量し、投与間隔を短縮するか、本剤投与前後に抗ヒスタミン薬、解熱薬を投与する。

● **投与禁忌**：重篤な肺・腎機能障害、ペプロマイシン過敏症の既往、重篤な心疾患、胸部およびその周辺部への放射線照射歴など

● **注意が必要な患者背景**：肺障害（既往歴や合併症）、60歳以上の高齢者、腎・肝障害、心疾患、胸部への放射線照射歴、水痘

起こりうる副作用

代表的な副作用

― 過敏症

― 発熱・悪寒

　投与当日に発現

間質性肺炎は本剤の総投与量に依存して発現

食欲不振

脱毛

┌皮膚の硬化
└色素沈着

| ↑治療開始 | 1週目 | 2週目 | 3週目 | 4週目 | 5週目 |

特に注意すべき副作用

● 間質性肺炎・肺線維症　● 過敏症

● がん病巣の急速な壊死による出血

その他気をつけたい副作用

● 皮膚の硬化・色素沈着　● 脱毛

● 発熱・悪寒

ケアのポイント

投与前 　**総投与量の確認**

★間質性肺炎や肺線維症を発症する割合は、総投与量と相関している。総投与量が300mgを超えないように注意する。

★肺に基礎疾患がある場合や60歳以上の高齢者の場合は、総投与量が150mg以下でも出現頻度が高いので十分注意する。

★重篤な肺症状の発現率は、50歳未満5.9%、50歳代8.1%、60歳代10.9%、70歳以上15.5%と年齢が高くなるに従い高くなる。

投与中 　**① 過敏症の早期発見（前駆症状に注意して観察）**

★過敏症は、初回投与時に見られることが多い。重篤な過敏症は悪性リンパ腫に多く見られる。過敏症の前駆症状（発疹、蕁麻疹、発熱を伴う顔面紅潮など）に注意して観察する。

② 呼吸状態の観察

★呼吸困難感、乾性咳嗽、副雑音、SpO_2の低下に注意して観察する。

投与後 　**発熱の有無の観察**

★発熱は、初回投与時に出現することが多い。

★投与後4〜10時間後に悪寒を伴う発熱が出現することが多い。

[**患者説明・指導のポイント**]

● 悪性リンパ腫患者の場合、初回投与時は過敏症の出現率が高いため注意する。あらかじめ症状について説明し、出現時にはすみやかに報告してもらう。

● 投与終了4時間以降に悪寒を伴った発熱が出現することがあることを説明する。悪寒や熱感を感じたらすみやかに報告してもらう。

● 毎日、肺障害の症状（発熱や咳嗽、息切れ、呼吸困難）がないか観察すること、体温を決まった時刻に測定することを説明する。症状出現時はすぐに医療者に報告するよう伝える。

● 脱毛の発現率は29.5%であり、治療前から準備できるようアピアランスケアについて情報提供を行う。

😊 エキスパートからのアドバイス

＊ブレオマイシンによる肺障害は、投与回数を重ねると発症リスクが高まる。呼吸困難感は、患者に強い不安や恐怖感を与えるが、肺障害が必ず出現するわけではないことを説明する。

＊異常の早期発見には患者の協力が不可欠であることを強調し、セルフケア支援を行う。

＊ブレオマイシン硫酸塩には、外用剤もある。

（柚木孝之）

抗がん性抗生物質：② その他

一般名 ペプロマイシン硫酸塩

商品名 ペプレオ®

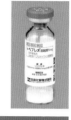

投与経路 静注 筋注 動注
▶血管外漏出による皮膚障害のリスク 低
▶催吐リスク 最小

どんな薬？

[特徴]
● **作用機序**：ブレオマイシンの長所(骨髄抑制が少ない)を受け継ぎながら、欠点(肺障害)を軽減させた薬剤。DNA合成阻害およびDNA鎖の切断により、抗腫瘍作用を発揮する。
● **代謝経路**：ほとんど代謝を受けることなく尿中に排泄される。

[代表的なレジメン]
● **有棘細胞がん**：PM(ペプロマイシン＋マイトマイシンC)

使用時の注意点は？

● **投与方法**：静注、筋注、動注
● **溶解**：生理食塩液またはブドウ糖液が望ましい。
● **投与量**：下表参照。総投与量は、腫瘍の消失を目的とし、150mg以下とする。

静注の場合	5〜10mgを適当な溶解液5〜20mLに溶解して緩徐に静注
筋注の場合	5〜10mgを適当な溶解液約5mLに溶解して筋注
動注の場合	5〜10mgを、血液凝固阻止薬(ヘパリンなど)を加えた適当な動脈用注射液3〜25mLに溶解し、ワンショットまたは持続動注

● **投与量の調節が必要になる場合**：ブレオマイシンを投与された患者に対するペプロマイシンの投与量は、原則として投与されたブレオマイシンの量の和でもって総投与量とする。発熱が強い場合は投与量を減量し、投与間隔を短縮するか、本剤投与前後に抗ヒスタミン薬、解熱薬を投与する。
● **投与禁忌**：重篤な肺・腎機能障害、ブレオマイシン過敏症、重篤な心疾患、胸部放射線照射など
● **併用注意**：放射線照射、他のがん治療薬
● **注意が必要な患者背景**：肺障害の既往または合併症、60歳以上の高齢者、腎・肝機能障害、心疾患、胸部への放射線照射歴、水痘

起こりうる副作用

代表的な副作用

─ 発熱・悪寒	投与当日に発現		間質性肺炎・肺線維症は 総投与量に依存して発現	
食欲不振				
口内炎				
		脱毛		
↑治療開始	1週目	2週目	3週目	4週目

特に注意すべき副作用

● 間質性肺炎・肺線維症
● 過敏症

その他気をつけたい副作用

● 口内炎
● 脱毛
● 発熱
● 食欲不振

ケアのポイント

投与前 **総投与量の確認**

★間質性肺炎や肺線維症を発症する割合は、総投与量と相関している。総投与量が150mgを超えないように注意する。

★肺に基礎疾患がある場合や60歳以上の高齢者の場合は、総投与量が100mg以下でも出現頻度が高いので十分注意する。

★重篤な肺症状の発現率は、年齢が高くなるに従い高くなる（50歳未満4%、50歳代5%、60歳代6%、70歳以上11%）。

投与中 **呼吸状態の観察**

★呼吸困難感、乾性咳嗽、副雑音、SpO_2の低下に注意して観察する。

投与後 **発熱の有無の観察**

★投与後4〜5時間、あるいは、さらに遅れて発熱が出現することがある。

[患者説明・指導のポイント]

● 悪性リンパ腫の患者の場合、初回投与時に過敏症の出現率が高いため注意する。あらかじめ症状について説明し、出現時にはすみやかに報告してもらう。

● 投与終了4時間以降に悪寒を伴った発熱が出現しうることを説明する。悪寒や熱感を感じたら、すみやかに報告してもらう。

● 毎日、肺障害の症状（発熱や咳嗽、息切れ、呼吸困難）がないか観察すること、体温を決まった時刻に測定することを説明する。症状が出現したらすぐに医療者に報告するよう伝える。

😊 エキスパートからのアドバイス

＊発熱と1回投与量との間には、用量反応性がある。発熱が強い場合には、投与量を減量して投与間隔を短縮する、ペプロマイシン投与前後に解熱薬を投与するなどの処置を考慮する。

＊看護としては、発熱の程度を有害事象共通用語規準（CTCAEv5.0）で評価し、医師に報告することが求められる。

（柚木孝之）

一般名 アクチノマイシン D

商品名 コスメゲン®

投与経路 点滴静注 静注

▶血管外漏出による皮膚障害のリスク 高

▶催吐リスク 中

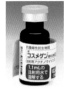

画像提供：
ノーベルファーマ

どんな薬？

[特徴]
- 作用機序：DNA の 2 本鎖の間に架橋を形成して RNA の合成を抑制し、がん細胞の増殖を阻止することで、抗腫瘍効果を発揮する。
- 代謝経路：肝臓で一部代謝を受けるが、多くは未変化体のまま胆汁や尿中に排泄される。

[代表的なレジメン]
- 小児の横紋筋肉腫：VAC
- 絨毛がん：EMA/CO

使用時の注意点は？

- 投与方法：点滴静注、静注
- 溶解：1 バイアルにつき 1.1mL の注射用水で溶解。生理食塩液では溶解しない（白濁する）。
- 投与量：下表参照

ウイルムス腫瘍、絨毛上皮腫、破壊性胞状奇胎		○ 1 日あたり小児 0.015mg（15μg）/kg、成人 0.010mg（10μg）/kg を 5 日間静注 ○ 休薬期間は通常 2 週間だが、前回投与によって中毒症状が現れた場合は、中毒症状が消失するまで休薬
小児悪性固形腫瘍（ユーイング肉腫ファミリー腫瘍、横紋筋肉腫、腎芽腫その他腎原発悪性腫瘍）に対する他の抗悪性腫瘍剤との併用療法	1 回投与法	○ 1 日 1 回 1.25～1.35mg/m^2（体重 30kg 以上：1 日最大 2.3mg）または 0.045mg/kg（体重 30kg 未満）を静注または点滴静注
	分割投与法	○ 1 日 1 回 0.015mg/kg（1 日最大投与量 0.5mg）を静注または点滴静注で 5 日間連続投与 ○ 休薬期間は通常 2 週間だが、前回投与によって中毒症状が現れた場合は、中毒症状が消失するまで休薬 ○ 投与量は、年齢・併用薬・患者状態に応じて適宜減量

- 用量規制因子（DLF）：骨髄抑制
- 投与禁忌：水痘、帯状疱疹
- 注意が必要な患者背景：肝・腎障害、骨髄機能抑制、感染症合併
- 前投薬：中等度催吐性リスクに分類されるため、5HT$_3$受容体拮抗薬とデキサメタゾンを併用する。患者の状況に応じて NK$_1$受容体拮抗薬を追加する。

起こりうる副作用

代表的な副作用

─血管外漏出　投与当日に発現					
骨髄抑制					
食欲不振					
悪心・嘔吐					
		脱毛			
					色素沈着

↑治療開始	1週目	2週目	3週目	4週目	5週目

特に注意すべき副作用
- 骨髄抑制　　呼吸困難
- 過敏症

その他気をつけたい副作用
- 血管外漏出　　食欲不振
- 悪心・嘔吐　　口内炎
- 脱毛　　色素沈着

ケアのポイント

⏱ **投与前**
骨髄機能抑制の重篤化の予防
★用量制限毒性は骨髄抑制となっている。血液検査で、血球成分の数や肝機能・腎機能を確認する。

投与直前
血液の逆流の確認
★血管外漏出を予防するため、血液の逆流があることを必ず確認する。

投与中
血管外漏出の予防（慎重に投与）
★注射部位とその周囲の皮膚に、腫脹や疼痛など違和感がないかを観察する。

投与後
① 生理食塩液などによるフラッシュ（洗い流し）
★針やルート内に残った薬液による血管外漏出を予防するため、投与後は必ずフラッシュする。
★抜針後は、注射部位をピンポイントで5分ほど強く圧迫してもらう。

② 悪心・嘔吐に対するケア
★投与後数時間、悪心・嘔吐が増強することがある。ガーグルベースンを準備するなどベッド環境を整えたり、口腔内を清潔に保つため含嗽をしたりして心身の安寧に努める。

[**患者説明・指導のポイント**]
● 皮膚の発赤・潰瘍形成が、注射部位（時に注射部位から離れた部位にも）に起こることがある。これらの症状は数週〜数か月後にも起こりうるので、針を抜いた後も継続して注射部位を観察し、症状が出現したら病院に連絡するよう説明する。
● 脱毛の発現率は33.7％であり、治療前から準備できるようアピアランスケアについて情報提供を行う。

☺ **エキスパートからのアドバイス**

＊本剤は5日間連日投与するため、日を追うごとに悪心・嘔吐が増強するのが特徴である。
＊特に、VAC療法の場合、催吐性が高いシクロホスファミド P.28 を併用して投与するので、悪心・嘔吐に対するケアが重要となる。

（柚木孝之）

一般名 **ビンクリスチン**硫酸塩

商品名 オンコビン®

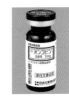

投与経路 **静注** **点滴静注**

▶血管外漏出による皮膚障害のリスク **高**

▶催吐リスク **最小**

どんな薬?

[**特徴**]
- ●**作用機序**：細胞の有糸分裂の中期に紡錘体へ作用し、紡錘体を形成している微小管のチュブリンに結合することにより、細胞周期を分裂中期で停止させ、抗腫瘍効果を示す。
- ●**代謝経路**：肝代謝、大部分は糞便中に排泄。

[**代表的なレジメン**]
- ●**非ホジキンリンパ腫**：CHOP　●**多発性骨髄腫**：VAD　●**神経膠腫**：PCV
  - ★ 適応：白血病、悪性リンパ腫、小児がん、多発性骨髄腫、神経膠腫、褐色細胞腫

使用時の注意点は?

- ●**投与方法**：静注。髄腔内には投与しない。他の薬剤と混合しないよう注意
- ●**溶解**：生理食塩液または5%ブドウ糖液10mLを加えて溶解後、すみやかに使用
- ●**投与速度**：下表参照

末梢静脈からの投与	●静脈内に補液中の管の途中から約1分かけて緩徐に注入 ●直接静脈内に約1分かけて緩徐に注入
中心静脈からの投与	●中心静脈内にカテーテルを留置して持続注入

- ●**投与量**：がん種によって異なるが、1回量2mgを超えないものとする。
- ●**投与量の調節が必要になる場合**：肝機能障害（減量の推奨値は下表参照）

総ビリルビン値	1.5〜3.0mg/dL	50%の減量
	3.0mg/dL	75%の減量

- ●**用量規制因子（DLF）**：神経毒性
  - ★ 用量依存的に末梢神経障害および筋障害が起こりうるので、1回量2mgを超えないものとする。ビンクリスチンは、ビンカアルカロイド中もっとも半減期が長いことが一因と考えられている。
- ●**注意が必要な患者背景**：神経・筋疾患の既往、肝・腎機能障害、感染症、骨髄抑制、虚血性心疾患、水痘など
- ●**併用注意**：アゾール系抗菌薬・マクロライド系抗生物質・フェニトイン、白金製剤、L-アスパラギナーゼ、マイトマイシンC、放射線照射など

😊 エキスパートからのアドバイス

＊ビンクリスチンの用量規制因子は神経毒性であり、投与量は通常1.4mg/m²、投与できる量の上限は2mg/bodyとされている。

＊患者へ安全な治療を提供するために、1回投与量の上限を把握し、投与前に必ず投与量の確認を行う必要がある。

起こりうる副作用

代表的な副作用

↑投与開始	7日目	14日目	21日目	28日目
—血管外漏出		神経毒性（末梢神経障害）		
便秘・イレウス			脱毛	
	易感染（白血球減少）			

特に注意すべき副作用

- 神経毒性（末梢神経障害、筋障害など）
- 骨髄抑制（特に白血球減少による易感染）

その他気をつけたい副作用

- 便秘・イレウス
- 脱毛

ケアのポイント

投与前

① 肝機能障害の有無の確認

★投与前に、必ず肝機能（総ビリルビン値）などの検査値を確認する。

② 投与量の確認

★用量規制因子は神経毒性であり、投与できる量の上限は2mg/bodyである。

③ 排便習慣や便秘のリスク因子について情報収集・アセスメント

★便秘傾向の有無、排便回数や便の正常・量の評価、治療中の行動制限やストレス、食事摂取量・水分摂取量の減少、薬物（緩下剤など）による治療状況を評価する。

投与直前

血管外漏出の予防：血液の逆流・自然滴下の確認、患者への指導 P.394

★穿刺部選択のポイントは、①より末梢側で、②太く弾力のある、③穿刺針の固定が容易な血管、の3点。確実に穿刺し、患者の体動・滴下を妨げないようライン固定を行う。

★投与開始前に静脈ラインの開通性の確認のため、血液の逆流と自然滴下を必ず確認する。

投与中

① 投与方法・注入速度の管理

★決められた注入速度を守る（静脈内に緩徐に注入、中心静脈カテーテルからの持続注入）。

② 血管外漏出予防の早期発見：穿刺部位の観察

★投与前から継続して穿刺部位の疼痛・発赤・腫瘍の有無を繰り返し観察する。

投与後

① 血管外漏出の早期発見：穿刺部周囲の観察の継続

★投与終了時は、ルート内を十分な生理食塩液でフラッシュ（洗い流し）し、確実に止血する。

★まれに問題なく投与終了しても血管外漏出症状が出現するため、観察を継続する。②排便状況（間隔、回数、量、性状）の把握、便の性状・量の調整

★自律神経障害による便秘も多く、重症化すると麻痺性イレウスになることもある。投与後早期から便秘の随伴症状（腹部膨満感、腹部不快感、悪心・嘔吐、イレウス様症状など）の有無と程度を観察し、便秘・麻痺性イレウスのアセスメントをすることが大切である。

[**患者説明・指導のポイント**]

● 血管外漏出が生じないよう、投与中の穿刺部の安静保持と観察の必要性を説明し、疼痛・発赤などの異常を感じたら、すみやかに報告するよう指導する。

● 便秘傾向が強い場合は治療前から緩下剤を併用し、前日か当日には排便を図る。

● 末梢神経障害の症状が出現しやすい時期・部位・感じ方を具体的に説明する。

● 脱毛は一時的で、個人差があるが必ず回復することを説明し、治療前から指導・準備を開始する。

（中内香菜）

一般名 ビンブラスチン硫酸塩

商品名 エクザール®

投与経路 [静注]

▶血管外漏出による皮膚障害のリスク [高]

▶催吐リスク [最小]

どんな薬?

[特徴]
- **作用機序**：細胞の有糸分裂の中期に紡錘体へ作用し、紡錘体を形成している微小管のチュブリンに結合することにより、細胞周期を分裂中期で停止させ、抗腫瘍効果を示す。
- **代謝経路**：肝代謝、大部分は糞便中に排泄

[代表的なレジメン]
- **ホジキンリンパ腫**：ABVD　● **尿路上皮がん**：MVAC　● **胚細胞腫瘍**：VeIP

使用時の注意点は?

- **投与方法**：静注。髄腔内には投与しない。
- **溶解**：1mgあたり1mLの割合で注射用水または生理食塩液に溶解後、数時間以内に使用
- **保存方法**：遮光。冷蔵庫 (2〜8℃) で保存する。
- **投与速度**：下表参照

末梢静脈からの投与	● 静脈内に補液中の管の途中から約1分かけて緩徐に注入 ● 直接静脈内に約1分かけて緩徐に注入
中心静脈からの投与	● 中心静脈内にカテーテルを留置して持続注入

- **投与量**：初回は週1回0.1mg/kgを静注。白血球数を指標とし、1週間間隔で段階的に0.05mg/kgずつ増量し、週1回0.3mg/kgを静注
  - ＊ 上記は、悪性リンパ腫・絨毛性疾患の場合。他の投与量もある。
- **用量規制因子 (DLF)**：白血球減少 (好中球減少)
  - ＊ 投与前の白血球数が3,000/mm³未満の場合は投与を延期し、白血球数4,000/mm³以上に回復したことを確認後に投与する。
- **注意が必要な患者背景**：神経・筋疾患の既往、肝・腎機能障害、感染症、骨髄抑制、虚血性心疾患、水痘など
- **併用注意**：ビンクリスチン [P.116] を参照。

😊 エキスパートからのアドバイス

＊ビンクリスチン以外のビンカアルカロイドにおける骨髄抑制は、好中球減少が特徴的で、貧血・血小板減少は軽度である (ビノレルビン [P.122] を参照)。

＊好中球減少は投与後7〜11日で発現し、14〜21日で回復するが、蓄積性はほとんど認められない。

＊骨髄抑制による症状は、患者が自覚しにくく、症状に気づいたときは重症化している危険性がある。セルフケア支援として、最も注意が必要となる白血球減少の時期を患者へ説明し、患者・家族への適切な支援を行う必要がある。

起こりうる副作用

代表的な副作用

末梢神経障害の症状は、ビンクリスチンより軽い（神経細胞に障害を起こす軸索輸送阻害作用がビンクリスチンより弱いため）

― 血管外漏出

便秘・イレウス

		神経毒性（末梢神経障害）	
		脱毛	
	易感染（白血球減少）		

⬆投与開始　　7日目　　13日目　　21日目　　28日目

特に注意すべき副作用

● 骨髄抑制（特に白血球減少による易感染）

その他気をつけたい副作用

● 神経毒性（末梢神経障害）
● 便秘・イレウス
● 脱毛

ケアのポイント

投与前 骨髄抑制および肝機能障害の有無のチェック
★投与前に、必ず白血球数・肝機能（AST、ALT、総ビリルビン値）などの検査値を確認する。

投与直前 血管外漏出の予防：血液の逆流と自然滴下の確認、患者への指導 P.394
★穿刺部選択のポイントは、①より末梢側で、②太く弾力のある、③穿刺針の固定が容易な血管、の3点。確実に穿刺し、患者の体動・滴下を妨げないようライン固定を行う。
★投与開始前に静脈ラインの開通性の確認のため、血液の逆流と自然滴下を必ず確認する。

投与中 ① 投与方法・注入速度の管理
★決められた注入速度を守る（静脈内に緩徐に注入、中心静脈カテーテルからの持続注入）。

② 血管外漏出予防の早期発見：穿刺部位の観察
★投与前から継続して穿刺部位の疼痛・発赤・腫脹の有無を繰り返し観察する。

投与後 血管外漏出の早期発見：穿刺部位の観察の継続
★投与終了時は、ルート内を十分な生理食塩液でフラッシュ（洗い流し）し、確実に止血する。
★まれに問題なく投与終了しても血管外漏出症状が出現するため、観察を継続する。

[**患者説明・指導のポイント**]

● 血管外漏出が生じないよう、投与中の穿刺部の安静保持と観察の必要性を説明し、疼痛・発赤などの異常を感じたら、すみやかに報告するよう指導する。
● 便秘傾向が強い場合は、治療前から緩下剤を併用し、前日か当日には排便を図る。
● 末梢神経障害の症状が出現しやすい時期・部位・感じ方を具体的に説明する。
● 白血球の低下に伴う感染リスクについて説明し、感染予防行動についての指導を行うとともに、症状出現時の連絡方法について説明する。
● 脱毛は一時的で、個人差があるが必ず回復することを説明し、治療前から指導・準備を開始する。

(中内香菜)

一般名 **ビンデシン**硫酸塩

商品名 **フィルデシン®**

画像提供：日医工

投与経路 静注

▶血管外漏出による皮膚障害のリスク **高**

▶催吐リスク **最小**

どんな薬？

[**特徴**]

● **作用機序**：細胞の有糸分裂の中期に紡錘体へ作用し、紡錘体を形成している微小管のチュブリンに結合することにより、細胞周期を分裂中期で停止させ、抗腫瘍効果を示す。

● **代謝経路**：肝代謝、大部分は糞便中に排泄

[**代表的なレジメン**]

● **急性白血病**：地固め療法　● **ホジキンリンパ腫**：救援療法

★ **適応**：急性白血病、悪性リンパ腫、肺がん、食道がん

使用時の注意点は？

● **投与方法・速度**：静注。髄腔内には投与しない

● **溶解**：1mgあたり1mLの割合で注射用水または生理食塩液に溶解後、数時間以内に使用

● **保存方法**：遮光。冷蔵庫（2～8℃）で保存する。

● **投与量**：下表参照

| 急性白血病、悪性リンパ腫（成人） | ● 1回3mg（0.06mg/kg）を1週間間隔で投与 |
| 肺がん、食道がん（成人） | ● 1回3～4.5mg（0.06～0.09mg/kg）を1週間間隔で投与 |

● **注意が必要な患者背景**：神経・筋疾患の既往、肝・腎機能障害、感染症、骨髄抑制、虚血性心疾患、水痘など

● **併用注意**：ビンクリスチン **R116** を参照

😊 エキスパートからのアドバイス

＊血管外漏出の予防対策においては、以下のように、患者の協力を得ることも重要である。

①投与中に穿刺部や血管に痛みなどがあればすぐに医療者へ伝える

②点滴中穿刺部位を安静に保持する、など

起こりうる副作用

代表的な副作用

― 血管外漏出

便秘・イレウス

末梢神経障害の症状はビンブラスチンより軽い（神経細胞に障害を起こす軸索輸送阻害作用がビンブラスチンより弱いため）

	神経毒性（末梢神経障害）	
	脱毛	
易感染（白血球減少）		

↑投与開始　　7日目　　　　　　　　　　　　　21日目　　　　28日目

特に注意すべき副作用
- 骨髄抑制（特に白血球減少による易感染）
- 神経毒性（末梢神経障害）

その他気をつけたい副作用
- 便秘・イレウス
- 脱毛

ケアのポイント

投与前　　骨髄抑制および肝機能障害の有無のチェック
★投与前に、必ず白血球数、肝機能（AST、ALT、総ビリルビン値）などの検査値を確認する。

投与直前　　血管外漏出の予防：血液逆流と自然滴下の確認、患者への指導　P394
★穿刺部選択のポイントは、①より末梢側で、②太く弾力のある、③穿刺針の固定が容易な血管、の3点。確実に穿刺し、患者の体動・滴下を妨げないようライン固定を行う。
★投与開始前に静脈ラインの開通性の確認のため、逆血の有無と自然滴下を必ず確認する。

投与中　　① 投与方法・注入速度の管理
★決められた注入速度を守る（静脈内に緩徐に注入、中心静脈カテーテルからの持続注入）。

② 血管外漏出予防の早期発見：穿刺部位の観察
★投与前から継続して穿刺部位の疼痛・発赤・腫脹の有無を繰り返し観察する。

投与後　　血管外漏出の早期発見：穿刺部位の観察の継続
★投与終了時は、ルート内を十分な生理食塩液でフラッシュ（洗い流し）し、確実に止血する。
★まれに問題なく投与終了しても血管外漏出症状が出現するため、観察を継続する。

[**患者説明・指導のポイント**]
- 血管外漏出が生じないよう、投与中の穿刺部の安静保持と観察の必要性を説明し、疼痛・発赤などの異常を感じたら、すみやかに報告するよう指導する。
- 便秘傾向が強い場合は治療前から緩下剤を併用し、前日か当日には排便を図る。
- 末梢神経障害の症状が出現しやすい時期・部位・感じ方を具体的に説明する。
- 好中球の低下に伴う感染リスクについて説明し、感染予防行動についての指導を行うとともに、症状出現時の連絡方法について説明する。
- 脱毛は一時的で、個人差があるが必ず回復することを説明し、治療前から指導・準備を開始する。

（中内香菜）

画像提供：
協和キリン

微小管阻害薬：① ビンカアルカロイド

一般名 ビノレルビン 酒石酸塩

商品名 ナベルビン®、ロゼウス®

投与経路 点滴静注

▶血管外漏出による皮膚障害のリスク 高
▶催吐リスク 最小

どんな薬？

[特徴]
- **作用機序**：細胞の有糸分裂の中期において紡錘体を形成している微小管のチュブリンに選択的に作用し、その重合を阻害することにより抗腫瘍効果を示す。
  - ＊ ビンカアルカロイド中もっとも脂溶性が高く、肺組織への薬剤の移行が良好である。
- **代謝経路**：肝代謝、大部分は糞便中に排泄

[代表的なレジメン]
- **手術不能または再発乳がん**：単剤投与
- **非小細胞肺がん**：CDDP + VNR（VNR単独および併用）

使用時の注意点は？

- **投与方法**：点滴静注。髄腔内には投与しない。他の薬剤と混合しないよう注意（ビノレルビンが析出する恐れがある）
- **溶解**：生理食塩液、5％ブドウ糖注射液、リンゲル液または乳酸リンゲル液約50mLに希釈（血管痛・静脈炎・血管外漏出による組織障害を防止するため）し、調製後はすみやかに使用する。
- **保存方法**：遮光。冷蔵庫（2〜8℃）で保存する。
- **投与量（非小細胞肺がんの例）**：通常1回20〜25mg/m^{2}で、1回最高用量は25mg/m^{2}とする。
- **用量規制因子（DLF）**：白血球減少（好中球減少）
- **投与量の調節が必要になる場合**：下表参照

白血球減少 （好中球減少）	● 投与前の白血球数が2,000/mm^{3}未満の場合は投与を延期し、 白血球数2,000/mm^{3}以上に回復したことを確認後に投与する

- **投与速度**：血管炎・静脈炎を予防するため、投与開始後10分以内で終了し、投与後は補液により管内の薬液を十分に洗い流すことが望ましい。
- **注意が必要な患者背景**：強い便秘傾向、心・肝・腎機能障害、感染症、間質性肺炎など
- **併用注意**：アゾール傾向菌薬、マクロライド系抗生物質、Ca拮抗薬、ベンゾジアゼピン系薬、マイトマイシンC、放射線照射

😊 エキスパートからのアドバイス

＊ビノレルビンは強い血管刺激性をもつ。pH3.3〜3.8と酸性（人間の血液のpHは7.35〜7.45。酸性になるほど血管障害性が強い）であり、血管痛が起こりやすい。

＊血管痛・静脈炎予防の1方法として、患者に安静の協力を得て、関節に近い橈側皮静脈や肘正中皮静脈など、血流が良く太い静脈からの投与を検討することもある。

起こりうる副作用

代表的な副作用

― 血管外漏出

― 静脈炎・血管痛

他のビンカアルカロイドとは構造が異なり、
神経毒性が低いと考えられている

便秘・イレウス

神経毒性（末梢神経障害）

易感染（白血球減少）

↑投与開始　　　7日目　　　　　　　　　　　　　　　21日目　　　　　　　28日目

特に注意すべき副作用

- 骨髄抑制（特に白血球減少による易感染）

その他気をつけたい副作用

- 神経毒性（末梢神経障害）
- 便秘・イレウス
- 静脈炎・血管痛

ケアのポイント

投与前　骨髄抑制および肝機能障害の有無のチェック

★投与前に、必ず白血球数、肝機能（総ビリルビン値）などの検査値を確認する。

投与直前　血管痛、血管外漏出の予防

★毎回穿刺部位を変え、太く血流の多い血管を選択する。

★投与開始前に、静脈ラインの開通性の確認のため、血液の逆流と自然滴下を必ず確認する。

投与中　① 血管痛の予防：注射部位への温罨法の実施

★特に、静脈炎との見きわめが難しい。下表を参考に、疼痛・発赤・腫脹が、静脈炎によるものか、血管外漏出によるものかをアセスメントすることが重要である。

	静脈炎	血管外漏出
症状	疼くような痛み、締めつけ感	穿刺部位に痛みや灼熱感
皮膚の色	血管に沿った紅斑、あるいは暗い色に変色	針のある周囲に紅斑ができる
腫脹	あまりない	しばしば起こる
逆血	通常あるが、常にあるわけではない	通常あるが、常にあってもわずか

② 静脈炎・血管外漏出の早期発見：穿刺部位の観察

★血管炎・静脈炎を予防するため、10分以内で投与する。

★穿刺部位の疼痛・発赤・腫脹の有無を繰り返し観察する。

投与後　① 血管外漏出の早期発見：穿刺部位の観察の継続

★投与終了時は、ルート内を十分な生理食塩液でフラッシュ（洗い流し）し、確実に止血する。

★問題なく投与終了しても、穿刺部周囲の観察を継続する。

② 血管炎・静脈炎の予防：補液によるフラッシュ

★管内の薬液を十分に洗い流す（薬剤と血管壁との接触時間を短縮することが推奨されている）。

[**患者説明・指導のポイント**]

● 血管外漏出が生じないよう、投与中の穿刺部の安静保持と観察の必要性を説明し、疼痛・発赤などの異常を感じたら、すみやかに報告するように指導する。

● 好中球の低下に伴う感染リスクについて説明し、感染予防行動についての指導を行うとともに、症状出現時の連絡方法について説明する。

（中内香菜）

一般名 **パクリタキセル**

商品名 **タキソール®**、パクリタキセル

投与経路 点滴静注

▶血管外漏出による皮膚障害のリスク 高

▶催吐リスク 軽

フィルター
非PVC

画像提供：ブリストル・マイヤーズ スクイブ

どんな薬？

[特徴]

● **作用機序**：細胞分裂に重要な役割を果たす微小管の脱重合（短縮）を阻害することで、細胞死へ導き、抗腫瘍効果を発揮する。

● **代謝経路**：肝代謝、胆汁排泄

[代表的なレジメン]

● **卵巣がん**：TC　● **胃がん**：weekly PTX　● **非小細胞肺がん**：CBDCA＋PTX　など

使用時の注意点は？

● **投与方法**：点滴静注。他の薬剤との混注は避ける。

● **溶解**：5％ブドウ糖または生理食塩液で溶解

● **投与器材の留意点**：非塩化ビニル製で、0.22μm以下のメンブランフィルターを用いたインラインフィルター付き輸液ルートを使用

● **投与量・投与速度**：代表的なレジメンにおける投与量は下表参照

☆ 上記の他、乳がん・頭頸部がん・食道がん・血管肉腫はB法、子宮頸がんはD法（いずれも非掲載）

A法	非小細胞肺がん、胃がん、卵巣がんなど	●210mg/m^2（3時間点滴静注、3週間休薬）を繰り返す ●他の抗悪性腫瘍薬と併用
C法	卵巣がん	●80mg/m^2（1時間点滴静注を週1回、3週連続）を繰り返す ●カルボプラチンと併用
E法	胃がん	●1日1回80mg/m^2（1時間点滴静注、週1回、3週連続、2週間休薬）を繰り返す

● **投与量の調整が必要になる場合**：骨髄抑制（A法における休薬・減量のめやすは下表参照）

投与法	骨髄機能の回復まで投与延期	次回投与量減量
A法	白血球4,000/mm^{3}未満または好中球2,000/mm^{3}未満	白血球1,000/mm^{3}未満

● **併用注意**：ビタミンA、抗菌薬（アゾール系、マクロライド系、セフェム系）、ステロイド薬、Ca拮抗薬、シクロスポリン、ベラパミル、キニジン、ミダゾラム、フェナセチン、ラパチニブなど

● **前投薬**：過敏症予防のため、本剤投与30分前までに前投薬を終了する（下表参照）。

A法	●デキサメタゾン20mgおよびラニチジン50mgまたはファモチジン20mgを静注。ジフェンヒドラミン錠50mgを経口投与
B～E法	●デキサメタゾン8mgおよびラニチジン50mgまたはファモチジン20mgを静注。ジフェンヒドラミン錠50mgを経口投与 ●B法で過敏症の発現が見られなければ、デキサメタゾンは最低1mgまで減量可能

● **注意が必要な患者背景**：骨髄抑制、肝・腎機能障害、高齢者、間質性肺炎・肺線維症、アルコール過敏

起こりうる副作用

代表的な副作用			
	好中球減少		
―過敏症			末梢神経障害
	―関節痛・筋肉痛		脱毛
⬆投与開始　5日目　7日目		14日目	

特に注意すべき副作用		その他気をつけたい副作用	
● ショック・アナフィラキシー様症状　● 骨髄抑制　● 膵炎		● 血管外漏出　　　　● 脱毛	
● 末梢神経障害・麻痺　● 間質性肺炎　● 急性呼吸窮迫症候群		● 悪心・嘔吐　　　　● 下痢	
● 心筋梗塞・うっ血性心不全・肺塞栓・血栓性静脈炎・脳卒中・肺水腫		● 関節痛・筋肉痛　　● 便秘	
● 難聴・耳鳴り　　　● 重篤な腸炎　　● 腸管閉塞・麻痺			
● 消化管壊死・穿孔・出血・潰瘍　● 肝機能障害			
● 急性腎障害　　● 播種性血管内凝固症候群（DIC）など			

ケアのポイント

投与前

① **アルコール過敏の有無の確認：ある場合は特に注意して観察**

★無水エタノールを含むため、アルコール過敏（少量の飲酒で全身紅潮、心拍数上昇、呼吸の乱れが起こるなど）の有無を確認する。A法ではビール500mL相当のアルコールを含む。

② **骨髄抑制重症化の予防**

★投与前に必ず白血球数や好中球数などの検査結果を確認し、休薬・減量の必要性を検討する。

投与直前

過敏症の予防

★投与30分前までに前投薬の投与を終了する。

投与中

① **過敏症の早期発見：投与開始～1時間の十分な観察**

★特に投与開始10分以内は過敏症が起こりやすい。

★過敏症出現時は、ただちに投与を中止し、適切な処置を行う。

② **血管外漏出の予防と早期発見**

★漏出した場合、注射部位に硬結・壊死を起こすことがあるため注意する。

★点滴刺入部の異常、滴下速度の変化、患者の自覚症状などを観察する。

③ **投与速度の管理：滴数調整**

★1滴の大きさが生理食塩液などより小さく、輸液セットの表示滴数で設定すると投与速度が低下する（例：20滴＝1mLの輸液セットの場合、パクリタキセル27～32滴で1mLとなる）。

★自然滴下では滴数の増加、滴下制御型輸液ポンプでは流量の増加を行って調整する。

投与後

起こりやすい副作用の予防・早期発見・対応

[**患者説明・指導のポイント**]

● 過敏症や血管外漏出の症状を説明し、早期対応ができるよう患者の協力を得る。

● **骨髄抑制**：感染予防行動や日常生活上の注意を指導する。

😊 エキスパートからのアドバイス

＊過敏症や血管外漏出を見逃さないために、看護師はそれぞれの症状を理解しておく必要がある。

＊急激な症状の出現により、患者がナースコールを押せない場合もあるので、投与開始直後から10分以内は患者のそばで観察する。

（橋本幸子）

一般名 **パクリタキセル**（アルブミン懸濁型）

商品名 **アブラキサン®**

画像提供：
大鵬薬品工業

投与経路 点滴静注

▶血管外漏出による皮膚障害のリスク 高

▶催吐リスク 軽

点滴セットは DEHP可

どんな薬？

[特徴]

● **作用機序**：微小管の脱重合阻害により抗腫瘍効果を発揮するパクリタキセルを人血清アルブミンに結合させて生理食塩液での調剤を可能にした製剤

　✦ ポリオキシエチレンヒマシ油と無水エタノールを含まないため、過敏症予防の前投薬が不要で、アルコール過敏患者へも投与可能

● **代謝経路**：肝代謝、胆汁排泄

[代表的なレジメン]

● 乳がん、胃がん、非小細胞肺がん：単剤投与　● 治療切除不能な膵がん：GEM＋nab-PTX

使用時の注意点は？

● **投与方法**：点滴静注。他の薬剤とは混注しない。インラインフィルター不要
● **溶解**：生理食塩液で溶解
● **投与量・投与速度**：下表参照（下記に示したのは、体表面積あたりの1日1回量）

A法	転移性乳がん、胃がん	● 260mg/m²（30分点滴静注、少なくとも20日間休薬）を繰り返す
B法	非小細胞肺がん	● 100mg/m²（30分点滴静注、少なくとも6日間休薬。週1回投与を3週間連続）を繰り返す
C法	膵がん（ゲムシタビンと併用）	● 125mg/m²（30分点滴静注、少なくとも6日間休薬。週1回投与を3週間連続、4週目は休薬）を繰り返す
D法	胃がん	● 100mg/m²（30分点滴、週1回、3週連続、1週休薬）を繰り返す
E法	乳がん（他の抗がん薬併用）	● 100mg/m²（30分点滴、週1回、3週連続、1週休薬）を繰り返す

● **投与禁忌**：パクリタキセル、アルブミン過敏症の既往、感染症合併など
● **併用注意**：パクリタキセル R124 を参照
● **注意が必要な患者背景**：骨髄抑制、肝・腎機能障害、間質性肺炎・肺線維症、生殖能を有する患者、高齢者など

😊 エキスパートからのアドバイス

＊末梢神経障害の客観的評価が困難である。「ボタンをとめにくくないですか」「物をつかみにくくないですか」など、具体的な動作を例に出すと、生活での困りごとを知ることができる。

＊末梢神経障害が増強した場合は、治療の延期や減量を検討する必要がある。患者の症状をとらえて医師に情報提供することは、看護師の重要な役割である。

● **投与量の調整が必要になる場合**：下表参照　C法8・15日目については添付文書参照

骨髄抑制（DLF）	骨髄機能の回復まで投与延期	次コースの投与量減量
A・C法	● 投与前、好中球＜1,500/mm³ ● または血小板数＜10万/mm³	● 投与後7日間以上にわたり好中球＜500/mm³、血小板＜5万/mm³、発熱性好中球減少症
B・E法	● 同一コース内、好中球＜500/mm³ ● または血小板＜5万/mm³	● **B・E法**：さらに次コース投与開始が7日間以上延期となる好中球減少
D法	● 投与前、好中球＜1,000/mm³ ● または血小板75,000/mm³ ● 他剤併用：投与前好中球＜1,500/mm³ ● または血小板＜10万/mm³	● 投好中球＜500/mm³、血小板＜25,000/mm³、発熱性好中球減少症
末梢神経障害	● Grade3（＝日常生活に影響を及ぼす程度）以上	

起こりうる副作用

代表的な副作用

骨髄抑制

脱毛

末梢神経障害

└悪心、食欲不振、倦怠感

⬆投与開始　　　　　7日目　　　　　14日目

特に注意すべき副作用

● 骨髄抑制　● 感染症　● 末梢神経障害　● 脳神経麻痺
● ショック、アナフィラキシー　● 間質性肺疾患　● 心筋梗塞
● 急性呼吸窮迫症候群　● 難聴・耳鳴り　● 重篤な腸炎
● 脳卒中、肺塞栓、肺水腫、血栓性静脈炎　● 腸管閉塞　● 膵炎
● 消化管出血・潰瘍　● 肝機能障害　● 急性腎障害　など

その他気をつけたい副作用

● 血管外漏出　● 脱毛
● 倦怠感　● 悪心
● 食欲不振　● 下痢

ケアのポイント

投与前

① 薬剤に関する十分な説明の実施・同意の確認

★人血清アルブミンを使用しているため、感染リスクを完全には排除できない。治療の必要性と合わせ、患者の理解を得るように努める。

② 骨髄抑制の重症化の予防

★投与前に必ず白血球数・血小板数など血液検査の結果を確認する。

投与中

血管外漏出の予防と早期発見

★漏出した場合、注射部位に硬結・壊死を起こすことがあるため注意する。
★点滴刺入部の異常、滴下速度の変化、患者の自覚症状などを観察する。

投与後

骨髄抑制による感染徴候や出血症状、貧血症状などの有無の確認

★検査値を確認し、感染予防行動や日常生活上の注意を指導する。

[**患者説明・指導のポイント**]

● 末梢神経障害（発症率58.8％）は、本剤投与が長期にわたると発現頻度が高くなる。症状をあらかじめ伝え、患者がセルフモニタリングできるよう指導する。患者の生活に合わせ、転倒やけがの予防など日常生活上の注意点を指導する。

● 脱毛の発現率は83.3～94.5％である。あらかじめ準備できるよう情報提供を行う。

（橋本幸子）

一般名 **ドセタキセル**水和物

商品名 タキソテール®、ワンタキソテール®、ドセタキセル

投与経路 **点滴静注**

▶血管外漏出による皮膚障害のリスク **高**

▶催吐リスク **軽**

画像提供：サノフィ

どんな薬？

[**特徴**]

● **作用機序**：微小管の脱重合を阻害することにより細胞死へ導き、抗腫瘍効果を発揮する。

● **代謝経路**：肝代謝、胆汁排泄（尿中排泄も5〜7%認められる）

[**代表的なレジメン**]

● **乳がん**：TC療法

● **非小細胞肺がん**：CDDP＋DTX療法

● **前立腺がん**：DTX＋PSL療法

使用時の注意点は？

● **投与方法**：点滴静注。他の薬剤との混注は避ける。

● **溶解**：添付溶解液（エタノール）で溶解後、生理食塩液または5%ブドウ糖注射液で調製

● **投与量・投与時間**：下表参照（下記に示したのは、体表面積あたりの1日1回量）

乳がん、非小細胞肺がん、胃がん、頭頸部がん	● 60mg/m^2（1時間以上かけて点滴静注）を、3〜4週間間隔で繰り返す ● 1回最高用量は75mg/m^2
卵巣がん、食道がん、子宮体がん	● 70mg/m^2（1時間以上かけて点滴静注）を、3〜4週間間隔で実施 ● 卵巣がんの場合、1回最高用量は75mg/m^2
前立腺がん	● 75mg/m^2（1時間以上かけて点滴静注）を、3週間間隔で繰り返す

● **投与量の調整が必要になる場合**：骨髄抑制

　※ 当日の好中球が2,000/mm^{3}未満の場合は投与を延期

● **投与禁忌**：感染症合併、ポリソルベート80含有製剤過敏症の既往など

● **併用注意**：抗菌薬（アゾール系、エリスロマイシン、クラリスロマイシン）、シクロスポリン、ミダゾラムなど

● **注意が必要な患者背景**：骨髄抑制、間質性肺炎または肺線維症、肝・腎機能障害、浮腫、生殖能を有する患者など

😊 エキスパートからのアドバイス

＊本剤による過敏症は、添加物であるポリソルベート80が誘因の1つと考えられている。ポリソルベート80は、ホルモン療法薬（リュープリン®）や脳下垂体ホルモン薬（プロイメンド®）、G-CSF（グラン®、ノイアップ®）をはじめとする多数の薬剤に含まれていることを知っておく。

起こりうる副作用

代表的な副作用

─過敏症	骨髄抑制	浮腫・爪の変化─
悪心・食欲不振		脱毛
		末梢神経障害

⬆投与開始　　　　　7日目　　　　　　　　　14日目

特に注意すべき副作用

- 骨髄抑制
- ショック症状・アナフィラキシー
- 黄疸、肝不全、肝機能障害
- 急性腎障害
- 間質性肺炎
- 播種性血管内凝固症候群（DIC）
- 腸管穿孔、胃腸出血
- 体液貯留
- 感染症　など

その他気をつけたい副作用

- 血管外漏出
- 関節痛・筋肉痛
- 食欲不振
- 脱毛
- 全身倦怠感
- 爪の障害

ケアのポイント

投与前

① アルコールによる過敏症の予防：アルコール過敏の有無の確認

★本剤の添付溶解液にはエタノールが含まれている。アルコール過敏がある場合は、添付溶解液ではなく、生理食塩液または5％ブドウ糖液で溶解する。

② 骨髄抑制重症化の予防：血液検査結果（白血球数など）の確認

★当日の好中球が2,000/mm³未満の場合は投与を延期する。

投与中

① 過敏症の早期発見

★過敏症は、初回および2回目の投与開始から数分以内に多く出現する。投与開始1時間（特に投与開始10分以内）は患者の状態を十分観察する。

★症状が出現した場合は、ただちに投与を中止し、適切な処置を行う。

② 血管外漏出の早期発見

★漏出した場合、注射部位に硬結・壊死を起こすことがあるため注意する。

★点滴刺入部の異常、滴下速度の変化、患者の自覚症状などを観察する。

投与後

起こりやすい副作用の予防・早期発見・対応

[患者説明・指導のポイント]

● **骨髄抑制**：特に好中球減少が生じやすい。感染予防行動や日常生活上の注意を指導する。

● **爪の変化**：爪の変色・変形、爪が脆くなるなどの症状が出現しうる。治療開始時から、爪の保清や保湿、保護を指導する。

● **浮腫**：本剤の総投与量が300〜400mg/m²に達すると発生頻度が増加する。予防・軽減のためにステロイド薬投与を行う場合は、確実に投与する。患者に浮腫の症状と出現しやすい部位（眼瞼や下肢）を伝えておき、セルフモニタリングを指導する。

● **脱毛**：ドセタキセルの場合、完全脱毛もまれではなく、眉毛なども抜ける場合が多い。あらかじめ脱毛に対して準備できるよう情報提供を行う。

（橋本幸子）

微小管阻害薬：② タキサン

一般名 カバジタキセル アセトン付加物

商品名 ジェブタナ®

投与経路 **点滴静注**

▶血管外漏出による皮膚障害のリスク **高**

▶催吐リスク **軽**

非PVC
非ポリウレタン
フィルター

画像提供：サノフィ

どんな薬？

[**特徴**]

● **作用機序**：チューブリンの重合（形成）を促進し、微小管を安定化することによって細胞分裂を阻害する。

● **代謝経路**：肝代謝、主に糞中に排泄

[**代表的なレジメン**]

● **去勢抵抗性前立腺がん**：プレドニゾロン＋カバジタキセル

使用時の注意点は？

● **投与方法**：点滴静注

● **溶解・調製**：添付の溶解液全量に溶解後、最終濃度が0.10〜0.26mg/mLとなるように生理食塩液または5％ブドウ糖と混和

● **投与量**：1日1回25mg/m²（体表面積）を1時間かけて3週間間隔で点滴静注

● **投与速度**：1回1時間かけて投与

● **投与量の調整が必要となる場合**：下表参照

適切な治療にもかかわらず1週間以上持続するGrade3以上の発熱性好中球減少症	● 好中球数が1,500mm³を超えるまで休薬。その後、投与量を20mg/m²に減量して投与再開 ● 減量しても副作用が出現する場合は投与中止を考慮
発熱性好中球減少症または好中球減少性感染	● 症状が改善し、好中球数が1,500mm³を超えるまで休薬。その後、投与量を20mg/m²に減量して投与再開 ● 減量しても副作用が出現する場合は投与中止を考慮
Grade3以上または適切な治療によっても改善しない下痢	● 症状が改善するまで休薬。その後、投与量を20mg/m²に減量して投与再開 ● 減量しても副作用が出現する場合は投与中止を考慮
末梢神経障害	● Grade3以上：投与中止 ● Grade2：20mg/m²に減量。減量しても副作用が出現する場合は投与中止を考慮

● **投与器材の留意点**：ポリ塩化ビニル製の輸液バッグおよびポリウレタン製の輸液セットの使用は避け、0.2または0.22μmのインラインフィルターを用いて投与する。

● **投与禁忌**：重篤な骨髄抑制、感染症合併、発熱のある感染症疑い、肝機能障害、本剤またはポリソルベート30含有製剤に対する重篤な過敏症の既往

● **注意が必要な患者背景**：骨髄抑制、間質性肺炎、浮腫、腎機能障害、アルコール過敏、高齢者

- **併用注意**：CYP3A4を阻害する薬剤（ケトコナゾール、イトラコナゾール、クラリスロマイシン、インジナビル、ネルフィナビル、リトナビル、サキナビル、ボリコナゾール）、CYP3A4を強く誘導する薬剤（リファンピシン、カルバマゼピン、フェニトインなど）
- **前投薬**：過敏反応を軽減するため、抗ヒスタミン薬や副腎皮質ホルモン剤、H2受容体拮抗薬などの前投与を行う。

起こりうる副作用

代表的な副作用

発熱性好中球減少症（nadirまでの期間は6～16日）

↑投与開始	7日目	14日目	21日目

特に注意すべき副作用		その他気をつけたい副作用
● 骨髄抑制（特に好中球減少は高頻度）	● 心不全	● 脱毛
● 感染症	● アナフィラキシーショック	● 感染
● 消化管出血・穿孔、イレウス、重篤な腸炎・下痢	● DIC	● 神経障害
	● 急性膵炎	● 爪障害
● 肝機能障害・肝不全	● 末梢神経障害	
● 腎不全	● 皮膚粘膜眼症候群	
● 不整脈	● 間質性肺炎、肺疾患　など	
● 心タンポナーデ・浮腫・体液貯留		

ケアのポイント

投与前

① 十分な患者指導

★好中球減少に伴い易感染となるため、感染予防対策に関する具体的な指導を行う。

② G-CSF製剤の積極的投与

★発熱性好中球減少症の発現リスクが高い患者に対しては、持続型G-CSF製剤の予防投与を実施する。

投与中

副作用の早期発見・対応

★初回投与時は、副作用の出現パターンを注意深く観察する。

★発熱性好中球減少症の発生時には、すみやかに適切な抗菌薬を投与する。

[**患者説明・指導のポイント**]

- 手指衛生（手洗いまたはアルコールによる手指消毒）、シャワー浴による皮膚の清潔保持、含嗽・歯磨きによる口腔内の清潔保持を徹底するよう指導する。
- 生野菜や果物は、十分に洗ってから食べる。

😀 エキスパートからのアドバイス

＊発熱性好中球減少症の頻度は、海外では7.5％であったが、国内の臨床試験では、54.5％と高かった。日本では、ドセタキセルを低容量で長期間使用するため、骨髄が疲弊しているところに投与したことから、高率に発生したと考えられている。

＊本剤使用の際には、適応を慎重に検討し、感染症のリスクが高いと判断された場合には、ジーラスタ®（G-CSFの長期間作用薬）を投与することや、減量して投与することも考慮する。

（勝俣範之）

一般名 **エリブリン**メシル酸塩

商品名 ハラヴェン®

投与経路 静注
- ▶血管外漏出による皮膚障害のリスク 低
- ▶催吐リスク 軽

画像提供：
エーザイ

どんな薬？

[特徴]
- ●**作用機序**：微小管の重合を阻害して細胞死へ導くことで抗腫瘍効果を発揮する（タキサン系とは異なる部位に作用する）。
- ●**代謝経路**：胆汁排泄

[代表的なレジメン]
- ●**手術不能または再発乳がん、悪性軟部腫瘍**：単剤投与
  - ★ アントラサイクリン系およびタキサン系抗がん薬を含む化学療法後、増悪・再発した例が対象

使用時の注意点は？

- ●**投与方法**：点滴静注。他の薬剤との混注は避ける。
- ●**溶解**：生理食塩液で調製。5%ブドウ糖で希釈しない（反応生成物が検出される）
- ●**投与量と投与速度**：週1回、1日1回1.4mg/m²（体表面積）を2〜5分かけて静注。これを2週連続で行った後1週休薬することを1コースとして繰り返す。
- ●**投与量の調整が必要になる場合**：下表参照

<table>
<tr><td rowspan="3">骨髄抑制</td><td>投与開始基準
★ 右記を満たさない場合は投与延期</td><td colspan="4">● 好中球1,000/mm³以上
● 血小板75,000/mm³以上
● その他の重篤な副作用症状がない   Grade4以上の好中球減少（500/mm³）は、肝機能低下に伴って増える傾向</td></tr>
<tr><td rowspan="2">減量基準
★ 前サイクルで右記が出現した場合は減量</td><td colspan="4">● 7日間を超えて継続する好中球数減少（500/mm³未満）
● 発熱または感染を伴う好中球数減少（1,000/mm³未満）
● 血小板数減少（25,000/mm³未満）
● 輸血を要する血小板数減少（50,000/mm³未満）
● 骨髄抑制以外の重症な副作用が出現した場合
● 副作用などにより、8日目の投与を中止した場合</td></tr>
<tr><td>初期投与量
1.4mg/m²</td><td>減量1段階目
1.1mg/m²</td><td>減量2段階目
0.7mg/m²</td><td>2段階目以降
中止を検討</td></tr>
<tr><td>肝機能障害</td><td>投与延期・休薬・
減量を検討</td><td colspan="4">● AST・ALT＞施設基準値上限の5.0倍
● 総ビリルビン＞施設基準値上限の3.0倍</td></tr>
<tr><td>末梢神経障害</td><td>投与延期・休薬・
減量を検討</td><td colspan="4">● Grade3以上
（＝日常生活に影響を及ぼす程度）   投与回数が増えると発現率が高くなる可能性がある</td></tr>
</table>

- ●**注意が必要な患者背景**：骨髄抑制、肝・腎機能障害、高齢者、生殖能を有する患者など

起こりうる副作用

代表的な副作用

過敏症	骨髄抑制

末梢神経障害（累積投与量増加に伴い発現が増加する可能性あり）

初回発現時期の中央値は約39週
だが初期から発現する場合もある

脱毛（約半数に出現）
個人差があるが、投与後数日間出現する場合がある

悪心、口内炎、味覚異常、食欲不振、疲労など

⬆投与開始　　　　7日目　　　　　14日目

特に注意すべき副作用	その他気をつけたい副作用
● 骨髄抑制　　● 間質性肺炎 ● 肝機能障害　● 感染症 ● 末梢神経障害など	● 悪心　● 口内炎　　● 疲労 ● 発熱　● 食欲減退　● 味覚異常 ● 脱毛

ケアのポイント

🕐 **投与前**

① 過敏症の早期発見：アルコール過敏の有無の確認

★添加物として1バイアル中に5%無水エタノールを0.1mL含む。

★投与前にアルコール過敏の有無を確認し、アルコールに特に過敏な場合は症状出現に注意が必要となる。

② 骨髄抑制・肝機能障害重症化の予防

★投与前に、必ず白血球数・血小板数、肝機能など血液検査の結果を確認する。

投与中

① 過敏症の早期発見

★出現した場合は、ただちに投与を中止し、適切な処置を行う。

② 血管外漏出の早期発見

★本剤の組織障害性は低いが、急速投与するため、漏出に注意する。

★点滴刺入部の異常、滴下速度の変化、患者の自覚症状などを観察する。

投与後

骨髄抑制による感染徴候・出血症状・貧血症状などの有無の確認

★検査値を確認し、感染予防行動や日常生活上の注意を指導する。

[**患者説明・指導のポイント**]

● 手術不能または再発乳がんの患者が治療の対象となり、治療の目的は延命や症状緩和となる。

● 患者が自分らしい生活を送りながら治療を継続できるよう、副作用の予防や対処を支援することが重要となる。

😊 エキスパートからのアドバイス

＊エリブリンは投与時間が短く、患者が病院外で過ごせる時間が増える。これは、QOLの維持という観点からは利点といえる。

＊一方で、QOLに影響を与える脱毛が58.0％に出現すると報告されている。これまでの治療で脱毛を経験した患者のなかには、「脱毛を避けたいから」と治療を選択しない場合もある。

＊治療選択の際は、患者の希望や価値観を確認し、納得して決定できるよう情報提供や心理的支援を行う。

(橋本幸子)

一般名 **シスプラチン**

商品名 ランダ®、シスプラチン

投与経路 点滴静注
- ▶血管外漏出による皮膚障害のリスク **中**
- ▶催吐リスク **高**

 非アルミ

長時間投与時  遮光

どんな薬？

[特徴]
- ● 作用機序：がん細胞内の DNA 鎖と結合し、DNA 合成とがん細胞の分裂を阻害することで、抗腫瘍効果を発揮する。
- ● 代謝経路：主要経路は腎排泄（尿中）である。

[代表的なレジメン]
- ● 食道がん：CF
- ● 胃がん：CS
- ● 非小細胞肺がん：CDDP + PEM
- ● 膀胱がん：GC

使用時の注意点は？

- ● **投与方法**：点滴静注。他剤との混注は避ける。長時間の投与の場合は遮光
  - ★ 肝動注の有用性は明確ではない。
- ● **溶解**：生理食塩液で調製後、生理食塩液またはブドウ糖−食塩液に混和して使用（クロールイオン濃度が低い溶液では活性が低下するため）
- ● **投与器材の留意点**：アルミニウムを含む器具は用いない（薬剤活性が低下する）。
- ● **投与量・投与速度**：代表的なレジメンにおける投与量は下表参照。2時間以上かけて投与する。

胃がん (TS-1 + CDDP)	$60mg/m^2$ を8日目に投与（5週ごとに繰り返す）
膀胱がん (GEM + CDDP)	$70mg/m^2$ を2日目に投与（4週ごとに繰り返す）
食道がん (CDDP + 5-FU)	$80mg/m^2$ を1日目に投与（4週ごと[術前は3週ごと]に繰り返す）
非小細胞がん (CDDP + PEM)	$75mg/m^2$ を1日目に投与（3週ごとに繰り返す）

- ● **用量規制因子 (DLF)**：腎機能障害
  - ★ 腎毒性への対処として、輸液（下表）と必要に応じて利尿薬（D-マンニトールやフロセミド）などを併用

	本剤の投与前	**本剤の投与中**	**本剤の投与後**
成人	1〜2Lの適当な輸液を4時間以上かけて投与	500〜1,000mLの生理食塩液かブドウ糖−食塩液に混和	1〜2Lの適当な輸液を4時間以上かけて数日間投与

- ● **併用注意**：パクリタキセル、放射線照射（特に胸部・頭蓋内）、抗菌薬（アミノグリコシド系、バンコマイシン、アムホテリシンB）、フロセミド、ピレタニド、フェニトイン
- ● **投与禁忌**：重篤な腎障害、白金含有製剤の過敏症、妊婦・妊娠の可能性
- ● **注意が必要な患者背景**：骨髄抑制、腎・肝機能障害、聴覚障害、感染症、生殖能を有する患者、水痘症など
- ● **前投薬**：制吐薬として、5HT3受容体拮抗薬・NK1受容体拮抗薬（アプレピタント）・デキサメタゾンの併用が推奨されている。

起こりうる副作用

代表的な副作用

急性悪心・嘔吐		腎毒性
	遅発性悪心・嘔吐	

⬆投与開始	1日目	3日目	6日目

特に注意すべき副作用	その他気をつけたい副作用

特に注意すべき副作用
- 過敏症
- 骨髄抑制
- 間質性肺炎
- 急性腎障害
- 血栓塞栓症
- 聴力低下・難聴・耳鳴り
- 肝機能障害
- SIADH　など

その他気をつけたい副作用
- 悪心・嘔吐
- 頭痛
- 吃逆
- 末梢神経障害
- 発熱
- 脱毛
- 食欲不振
- 低Mg血症
- 口内炎
- 下痢
- 全身倦怠感　など

ケアのポイント

投与前　同時投与を避ける輸液の有無の確認

★アミノ酸輸液や乳酸ナトリウムを含む輸液との同時投与は避ける（本剤の分解が起こる）。
★本剤投与中は該当する輸液の投与を一時中断するなど、対処方法を確認しておく。

投与中　① 直射日光を避ける環境の整備（長時間投与の場合）

★光で分解するため、カーテンを閉めるなど直射日光を避け、長時間の投与では輸液ボトル自体に遮光袋を被せるなど対処する。

② 投与順番の厳守

★パクリタキセルと併用する際は、副作用増加を防ぐため、パクリタキセルを先に投与する。

③ バイタルサインや全身状態の観察

★蓄積性に過敏症発生のリスクが高まるため、投与回数が増えるほど注意が必要である。

投与後　腎機能障害の予防（尿量の確保）、頻繁な排尿に対する支援

★嘔吐・食欲不振・下痢などは、脱水を誘発するため、輸液などで十分な水分補給を行う。
★患者の日常生活自立度に応じた排泄の支援（尿器設置や尿量測定など）が必要である。
★フロセミドによる強制利尿では、腎機能障害や聴覚障害の増悪が起こりうるため注意する。

[**患者説明・指導のポイント**]

● 水分摂取量が減ると腎機能障害が増悪するため、具体的に必要な水分摂取量を説明する。必要な水分量が摂取できないときは、経静脈栄養法が必要になることもあるため、特に外来では連絡のタイミングや方法について説明しておく。

● 排尿回数が増える。身体症状に応じた排泄方法を選択できることを説明しておく。

● 蓄積性に過敏症が起こる可能性と具体的な症状を投与前に説明しておく（異変に気づかず我慢してしまい、発見が遅れ、重篤化する危険性があるため）。

😊 エキスパートからのアドバイス

＊尿量確認のために蓄尿を行う場合は、曝露に注意して取り扱い、最小限の期間の実施とする。
＊薬剤の尿中への排泄時間が長いため、腎機能の変化には長期間、注意する。
＊尿中への過剰排泄により低Mg血症や低Ca血症が起こるため、血液データを確認する。
＊ショートハイドレーション（補液による水分補給の短縮）により、治療場所が入院から外来へ移行している。この場合は、水分摂取の励行のためのセルフケア支援が重要となる。

（木村道子）

一般名 **カルボプラチン**

商品名 **パラプラチン®**、カルボプラチン

投与経路 `点滴静注`

▶血管外漏出による皮膚障害のリスク `中`

▶催吐リスク `中`

`非アルミ`

画像提供：
ブリストル・マイ
ヤーズ スクイブ

どんな薬？

[**特徴**]

● **作用機序**：がん細胞内のDNA鎖と結合し、DNA合成とがん細胞の分裂を阻害することで、抗腫瘍効果を発現する。

 ★ シスプラチンと同等の効果が期待できるが、副作用(腎毒性、末梢神経障害、悪心・嘔吐)が軽度で、シスプラチンの代わりに用いられることがある。

● **代謝経路**：主要経路は腎代謝、尿中排泄

[**代表的なレジメン**]

● **非小細胞肺がん、子宮頸がん**：TC

● **小細胞肺がんの進展型**：CBDCA + ETP

● **卵巣がん**：DC

使用時の注意点は？

● **投与方法**：点滴静注。他剤(特にアミノ酸製剤、他のがん治療薬)との混注は避ける。

● **溶解**：250mL以上の無機塩類を含む輸液(生理食塩液など)で調整する。

 ★ 生理食塩液で調整した場合は、薬剤活性低下を防ぐため、8時間以内に投与を終了する。

● **投与器材の選択**：アルミニウムを含む器具は用いない(薬剤活性が低下する)。

● **投与量**：本剤のクリアランスは糸球体濾過量と相関する(下表参照)。

非小細胞肺がん (TC療法)	AUC 6を1日目に投与し、3週ごとに4〜6コース
小細胞肺がんの進展型 (CBDCA + ETP)	AUC 5を1日目に投与し、3週ごとに4コース
子宮頸がん (TC療法)	AUC 5を1日目に投与し、3週ごとに6コース
卵巣がん (DC療法)	AUC 5を1日目に投与し、3週ごとに6コース

● **用量規制因子 (DLF)**：血液毒性

● **投与速度**：30分以上かけて投与する。

● **投与禁忌**：重篤な骨髄抑制、白金含有製剤の過敏症

● **併用注意**：アミノグリコシド系抗菌薬、放射線照射(特に胸部)、他のがん治療薬

● **注意が必要な患者背景**：骨髄抑制、腎・肝障害、感染症、水痘、生殖能を有する患者など

● **前投薬**：制吐薬として、$5HT_3$受容体拮抗薬とデキサメタゾンを使用することが多い。NK_1受容体拮抗薬(アプレピタント)を追加投与することもある。

起こりうる副作用

代表的な副作用

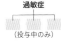

過敏症
（投与中のみ）

骨髄抑制

↑投与開始　　　　6日目　　　　　　　15日目　　　　6コース以降
（4～5か月後）

2

細胞障害性抗がん薬　白金製剤

特に注意すべき副作用

- 過敏症
- 骨髄抑制
- 偽膜性大腸炎・麻痺性イレウス
- 間質性肺炎
- 急性腎障害
- 肝機能障害
- 消化管の壊死・出血・潰瘍・穿孔　など

その他気をつけたい副作用

- 悪心・嘔吐
- 脱毛
- 食欲不振
- 発熱
- 全身倦怠感
- 下痢
- 便秘
- 口内炎
- 浮腫　など

ケアのポイント

投与前　同時投与を避けるべき輸液の有無の確認
　★アミノ酸輸液や乳酸ナトリウムを含む輸液との同時投与は避ける（本剤の分解が起こる）。
　★本剤投与中は該当する輸液の投与を一次中断するなど、対処方法を確認しておく。

投与中　① 直射日光を避ける環境の整備
　★光で分解されるため、直射日光が当たらないように工夫する。

　② 投与順番の厳守
　★パクリタキセルとの併用時は、副作用増強を防ぐため、パクリタキセルを先に投与する。

　③ バイタルサイン・全身状態の観察
　★蓄積性に過敏症発生のリスクが高まるため、投与回数が増えるほど注意が必要である。

投与後　副作用の観察
　★副作用の程度・対処状況を確認し、個別指導につなげる。

[**患者説明・指導のポイント**]
- 医療者に報告する症状の程度やタイミングについて具体的に説明する。
- 蓄積性に過敏症が起こる可能性と具体的な症状を投与前に説明しておく（異変に気づかず我慢してしまい、発見が遅れて重篤化する危険性があるため）。

😊 エキスパートからのアドバイス

＊悪心・嘔吐のリスクが中等度であるため、前投薬で制吐薬を使用する。シスプラチンの治療歴や、抗がん薬による悪心・嘔吐の体験がある場合は、症状発現のリスクが高いため、制吐薬の種類や量（メトクロプラミドなど異なる作用機序の制吐薬の追加、NK₁受容体拮抗薬の併用など）についてアセスメントし、主治医に確認する。

（木村道子）

🏺 白金製剤

一般名 **オキサリプラチン**

商品名 **エルプラット®**、オキサリプラチン

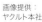

投与経路 **点滴静注**

▶ 血管外漏出による皮膚障害のリスク **中**

▶ 催吐リスク **中**

非アルミ　画像提供：ヤクルト本社

どんな薬？

[**特徴**]

● **作用機序**：がん細胞内のDNA鎖と結合し、DNA合成とがん細胞の分裂を阻害することで、抗腫瘍効果を発現する。シスプラチンとの交差耐性はない。

● **代謝経路**：主要経路は腎排泄（尿中）

[**代表的なレジメン**]

● **治癒切除不能な進行・再発の結腸・直腸がん**：mFOLFOX6、XELOX

● **結腸がん術後補助化学療法**：mFOLFOX6、XELOX

● **治癒切除不能な膵がん**：FOLFIRINOX

● **胃がん**：SOX、XELOX

使用時の注意点は？

● **投与方法**：点滴静注。他剤との混注は避ける（特に塩基性溶液）。

● **溶解**：5％ブドウ糖注射液に注入し、250〜500mLの溶液として使用
　☆ 塩化物含有溶液（生理食塩液など）で分解するため、配合は避ける。

● **投与器材の選択**：アルミニウムを含む器具は用いない（薬剤活性が低下する）。

● **投与量**：下表参照（他のがん治療薬と併用）

A法	● mFOLFOX6、XELOX	1日1回85mg/m²（体表面積）を投与し、少なくとも13日間休薬。これを1コースとして投与を繰り返す
B法	● XELOX、SOX	1日1回130mg/m²（体表面積）を投与し、少なくとも20日間休薬。これを1コースとして投与を繰り返す

☆ レジメン別に減量基準が設けられているため、レジメンに応じた副作用を観察する。

● **用量規制因子（DLF）**：末梢神経障害

● **投与速度**：2時間で投与

● **投与禁忌**：重度の感覚異常・知覚不全、白金含有製剤の過敏症

● **注意が必要な副作用**：骨髄抑制、感覚異常・知覚不全、腎機能障害、心疾患、感染症、高齢者、水痘症、生殖能を有する患者など

● **前投薬**：制吐薬（5HT₃受容体拮抗薬とデキサメタゾンを使用することが多い）

起こりうる副作用

代表的な副作用

急性末梢神経障害　　　　　　　　　　　　　　　　　　慢性末梢神経障害

⬆投与開始　　　　　5日目　　　　　4〜5か月後(総投与量750〜850mg/m²)

特に注意すべき副作用	その他気をつけたい副作用
⚪ 過敏症　⚪ 骨髄抑制　⚪ 視覚障害	⚪ 悪心・嘔吐　⚪ 口内炎　⚪ 食欲不振
⚪ 間質性肺炎・肺線維症　⚪ 末梢神経障害	⚪ 下痢　　　⚪ 便秘　　⚪ 頭痛
⚪ 急性腎障害　⚪ 肝機能障害　⚪ 血栓塞栓症　など	⚪ 吃逆　　　⚪ 高血圧　⚪ 全身倦怠感
	⚪ 注射部位反応　など

ケアのポイント

🕐 **投与前**　同時投与を避けるべき輸液の有無の確認

★塩基性薬剤(フルオロウラシルなど)、アミノ酸輸液、生理食塩液との同時投与は避ける。
★本剤投与中は該当する輸液の投与を一時中断するなど、対処方法を確認しておく。

投与中　① 末梢静脈投与:同側上肢の温罨法(注射部位反応を軽減するため)

★注射部位反応は、同側上肢の血管痛・肩への放散痛などとして現れる。

② バイタルサイン・全身状態の観察

★蓄積性に過敏症発生のリスクが高まるため、投与回数が増えるほど注意が必要である。

投与後　① 末梢神経障害の観察と対処状況の観察

★特に末梢神経障害によるADL障害の有無と程度を確認することが重要である。

[**患者説明・指導のポイント**]

● 蓄積性に過敏症が起こる可能性と具体的な症状を投与前に説明しておく(異変に気づかず我慢してしまい、発見が遅れ、重篤化する危険性があるため)。
● 注射部位反応や末梢神経障害はほぼ全例に出現するため、あらかじめ説明する。
● 特に、末梢神経障害は、薬剤の投与ごとに出現すること、多くは休薬により回復すること、寒冷(冷たい飲み物や気候など)によって誘発されることを十分に説明する。
● 咽頭・喉頭の絞扼感は感覚異常であり、呼吸などに影響はしないことを伝える。また過敏症との鑑別が必要なため症状を自覚した際は、ナースコールするように説明しておく。
● 末梢神経障害の程度・ADLへの影響によって薬剤の減量・投与中止となるため、それらの情報を医療者に伝えること、寒冷への接触を避けるセルフケアの必要性を説明しておく。

😊 エキスパートからのアドバイス

＊末梢神経障害の悪化や回復遅延は、歩きにくい、書きにくい、ボタンをかけにくいなどの感覚性の機能障害に発展するため、十分な情報収集を行う。仕事や趣味にも影響するため精神的支援も必要である。
＊末梢神経障害予防のため、冷たい物への接触を避ける。日常生活では、思わぬところに冷たいものがある(例:トイレでの手洗い後、風流乾燥機の風で手指がビリビリした、など)ため注意する。
＊注射部位反応は薬剤のpHや浸透圧が原因とされる。症状が強い場合はpH補正を行うこともある(確立された方法ではない)。
＊咽頭絞扼感は、投与時間の延長(2時間→6時間)で軽減する可能性がある(医師への確認が必要)。

(木村道子)

一般名 ネダプラチン

商品名 アクプラ®

画像提供：日医工

投与経路 **点滴静注**

▶ 血管外漏出による皮膚障害のリスク **中**

▶ 催吐リスク **中**

非アルミ

どんな薬？

[特徴]
- **作用機序**：がん細胞内のDNAと結合し、DNAの複製を阻害することで、抗腫瘍効果を発現する。
- **代謝経路**：主要経路は腎排泄（尿中）

[代表的なレジメン]
- 特になし（臨床的な位置づけは確立されていない）
  - ＊ 適応疾患（頭頸部がん、肺小細胞がん、肺非小細胞がん、食道がん、膀胱がん、精巣腫瘍、卵巣がん、子宮頸がん）の標準的治療には組み込まれていない。

使用時の注意点は？

- **投与方法**：点滴静注。他の薬剤との混注は避ける。
- **溶解**：300mL以上の生理食塩液または5％キシリトール注射液で調製
- **投与器材の選択**：アルミニウムを含む器具は用いない（薬剤活性が低下するため）。
- **投与量（成人）**：1回80〜100mg/m^2（体表面積）を1日投与し、少なくとも4週間休薬。これを1コースとして繰り返す。
  - ＊ 高齢者では80mg/m^{2}から開始が望ましい
- **用量規制因子（DLF）**：骨髄抑制
- **投与速度**：60分以上かけて投与
- **投与禁忌**：重篤な骨髄抑制・腎障害、白金含有製剤の過敏症
- **注意が必要な患者背景**：骨髄抑制、腎・肝機能障害、聴覚障害、感染症、水痘症、高齢者
- **併用注意**：利尿薬（フロセミド）、アミノグリコシド系抗菌薬、バンコマイシンなど
- **前投薬**：制吐薬（5HT$_3$受容体拮抗薬とデキサメタゾンを使用することが多い）
- **その他の注意点**：シスプラチンに比べると腎毒性は軽いが、1日1,000mL以上の補液は必要とされる。

😊 エキスパートからのアドバイス

＊催吐リスク中等度のため、前投薬で制吐薬を使用する。シスプラチンの治療歴や、悪心・嘔吐の体験がある場合は、症状発現のリスクが高まるため、制吐薬の種類や量（メトクロプラミドなど異なる作用機序の制吐薬の追加、アプレピタント［イメンド®］の併用など）についてアセスメントし、主治医にも確認する。

起こりうる副作用

代表的な副作用

骨髄抑制

↑投与開始　　　　　　　12日目　　　　　　　　　　　　24日目

特に注意すべき副作用	その他気をつけたい副作用

特に注意すべき副作用
- 過敏症
- 骨髄抑制（特に血小板減少）
- 腎不全
- アダムス・ストークス発作
- 間質性肺炎
- 聴力障害（耳鳴りを含む）　など
- SIADH

その他気をつけたい副作用
- 悪心・嘔吐
- 脱毛
- 肝機能障害
- 食欲不振
- 頭痛・めまい・発熱
- 全身倦怠感
- 下痢
- 便秘
- 口内炎
- 浮腫　など

ケアのポイント

投与前　同時投与を避けるべき輸液の有無の確認
- ★アミノ酸輸液やpH5以下の酸性輸液と同時投与すると、本剤の分解が起こるので避ける。
- ★本剤投与中は、該当する輸液の投与を一時中断するなど、対処方法を確認しておく。

投与中　① 直射日光を避ける環境の整備
- ★光で分解するため、直射日光が当たらないように工夫する。

② バイタルサイン・全身状態の観察
- ★蓄積性に過敏症発生のリスクが高まるため、投与回数が増えるほど注意が必要である。

投与後　① 尿量確保による腎機能障害の予防：嘔吐や食欲不振、下痢の早期発見・対応
- ★嘔吐や食欲不振・下痢などは脱水を誘発する。水分摂取の状況に注意し、必要に応じて輸液などで十分な水分補給を行う。
- ★輸液（1日1,000mL以上）などで十分な水分補給を行う。
- ★フロセミドによる強制利尿では、腎機能障害や聴覚障害の増悪が起こりうるため注意する。

② 尿量の確認、頻繁な排尿に対する支援
- ★患者の日常生活自立度に応じた排泄の支援（尿器設置や尿量測定など）が必要である。

[**患者説明・指導のポイント**]
- 水分摂取量が減ると腎機能障害が増悪するため、具体的に必要な水分摂取量を説明する。
  - ＊ 必要な水分量が摂取できないときは、経静脈栄養法が必要になることもあるため、特に外来では連絡のタイミングや方法について説明しておく。
- 排尿回数が増える。身体症状に応じた排泄方法を選択できることを説明しておく。

（木村道子）

一般名 ミリプラチン水和物

商品名 ミリプラ®

投与経路 肝動注

▶血管外漏出による皮膚障害のリスク **中** に準じる

▶催吐リスク **不明** (データなし)

非PC
非PVC
非DEHP

画像提供:
大日本住友製薬

どんな薬?

[**特徴**]

● **作用機序**:がん細胞内のDNA鎖と結合し、DNA合成とがん細胞の分裂を阻害することで抗腫瘍効果を発現する。

● **代謝経路**:主要経路は腎排出(尿中)

[**代表的なレジメン**]

● **肝細胞がん**:リピオドリゼーション

  ★ リピオドリゼーションとは、抗がん薬を油性造影剤(ヨード化ケシ油脂肪酸エチルエステル)に懸濁し、肝動注する方法

使用時の注意点は?

● **投与方法**:肝動脈内に留置されたカテーテルより局所的に投与。他の薬剤との混注は避ける。

● **溶解**:ミリプラチン懸濁用液(ヨード化ケシ油脂肪酸エチルエステル4mL)を使用

  ★ ミリプラチン70mgに懸濁用液3.5mLを加え、1分以内に激しく振り混ぜて均一な懸濁液とし、バイアルを反転させて懸濁液をバイアルの壁沿いに流下させた後、ゆっくりとシリンジで回収する。
  ★ 調製後の懸濁液は粘稠。懸濁液内に目視できる不溶物が認められた場合は使用しない(注射針に塗布されているシリコーン油による不溶物が生じることがある)。
  ★ 調整後は1時間以内に使用する。

● **投与器材の選択**:非ポリカーボネート製でDEHPフリーの器材を選択する。

  ★ 懸濁液は油性であること、可塑剤であるDEHPが溶出する危険性がある。

● **投与量**:懸濁した薬剤を1日1回投与(1回6mL =ミリプラチンとして120mgが上限)。腫瘍血管に懸濁液が充填した時点で投与を終了

  ★ 繰り返し投与する場合は4週間以上の観察期間を設ける。

● **投与速度**:X線透視下で、懸濁液が粒状になる程度の速度で少量ずつ投与する(大動脈への逆流や胃十二指腸動脈内への流入回避のため)。

● **投与禁忌**:重篤な白金製剤を含む薬剤またはヨード系薬剤に対する過敏症の既往、重篤な甲状腺疾患

  ★ 総ビリルビン3mg/dLまたは肝障害度Cは原則禁忌だが、特に必要な場合は慎重に投与する。

● **注意が必要な患者背景**:腎障害、甲状腺疾患、血管造影で明らかな肝内シャントや門脈腫瘍栓がある場合、他の白金製剤やヨード系薬剤の過敏症既往など

● **前投薬**:必須の前投薬はない。

  ★ 発熱予防のための解熱薬や、感染予防のための抗生物質の前投薬が行われることもある。

起こりうる副作用

代表的な副作用

Grade0…なし
Grade1…38.0〜39.0℃
Grade2…>39.0〜40.0℃
Grade3…>40.0℃以上が≦24時間持続
Grade4…>40.0℃以上が>24時間持続

Grade1〜2		Grade2以上		

発熱の出現パターン

↑投与開始　3日目	7日目	10日目	14日目	20日目

特に注意すべき副作用

- 過敏症
- 肝機能障害
- 骨髄抑制
- 間質性肺炎
- 感染症
- 肝・胆道障害
- 急性腎不全　など

その他気をつけたい副作用

- 発熱（ほとんど全例）　など
- 重篤な胃穿孔や消化管出血、胃・十二指腸潰瘍、脳梗塞、肺梗塞、成人呼吸窮迫症候群、脊髄梗塞など（標的部位以外への流入による副作用）
- 疼痛（背部、投与部位など）
- 悪心・嘔吐　　食欲低下　　全身倦怠感　　下痢　　血糖上昇

ケアのポイント

投与前

① 動脈穿刺の管理

★動脈への穿刺や薬剤投与であり、清潔操作の徹底が必要である。
★動注ポートが留置される場合は、ポート管理も必要である。

② 発熱・疼痛への対処方法の確認

★発熱や疼痛に対する解熱鎮痛剤の種類や使用のタイミングなど対処方法を確認しておく。

投与中

① バイタルサイン・全身状態の観察

★肝動脈内投与に起因する腹痛も生じうるため、訴えや表情などを慎重に経過観察する。

投与後

① 発熱の早期発見・早期対応

★発生機序は不明だが、投与直後の発熱は肝動脈内投与に起因するものといわれている。
★投与直後および投与後1週間以降に発熱を認めることがあるため、慎重に経過観察を行う。
★発熱が遷延する場合や感染徴候を認める場合は感染症を疑って対応する必要がある。

② 発熱による食欲低下やADL低下への支援

★発熱による経口摂取量（特に水分）減少は、脱水や腎機能障害などを誘発しうる。
★倦怠感などでADLが低下するためADLの支援が必要となる。

③ ベッド上安静によるADLの制限に対する支援

★行動制限に対する精神的苦痛、排泄介助時の羞恥心への配慮も必要である。

[患者説明・指導のポイント]

● 水分摂取量が減ると腎機能障害が増悪するため、具体的に必要な水分摂取量を説明する。必要な水分量が摂取できないときは、経静脈栄養法が必要になることもある。
● 発熱による体動時のふらつきが転倒・転落につながる危険性を説明する。

😀 エキスパートからのアドバイス

＊前投薬の指示がない場合は、主治医に確認する（解熱薬や抗生物質を使用することがあるため）。
＊鼠径部からカテーテル穿刺をする場合の投与中の穿刺部位の清潔保持や、投与後の長時間安静に対して尿道カテーテル留置が必要な場合があるため事前に確認しておく。
＊治療当日の夜間、発熱が原因でトイレ歩行時にふらついて転倒したケース（患者は発熱に気づいていなかった）もある。転倒・転落の予防をケアとして取り入れることも大切である。

（木村道子）

一般名 **イリノテカン**塩酸塩水和物

商品名 **トポテシン®**、カンプト®、イリノテカン塩酸塩

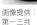

投与経路 [点滴静注]

▶血管外漏出による皮膚障害のリスク [中]

▶催吐リスク [中]

投与時 [遮光]　画像提供：第一三共

どんな薬？

[**特徴**]

● **作用機序**：代謝酵素CYP3A4によって活性代謝物SN-38に変換され、トポイソメラーゼ Ⅰによる DNA 切断部位に結合し、その後の反応を停止させて抗腫瘍効果を発揮する。

　★ DNA合成で生じる構造異常（もつれ）は、トポイソメラーゼによって切断・再結合されて修復される。トポイソメラーゼⅠは、2重らせんの一方を切断し、再結合に関与する。

● **代謝経路**：SN-38は肝臓でグルクロン酸抱合を受けてSN-38Gとなり、胆汁中に排泄される。

　★ 胆汁中に排泄された一部のSN-38Gは、腸管内細菌叢のβグルクロニダーゼによって脱抱合されて再度SN-38になり、腸管から再吸収され、血液中へ戻る。

[**代表的なレジメン**]

● **小細胞肺がん・非小細胞肺がん**：CPT-11 + CDDP　● **胃がん**：単剤投与

● **結腸・直腸がん**：FOLFIRI + BV・Cmab・Pmab・Bmab・Ram、IRIS、XELIRI

● **切除不能膵がん**：FOLFIRINOX

使用時の注意点は？

● **投与方法**：点滴静注。他の薬剤との混注は避ける。

● **溶解**：生理食塩液または5%ブドウ糖注射液に溶解する。

　★ 希釈量：下記A法・B法・E法は500mL以上、C法は250mL以上、D法は100mL以上

● **投与量・投与速度**：下表参照（イリノテカンの投与量のみ示す）

肺がん	CPT-11 + CDDP	1・8・15日目に60mg/m² を90分で投与（1コース4週間）
胃がん	CPT-11	150mg/m² を90分で投与（1コース2週間）
大腸がん	FOLFIRI+BV・Cmab・Pmab・Bmab・Ram	180mg/m² を90分で投与（1コース2週間）
	IRIS	1・15日目に125mg/m² を90分で投与（1コース4週間）
	XELIRI	200mg/m² を90分で投与（1コース3週間）
膵臓がん	FOLFIRINOX	180mg/m² を90分で投与（1コース2週間）

● **保管**：やや光に不安定なので、暗所に保管し直射日光を避けて投与

● **投与禁忌**：骨髄機能抑制、感染症、下痢（水様便）、腸管麻痺・腸閉塞、間質性肺炎・肺線維症、多量の腹水・胸水、黄疸、アザダナビル投与中

● **併用注意**：CYP3A4を阻害・誘導する薬剤や食品（セントジョーンズワート、グレープフルーツジュースなど）、ソラフェニブ、ラパチニブ、レゴラフェニブ

● **前投薬**：制吐薬

　★ アプレピタント（またはホスアプレピタント）＋5HT₃受容体拮抗薬＋デキサメタゾンを使用

● **併用禁忌**：アザダナビル

起こりうる副作用

代表的な副作用

UGT1A1活性の低下をきたす遺伝子変異をもつ患者では、SN-38の解毒が遅延し、重度の好中球減少が出現

早発性下痢	食欲不振		骨髄抑制
	遅発性下痢		
悪心・嘔吐		倦怠感	脱毛

↑治療開始　3日目　　7日目　10日目　　14日目　　21日目

特に注意すべき副作用

● 骨髄抑制　● 下痢　用量制限因子(DLF)

その他気をつけたい副作用

● 悪心・嘔吐　● 間質性肺炎

ケアのポイント

投与前

① 骨髄機能状態と排便状況(性状や量・回数)の確認

★投与予定日に、白血球数3,000/mm³未満または血小板10万/m³未満の場合、また、排便回数の増加・水溶性下痢や腹痛がある場合は、投与中止または延期が望ましい。

★膵がんFOLFIRINOXの場合、発熱性好中球現象(FN)が出現する可能性が高い(22.2%)。2クール目以降は、好中球1,500/mm³以上、血小板7.5万/mm³以上の条件を満たす場合に実施

投与直前

① 遺伝子変異検査結果の確認(*UGT1A12*遺伝子)

★遺伝子検査は、採血後1週間程度で判明する。変異がある場合には、治療方法の検討、投与後の慎重な副作用(好中球減少など)管理を行う。

② 確実な制吐薬の使用

★アプレピタント(またはホスアプレピタント)＋5HT₃受容体拮抗薬＋デキサメタゾンを使用

★催吐性リスクは中等度(FOLFIRINOXは高度)なので、薬剤投与前に制吐薬を投与する。中等度リスクでは1〜4日目(デキサメタゾン4mg)、高度リスクでは1〜5日目(デキサメタゾン8mg)に投与

投与中〜投与後

① 下痢の防止

★早発性下痢(投与中〜直後):コリン作動性により腸蠕動が促進されて出現するとされ、アトロピン静注でコントロール可能といわれる。発汗・くしゃみ・鼻汁などの症状も出現する。

★遅発性下痢(投与後3〜6日後):SN-38による腸管粘膜障害が原因とされる。重篤化しないよう観察・早期対処が重要。対処法は大量ロペラミド療法。予防には半夏瀉心湯・重炭酸ナトリウムの投与(腸内のアルカリ化)、治療初期の便秘防止が有効

② 骨髄抑制と下痢の早期発見・対応

★白血球減少のピークは10〜14日前後で、回復に7日程度必要となる。白血球減少時に下痢を併発すると、重篤な感染症を起こすことがある(DICから死亡した例も報告されている)。

★特に、2コース目以降は、白血球減少と下痢の出現時期が重なることがあるので、初回治療の白血球減少の推移と下痢の状況に関して十分な観察が必要となる。

[患者説明・指導のポイント]

● 感染予防行動についての指導を行う。

● 排便回数増加(1日3回以上)、水様性下痢、発熱時は連絡するよう説明する。

😊 エキスパートからのアドバイス

＊早発性下痢のときに止痢薬を使用すると、便が停留してSN-38が腸管粘膜障害を起こし、遅発性下痢を引き起こすといわれる。投与初期には、毎日の排便を確保することが重要となる。

＊脱毛の発現率は5〜50%未満。タキサン系などより緩徐に脱毛が生じる傾向にあるため、ウィッグは治療開始後の準備でも可能と考える。

＊イリノテカン リポソーム製剤とは異なる薬剤であることに注意する。

(有働みどり)

145

一般名 イリノテカン塩酸塩水和物リポソーム

商品名 オニバイド®

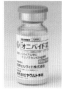

投与経路 **点滴静注**

▶血管外漏出による皮膚障害のリスク **中** (炎症性)

▶催吐リスク **中**

画像提供：
日本セルヴィエ

どんな薬？

[**特徴**]

● **作用機序**：がん組織でSN-38（イリノテカンの活性代謝物）を放出し、がん細胞のDNAの複製にかかわる酵素（トポイソメラーゼ I ）を阻害してがん細胞の増殖を抑える。
  ★ イリノテカンをリポソームに封入し、血液中で分解されにくく、がん組織に効率的にイリノテカンを届けられるように設計された薬剤

● **代謝経路**：詳細は不明（代謝に関する試験未実施）
  ★ イリノテカンは、主にカルボキシエステラーゼによってSN-38に変換されるが、代謝酵素CYP3A4により一部無毒化される。SN-38は主に肝の酵素1A1（UGT1A1）によりグルクロン酸抱合体（SN-38G）となる。

[**代表的なレジメン**]

● **がん化学療法後に増悪した治癒切除不能な膵がん**：nal-IRI＋5FU/l-LV療法

使用時の注意点は？

● **投与方法**：点滴静注（末梢血管および中心静脈ポートから投与）
  ★ nal-IRI＋5FU/l-LV療法ではフルオロウラシル46時間の点滴静注が併用される。
  ★ 5-FUとl-LVとの同時投与はしないこと

● **溶解**：500mLの生理食塩液または5％ブドウ糖注射液で希釈し、溶解後すみやかに投与
  ★ 溶解後やむを得ず保存する場合は遮光し、室温では6時間以内、2～8℃では24時間以内に投与

● **投与器材の留意点**：インラインフィルターを使用すると閉塞が生じることがある。

● **投与量・投与速度**：1回70mg/m²を90分かけて2週間間隔で投与（5-FUおよびl-LVとの併用時）
  ★ UGT1A1活性低下をきたす遺伝子多型をもつ場合、1回50mg/m²から開始する。

● **投与量の調整が必要となる場合**：Grade3以上の副作用発現時は回復するまで休薬（下表参照）

投与可能条件	好中球数	1,500/mm³以上
	発熱性好中球減少症	好中球数1,500/mm³以上かつ感染症から回復していること
	血小板数	100,000/mm³以上
	下痢、上記以外の副作用	Grade1またはベースライン

● **投与禁忌**：骨髄抑制、感染症合併、重度の下痢、腸管麻痺・腸閉塞、間質性肺疾患・肺線維症、多量の腹水・胸水、黄疸、アタザナビル投与中

● **併用注意**：他のがん治療薬、放射線照射、末梢性筋弛緩剤、CYP3A阻害薬・誘導薬、グレープフルーツジュース、セイヨウオトギリソウなど

● **注意が必要な患者背景**：グルクロン酸抱合異常、UGT1A1活性低下をきたす遺伝子多型、腎機能・肝機能障害など

● **前投薬**：デキサメタゾンおよび5HT₃受容体拮抗薬を使用（中等度催吐性リスク）

起こりうる副作用

代表的な副作用　骨髄抑制、下痢、悪心・嘔吐は投与開始後6週間以内に発現する傾向がある

UGT1A1活性の低下をきたす遺伝子変異をもつ患者では、SN-38の解毒が遅延し、重度の好中球減少が出現する傾向がある

―インフュージョンリアクション

早発性下痢 | 骨髄抑制

| | 遅発性下痢 |
| 悪心・嘔吐 | 倦怠感 |

↑投与開始　　　　1週目　　　　2週目

特に注意すべき副作用
- 骨髄抑制
- 下痢
- 感染症
- 肝機能障害、黄疸
- インフュージョンリアクション
- 血栓塞栓症
- 腸閉塞、腸炎、消化管出血
- 播種性血管内凝固
- 間質性肺疾患
- 急性腎障害
- 心筋梗塞、狭心症、心室性期外収縮

その他気をつけたい副作用
- 悪心・嘔吐、食欲減退
- 倦怠感
- 脱毛

ケアのポイント

投与前
① 骨髄機能と排便状況（排便回数、便の性状、腹部症状の有無など）の確認
② *UGT1A1* 遺伝子多型について検査結果の確認
③ 確実な制吐薬の使用

投与中
① 早発性下痢（投与中～投与直後）の観察と対処
　★コリン作動性と考えられており、多くは一過性であることが多い。抗コリン薬の投与を検討する。
② 遅発性下痢（投与後24時間以降）の観察と対処
　★SN-38による腸管粘膜傷害によるものと考えられている。持続し重篤化することもあるため、ロペラミドなど止痢薬を投与し、注意深く観察する。

投与後
骨髄抑制と下痢症状の早期発見・対処

[**患者説明・指導のポイント**]

● 重度の下痢が持続すると、脱水、電解質異常、循環不全などが重篤化する可能性について説明する。
　※ Grade2（ベースラインと比べ4～6回/日の排便回数増加あるいは人工肛門からの排泄量の中等度増加）の下痢症状が出現した際には、すみやかに医療機関に連絡するよう説明する。

● 感染予防行動がとれるよう支援し、感染症が疑われる発熱、悪寒などを自覚した場合はすみやかに医療機関に連絡するよう説明する。

● 間質性肺疾患が起こる可能性がある。労作後呼吸困難、乾性咳嗽、発熱などの初期症状が出現した場合は速やかに医療機関に連絡するよう説明する。

● 脱毛する場合があり、あらかじめ情報提供を行い準備できるよう支援する。

😮 エキスパートからのアドバイス

＊nal-IRI＋5FU/l-LV療法は併用するフルオロウラシルと毒性（骨髄抑制・下痢）が重なるため、注意深い観察が必要である。

＊遅発性下痢はイリノテカンの活性代謝物SN-38の停滞による腸管粘膜傷害が影響していると考えられており、投与後の排便コントロールが大切である。

（出口直子）

🔵 **トポイソメラーゼ阻害薬**

一般名 **ノギテカン**塩酸塩

商品名 ハイカムチン®

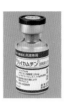

投与経路 [点滴静注]

▶血管外漏出による皮膚障害のリスク [中]

▶催吐リスク [軽]　　　　　　　　　　　　　　　保存 [遮光]

どんな薬?

[特徴]
- **作用機序**：DNA合成にかかわるI型トポイソメラーゼに共有結合し、DNAの複製を阻害して細胞死を誘導し、抗腫瘍効果を発揮する。
- **代謝経路**：主に尿中排泄(投与後24時間以内に約40〜60%が尿中に排泄される)

[代表的なレジメン]
- **小細胞肺がん・がん化学療法後に増悪した卵巣がん**：単剤投与
- **小児悪性固形腫瘍**：他のがん治療薬との併用
- **進行または再発の子宮頸がん**：シスプラチンとの併用

使用時の注意点は?

- **投与方法**：100mLの生理食塩液に混和し、30分かけて点滴静注射
- **溶解**：生理食塩液100mLに溶解し、調整後はすみやかに投与
  - ★ 比較的pHの高い溶液(モリアミン®、ラクック®)と混和すると抗腫瘍活性が低下することがある。
  - ★ 光に不安定なので、遮光保存、調整後はすみやかに投与する。
- **投与量・投与速度**：下表参照

小細胞肺がん	●1日1回1.0mg/m^2(体表面積)を5日間連日点滴静注 ●少なくとも16日間休薬する
卵巣がん (がん薬物療法後の増悪)	●1日1回1.5mg/m^2(体表面積)を5日間連日点滴静注 ●少なくとも16日間休薬する

- **投与量の調整が必要になる場合**：下表参照

骨髄抑制 (用量規制毒性 ：DLF)	●初回：白血球数4,000/mm^{3}以上12,000/mm^{3}以下、血小板数10万/mm^{3}以上、ヘモグロビン値9.5g/dL以上が保持されていない場合は減量・休薬が必要 ●次コース以降：白血球数4,000/mm^{3}以上、血小板数10万/mm^{3}以上に回復したことが確認されていない場合は減量・休薬が必要
腎機能障害	●クレアチニンクリアランス20〜39mL/分の場合、初回投与量は通常の半量での投与を推奨(血漿クリアランスが低下する恐れがあるため)

- ★ Grade3以上の重篤な血液毒性は、白血球数減少67.6%、好中球数減少84.5%、ヘモグロビン減少51.2%、血小板数減少42.5%と報告されている。

- **投与禁忌**：重篤な骨髄抑制、感染症合併、妊婦(妊娠の可能性)・授乳中など
  - ★ 妊娠する可能性のある女性、パートナーが妊娠する可能性のある男性には、投与中〜投与終了後一定期間は適切に避妊するよう指導する。授乳中の女性には授乳を中止するよう伝える(動物実験で乳汁中への移行が報告されている)。
- **併用注意**：シスプラチン、プロベネシドなど
- **その他の注意点**：光に不安定なので遮光して保管する。

起こりうる副作用

代表的な副作用

| 悪心・嘔吐 | | | | 骨髄抑制 | |

食欲不振

倦怠感

悪心が原因の場合は1～5日目、口内炎が原因の場合は7～14日目。味覚障害によっても生じうる

3～4日目に出現し10日目が
ピークとなり、その後軽減

脱毛

口内炎

| ⬆投与開始　3日目 | 7日目 | 10日目 | 14日目 | 21日目 |

特に注意すべき副作用

- 骨髄抑制
- 腎機能障害

その他気をつけたい副作用

- 発熱性好中球減少（卵巣がん治療時）：血小板輸血が必要となる場合もある
- 間質性肺炎
- 肺塞栓症、深部静脈血栓症
- 消化管出血：血小板減少を伴う場合、生命に危険を及ぼす可能性がある

ケアのポイント

⏱ 投与前　**骨髄機能の確認**

★本剤は、非血液毒性は軽微だが、強い骨髄抑制によって発熱性好中球減少の発現や血小板輸血が行われることがある。

★特に、前治療からの骨髄機能の回復状況を確認する。

投与後　**血液検査の推移、患者状態の十分な観察**

★白血球減少のピークは10日前後で、回復には10～14日が必要となる。治療開始7～21日間は、少なくとも週2回以上血液検査を実施するのが望ましい。

★重篤な感染症を起こすことがあるので、患者の状態を十分に観察する。

[**患者説明・指導のポイント**]

● 感染予防行動について指導するとともに、症状出現時の連絡方法を説明する。

● 発現率は低いが、間質性肺炎について患者に説明し、症状（咳、息切れ、PaO_2低下、喘鳴、発熱など）が出現した場合は医療者に報告することを説明する。

😊 エキスパートからのアドバイス

＊本剤は、海外では「トポテカン」といわれている。類薬イリノテカンの商品名トポテシン®と名前が似ているため、注意が必要である。

＊5日間の連日点滴治療が必要となるため、入院治療で行われることが多い。

（有働みどり）

一般名 **エトポシド**

商品名 ラステット®、ラステット®S、ベプシド®

投与経路 [点滴静注] [経口]

▶血管外漏出による皮膚障害のリスク [中]

▶催吐リスク [軽]

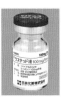

[非PVC]
[非DEHP]
[非PC]

どんな薬?

[**特徴**]

● **作用機序**:トポイソメラーゼⅡと結合し、切断されたDNAの再結合を阻害して細胞死を招き、抗腫瘍効果を発揮する。本剤は、細胞周期のS期後半からG2/M期に作用する。

★ トポイソメラーゼⅡは2重らせんの両方を切断し、DNA合成で生じる構造異常(ねじれ)解消後の再結合に関与する。

● **代謝経路**:尿排泄(尿中未変化体排泄率は平均50%)、胆汁にも排泄

[**代表的なレジメン**]

● **小細胞肺がん**:PE(CDDP + ETP)、CBDCA + ETP

● **胚細胞腫瘍**:BEP、EP(ETP + CDDP)

使用時の注意点は?

● **投与方法**:点滴静注か経口投与(皮下注・筋注は不可)。他剤との混注は避ける。

● **溶解(静注時)**:本剤100mgあたり250mL以上の生理食塩液などに溶解

★ 濃度0.4mg/mL以下になるように溶解して投与する(濃度によって結晶が析出することがある)。

● **投与器材の注意点**:非ポリカーボネート製、非ポリ塩化ビニル製の器材を使用

★ ポリカーボネート製の三方活栓・延長チューブなどを用いると、コネクタ部分にひび割れが発生する危険がある。ポリ塩化ビニル製の点滴セットやカテーテルを用いると、可塑剤のDEHPが溶出する。

★ 高濃度使用時はポリウレタン製カテーテル、セルロース系フィルター、アクリルやABS樹脂製の器材も避ける。

● **投与量**:下表参照

点滴静注	通常 赤字は他の抗がん薬と併用		● 1日60～100mg/m² を3～5日間連続投与、3週間休薬
	胚細胞腫		● 1日100mg/m² を5日間連続投与、16日間休薬
	小児悪性固形腫瘍		● 1日100～150mg/m² を3～5日間連続投与し、3週間休薬
経口投与	肺小細胞がん	A法	● 1日175～200mg を5日間連続経口投与し、3週間休薬
	悪性リンパ腫	B法	● 1日50mg を21日間連続経口投与し、1～2週間休薬
	子宮頸がん		
	卵巣がん（薬物療法後の増悪）		● 1日50mg/m² を21日間連続経口投与し、1週間休薬

● **投与禁忌**:重篤な骨髄抑制、妊婦または妊娠の可能性

● **投与量の調整が必要になる場合**:肝機能異常、腎機能障害(下表参照)

肝機能異常	● 肝機能異常がある場合は減量を推奨(肝代謝を受けるため) ● ビリルビン1.5～3.0mg/dLまたはASTが正常上限の3倍以上:50%減量
腎機能障害	● 腎機能障害によってクリアランスが低下するため減量が必要 ● 24Ccrが50～15mL/分では25%減量、15mL/分以下では50%減量

起こりうる副作用

代表的な副作用				用量規制因子（DLF）	

| 悪心・嘔吐 | | | | 骨髄抑制 | |

| | 食欲不振 | | | | |

| | | 倦怠感 | | 悪心が原因の場合は1〜5日目、口内炎が原因の場合は7〜14日目。味覚障害によっても生じうる | |

3〜4日目に出現し10日目が
ピークとなり、その後軽減

| | | | | 脱毛 | |

| | | 口内炎 | | | |

| ⬆投与開始 | 3日目 | 7日目 | 10日目 | 14日目 | 21日目 |

特に注意すべき副作用	その他気をつけたい副作用
● 骨髄抑制（汎血球減少など） ● 間質性肺炎 ● ショック、アナフィラキシー様症状　など	● 肝機能障害 ● 腎機能障害

ケアのポイント

投与前

適切な投与器材の選択

★高濃度での使用や、輸液セットの材質により、亀裂やひび割れ・製品の溶解などが発生しうるので、高濃度（1.0mg/mL以上）での使用を避け、輸液セットの素材を確認する。

★可塑剤とは塩化ビニル製品などに柔軟性をもたせるために添加されている物質のこと。可能な限りDEHPへの曝露を避ける（精巣毒性・生殖発生毒性が生じうる）。

投与中

① 投与速度の管理（30〜60分以上かけてゆっくり点滴静注）

★急速投与により、一過性の血圧低下や不整脈が報告されているため、投与速度を守る。

★血圧低下などが現れたら投与を中止し、医師への報告・輸液投与など適切な対応を行う。

② 注射部位の注意深い観察

★血管痛や静脈炎は酸性の薬剤で出現するといわれる。本剤はpH3.3〜4.5（酸性）で血管刺激性が強い。

投与後

採血結果の確認、感染徴候（発熱など）の有無の観察

★白血球減少のピークは10〜14日前後で、回復には約7日が必要となる。

★本剤のDLTは骨髄抑制であり、重篤な感染症を引き起こしうるので、注意深く観察する。

[**患者説明・指導のポイント**]

● 感染予防行動について指導するとともに、症状出現時の連絡方法を説明する。

● 発現率は低いが、間質性肺炎について患者に説明し、症状（咳、息切れ、PaO_2低下、喘鳴、発熱など）が出現した場合は医療者に報告することを説明する。

😊 エキスパートからのアドバイス

＊脱毛の発現率は50％以上。治療開始前に説明し、ウイッグなど事前準備を行うよう指導する。

（有働みどり）

主な抗体薬の作用（イメージ）

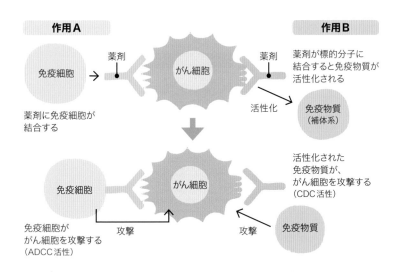

作用A	作用B
免疫細胞 → 薬剤 がん細胞 薬剤	薬剤が標的分子に結合すると免疫物質が活性化される
薬剤に免疫細胞が結合する	活性化 免疫物質（補体系）
免疫細胞 がん細胞	活性化された免疫物質が、がん細胞を攻撃する（CDC活性）
免疫細胞ががん細胞を攻撃する（ADCC活性） 攻撃	攻撃 免疫物質

★抗HER2抗体（p.154）　　　・抗CD20抗体（p.162）
・抗CCR4抗体（p.180）　　　・抗CD52抗体（p.178）
・抗ヒトSLAMF抗体（p.194）　・抗CD38抗体（p.174）

抗体薬物複合体（抗体に薬物を結合させたもの）
・抗CD30抗体（p.170）
・抗CD33抗体（p.177）
・抗CD22抗体（p.168）

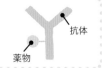

抗体

薬物

- がん細胞の浸潤・増殖・転移にかかわる特定の分子の情報伝達経路を遮断することで、抗腫瘍効果を発揮する薬剤のこと。分子標的治療薬ともいう
- 抗体薬と低分子化合物に大きく分けられる
- がん細胞に選択的に働くため、骨髄抑制・粘膜傷害・脱毛などは生じにくいが、特有の副作用が生じうる

主な低分子化合物の作用（イメージ）

シグナル伝達阻害薬

・EGFR-TKI
★抗HER2抗体

がん細胞

薬剤
受容体
結合できない

細胞増殖因子
結合
受容体
薬剤

・チロシンキナーゼ
阻害薬（p.198）
※EGFR、HER2など

・ALK阻害薬（p.216）
・CK4/6阻害薬（p.264）

結合

受容体

シグナル伝達物質
薬剤
シグナル

薬剤
細胞増殖因子

・mTOR阻害薬（p.280）
・BRAF阻害薬（p.242）
・MEK阻害薬（p.278）
・ブルトン型チロシンキナーゼ
阻害薬（p.236）

放出

血管新生阻害薬

結合できない

血管内皮成長因子
結合
受容体
薬剤

受容体

薬剤と結合

・チロシンキナーゼ
阻害薬（p.198）
※VEGFRなど

・キナーゼ
阻害薬（p.252）

・チロシンキナーゼ
阻害薬（p.198）
※VEGFなど

薬剤
受容体
薬剤

血管内皮細胞

抗体療法薬：① 抗HER2抗体

一般名 **トラスツズマブ**

商品名 **ハーセプチン®、トラスツズマブ**

投与経路 点滴静注

▶血管外漏出による皮膚障害のリスク 低

▶催吐リスク 最小

画像提供：
中外製薬

どんな薬？

[特徴]

● **作用機序**：細胞膜に存在するHER2タンパクに結合し、細胞内のシグナル伝達阻害作用・抗体依存性細胞介在性細胞傷害性作用（ADCC）、補体依存性細胞障害作用（CDC）によって抗腫瘍効果を発現するとされる。

● **代謝経路**：体内でペプチドやアミノ酸に代謝されると推定される。
   ★ 95％（抗原認識部位の一部以外）がヒトIgG₁と同一である。

[代表的なレジメン]

● **HER2過剰発現が確認された乳がん**：単剤投与、トラスツズマブ＋パクリタキセル、トラスツズマブ＋ペルツズマブ＋ドセタキセル

● **HER2過剰発現が確認された治癒切除不能な進行・再発胃がん**：カペシタビン＋CDDP＋トラスツズマブ、S-1＋CDDP＋トラスツズマブ

使用時の注意点は？

● **投与方法**：点滴静注。他剤との混注は避ける。ブドウ糖液の点滴ラインから投与しない。
   ★ 本剤を5％ブドウ糖液と混合すると、タンパク凝集が起こる。

● **溶解**：添付の注射用水で溶解し、生理食塩液250mLに希釈
   ★ 本剤はポリソルベートを含有しているため泡立ちやすい。溶解時は静かに転倒混和し、ほぼ泡が消えるまで数分間放置する。

● **保管**：2～8℃の冷所保存が必要

● **投与量**：下表参照

A法	HER2陽性乳がん	● 初回投与時は4mg/kg、2回目以降は2mg/kgを1週間間隔で点滴静注
B法	HER2陽性乳がん HER2陽性で切除不能な進行・再発胃がん	● 初回投与時は8mg/kg、2回目以降は6mg/kgを3週間間隔で点滴静注 ● 他の抗がん薬と併用

● **投与量の調整が必要な場合**：何らかの理由で予定された投与が遅れた場合（下表参照）

A法	● ≦1週間：2mg/kg ● ＞1週間：初回投与時は4mg/kg、次回以降は2mg/kgを1週間間隔
B法	● ≦1週間：6mg/kg ● ＞1週間：初回投与時は8mg/kg、次回以降は6mg/kgを3週間間隔

154

- ● **投与速度**：初回投与時は90分以上かけて点滴静注。初回投与の忍容性が良好であれば、2回目以降の投与時間は30分まで短縮できる。
- ● **投与禁忌**：重篤な心障害は原則禁忌。本剤の成分に対する過敏症の既往
- ● **併用注意**：アントラサイクリン系薬剤（前治療歴も含む）
- ● **注意が必要な患者背景**：胸部放射線照射中、心不全症状、冠動脈疾患、高血圧症の既往など

起こりうる副作用

代表的な副作用

	投与中～24時間。投与開始2時間以内
──インフューションリアクション	でほとんどが初回投与時に発現

──腫瘍崩壊症候群（初回投与時の投与開始後12～24時間後）

間質性肺炎をはじめとした呼吸器障害

心障害（発生時期に一定の傾向はないとされている）

↑投与開始	2日目	1週目	2週目

特に注意すべき副作用
- ○ インフュージョンリアクション
- ○ 心障害　○ 腫瘍崩壊症候群　○ 敗血症
- ○ 間質性肺炎・肺障害
- ○ 白血球・好中球・血小板減少、貧血
- ○ 肝不全、黄疸、肝炎、肝障害
- ○ 腎障害　○ 昏睡、脳血管障害、脳浮腫

その他気をつけたい副作用
- ○ 肝機能障害　○ 悪心・嘔吐
- ○ 発熱、悪寒、疲労　○ 関節痛、筋肉痛
- ○ ニューロパチー　○ 下痢、口内炎、便秘
- ○ 手掌・足底発赤知覚不全症候群

ケアのポイント

投与前　**心不全など重篤な心障害の予防**
- ★投与前に必ず心機能を確認する。
- ★胸部放射線照射との併用で心障害が現れることがあるため、放射線照射の治療計画が適切か確認する。

投与中　**インフュージョンリアクションの早期発見・対処**
- ★インフュージョンリアクションは、多くの場合、初回投与時（点滴開始から24時間以内）に出現する。発熱、悪寒、悪心・嘔吐、頭痛、瘙痒、発疹、咳嗽、虚脱感、発汗、倦怠感などに注意して観察する。

投与後　**心障害の早期発見**
- ★心障害の発生時期に一定の傾向はないとされている。治療期間中は心不全の徴候がないか常に観察を行い、3か月に1回を目安に心エコーなどによるEF評価を行うことが推奨される。

[**患者説明・指導のポイント**]
- ● 初回点滴静注開始より24時間以内はインフュージョンリアクションが出現しやすい。あらかじめ症状を説明し、出現時にはすみやかに報告してもらう。
- ● 心障害のリスクと徴候・症状について説明し、出現時にはすみやかに報告してもらう。

☺ エキスパートからのアドバイス

＊トラスツズマブが適応となる「HER2過剰発現」はHER2検査によって判定される。

＊HER2検査には、IHC法、FISH法などがあり、トラスツズマブが適応となるHER2過剰発現とはIHC 3＋または2＋で、FISH陽性を示す。

（松田夕香）

抗体療法薬：① 抗HER2抗体（抗体薬物複合体）

一般名 **トラスツズマブ エムタンシン**

商品名 **カドサイラ®**

投与経路 **点滴静注**

▶血管外漏出による皮膚障害のリスク **中**

▶催吐リスク **軽**

 フィルター

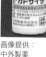

画像提供：
中外製薬

どんな薬？

[**特徴**]

● **作用機序**：トラスツズマブによる細胞内のシグナル伝達阻害・抗体依存性細胞介在性細胞傷害性作用（ADCC）などに加え、HER2陽性細胞内に送達されたDM1（メイタンシン誘導体）によるチューブリン重合阻害によって細胞傷害活性を発揮する。

　★ 本剤は、トラスツズマブ（抗HER2ヒト化モノクローナル抗体）と、チューブリン重合阻害薬であるDM1を結合させた抗体薬物複合体である。

● **代謝経路**：主に体内でペプチドやアミノ酸に代謝され、DM1は主にCYP3A4（一部はCYP3A5）で代謝されると推定される。

[**代表的なレジメン**]

● **HER2陽性の手術不能または再発乳がん、HER2陽性乳がん術後薬物療法**：単剤投与

使用時の注意点は？

● **投与方法**：点滴静注。他剤と混注しない。ブドウ糖液と同じ点滴ラインで同時投与しない。

● **溶解**：添付の注射用水で溶解して濃度20mg/mLにした後、必要量を生理食塩液250mLに希釈

● **投与器材の注意点**：0.2または0.22μmのインラインフィルター（ポリエーテルスルホン製）を通して投与

● **投与量**：1回3.6mg/kg（体重）を3週間間隔で投与

　★ 術後薬物療法の場合、投与回数は14回まで

● **投与量の調整が必要な場合**：LEVF（左室駆出率）低下、AST・ALT増加、高ビリルビン血症、血小板減少症、末梢神経障害

● **投与速度**：初回投与時は90分かけて点滴静注。初回投与の忍容性が良好であれば、2回目以降の投与時間は30分まで短縮できる。

● **投与禁忌**：トラスツズマブ過敏症の既往

● **併用注意**：抗凝固薬、放射線照射

● **注意が必要な患者背景**：症候性の肺疾患（安静時呼吸困難など）、LEVF低下、アントラサイクリン系薬剤の治療歴、胸部放射線照射中（治療歴含む）、うっ血性心不全もしくは治療を要する重篤な不整脈（既往含む）、高血圧（既往含む）、血小板減少、肝機能障害、生殖能を有する患者など

代表的な副作用

5〜15日（8日目が最低値）

― インフュージョンリアクション

血小板減少症

投与中〜24時間。
初回投与時に多い

8日目に AST・ALT が一過性に
上昇、次回投与時までに回復

肝機能障害

末梢神経障害、心毒性、間質性肺炎

⬆投与開始　　　　　　2日目　　　　　　1週間　　　　　　2週間

特に注意すべき副作用

● **インフュージョンリアクション・過敏症**
● **心毒性**　　● **血小板減少症**
● **肝機能障害**　● **末梢神経障害**
● **間質性肺炎**

その他気をつけたい副作用

● 倦怠感
● 悪心

ケアのポイント

投与前　重篤な心障害（心不全など）の予防

★投与前に必ず心機能を確認する。心エコーによる左室駆出率が最も重要な指標となる。

投与中　インフュージョンリアクションの早期発見・対処

★多くの場合、初回投与時（点滴開始から24時間以内）に出現する。
★発熱、悪寒、悪心・嘔吐、頭痛、瘙痒、発疹、咳嗽、虚脱感、発汗、倦怠感などに注意して観察する。

投与後　① 血小板減少による出血傾向への対応

★血小板値は投与後8日目付近に最低値を示すと報告されている。
★血小板値、皮下出血、鼻出血、血尿、血便などの観察を行う。

② 肝機能障害の早期発見・対処

★AST・ALT の増加、血中ビリルビン増加などの肝機能障害が現れることがある。まれに肝不全となることがある。
★多くは減量・休薬により回復するため、検査値や患者の自覚症状を観察し、早期の肝機能障害を見逃さないよう注意する。

[**患者説明・指導のポイント**]

● 初回点滴静注開始より24時間以内はインフュージョンリアクションが出現しやすい。あらかじめ症状を説明し、出現時にはすみやかに報告してもらう。
● 血小板減少症の発現時期や症状、日常生活の注意点について説明する。外来患者には、緊急受診が必要な症状や医療機関への連絡方法について十分に説明する必要がある。

😊 エキスパートからのアドバイス

＊本剤の一般名は、ハーセプチン®（一般名：トラスツズマブ）、エンハーツ®（一般名：トラスツズマブ デルクステカン）と似ているため、薬剤取り違えに注意が必要である。
＊2021年8月に添付文書改訂の際に、薬剤投与時の注意点として「投与部位反応の壊死」が追記された。なお、本剤投与中の血管外漏出に対する具体的な治療については明らかになっていない。

（松田夕香）

一般名 **トラスツズマブ デルクステカン**

商品名 **エンハーツ®**

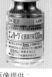

画像提供：
第一三共

投与経路 **点滴静注**

▶血管外漏出による皮膚障害のリスク **中** に準じる

▶催吐リスク **中** に準じる

投与時 フィルター 遮光

どんな薬？

[特徴]

● **作用機序**：がん細胞表面に過剰発現しているヒト上皮増殖因子受容体2型（HER2）に選択的に結合して腫瘍細胞内に取り込まれた後、カンプトテシン新規誘導体が切断され、細胞核においてトポイソメラーゼ I を阻害し、DNAを損傷することで腫瘍細胞の増殖を抑制する。

★ トラスツズマブ（抗HER2ヒト化モノクローナル抗体）とカンプトテシンの新規誘導体を結合させた抗体薬物複合体

● **代謝経路**：主に細胞内のリソソームによる異化を受けると推測されている。

★ カンプトテシン誘導体の消失経路は、CYP3Aによる肝臓を介した胆汁排泄が主とされる。

[代表的なレジメン]

● **がん薬物療法歴のあるHER2陽性の手術不能または再発乳がん、がん薬物療法後に増悪したHER2陽性の治癒切除不能な進行・再発の胃がん**：単剤投与

使用時の注意点は？

● **投与方法**：点滴静注。点滴バッグを遮光して投与する。生理食塩液との混合は避け、生理食塩液と同じ点滴ラインを用いた同時投与は行わない。

● **溶解**：注射用水で溶解して濃度20mg/mLとした後、必要量を5%ブドウ糖注射液100mLに希釈。溶解後はすみやかに使用

★ 室温の場合、4時間以内に溶解・投与を行う。溶解後やむを得ず保存する場合は、遮光し2〜8℃で保存したうえで、24時間以内に使用する。

● **投与器材の留意点**：0.2μmのインラインフィルターを使用

● **投与量**：下表参照

がん薬物療法歴のあるHER2陽性の手術不能または再発乳がん	● 1回5.4mg/kg（体重）を3週間間隔で投与
がん薬物療法後に増悪したHER2陽性の治癒切除不能な進行・再発の胃がん	● 1回6.4mg/kg（体重）を3週間間隔で投与

● **投与速度**：初回90分。初回の忍容性が良好であれば2回目以降は30分まで短縮可能

● **注意が必要な患者背景**：間質性肺疾患（既往歴含む）、左室駆出率（LEVF）低下、心機能低下のリスク、肝機能障害、生殖能を有する患者など

★ 心機能低下リスク：アントラサイクリン系薬剤投与歴、胸部放射線治療中・治療歴、うっ血性心不全、治療を要する重篤な不整脈、心筋梗塞・狭心症（既往含む）、高血圧（既往含む）

● **前投薬**：中等度催吐性リスクである。デキサメタゾンと5HT3受容体拮抗薬を使用

代表的な副作用

▢ ―インフュージョンリアクション

					骨髄抑制		
	悪心・嘔吐						間質性肺疾患
	下痢						
↑投与開始	1日目	2週目	3週目	4週目	5週目	6週目

特に注意すべき副作用	その他気をつけたい副作用	
● 間質性肺疾患	● 悪心・嘔吐	● 食欲減退
● インフュージョンリアクション	● 倦怠感	● 脱毛症
● 骨髄抑制	● 便秘	● 口内炎
	● 下痢	● 心機能障害
	● 肝機能障害	

ケアのポイント

投与前

① 間質性肺疾患の早期発見に向けてモニタリング

★胸部CT・X線検査、動脈血酸素飽和度(SpO$_2$)、血清マーカー(KL-6、SP-Dなど)の確認
★呼吸器症状について問診・胸部聴診(副雑音、特に捻髪音の有無)

② 心機能の確認

③ 確実な制吐薬の使用

投与中

インフュージョンリアクションの早期発見・対処

★呼吸困難、低血圧、発熱、寒気、悪心・嘔吐、頭痛、咳、めまい、発疹などの発現に注意

投与後

間質性肺疾患の早期発見・対処

[患者説明・指導のポイント]

● 間質性肺疾患が起こる可能性がある。初期症状(労作時息切れ・息苦しさ、乾性咳嗽、発熱など)が出現した場合は、すみやかに医療機関に連絡するよう説明する。

● 心機能障害(LEVF低下、心不全など)が起こる可能性があり、労作時息切れ、動悸、むくみなどが出現した場合は、すみやかに医療機関に連絡するよう説明する。

● 感染予防行動がとれるように支援する。発熱・悪寒などを自覚した場合は、すみやかに医療機関に連絡するよう説明する。

● 脱毛が生じる場合がある。あらかじめ情報提供を行い、準備できるよう支援する。

😊 エキスパートからのアドバイス

＊臨床試験において、トラスツズマブ エムシタシン治療歴のあるHER2陽性の手術不能または再発乳がん患者184例中15例(8.2%)に間質性肺疾患が発現し、死亡例が4例(2.2%)認められている。日本人患者でみると30例中7例(23.3%)に間質性肺疾患が認められている。

＊本剤による間質性肺疾患の明確な出現時期はなく、治療期間中は早期発見・対処につなげられるように患者本人・家族とともに慎重に観察を継続することが必要である。

(出口直子)

一般名 ペルツズマブ

商品名 パージェタ®

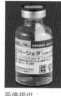

画像提供：
中外製薬

投与経路 点滴静注

▶血管外漏出による皮膚障害のリスク 低

▶催吐リスク 最小

どんな薬？

[特徴]

● **作用機序**：HER2細胞外ドメインⅡに結合し、主にHER2/HER3ヘテロダイマー形成を阻害することによってシグナル伝達を抑制する。

● **代謝経路**：ヒトIgG$_1$と同様に体内でペプチドやアミノ酸に代謝されると推定される。

   ★ 95%（抗原認識部位の一部以外）がヒトIgG$_1$と同一である。

[代表的なレジメン]

● **HER2陽性の乳がん**：ペルツズマブ＋トラスツズマブ＋ドセタキセル

   ★ ペルツズマブの国内における承認用法は「トラスツズマブと他の抗がん薬との併用」のみ。併用する抗がん薬として有効性が明らかとなっているのはドセタキセルのみ

使用時の注意点は？

● **投与方法**：点滴静注。他の薬剤との混注は避ける

● **溶解**：バイアルから本剤溶液14mL抜き取り、生理食塩液250mLに添加

● **投与量**：初回投与時は840mgを、2回目以降は420mgを3週間間隔で投与

   ★ 術前・術後薬物療法の場合、投与期間は12か月までとされている。

● **投与量の調整が必要になる場合**：副作用や患者都合による治療スケジュール変更などの理由により、予定された投与が遅れた場合（下表参照）

前回投与日から6週間未満	● 420mgを3週間間隔で投与
前回投与日から6週間以上	● 840mg（初回投与量）を投与 ● 次回以降は420mgを3週間間隔で投与

● **投与速度**：初回は60分かけて点滴静注。初回投与の忍容性が良好なら、2回目以降の投与時間は30分間まで短縮できる。

   ★ ペルツズマブ、トラスツズマブ投与終了後に経過観察の時間を設ける。

● **投与禁忌**：妊娠または妊娠の可能性

   ★ 生殖能を有する患者に投与する際は、投与中～投与終了後一定期間は避妊するよう伝える。

● **注意が必要な患者背景**：アントラサイクリン系薬剤投与歴、胸部放射線治療歴、うっ血性心不全・治療を要する重篤な不整脈・冠動脈疾患・高血圧（既往を含む）、左室駆出率（LEVF）低下、生殖能を有する患者など

起こりうる副作用

代表的な副作用

	インフュージョンリアクション		7〜15日目	
投与中〜24時間			好中球減少	
	腫瘍崩壊症候群			
	(初回投与時の投与開始後12〜24時間)			
		心障害、間質性肺炎		
↑投与開始	2日目	1週目	2週目	

特に注意すべき副作用

- インフュージョンリアクション
- 好中球・白血球減少
- 腫瘍崩壊症候群
- 間質性肺炎

その他気をつけたい副作用

- 下痢
- 発疹
- 末梢性ニューロパチー
- 悪心・嘔吐
- 脱毛症
- 爪の障害
- 疲労
- 筋骨格痛

＊本剤はペルツズマブ＋トラスツズマブ＋ドセタキセル併用療法で使用されるため、併用薬に関連した副作用が発生する。トラスツズマブ **P.154** 、ドセタキセル **P.128** の副作用については各項を参照。

ケアのポイント

投与前 ① 心不全など重篤な心障害の予防
★投与前に必ず心機能を確認する。

投与中 インフュージョンリアクション、アレルギー反応の早期発見・対処
★多くの場合、初回投与時（点滴開始から24時間以内）に出現する。
★発熱、悪寒、悪心・嘔吐、頭痛、瘙痒、発疹、咳嗽、虚脱感、発汗、倦怠感などに注意して観察する。

投与後 心障害の早期発見
★心障害の発生時期に一定の傾向はないとされている。
★治療期間中は動悸、息切れ、頻脈、末梢性浮腫などの心不全の徴候の観察を行う。

[**患者説明・指導のポイント**]

● 初回点滴静注開始より24時間以内は、インフュージョンリアクションが出現しやすい。あらかじめ症状を説明し、出現時にはすみやかに報告してもらう。

● 好中球減少・心障害・脱毛など、併用薬に関連した副作用も出現するため、それらの副作用についても説明する必要がある。具体的な指導内容は各項を参照とする。

😊 エキスパートからのアドバイス

＊ペルツズマブ＋トラスツズマブ＋ドセタキセル併用療法の1回投与分の薬剤費自己負担額は，体重50kg、身長160cm程度の患者で約123,000円となる（3割負担の場合、2022年1月現在）。高額な治療であるため、治療開始前に高額療養費制度などの情報提供や、患者の経済的問題の有無などについて確認する必要がある。

（松田夕香）

抗体療法薬：② 抗CD20モノクローナル抗体

一般名 リツキシマブ

商品名 **リツキサン®**、リツキシマブBS

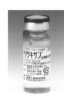

画像提供：
全薬工業

投与経路 点滴静注

▶血管外漏出による皮膚障害のリスク 低

▶催吐リスク 最小 ポンプ

どんな薬？

[特徴]
- **作用機序**：Bリンパ球表面に発現するCD20抗原に特異的に結合し、抗体依存性細胞傷害作用（ADCC）、補体依存性細胞傷害作用（CDC）によって効果を現す。
- **代謝経路**：大部分は尿中に排泄されると推定されている。

[代表的なレジメン]
- **CD20陽性B細胞性非ホジキンリンパ腫**：単剤投与、化学療法と併用（R-CHOP、R-CVP、RBなど）
- **CD20陽性慢性リンパ性白血病**：化学療法と併用（FCRなど）

使用時の注意点は？

- **投与方法**：点滴静注。他の薬剤との混注は避ける。
- **溶解**：生理食塩液または5％ブドウ糖注射液で1～4mg/mLに希釈調製
- **投与量**：下表参照

B細胞性非ホジキンリンパ腫	● $375mg/m^2$ ● 寛解導入療法（単剤、併用）では最大8回、維持療法では最大12回
慢性リンパ性白血病	● 初回$375mg/m^2$、2回目以降$500mg/m^2$ ● 化学療法併用で最大6回

- **投与量の調節が必要になる場合**：注入速度に関連した症状が出現した際は、投与を中止する（注入速度を緩める場合もある）。
  - ☆ 注入速度に関連する症状：血圧下降、気管支けいれん、血管浮腫などが生じる。
  - ☆ 注入速度を上げる際は特に注意。重篤な症状の場合は、ただちに投与を中止し、適切な処置を行う。
- **投与速度**：下表参照（B細胞性非ホジキンリンパ腫の場合）

初回	● 50mg/時で開始。その後30分ごとに50mg/時ほど上げ、最大400mg/時まで上げられる
2回目以降	● 初回の副作用が軽微なら100mg/時で開始し、その後30分ごとに100mg/時ずつ上げ、最大400mg/時まで上げられる

- **投与禁忌**：リツキシマブまたはマウスタンパク質由来製品の過敏症・アナフィラキシーの既往、重度の間質性肺炎
- **注意が必要な患者背景**：血液中に25,000/μL以上の腫瘍細胞がある、心機能障害、肺浸潤、肺機能障害、肝炎ウイルスキャリア、感染症合併（敗血症、肺炎、ウイルス感染など）、脾腫、重篤な骨髄機能低下、腫瘍細胞の骨髄浸潤、薬物過敏症の既往、咽頭扁桃・口蓋扁桃の病巣など
- **前投薬**：インフュージョンリアクション軽減のため、リツキシマブ投与30分前に抗ヒスタミン薬、解熱鎮痛薬などを投与

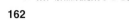

162

起こりうる副作用

代表的な副作用

投与開始〜24時間
└インフュージョンリアクション

─腫瘍崩壊症候群

HBVによる劇症肝炎・肝炎の増悪は、治療中から治療後1年に発症することが多い

初回投与時の投与開始後
12〜24時間

投与後7〜21日　　汎血球減少

投与後7〜21日　　感染症

↑投与開始	1日目	7日目	14日目	21日目

特に注意すべき副作用

- インフュージョンリアクション
- 腫瘍崩壊症候群
- HBVによる劇症肝炎、肝炎の増悪

その他気をつけたい副作用

- 汎血球減少(高頻度)
- 感染症(高頻度)

ケアのポイント

投与前
① CD20抗原陽性を確認
② 検査データを確認(HBVによる劇症肝炎、肝炎増悪の予防)
★投与前に、必ずHBs抗原、HBs抗体、HBc抗体などやHBV-DNA量などを確認する。

投与直前
前投与の実施(インフュージョンリアクション予防)
★薬剤投与開始30分前に、抗ヒスタミン薬、解熱鎮痛薬などの前投薬を行う。

投与中
① 注入速度の管理(輸液ポンプを用いて、決められた注入速度を守る)
★注入速度を上げた直後にインフュージョンリアクションが発現しやすい。

② バイタルサイン(特に投与量を上げた直後)、呼吸状態・皮膚状態、心電図モニターの観察を継続
★初回投与開始後24時間以内は、発熱、悪寒、悪心、頭痛、疼痛、瘙痒、発疹、咳、虚脱感、血管浮腫、口内乾燥、多汗、めまい、倦怠感などに注意して観察する。

投与後
尿量、自覚症状の観察(腫瘍崩壊症候群の早期発見)
★腫瘍崩壊症候群は、初回投与後12〜24時間以内に出現することがあるため、尿量のチェック、自覚症状の観察を行ってもらう。

[**患者説明・指導のポイント**]
- 初回投与開始後30分〜24時間以内には、インフュージョンリアクションが出現しやすい。あらかじめ症状について説明し、出現時はすみやかに報告してもらう。
- Bリンパ球低下に伴う感染リスクについて説明し、感染予防行動に関する指導と、症状出現時の連絡方法について説明する。

エキスパートからのアドバイス

＊リツキシマブによるインフュージョンリアクションは、末梢血液中にあるB細胞が障害される際に産生・放出されるサイトカインが原因と推測されている。
＊末梢血液中のB細胞は、1回目の投与によってすみやかに消失することが多いため、2回目以降の投与ではインフュージョンリアクションの発症が少なくなると考えられている。

(菅野かおり)

一般名 オビヌツズマブ

商品名 **ガザイバ®**

画像提供：
中外製薬

投与経路 `点滴静注`

▶血管外漏出による皮膚障害のリスク `低` に準じる

▶催吐リスク `最小`   `フィルター`

どんな薬？

[特徴]

● **作用機序**：ヒト CD20抗原に結合し、抗体依存性細胞傷害（ADCC）活性および抗体依存性細胞貪食（ADCP）活性により、腫瘍の増殖を抑制すると考えられている。

● **代謝経路**：低分子ペプチドや各アミノ酸に分解されると考えられる。

[代表的なレジメン]

● **CD20陽性の濾胞性リンパ腫**：オビヌツズマブ＋CHOP、オビヌツズマブ＋CVP、オビヌツズマブ＋ベンダムスチン

使用時の注意点は？

● **投与方法**：点滴静注。静脈内大量投与、急速静注をしない。

● **溶解**：1バイアル＝1,000mg（40mL）を、生理食塩液210mLに添加して静かに混和し、計250mLとする。

　★ 抗菌性保存剤が含まれていないため、調整後はすみやかに使用する。

● **投与器材の注意点**：0.2または0.22μmのインラインフィルターを使用して投与

● **投与量**：下表参照（CHOP療法、CVP療法、ベンダムスチン併用時）

導入療法	● **1サイクル目**：1日1回1,000mgを1・8・15日目に投与 ● **2サイクル目以降**：1日目に投与（24週間まで繰り返す）
維持療法	● 2か月ごとに1回、2年間投与

● **投与速度**：下表参照（1サイクル目の場合）

初回	● 50mg/時で開始 ● 30分ごとに50mg/時ずつ、最大400mg/時まで上げることができる
2回目以降	● 前回投与時に、Grade2以上のインフュージョンリアクションが発現していなければ、100mg/時で開始 ● 30分ごとに100mg/時ずつ、最大400mg/時まで上げることができる

● **注意が必要な患者背景**：感染症・HBV感染（既往含む）、心・肺機能障害（既往含む）、重篤な骨髄機能低下、腫瘍量が多い場合、生殖能のある患者など

● **併用注意**：生ワクチン、弱毒生ワクチン、降圧薬

● **前投薬**：本剤投与30～60分前に、抗ヒスタミン薬・解熱鎮痛薬を投与

　★ インフュージョンリアクションの発現率が60％と高く、重症化するリスクがある。

　★ 副腎皮質ステロイドを併用しないレジメンの場合は、副腎皮質ホルモン剤の前投与を検討する。

代表的な副作用

Grade3：投与中断（症状回復を待って再開可）
Grade4：投与中止

インフュージョンリアクション

症状が完全に消失していれば次回投与可能（予防的治療は必須）

Grade3以上：最大3週間投与延期
（Grade2以下までの回復を確認）

腫瘍崩壊症候群	好中球減少
血小板減少	感染症

⬆初回投与開始　　2回目投与時　　　　　　2週目　　　　　　　　1か月以降

特に注意すべき副作用

- **インフュージョンリアクション**（Grade3以上）
- 好中球・白血球・血小板減少（Grade3以上）
- 心不全（Grade1〜4）
- 左室収縮機能障害（Grade3〜4）
- 消化管穿孔　　間質性肺炎

- 腫瘍崩壊症候群
- HBV再活性化

投与中断、精神症状の評価・診断を実施

- 進行性多巣性白質脳症

その他気をつけたい副作用

- 発熱
- 悪心・嘔吐
- 感染症

ケアのポイント

投与前

① インフュージョンリアクションの予防（確実な前投薬の投与）

② 腫瘍崩壊症候群の予防（リスクアセスメント、確実な予防処置）

★腫瘍崩壊症候群のリスクが高い患者（腫瘍量が多い場合、腎機能障害がある場合）には、高尿酸血症治療薬投与、水分補給などの予防処置を行う **P.421**。

★腫瘍崩壊症候群は初回に発現しやすいため、投与後の尿量や高カリウム血症等による症状や血液データのモニタリングを行い、早期に対応する。

③ HBV再活性化による劇症肝炎の予防（検査値の確認）

★HBVキャリアや既往感染者では、ウイルス再活性化による劇症肝炎が報告されている。HBV感染の有無を確認し、必要時は継続的なモニタリング、抗ウイルス薬の投与を行う。

投与中

インフュージョンリアクションの早期発見・対処

★初回投与中は腫瘍量が多いと予測されるため、インフュージョンリアクションの発現リスクが高い。

★ただし、2回目以降でも発現しうるため、アナフィラキシー、血圧低下、悪心、悪寒、気管支けいれん、咽頭・喉頭刺激感、喘鳴、喉頭浮腫、心房細動、頻脈、過敏症などの症状、バイタルサイン変動に注意し、観察を継続する。

投与後

好中球減少・白血球減少の早期発見・対処（血液データの推移、症状の確認）

★好中球・白血球減少が遷延したり、4週間以上経ってから発現したりすることがある（併用薬の影響もある）。血液データの推移を確認し、感染症症状出現時は早期に対応する。

★投与中〜24時間以内に発現する急性血小板減少は1.2%報告されている。血液データの推移、出血傾向の発現を患者とともに評価する。

［ 患者説明・指導のポイント ］

● 好中球・白血球減少に伴う感染症や出血傾向の症状について説明し、早期に対応できるようにする。

● 出血予防に重要となる転倒防止・排便コントロールを実践できるよう指導する。

（村上富由子）

😊 **エキスパートからのアドバイス**

＊インフュージョンリアクションは、発現率（68.2%）も、重症化率（12.5%）も高いと報告されている。

＊特に初回治療においては、入院・外来など療養環境にかかわらずGrade3・4と判断したら、投与中断、抗ヒスタミン薬・解熱鎮痛薬・副腎皮質ホルモン薬の投与など、適切に対応できるよう準備しておく。

一般名 イブリツモマブ チウキセタン

商品名 ゼヴァリン® イットリウム(⁹⁰Y)

投与経路 静注

- ▶血管外漏出による皮膚障害のリスク **低** に準じる
- ▶催吐リスク **不明** (低いとされる)

画像提供：富士フイルム富山化学

どんな薬？

[**特徴**]

- ●**作用機序**：Bリンパ球表面に発現するCD20抗原に特異的に結合し、⁹⁰Yからのβ線放出によって細胞傷害を誘発する。
  - ★本剤は、抗CD20モノクローナル抗体とイットリウム(⁹⁰Y)を結合した薬剤
- ●**代謝経路**：不明。⁹⁰Yは約14%尿中に排泄される。

[**代表的なレジメン**]

- ●CD20陽性の再発または難治性の低悪性度B細胞性非ホジキンリンパ腫・マントル細胞リンパ腫：単剤投与

使用時の注意点は？

- ●**投与方法**：静注。他の薬剤との混注は避ける。単回投与(下表参照)

1日目	❶リツキシマブ250mg/m²を点滴静注 ❷点滴終了後4時間以内に、インジウム(¹¹¹In)イブリツモマブチウキセタン130MBqを10分間かけて1回静注
3〜4日目	❶¹¹¹Inイブリツモマブチウキセタン投与48〜72時間後、ガンマカメラ撮像を行い、イットリウム(⁹⁰Y)イブリツモマブチウキセタン投与の適切性を確認 ★評価不確定の場合は、1日以上間隔をあけて追加撮像を実施し、再度適切性を検討
7〜9日目	❶リツキシマブ250mg/m²を点滴静注 ❷点滴終了後4時間以内に⁹⁰Yイブリツモマブチウキセタンを10分間かけて1回静注

- ●**投与量**：14.8MBq/kg(最大1,184MBq)を静注。患者状態に応じて11.1MBq/kgに減量
- ●**投与量の調節が必要になる場合**：下表参照

減量	●投与前の血小板数が10万/mm³以上15万/mm³未満→11.1MBq/kgに減量
中止	●¹¹¹Inイブリツモマブチウキセタン投与48〜72時間後の撮像で、異常な生体内分布が明らかになった場合→投与中止

- ●**投与速度**：10分かけて静注
- ●**投与禁忌**：リツキシマブ・マウスタンパク質由来製品に対する重篤な過敏症の既往、妊婦または妊娠の可能性
- ●**併用注意**：ワクチン、免疫抑制薬
- ●**注意が必要な患者背景**：骨髄のリンパ腫浸潤率25%以上、骨髄機能低下、感染症、造血幹細胞移植治療(骨髄移植や末梢血幹細胞移植など)、骨髄の25%以上への外部放射線照射歴、抗凝固薬・抗血栓薬投与中、出血・出血傾向

代表的な副作用

骨髄抑制、重篤な皮膚障害、感染症、
粘膜障害、肝機能障害など

本剤は1回のみ投与。7日目以降
に症状が出現する可能性が高い

⬆投与開始 1日目 　2日目 　3日目 　4日目 　5日目 　6日目 　7日目 　8日目

特に注意すべき副作用	その他気をつけたい副作用
● 骨髄抑制	● 粘膜障害
● 重篤な皮膚障害	● 肝機能障害など
● 感染症	

ケアのポイント

投与前　患者状態の確認

★リツキシマブ P.162 による過敏症の既往がないことを確認する。

投与中　投与スケジュールの遵守

★リツキシマブ250mg/m^{2}を点滴静注し、点滴終了後4時間以内に^{90}Yイブリツモマブチウキセタンを点滴静注する。

投与後　β線による曝露予防と症状の観察

★放射性同位素の^{90}Yはβ線で、物理化学的半減期は64.1時間である。精巣の放射線量が高いこと、イットリウムが尿中に排泄されることから、曝露予防対策を行う。

[**患者説明・指導のポイント**]

● 妊娠する可能性のある女性患者や、パートナーが妊娠する可能性のある男性患者に投与する場合には、投与後12か月間の避妊が必要である。
　★ 精巣で有意に高い放射線量が検出されている。

● 重度の骨髄抑制が出現する可能性があるため、感染予防行動、出血予防行動などを十分に説明し、感染症の合併による重症化を避ける。

☺ エキスパートからのアドバイス

＊本剤は、RI（アイソトープ）標識抗CD20モノクローナル抗体である。

＊イブリツモマブチウキセタンに使用する放射性同位元素は、医療法および医療法施行規則で「診療用放射性同位元素」として規制されている。診療用放射性同位元素を使用する場合は、医療法施行規則第30条の規定により使用場所の制限が規定されている。

（菅野かおり）

🧴 抗体療法薬：② 抗CD22抗体薬物複合体（抗腫瘍性抗生物質結合 CD22モノクローナル抗体）

一般名 **イノツズマブ オゾガマイシン**

商品名 **ベスポンサ®**

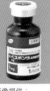
画像提供：
ファイザー

投与経路 `点滴静注`

▶血管外漏出による皮膚障害のリスク `低` に準じる

▶催吐リスク `中`   **調整・投与時** `遮光`

どんな薬？

[**特徴**]
- **作用機序**：腫瘍細胞表面のCD22抗原に抗体が結合すると、カリケアマイシン誘導体が遊離し、DNA二重らせん構造を切断して細胞周期の停止・アポトーシスが誘導される。
  - ★ ヒト化抗CD22モノクローナル抗体（イノツズマブ）にオゾガイマイシン（細胞傷害性抗腫瘍性抗生物質カリケアマイシン誘導体）を結合させた抗体薬物複合体（ADC）である。
  - ★ CD22-イノツズマブ オゾガマイシン複合体は、リンカー（DNA断片の端に遺伝子操作をしやすくするための短い合成DNA）の加水分解によってカリケアマイシン誘導体を遊離する。
- **代謝経路**：非酵素的な還元で代謝されると考えられている。
  - ★ イノツズマブは抗体であり、半減期が長くタンパク質分解によって分解される。

[**代表的なレジメン**]
- **再発または難治性のCD22陽性の急性リンパ性白血病**：単剤投与

使用時の注意点は？

- **投与方法**：遮光し、1時間以上かけて点滴静注。他の薬剤との混注は避ける。
  - ★ 光感受性があり、調整時・投与時には紫外線を避ける必要がある。
- **溶解・調製**：1バイアルに注射用水4mLを加え、ゆっくり回転させながら混和（振盪は避ける）。その後、体表面積より必要量を計算し、総投与量が約50mLになるよう生理食塩液に加え、8時間以内に投与を終了する。
  - ★ 注射用水で溶解した後の液（調製後溶液：濃度0.25mg/mL）は無色澄明〜わずかに濁っている。
- **投与器材の注意点**：ポリ塩化ビニル製、ポリオレフィン製、ポリブタジエン器材の使用が望ましい
- **投与量・投与速度（成人の場合）**：下表参照
  - ●1日目は0.8mg/m^2、8・15日目は0.5mg/m^{2}を1日1回、1時間以上かけて点滴静注し、その後は休薬
  - ●1サイクルは21〜28日間、2サイクル目以降は28日間を1サイクルとし、投与を繰り返す（3サイクルまでに治療継続・中止を判断）
- **投与量の調整が必要になる場合**：下表参照

肝障害	●総ビリルビン値：施設基準値上限の1.5倍超またはAST／ALTが施設基準値上限の2.5倍超なら休薬（回復しない場合は投与中止）
骨髄抑制	●2サイクル目以降：サイクル開始時の好中球・血小板数により、休薬基準が定められている

- **注意が必要な患者背景**：造血幹細胞移植の施行歴、感染症合併、末梢血芽球数＞1万/μL、肝機能障害（肝疾患やVOD/SOSの既往含む）、生殖能を有する患者など
  - ★ 遺伝毒性・生殖毒性が認められている。最終投与後も一定期間は避妊が必要である。
- **前投薬**：解熱鎮痛薬、抗ヒスタミン薬、副腎皮質ステロイド薬
  - ★ インフュージョンリアクションの出現率は35.2%、そのうちGrade3以上は4.9%である。

代表的な副作用　　死亡例も報告されている。投与サイクル増加がリスク因子となるため、最小限とする

	VOD/SOSを含む肝障害		
	好中球減少・血小板減少		
インフュージョンリアクション			
↑初回投与時	2回目投与時	2サイクル	3サイクル以降

特に注意すべき副作用			その他気をつけたい副作用		
●肝障害	●骨髄抑制	●インフュージョンリアクション	●悪心・嘔吐	●下痢	●疲労
●膵炎	●感染症	●出血　●腫瘍崩壊症候群	●頭痛	●発熱	

ケアのポイント

投与前 ① 治療方針決定に向けた意思決定支援

★再発または難治性のCD22陽性の急性リンパ白血病に対する治療であること、治療による重大な副作用が発現するリスクが高いことを十分に説明する必要がある。治療方針を決定するうえで不安や疑問などを確認し、意思決定支援を行う。

② 体重測定、検査データの確認

★体表面積により投与量が決まるため、治療開始前には体重測定を行う。
★好中球数・血小板数や肝機能などを評価し、投与延期基準を確認し、適切に対応する。

③ 前投薬の実施 (インフュージョンリアクション予防)

★解熱鎮痛薬、抗ヒスタミン薬、副腎皮質ステロイド薬を予防投与する。
★起こり得る症状を説明し、自覚症状がある場合は早期に連絡するよう指導する。

投与中 ① 確実な投与管理

★光 (紫外線) により、カリケアマイシンの分離がみられる。点滴ボトルを遮光する。

② インフュージョンリアクションの早期発見・対応

★インフュージョンリアクションを疑う症状が発現した場合は、輸液を中断してgrade評価を行う。
★必要時には副腎皮質ステロイド、抗ヒスタミン薬を投与し、医師と連携し再投与を検討する。

投与後 副作用の早期発見・対処

★特に注意が必要な副作用として、VOD/SOS (肝機能障害)、好中球・血小板減少がある。

[**患者説明・指導のポイント**]

● VOD/SOSでは、疼痛を伴う肝腫大、腹水貯留、体重増加、ビリルビン上昇を呈し、肝中心静脈閉塞を伴う循環障害性肝障害をきたす。血液データの変動を確認し、身体症状の変化を患者とともに観察する。

● 感染予防行動、出血予防行動の指導を行う。感染症や急性血小板減少に伴う症状の早期発見のため、血液データの推移や症状の観察を継続する。

😊 エキスパートからのアドバイス

＊死亡例もある静脈閉塞性肝疾患 (VOD)／類洞閉塞症候群 (SOS)を含む肝障害が発現する可能性があるため、患者への十分な説明と同意のもと治療を行うことが重要である。
＊造血幹細胞移植を控えている場合もあり、イノツズマブオゾガマイシンの投与により肝障害が重症化しないよう、早期に対応できるようチームでサポートしていく必要がある。

（村上富由子）

一般名 **ブレンツキシマブ ベドチン**

商品名 **アドセトリス®**

投与経路 点滴静注

▶血管外漏出による皮膚障害のリスク **不明**

▶催吐リスク **軽**

画像提供：
武田薬品工業

どんな薬？

[特徴]
- **作用機序**：CD30抗原に結合して細胞内に取り込まれ、リソソームに輸送された後、MMAE がチューブリンに結合することにより微小管形成が阻害され、細胞周期が停止する。
  - ★ 抗CD30キメラ型抗体にMMAE（モノメチルアウリスタチンE）を結合させた薬剤である。
- **代謝経路**：糞便中に排泄

[代表的なレジメン]
- **再発または難治性のCD30陽性のホジキンリンパ腫・末梢性T細胞リンパ腫**：単剤投与
- **未治療CD30陽性ホジキンリンパ腫**：AVD（ドキソルビシン＋ビンブラスチン＋ダカルバジン）＋ブレンツキシマブベドチン
- **未治療CD30陽性末梢性T細胞リンパ腫**：CHP（シクロホスファミド＋ドキソルビシン＋プレドニン）＋ブレンツキシマブベドチン

使用時の注意点は？

- **投与方法**：点滴静注。他の薬剤との混注は避ける。投与前後にラインをフラッシュする。
- **溶解**：注射用水に溶解し、最終濃度が0.4〜1.2mg/mLとなるように生理食塩液か5%ブドウ糖液で希釈
- **投与量**：下表参照

併用療法時	● **未治療CD30陽性ホジキンリンパ腫**：2週間に1回1.2mg/kgを最大12回 ● **未治療CD30陽性末梢性T細胞リンパ腫**：3週間に1回1.8mg/kgを最大8回
単剤投与時	● 3週間に1回1.8mg/kg

- **投与量の調節が必要になる場合**：下表参照

好中球減少	● **1,000/mm³未満**：ベースラインまたは1,000/mm³以上に回復するまで休薬	
末梢神経障害 Grade4では投与中止	未治療のCD30陽性ホジキンリンパ腫	● **Grade2**：0.9mg/kgに減量して投与継続 ● **Grade3**：Grade2以下に回復するまで休薬。回復したら0.9mg/kgに減量して投与再開
	未治療のCD30陽性の末梢性T細胞リンパ腫	● **Grade2**：運動ニューロパチーの場合は1.2mg/kgに減量して投与継続 ● **Grade3**：感覚ニューロパチーの場合は1.2mg/kgに減量して投与継続。運動ニューロパチーの場合は投与中止
	再発または難治性CD30陽性ホジキンリンパ腫・末梢性T細胞リンパ腫	● **Grade2・3**：ベースラインまたはGrade1以下に回復するまで休薬。回復したら1.2mg/kgに減量して投与を再開

- **投与速度**：30分以上かけて点滴静注。急速投与は行わない。

- **併用禁忌**：ブレオマイシン投与中、本剤による重度の過敏症の既往
- **併用注意**：CYP3A4阻害薬（ケトコナゾールなど）
- **注意が必要な患者背景**：感染症の合併、末梢神経障害、肝・腎機能障害、生殖能を有する患者など

起こりうる副作用

代表的な副作用

―インフュージョンリアクション

肺毒性の最も強く出る時期は不明

投与開始～24時間

投与後21日以降 **末梢神経障害**

―腫瘍崩壊症候群

リンパ球減少

初回投与時の投与開始後 12～24時間

汎血球減少

投与後7～21日

↑投与開始　　1日目　　7日目　　14日目　　21日目

特に注意すべき副作用

- インフュージョンリアクション
- 末梢神経障害
- 骨髄抑制
- 感染症

その他気をつけたい副作用

- 腫瘍崩壊症候群
- 肺障害
- 進行性多巣性白質脳症
- 急性膵炎
- 肝機能障害
- 皮膚粘膜眼症候群

ケアのポイント

投与前

① CD30抗原陽性の確認

② 既往歴、妊娠、検査データの確認

★末梢神経障害、感染症、心臓病、ウイルス性肝炎などの既往がないか確認し、重大な副作用症状の出現を予防する。

投与直前

インフュージョンリアクションの対応準備

投与中

① 注入速度の管理

★30分以上かけて投与し、急速静注はしない。

② 患者状態の継続した観察（バイタルサイン、呼吸状態、皮膚状態、心電図モニター）

★特に投与量を上げた直後のバイタルサインの観察が重要である。

★初回点滴静注開始後30分～24時間以内は、発熱、悪寒、悪心、頭痛、疼痛、瘙痒、発疹、咳、虚脱感、血管浮腫、口内乾燥、多汗、めまい、倦怠感などの出現に注意する。

[**患者説明・指導のポイント**]

- 前治療や既往症（糖尿病など）で末梢神経障害がある場合は、投与後に症状が悪化する可能性が大きい。十分な観察を行い、症状が出現したら早期に医療者に報告してもらうよう説明する。
- 重度の骨髄抑制が出現するため、感染予防行動について説明する。

😊 エキスパートからのアドバイス

＊海外の臨床試験では、ABVD療法（アドリアマイシン、ブレオマイシン、ビンブラスチン、ダカルバジン）との併用時に、重篤な非感染性の肺毒性が認められたと報告されている。

（菅野かおり）

抗体療法薬：④ 抗CD33抗体薬物複合体

一般名 **ゲムツズマブオゾガマイシン**

商品名 **マイロターグ®**

投与経路 [点滴静注]

▶血管外漏出による皮膚障害のリスク [中]

▶催吐リスク [最小] ～ [軽]

投与時 [フィルター] [遮光]

画像提供：
ファイザー

どんな薬？

[**特徴**]

- **作用機序**：CD33抗原陽性の白血病細胞と結合し、細胞内に取り込まれた後、カリケアマイシン誘導体が遊離し、核内に移行することで二重鎖DNAを切断し、殺細胞活性を発揮して抗腫瘍作用を示す。

  ☆ ゲムツズマブ（抗CD33モノクローナル抗体）とオゾガマイシン（抗腫瘍性抗生物質であるカリケアマイシン誘導体）を結合した薬剤

- **代謝経路**：カリケアマイシン誘導体は、主に肝代謝・胆汁中排泄と推測される。

[**代表的なレジメン**]

- **再発または難治性のCD33陽性の急性骨髄性白血病**：単剤投与

使用時の注意点は？

- **投与方法**：末梢静脈あるいは中心静脈から点滴静注
- **溶解**：遮光下で、1バイアルに注射用水5mLを加えて溶解し1mg/mLとした後、必要量を生理食塩液100mLで希釈
- **投与器材の注意点**：遮光した点滴バッグを使用（光による影響を受けやすい）。1.2μm以下のインラインフィルター使用
- **投与量**：1回投与量は9mg/m²。投与回数は、少なくとも14日間の投与間隔をおいて2回とする。3回以上の投与の安全性・有効性は確立されていない。
- **投与量の調整が必要になる場合**：下表を参照

末梢血芽球数の多い患者	● 副作用の発現するリスクが高い ● 投与前に末梢血白血球数を30,000/μL未満に抑えるよう、白血球除去を考慮
重篤な骨髄抑制	● 投与したすべての患者に重篤な骨髄抑制が現れる（特に血小板数の回復が比較的遅延することが認められている） ● 骨髄抑制出現時には投与を延期あるいは中止する

- **投与速度**：2時間かけて点滴静注
- **投与禁忌**：本剤成分に対する重篤な過敏症の既往歴

  ☆ 他のがん治療薬との併用下で本剤を使用した場合の安全性は確立していない。

- **併用注意**：CYP3A4によって代謝を受ける薬剤
- **注意が必要な患者背景**：感染症合併、肺疾患の既往、末梢血白血球数が30,000/μL以上、造血幹細胞移植の施行前後、腎機能障害、肝機能障害、生殖能を有する患者
- **前投薬**：インフュージョンリアクション軽減のため、本剤投与1時間前に抗ヒスタミン薬・解熱鎮痛薬の前投与を行う。

  ☆ その後も必要に応じて解熱鎮痛薬の追加投与を考慮する。

起こりうる副作用

代表的な副作用

| | 投与開始〜24時間 | | | 肝機能障害の出現時期は不明 |

インフュージョンリアクション

悪心・嘔吐　　投与開始〜3日

初回投与時の投与開始後12〜24時間　　　　　投与後7〜21日

腫瘍崩壊症候群

汎血球減少

感染症

| ↑投与開始 | 1日目 | 7日目 | 14日目 | 21日目 |

特に注意すべき副作用

- インフュージョンリアクション・重篤な過敏症
- 汎血球減少（発熱性好中球減少症など）
- 腫瘍崩壊症候群　口内炎　DIC
- 肝・腎機能障害　感染症
- 間質性肺炎　出血

その他気をつけたい副作用

- 悪心・嘔吐　発熱
- 倦怠感　悪寒
- 頭痛など

ケアのポイント

⏱ **投与前**
① CD33が陽性であることを確認
② 血液検査データの確認
★感染症や肝・腎機能障害がないこと、末梢血白血球数が30,000/μL未満であることを確認する。
③ 水分補給またはアロプリノール投与などの実施（高尿酸血症予防のため）

投与直前
前投薬の実施（インフュージョンリアクションの予防）
★薬剤投与開始1時間前に、抗ヒスタミン薬、解熱鎮痛薬などの前投薬を行う。副腎皮質ステロイド剤を使用することもある。

投与中
バイタルサイン、呼吸状態、皮膚状態の観察、心電図モニターの観察を継続して実施
★重篤な過敏症、呼吸器症状を伴うインフュージョンリアクションの出現を早期に発見し、対処するために十分なモニタリングを行う。

投与後
尿量・自覚症状の観察（腫瘍崩壊症候群の早期発見）
★治療により、腫瘍細胞の急速な崩壊が起こると重篤な腎不全が生じる。
★腫瘍崩壊症候群は、初回投与後48時間以内に出現することがあるため、尿量のチェック、自覚症状の観察を行ってもらう。

[**患者説明・指導のポイント**]
- 強度の骨髄抑制が出現する可能性があるため、感染予防行動、出血予防行動を指導するとともに、必要時には個室管理を行うことを説明する。
- 重度の過敏症、インフュージョンリアクションは、投与開始後から24時間以内に出現しやすい。あらかじめ症状を説明し、出現時にはすみやかに報告してもらうよう説明する。

😊 エキスパートからのアドバイス

＊再発AML症例では有効な薬剤がないため、価値のある薬剤である一方で、肺障害やインフュージョンリアクション、感染症など致命的な副作用も報告されているので慎重に投与管理を行う必要がある。

(菅野かおり)

一般名 **ダラツムマブ**

商品名 **ダラザレックス®**

画像提供：
ヤンセンファーマ

投与経路 点滴静注

▶血管外漏出による皮膚障害のリスク 低 に準じる

▶催吐リスク 軽

フィルター
ポンプ

どんな薬？

[特徴]

● **作用機序**：ヒトCD38抗原に結合し、補体依存性細胞傷害（CDC）活性、抗体依存性細胞傷害（ADCC）活性、抗体依存性細胞貪食（ADCP）活性などを発揮することにより、腫瘍の増殖を抑制する。

● **代謝経路**：内因性IgGと同様に生体内の非特異的な異化経路を介して小ペプチド、アミノ酸レベルへと分解されるものと考えられる。

[代表的なレジメン]

● **多発性骨髄腫**：ボルテゾミブ＋デキサメタゾン、ボルテゾミブ＋メルファラン＋プレドニゾロン、カルフィルゾミブ＋デキサメタゾン、単剤投与

使用時の注意点は？

● **投与方法**：点滴静注。他の薬剤と同じ静注ラインで同時注入を行わない。

● **溶解**：生理食塩水を用いて16mg/kgになるように希釈し、15時間以内に投与する。

● **投与量・投与速度**：下表参照

投与時間	希釈後の総量（mL）	投与開始からの投与速度（mL/時）			
		0〜1時間	1〜2時間	2〜3時間	3時間以降
初回投与	1,000	50	100	150	200
2回目投与（分割投与では3回目）	500				
3回目投与（分割投与では4回目）	500	100	150	200	

● **投与器材の注意点**：0.2μmのインラインフィルターを用いて投与する。

● **注意が必要な患者背景**：慢性閉塞性肺疾患・気管支喘息（既往を含む）、B型肝炎ウイルス（HBV）キャリア、妊娠可能な女性、パートナーが妊娠する可能性のある男性、妊婦、授乳婦、高齢者など

　☆ HBVキャリアには「HBs抗原陰性でHBc抗体もしくはHBs抗体陽性」も含まれる。

● **前投薬**：本剤の投与1〜3時間前に副腎皮質ホルモン薬、解熱鎮痛薬・抗ヒスタミン薬を投与する。

代表的な副作用

―インフュージョンリアクション
（投与開始60〜120分）
初回に出現しやすいが、
2回目以降でも起こりうる

骨髄抑制―
（好中球・血小板・赤血球減少）

感染

腫瘍崩壊症候群

↑投与開始	1日目	2日目	3日目	4日目	5日目	6日目	7日目

特に注意すべき副作用

- インフュージョンリアクション
- 腫瘍崩壊症候群
- 骨髄抑制（好中球減少、血小板減少、赤血球減少）
- 感染症（肺炎、敗血症）
- 間質性肺炎

その他気をつけたい副作用

- HBV再活性化による肝炎
- 疲労

3

分子標的薬 抗体療法薬

ケアのポイント

投与前

① 検査結果の確認
★B型肝炎ウイルスマーカー検査を実施し、検査結果を確認する。

② 前投薬の投与、救急カートの準備

投与中

① 注入速度の管理
★輸液ポンプを用いて、規定の速度を守る。

② インフュージョンリアクションの早期発見・対処
★アナフィラキシー、鼻閉、咳嗽、悪寒、気管支けいれん、低酸素症、呼吸困難などの症状を観察する。

投与後

インフュージョンリアクションの早期発見・対処（観察の継続）

[**患者説明・指導のポイント**]

● インフュージョンリアクションの出現しやすい時期と症状をあらかじめ説明し、出現時にはすみやかに報告してもらう。

😊 エキスパートからのアドバイス

＊赤血球膜表面上のCD38に結合すると間接クームス試験で偽陽性になるため、治療開始前に不規則抗体スクリーニング検査を実施しているか確認する。

＊本剤の注入速度は、段階的に規定されている。初回・2回目投与は、投与時期に応じて注入速度を変更するタイミングが複数回あるため、注入速度を遵守できる投与管理体制を整備するとよい。

＊臨床試験では、65歳以上で重篤な有害事象（主に肺炎、敗血症）の発現頻度が高かったとされる。多発性骨髄腫は高齢者に多く発生するため、適応となる患者は高齢者が多いことから、リスクファクターや起こりうる有害事象を患者とともに把握しておく必要がある。

＊ダラツムマブとボルヒアルロニダーゼ アルファを配合した皮下投与製剤（商品名：ダラキューロ®）がある。商品名が類似しているため注意する。

（新田理恵）

175

一般名 **イサツキシマブ**

商品名 **サークリサ®**

画像提供：サノフィ

投与経路 [点滴静注]

▶血管外漏出による皮膚障害のリスク [低] に準じる

▶催吐リスク [不明]（低いとされる）

[フィルター]
[ポンプ]

どんな薬？

[特徴]
● **作用機序**：ヒトCD38抗原に結合し、抗体依存性細胞傷害（ADCC）、抗体依存性細胞貪食（ADCP）、補体依存性細胞傷害（CDC）を活性させ、アポトーシスを誘導することなどにより、腫瘍の増殖を抑制する。
● **代謝経路**：非飽和性

[代表的なレジメン]
● **再発または難治性の多発性骨髄腫**：カルフィルゾミブ＋デキサメタゾン＋イサツキシマブ、デキサメタゾン＋イサツキシマブ、単剤投与、ポマリドミド＋デキサメタゾン＋イサツキシマブ

使用時の注意点は？

● **投与方法**：点滴静注。他の薬剤と同じ静注ラインで同時注入は行わない。
● **溶解**：生理食塩液または5％ブドウ糖液を用いて総量を250mLにする。室温では8時間以内に使用すること
● **投与器材の注意点**：0.2μmのインラインフィルターを用いて投与する。
● **投与量**：下表参照

デキサメタゾンに加えてカルフィルゾミブまたはポマリドミドを併用する場合（成人）	● 1回10mg/kgを点滴静注 ● 28日間1サイクルとし、最初のサイクルは1週間間隔で4回、2サイクル以降は2週間間隔で2回投与
単剤投与、デキサメタゾンとの併用時（成人）	● 1回20mg/kgを点滴静注 ● 28日間1サイクルとし、最初のサイクルは1週間間隔で4回、2サイクル以降は2週間間隔で2回投与

● **投与速度**：インフュージョンリアクションが認められなかった場合には、患者の状態を確認しながら投与速度を段階的に上げることができる（下表参照）。

投与時間（開始から）		0〜60分	60〜90分	90〜120分	120〜150分	150〜180分	180分以降
投与速度 (mg/時)	初回投与	175	225	275	325	375	400
	2回目投与以降	175	275	375	400 400mg/時は超えない	400	400

● **注意が必要な患者背景**：生殖能を有する患者、妊婦・授乳婦
● **前投薬**：インフュージョンリアクション軽減のため、本剤の投与開始15～60分前に、デキサメタゾン、抗ヒスタミン薬（単剤投与の場合は別の副腎皮質ホルモン薬）、H_2受容体拮抗薬、解熱鎮痛薬を投与する。

起こりうる副作用

代表的な副作用

―インフュージョンリアクション
初回に出現しやすいが、
2回目以降でも起こりうる

骨髄抑制―
(好中球・血小板・赤血球減少)

発熱性好中球減少症 ―

感染症(肺炎、敗血症)―

⬆投与開始	1日目	2日目	3日目	4日目	5日目	6日目	7日目

特に注意すべき副作用	その他気をつけたい副作用
● インフュージョンリアクション ● 好中球・血小板減少 ● 発熱性好中球減少 ● 感染症(肺炎)　など	● 下痢

ケアのポイント

投与前　前投薬の投与

投与中　① 注入速度の管理
★輸液ポンプを用いて、規定の速度を守る(400mg/時を超えないこと)。

② インフュージョンリアクションの早期発見・対処
★出現時にはすみやかに投与を中断する。gradeに応じて中止、投与速度変更などが行われる。

投与後　インフュージョンリアクションの早期発見・対処(観察の継続)

[患者説明・指導のポイント]

● 妊娠可能な女性に対しては、投与中～投与終了後一定期間は適切な避妊を行うように指導する。
＊IgG1モノクローナル抗体に胎盤通過性があることが知られている。

😊 エキスパートからのアドバイス

＊注入速度が段階的に規定されている薬剤である。
＊投与時期に応じて注入速度を変更するタイミングが複数回あるため、注入速度を遵守できる投与管理体制を整備するとよい。

(新田理恵)

3

分子標的薬 / 抗体療法薬

抗体療法薬：⑥ 抗CD52モノクローナル抗体

一般名 **アレムツズマブ**

商品名 **マブキャンパス®**

投与経路 【点滴静注】

▶血管外漏出による皮膚障害のリスク 【低】 に準じる

▶催吐リスク 【最小】

画像提供：サノフィ

どんな薬？

[特徴]
- **作用機序**：慢性リンパ性白血病の表面のCD52抗原に結合し、抗体依存性細胞傷害（ADCC）活性と補体依存性細胞傷害（CDC）活性を介した細胞溶解を起こす。
- **代謝経路**：ペプチド加水分解を通して代謝的に分解されると予想される。

[代表的なレジメン]
- **再発または難治性の慢性リンパ性白血病、同種造血幹細胞移植の前処置**：単剤投与

使用時の注意点は？

- **投与方法**：点滴静注。同じ点滴ラインを用いて他の薬剤を同時に投与しない。
- **溶解**：生理食塩液または5％ブドウ糖液100mLで希釈して穏やかに転倒混和し、8時間以内に使用する。
- **投与量・投与速度**：下表参照

慢性リンパ性白血病	①1日1回3mg連日投与から開始 ②1日1回10mg連日投与 ③1日1回30mg週3回隔日投与 → 投与開始から12週間までの投与とする ● 上記①〜③いずれであっても1日量を2時間以上かけて点滴静注
同種造血幹細胞移植の前処置	● 1日1回0.16mg/kgを6日間投与 ● 初回投与時は3mgを2時間かけて投与し、忍容性良好ならば残量を2時間かけて投与。2回目以降は1日量を4時間かけて投与

- **投与速度**：1日量を2時間以上かけて投与
- **投与禁忌**：マウスタンパク質由来製品（マウスモノクローナル抗体、キメラ型抗体薬など）に対する過敏症・アナフィラキシーの既往、重篤な感染症の合併、妊娠もしくは妊娠している可能性
- **注意が必要な患者背景**：心機能障害（既往含む）、降圧薬投与中、感染症合併、肝炎ウイルス感染など
- **併用注意**：生ワクチン（弱毒生ワクチン含む）、不活化ワクチン、免疫抑制薬、降圧薬
- **前投薬**：インフュージョンリアクション軽減のため、投与前に抗ヒスタミン薬、解熱鎮痛薬（必要に応じて副腎皮質ステロイド薬）を投与する。

起こりうる副作用

代表的な副作用

インフュージョンリアクション	呼吸困難感、意識障害、眼瞼・口唇・舌の腫脹、発熱、悪寒、嘔吐、咳嗽、めまい、動悸など

食欲低下、頭痛、低血圧、好中球減少、感染

↑投与開始　　　　　　　　　　1週間　　　　　　　　　　2週間

特に注意すべき副作用	その他気をつけたい副作用
● インフュージョンリアクション（投与開始1週間以内が最も高頻度）	● 錯乱
● 血球減少	● 傾眠など
● 出血	
● 白質脳症	
● 頭頸部動脈解離	
● 感染症	
● 免疫障害	
● 腫瘍崩壊症候群	
● 心障害	
● B型肝炎ウイルスの再活性化による劇症肝炎など	

ケアのポイント

投与前
① 既往歴の確認（投与禁忌でないか確認）
② 初回投与前にB型肝炎ウイルスマーカー検査を実施・結果確認
③ 確実な前投薬の実施（抗ヒスタミン薬、解熱鎮痛薬）

投与中
① 注入速度の管理（2時間以上かけて投与）
② インフュージョンリアクションの早期発見・対処
★低血圧、悪寒、発熱、呼吸困難、発疹、気管支けいれんなどの症状を観察する。

投与後
インフュージョンリアクションの早期発見・対処（観察の継続）

[**患者説明・指導のポイント**]

● インフュージョンリアクションの出現しやすい時期と症状をあらかじめ説明し、出現時にはすみやかに報告してもらう。

😊 エキスパートからのアドバイス

＊導入療法は、基本、入院で行われる治療である。
＊投与中だけでなく、投与後（特に夜間）の状態観察を継続し、インフュージョンリアクションや感染など異常の早期発見に努める。

（新田理恵）

抗体療法薬：⑦ 抗CCR4モノクローナル抗体

一般名 **モガムリズマブ**

商品名 **ポテリジオ®**

投与経路 **点滴静注**

▶血管外漏出による皮膚障害のリスク **低**

▶催吐リスク **不明**

画像提供：
協和キリン

どんな薬？

[特徴]

● **作用機序**：腫瘍細胞に発現しているCCR4抗原に特異的に結合し、抗体依存性細胞傷害作用（ADCC）によって効果を発現する。

● **代謝経路**：不明

[代表的なレジメン]

● **CCR4陽性の成人T細胞白血病リンパ腫（ATL）**：単剤投与（化学療法未治療例を除く）、化学療法（mLSG15）＋モガムリズマブ

★ mLSG15療法：VCAP療法（ビンクリスチン＋シクロホスファミド＋ドキソルビシン＋プレドニゾロン）、AMP療法（ドキソルビシン＋ラニムスチン＋プレドニゾロン）、VECP療法（ビンデシン＋エトポシド＋カルボプラチン＋プレドニゾロン）という組み合わせで、1週間間隔で順番に投与し、4週間を1コースとして、原則6コース繰り返す方法

● **再発または難治性CCR4陽性末梢性T細胞リンパ腫（PTCL）、再発または難治性皮膚T細胞性リンパ腫（CTCL）**：単剤投与

使用時の注意点は？

● **投与方法**：点滴静注。他の薬剤との混注は避ける。

● **溶解**：200〜250mLの生理食塩液に添加

● **投与量**：下表参照

CCR4陽性ATL	● **単剤投与**：1回1mg/kgを1週間間隔で8回投与 ● **化学療法と併用**：1回1mg/kgを2週間間隔で8回投与
再発または難治性の CCR4陽性のPTCL	● 1回1mg/kgを1週間間隔で8回投与
再発または難治性CTCL	● 1回1mg/kgを1週間間隔で5回投与。その後は2週間間隔で投与

● **投与量の調節が必要になる場合**：インフュージョンリアクションが出現した場合は、ただちに投与中断か投与速度の減速を行う。

★ 投与再開時は、投与速度を減速して慎重に開始し、インフュージョンリアクションが再度発現して投与を中止した場合には再投与しない。

● **投与速度**：2時間かけて点滴静注

● **注意が必要な患者背景**：感染症合併、心機能障害（既往含む）、重篤な骨髄機能低下、肝炎ウイルス・結核などの感染（既往を含む）など

● **投与禁忌**：本剤成分に対する過敏症の既往歴

● **併用注意**：ワクチン（投与後の接種）

● **前投薬**：インフュージョンリアクション（発熱、悪寒、頻脈など）軽減のため、本剤投与30分前に、抗ヒスタミン薬・解熱鎮痛薬・副腎皮質ホルモン薬などの前投与を行う。

代表的な副作用

── インフュージョンリアクション　投与開始30〜90分 　　　　　　　　高頻度

　　── 腫瘍崩壊症候群　投与後〜48時間

重度の皮膚障害、汎血球減少、感染症、
B型肝炎ウイルスによる劇症肝炎、肝炎の再燃・増悪

↑投与開始　　　　1週目　　　　　　　2週目　　　　　　　3週目　2回目以降

特に注意すべき副作用			その他気をつけたい副作用	
● インフュージョンリアクション	● 感染症	● 間質性肺炎	● 悪心・嘔吐	● 口内炎
● 重度の血液毒性	● 高血糖	● 肝機能障害	● 便秘	● 電解質異常
● HBVによる劇症肝炎	● 腫瘍崩壊症候群		● 発熱	● 疲労
● 重度の皮膚障害			● 悪寒　など	

投与前
① CCR4陽性の確認
② 既往歴・検査データの確認
★感染症、心臓病、ウイルス性肝炎、ワクチン接種などの既往がないかを確認し、重大な副作用症状の出現を予防する。

投与直前
前投与の実施（インフュージョンリアクション予防）
★薬剤投与開始30分前に、抗ヒスタミン薬、解熱鎮痛薬などの前投薬を行う。

投与中
① 注入速度の管理
★急速静注はしない。2時間かけて投与する。

② 患者状態の継続した観察（バイタルサイン、呼吸状態、皮膚状態、心電図モニター）
★特に投与量を上げた直後のバイタルサインの観察が重要である。
★初回点滴静注開始後30分〜24時間以内は、発熱、悪寒、悪心、頭痛、疼痛、瘙痒、発疹、咳、虚脱感、血管浮腫、口内乾燥、多汗、めまい、倦怠感などの出現に注意する。

投与後
尿量、自覚症状の観察（腫瘍崩壊症候群の早期発見）
★治療によって腫瘍細胞の急速な崩壊が起こると、重篤な腎不全が生じる。
★腫瘍崩壊症候群は、初回投与後48時間以内に出現することがあるため、尿量のチェック、自覚症状の観察を行ってもらう。

[**患者説明・指導のポイント**]

● 初回点滴静注開始後30分〜2時間より24時間以内はインフュージョンリアクションが出現しやすい。あらかじめ症状を説明し、出現時にはすみやかに報告してもらう。

● 本剤の投与中〜投与後に皮膚症状が出現することがあるので、皮膚の観察と報告の方法を説明する。必要時に処方される軟膏や内服薬について指導する。

😊 エキスパートからのアドバイス

＊本剤投与中の皮膚障害は国内臨床試験で高頻度に発現していた。発生機序は不明だが、併用薬剤の感作、ウイルス感染・ウイルス再活性化などの免疫刺激によって生じる可能性が考えられている。
＊皮膚障害発現時には、早期から適切な処置（副腎皮質ホルモン、抗アレルギー薬、抗ヒスタミン薬の使用など）を行う。重度の皮膚障害が発現した場合は投与を中止し、適切な処置を行う。

（菅野かおり）

一般名 **セツキシマブ**

商品名 **アービタックス®**

投与経路 点滴静注

▶血管外漏出による皮膚障害のリスク **低** (非壊死性)

▶催吐リスク **最小**

画像提供：メルク
バイオファーマ

どんな薬？

[**特徴**]

● **作用機序**：細胞表面のEGFR（上皮成長因子受容体）に結合して腫瘍増殖を抑制する。
　☆ ヒト／マウスキメラ型モノクローナル抗体である。

● **代謝経路**：ヒトに関する代謝・排泄、透析による除去率に関する該当資料なし

[**代表的なレジメン**]

● *RAS*遺伝子野生型の治癒切除不能な進行・再発の結腸・直腸がん：単剤投与、CPT11＋セツキシマブ、FOLFOX＋セツキシマブ、FOLFIRI＋セツキシマブ

● EGFR陽性の治癒切除不能な局所進行頭頸部扁平上皮がん：放射線療法＋セツキシマブ

● EGFR陽性の治癒切除不能な再発・転移性頭頸部扁平上皮がん：CDDP/5FU＋セツキシマブ、CBDCA/5FU＋セツキシマブ、PTX＋セツキシマブ

使用時の注意点は？

● **投与方法**：点滴静注。生理食塩液以外の注射剤と混合を避ける。

● **溶解**：生理食塩液で希釈、もしくは希釈せずに使用

● **投与量・投与速度**：通常、週1回、初回は400mg/m^{2}を2時間かけて、2回目以降は250mg/m^{2}を1時間かけて点滴静注

● **投与の調整が必要になる場合**：下表を参照

インフュージョンリアクション	Grade1〜2	● 投与速度を減速その後はずっと減速した速度（例：それまでの半分に減速）で投与 ● それでも再度インフュージョンリアクションが発現した場合はただちに投与を中止。再投与しない
	Grade3以上	● 投与をただちに中止し、再投与しない
皮膚症状	Grade3以上	● Grade2に回復するまで休薬。状態に応じて用量を減量
低Mg血症	Mg≦1.2mg/dL	● 治療を要する心電図異常がなければ投与継続 ● 治療を要する心電図異常があれば中止または中断 ● マグネシウム補充療法を実施
	Mg≦0.9mg/dL	● 治療を要する心電図異常がない場合は減量や休薬を検討 ● 治療を要する心電図異常があれば中止または中断 ● マグネシウム補充療法を実施

● **注意が必要な患者背景**：間質性肺疾患や心疾患（既往歴含む）、生殖能を有する患者、小児、高齢者など

● **前投薬**：インフュージョンリアクションを軽減させるため、本剤投与前に抗ヒスタミン薬を投与（必須）。さらに副腎皮質ホルモンを投与すると、インフュージョンリアクションが軽減されることがある（適宜）。

　＊ 前投薬終了から本剤投与開始までの時間に関しては統一された見解はない。

起こりうる副作用

代表的な副作用

6か月以上の投与で低Mg血症の重症例が増加

	投与開始	1週目	3週目	5週目	7週目	9週目
インフュージョンリアクション　投与中〜投与後1時間						
1〜4週			ざ瘡様皮疹			
3〜5週				皮膚乾燥・亀裂		
4〜8週					爪囲炎	

特に注意すべき副作用
- インフュージョンリアクション
- 皮膚障害　下痢　間質性肺疾患
- 心障害　血栓塞栓症

その他気をつけたい副作用
- 低マグネシウム血症
- 眼障害（角膜炎）

ケアのポイント

投与前
① RAS（KRASまたはNRAS）遺伝子変異の有無の確認
★RAS遺伝子変異のある患者は、本剤の効果が得られない可能性が高い。
② 治療前の皮膚状態・スキンケア状況の確認

投与直前
前投薬の実施（インフュージョンリアクションの予防・軽減）

投与中
インフュージョンリアクションの早期発見・対応
★投与開始から30分ごろまでに発現していることが多く、特に注意が必要である。
★併用のがん治療薬がある場合、本剤投与終了から1時間は間隔をあけてから投与する。

投与後
インフュージョンリアクションの早期発見・対応（観察の継続）
★インフュージョンリアクションの多くは、初回投与中〜投与終了後1時間以内に出現する（2回目投与以降や投与数週間後に発現した例もある）。投与中〜投与終了後1時間は頻回に観察する。

[**患者説明・指導のポイント**]
● インフュージョンリアクションが起こりやすいタイミングや症状について説明し、異常を感じた場合は、すみやかに医療者に報告するよう説明する。
● 皮膚症状の強さと治療効果は相関することが報告されている。治療継続のためには、スキンケアで症状の重症化を防ぐことが重要であることを伝える。

😊 エキスパートからのアドバイス

＊皮膚症状は、患者の心理的苦痛やQOL低下を招く。
＊スキンケアを継続するのは大変なことである。患者の労をねぎらうこと、個々の思いや生活・症状に合わせた投与量の減量や休薬、スキンケア方法のアレンジが必要となる。
＊セツキシマブに光感受性物質であるサロタロカンを配合した薬剤（アキャルックス®）がある。本剤とは別物なので注意する。

（竹本朋代）

分子標的薬 ⏳ 抗体療法薬

3

一般名 **パニツムマブ**

商品名 **ベクティビックス®**

投与経路 点滴静注

▶血管外漏出による皮膚障害のリスク **低** (非壊死性)

▶催吐リスク **最小**

フィルター

画像提供：
武田薬品工業

どんな薬？

[特徴]

● **作用機序**：細胞表面にあるEGFR（上皮成長因子受容体）に結合することで腫瘍増殖を抑制する。
　☆ ヒト型モノクローナル抗体である。

● **代謝経路**：不明

[代表的なレジメン]

● **RAS遺伝子野生型の治癒切除不能な進行・再発の結腸・直腸がん**：単剤投与、FOLFOX＋パニツムマブ、FOLFIRI＋パニツムマブ

使用時の注意点は？

● **投与経路**：点滴静注。生理食塩液以外の注射剤との混合を避ける。

● **溶解**：生理食塩液で希釈し、最終濃度が10mg/mLを超えないようにする。
　☆ 通常、生理食塩液に添加して全量を約100mLとする。
　☆ 1回投与量が1,000mgを超える場合は、生理食塩液で希釈して約150mLとする。

● **投与器材の注意点**：0.2または0.22ミクロンのインラインフィルターを用いて投与する。
　☆ バイアル中に半透明〜白色のタンパク性の微粒子が生じうるため。

● **投与量**：通常、1回6mg/kg（体重）を2週間に1回投与（患者の状態に応じて適宜減量）

● **投与量の調整が必要になる場合**：下表参照

インフュージョンリアクション	Grade3以上	● 投与中止。再投与はしない	すべての徴候・症状が完全に回復するまで、患者を十分に観察する
	Grade2以下	● 投与速度を減じて慎重に投与	
皮膚障害		● Grade3以上の皮膚障害が現れた場合は用量を調節（添付文書を参照） ● 投与を延期しても6週間以内にGrade2以下に回復しない場合は投与を中止	
低Mg血症	Mg≦1.2mg/dL	● 治療を要する心電図異常がなければ投与継続 ● 治療を要する心電図異常があれば中止または中断 ● マグネシウム補充療法を実施	
	Mg≦0.9mg/dL	● 治療を要する心電図異常がなければ減量や休薬を検討 ● 治療を要する心電図異常があれば中止または中断 ● マグネシウム補充療法を実施	

● **投与時間**：60分以上かけて点滴静注（1回投与量1,000mgを超える場合は90分以上かけて投与）

● **慎重投与**：間質性肺疾患や肺線維症の既往歴

● **前投薬**：不要

代表的な副作用

6か月以上の投与で低Mg血症の重症例が増加

	ざ瘡様皮疹	皮膚乾燥	爪囲炎

多くは1〜4週目に発現

多くは5〜6週に発現

多くは8〜10週に発現

⬆投与開始　　　3週目　　　5週目　　　7週目　　　9週目　　　11週目

特に注意すべき副作用
- 皮膚障害
- 間質性肺炎
- インフュージョンリアクション
- 下痢

その他気をつけたい副作用
- 低マグネシウム血症

ケアのポイント

投与前

① RAS（KRASまたはNRAS）遺伝子変異の有無の確認

★臨床試験ではRAS遺伝子野生型患者で有効性が確認されている。

② 治療前の皮膚状態・スキンケア状況の確認

投与中〜投与後

インフュージョンリアクションの早期発見・対応

★多くは初回投与時の投与中に生じている。ただし、投与終了後や2回目以降の投与時に重度のインフュージョンリアクションが発現することもある。

★原則、本剤投与中〜投与終了後少なくとも1時間は、頻回な観察を行う。

[**患者説明・指導のポイント**]
- 治療継続のためには、スキンケアで皮膚症状の重症化を防ぐことが重要であることを説明する。
- インフュージョンリアクションが起こりやすいタイミングやその症状について説明し、異常を感じた場合は、すみやかに医療者に報告するよう伝える。

😊 エキスパートからのアドバイス

＊パニツムマブは、セツキシマブ R182 と同じ作用機序を持つモノクローナル抗体だが、パニツムマブはヒト型、セツキシマブはヒト／マウスキメラ型という点が異なる。

＊セツキシマブと違って、パニツムマブがインフュージョンリアクション予防のための前投薬を必須としないのは、パニツムマブがヒト型モノクローナル抗体であることに関連している。一般的にヒト型モノクローナル抗体では、インフュージョンリアクションの発症率が低いと考えられている。

＊皮膚障害、間質性肺炎、低マグネシウム血症は、抗EGFRモノクローナル抗体に共通した副作用であるため、これらは抗EGFRモノクローナル抗体の副作用として覚えよう。皮膚障害の発症時期も同じである。

（竹本朋代）

抗体療法薬：⑧ 抗EGFRモノクローナル抗体

一般名 **ネシツムマブ**

商品名 **ポートラーザ®**

投与経路 **点滴静注**

▶血管外漏出による皮膚障害のリスク **低** に準じる

▶催吐リスク **軽**

どんな薬?

[特徴]

● **作用機序**：EGFR（上皮成長因子受容体）に結合し、EGFRを介したシグナル伝達を阻害して腫瘍の増殖を抑制する。

● **代謝経路**：タンパク質の異化経路によりペプチドおよびアミノ酸に分解され、体内から消失すると考えられている。

[代表的なレジメン]

● **切除不能な進行・再発の扁平上皮非小細胞肺がん**：ゲムシタビン＋シスプラチン＋ネシツムマブ療法

使用時の注意点は?

● **投与方法**：点滴静注。投与後は使用したラインを生理食塩液にてフラッシュする。

● **溶解**：生理食塩液で溶解し、すみやかに使用する。ブドウ糖溶液との配合は避ける。
  ★ やむを得ず保存を必要とする場合、冷蔵（2〜8℃）では24時間以内、室温（30℃以下）では4時間以内に投与を開始する。

● **投与量**：1回800mgで週1回投与を2週連続し、3週目は休薬。これを1コースとして投与を繰り返す。

● **投与量の調整が必要となる場合**：Grade2以上のインフュージョンリアクション、Grade3以上の皮膚障害・低マグネシウム血症やその他の副作用が出現したら休薬・中止を検討

● **投与速度**：およそ60分かけて投与
  ★ Grade1のインフュージョンリアクション出現時は投与速度を50%減速

● **注意が必要な患者背景**：血栓塞栓症（既往含む）、間質性肺疾患（既往含む）、妊娠可能な女性、妊婦・授乳婦など
  ★ 妊娠可能な女性患者に対しては、投与中〜投与後一定期間は避妊するよう指導する。

代表的な副作用

―インフュージョンリアクション　　1〜2週間で出現

ざ瘡様皮膚炎

皮膚乾燥

4〜5週間で出現　　　　　　　爪囲炎

6〜7週間で出現

↑投与開始　1週目　　2週目　　3週目　　4週目　　5週目　　6週目　　7週目　　8週目
24時間以内

3

分子標的薬 抗体療法薬

特に注意すべき副作用

- インフュージョンリアクション
- 低マグネシウム血症
- 重度の皮膚障害

その他気をつけたい副作用

- 下痢
- 出血
- 発熱性好中球減少症
- 血栓塞栓症
- 間質性肺疾患

ケアのポイント

投与
前

皮膚障害についての説明

★皮膚の状態、普段のスキンケア習慣の確認

投与
中
〜
投与
後

インフュージョンリアクションの早期発見・対処

★バイタルサインの変化、発熱・悪寒、瘙痒感、顔面紅潮、発疹、悪心、呼吸困難などの出現に注意する。

★2回目以降の投与時にも現れることがあるので、投与中は十分な観察が必要である。

[**患者説明・指導のポイント**]

- 皮膚症状の重症化を防ぐために、症状が出る前からスキンケアを行うように説明する。

エキスパートからのアドバイス

＊男性患者では、スキンケア習慣がないこともある。保湿剤を塗るタイミング（洗顔後、入浴後など）を具体的に示し、保湿剤の量の目安を実際に見せるなど、患者がイメージしやすいように指導する。

＊皮膚症状が重症化すると、QOLが低下し、日常生活に支障をきたすことがある。症状が重症化した場合には早めに皮膚科専門医への相談を行うなどの対処が必要である。

（武田芽衣）

一般名 # ベバシズマブ

商品名 **アバスチン®**、ベバシズマブBS

画像提供：
中外製薬

投与経路 点滴静注

▶血管外漏出による皮膚障害のリスク 低 （非壊死性）

▶催吐リスク 最小

どんな薬？

[特徴]

● **作用機序**：血管内皮の増殖や血管新生に関与するVEGF（血管内皮増殖因子）を阻害することで、腫瘍組織の血管新生を抑制する。

　☆ ヒト化モノクローナル抗体である。

● **代謝経路**：不明

[代表的なレジメン]

● **治癒切除不能な進行・再発の結腸・直腸がん**：FOLFOX＋ベバシズマブ、FOLFIRI＋ベバシズマブ、CapeOX＋ベバシズマブ、5FU/LV＋ベバシズマブ、Cape＋ベバシズマブ、FOLFOXIRI＋ベバシズマブ、SOX＋ベバシズマブ、IRIS＋ベバシズマブ

● **扁平上皮がんを除く切除不能な進行・再発の非小細胞肺がん**：CBDCA/PTX＋ベバシズマブ、CDDPまたはCBDCA/PEM＋ベバシズマブ

● **手術不能または再発乳がん**：PTX＋ベバシズマブ

● **FIGO StageⅢ以上の卵巣がん**：CBDCA/PTX＋ベバシズマブ

● **進行または再発の子宮頸がん**：CDDP＋PTX＋ベバシズマブ

● **悪性神経膠腫**：単剤投与、放射線療法/TMZ＋ベバシズマブ

● **切除不能な肝細胞がん**：アテゾリズマブ＋ベバシズマブ

使用時の注意点は？

● **投与方法**：点滴静注

● **溶解**：生理食塩液で希釈。ブドウ糖溶液との混合を避ける（効果減弱の恐れ）。

● **投与量・投与間隔**：5〜15mg/kg/回を2〜3週ごと（詳細は添付文書を参照）

● **投与量の調整が必要になる場合**：下表を参照

手術など	血圧異常
◎術後少なくとも4週間、あるいは術創が完全に回復するまで投与を避ける ◎最終投与から手術までの適切な間隔は明らかになっていないが、半減期（薬2週間）を考慮して十分な期間を置くこと ◎CVポートの造設は本剤投与開始1週間前までに行うのが望ましい ◎抜歯後の回復が遅延する可能性がある	◎降圧薬の使用などにより血圧コントロールが難しい場合は、コントロール可能になるまで休薬（Grade3以上は休薬）

タンパク尿	その他
◎尿タンパク＋＋〜＋＋＋もしくは尿タンパク/クレアチニン比（UPCcc）≧3.5で休薬、Grade4は中止	◎動脈血栓症や消化管穿孔、重度の出血・瘻孔が出現した場合は、本剤投与を中止し再投与しない ◎顎骨壊死が出現することがある

- **投与時間**：初回は90分で投与。問題がなければ2回目は60分、3回目以降は30分で投与できる。
- **投与禁忌**：2.5mL（ティースプーン1/2杯）以上の鮮血の喀血の既往
- **注意が必要な患者背景**：腹腔内の炎症、大手術の術創未治癒、脳転移、先天性出血素因・凝固系異常、抗凝固薬投与中、血栓塞栓症の既往、高血圧症、重篤な心疾患、高齢者、糖尿病など

起こりうる副作用

代表的な副作用

―― **インフュージョンリアクション**

投与中〜投与後24時間

消化管穿孔、創傷治癒遅延、腫瘍関連出血、血栓塞栓症、高血圧、タンパク尿

1〜3か月目に出現する傾向

| ↑投与開始 | 1か月目 | 2か月目 | 3か月目 | 4か月目 |

特に注意すべき副作用

- 血栓塞栓症
- 瘻孔
- 高血圧
- 消化管穿孔
- 出血（脳出血、肺出血、消化管出血、腫瘍関連出血など）
- 創傷治癒遅延
- タンパク尿

その他気をつけたい副作用

- インフュージョンリアクション、アナフィラキシー
- 粘膜出血（鼻出血、歯肉出血など）

ケアのポイント

投与前 **既往歴の確認**

★高血圧、喀血などの既往の有無を確認する。

投与中 **インフュージョンリアクションの早期発見・対応**

★投与中〜投与後24時間は、インフュージョンリアクションの発現に注意する。症状が併用する化学療法による過敏症である可能性もあるため、薬剤によるインフュージョンリアクションや過敏症の発生頻度、症状出現のタイミングを考慮し判断する。

投与後 **定期的なモニタリング**

★インフュージョンリアクション以外の副作用については、本剤での治療が継続されている間は定期的なモニタリングを行う。

[患者説明・指導のポイント]

- 毎日、血圧測定を行って記録するよう指導する。
- 突然の強い腹痛や頭痛、呼吸困難、胸痛、意識障害、下肢の腫脹・疼痛、喀血、吐血、下血、急激な血圧上昇などが出現した場合は、緊急処置が必要となる可能性が高いため、すぐに病院へ連絡するよう説明する。

エキスパートからのアドバイス

＊本剤は、血中半減期が長い（約21日間）ため、1回の投与で発現した有害事象は、約1か月続く。

（竹本朋代）

一般名 **ラムシルマブ**

商品名 **サイラムザ®**

投与経路 点滴静注
▶血管外漏出による皮膚障害のリスク **なし**
▶催吐リスク **最小**

フィルター

画像提供：
日本イーライリリー

どんな薬？

[**特徴**]
● **作用機序**：VEGFR-2（血管内皮増殖因子受容体2）へのVEGFリガンドの結合を阻げてVEGFR-2の活性化を阻害し、内皮細胞の増殖・遊走・生存を阻害して腫瘍血管新生を阻げ、がん細胞の増殖を抑える。
● **代謝経路**：低分子ペプチドやアミノ酸に分解された後、再利用される。

[**代表的なレジメン**]
● **治癒切除不能な進行・再発の胃がん、結腸・直腸がん**：イリノテカン＋レボホリナート＋フルオロウラシル＋ラムシルマブ
● **切除不能な進行・再発の非小細胞肺がん**：ドセタキセル＋ラムシルマブ、エルロチニブまたはゲフィチニブ＋ラムシルマブ
● **がん化学療法後に増悪した切除不能な肝細胞がん**：単剤投与

使用時の注意点は？

● **投与方法**：点滴静注
● **溶解・調製**：生理食塩液と混和して全量250mLとして用いる。ブドウ糖液は使用しない（本剤の遊離アミンとブドウ糖が反応するため）。室温では12時間以内に投与を開始する。
● **投与量・投与スケジュール**：1回8mg/kg（体重）を2週間もしくは1回10mgを2～3週間に1回投与
● **投与速度**：初回は約60分かけて点滴静注。忍容性良好なら2回目以降は30分に短縮可。
● **投与量・投与速度の調整が必要となる場合**：下表参照

インフュージョンリアクション Grade3以上はただちに投与中止、再投与しない	Grade1～2	● 投与速度を50%減速（その後は減速した速度で投与） ● 次回投与から必ず抗ヒスタミン薬を前投与。その後も同様の症状が現れる場合は、前投薬に解熱鎮痛薬（アセトアミノフェンなど）と副腎皮質ホルモン薬（デキサメタゾンなど）を追加
高血圧	症候性 Grade2・3以上	● 降圧薬治療を行い、血圧コントロールがつくまで休薬 ● 降圧薬治療を行ってもコントロールできなければ投与中止
タンパク尿	1日尿タンパク量 ＊2g以上3g未満	● 1日尿タンパク量2g未満になるまで休薬。再開時は減量 <table><tr><td>症状発現回数</td><td colspan="2">初回投与量と減量のめやす</td></tr><tr><td>初回</td><td>8mg/kg→6mg/kg</td><td>10mg/kg→8mg/kg</td></tr><tr><td>2回目以降</td><td>8mg/kg→5mg/kg</td><td>10mg/kg→6mg/kg</td></tr></table>
	1日尿タンパク量 ＊3g以上またはネフローゼ症候発現	● 投与中止 ＊24時間蓄尿を用いた全尿検査か、尿中のタンパク/クレアチニン比の測定による。

- **投与器材の留意点**：投与時にインラインフィルター（0.2または0.22μm）を使用。投与後は使用したラインを生理食塩液でフラッシュし、他の薬剤と同じルートを使用しない。
- **前投薬**：インフュージョンリアクション軽減のため、抗ヒスタミン薬（ジフェンヒドラミンなど）の前投与を考慮する。

起こりうる副作用

代表的な副作用

	1か月	2か月	3か月

動脈血栓塞栓症、静脈血栓塞栓症（〜100日ごろ）

—インフュージョンリアクション（2回目以降も起こりうる）　パクリタキセル併用時に多い

穿孔（〜100日ごろ）

出血（〜60日ごろ）

—検査値異常：好中球・白血球減少、発熱性好中球減少症（〜2週間ごろ）

↑投与開始

特に注意すべき副作用
- インフュージョンリアクション
- 重篤な動脈血栓塞栓症
- 好中球・白血球減少
- 発熱性好中球減少症
- 可逆性後白質脳症症候群
- 消化管穿孔
- 静脈血栓塞栓症
- うっ血性心不全
- 間質性肺疾患
- ネフローゼ症候群
- 創傷治癒障害
- 出血　　瘻孔
- タンパク尿
- 肝不全・肝障害
- 感染症

その他気をつけたい副作用
- 高血圧　　頭痛
- 下痢　　疲労

ケアのポイント

投与前

① 確実な初回投与前のチェック
- ★タンパク尿、血栓塞栓症、穿孔の恐れのある病変、消化管慢性炎症性疾患、出血性素因、未治癒の術創、抜歯を含む手術予定、コントロール不能な高血圧症、肝機能障害の有無などを確認

② 避妊の指導
- ★妊娠：胎児に影響が出る恐れがある。治療中〜投与終了後一定期間は妊娠を避ける。
- ★授乳：母乳を通じて乳児に影響が出る恐れがあるため、授乳を行わない。

投与中

副作用の早期発見・対処
- ★インフュージョンリアクションの症状を注意深く観察する。
- ★血圧管理、尿検査（タンパク尿）、血液検査（好中球・白血球・血小板数、肝機能）を行う。
- ★創傷治癒に影響があるため、手術の予定がある場合には投与を中止する。創傷治癒による合併症が現れた場合には投与を中止し、適切な処置を行う。

投与後

避妊の指導
- ★投与終了後も一定期間は適切な避妊を行う。

[患者説明・指導のポイント]
- 投与前の指導には、患者指導用の冊子（発売会社が提供）を活用する。

😊 エキスパートからのアドバイス

＊科学的な特徴：遮光・冷所（2〜8℃）保存、pH5.7〜6.3、泡立ちやすい。
＊10%以上の体重変動を認めたとき、投与量の補正の検討。胸水や腹水を除去し、除去したときの体重を測定していた場合はその測定値を使用する。
＊投与期間に関する制限は定められていない。

（森　玄）

分子標的薬 / 抗体療法薬

一般名 デノスマブ

商品名 ランマーク®、プラリア®

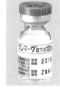

画像提供：
第一三共

投与経路 皮下注

▶血管外漏出による皮膚障害のリスク なし

▶催吐リスク 最小 に準じる

どんな薬？

[特徴]

● **作用機序**：RANKL（骨吸収に必須のメディエータ）に特異的に結合するヒト型モノクローナル抗体薬である。作用機序は、疾患により異なる。

★ **多発性骨髄腫・骨転移を有する固形がんの骨病変**：RANKLによって活性化された破骨細胞が骨破壊の主要な因子である。本剤はRANK/RANKL経路を阻害し、破骨細胞の活性化を抑制することで骨吸収を抑制し、がんによる骨病変の進展を抑制すると考えられている。

★ **骨巨細胞腫**：RANKLが腫瘍内の間質細胞に、RANKが破骨細胞様巨細胞に発現している。本剤はRANKLに結合して破骨細胞様巨細胞による骨破壊を抑制し、骨巨細胞腫の進行を抑制すると考えられている。

● **代謝経路**：ほとんどが尿中排泄と考えられている。

[代表的なレジメン]

● **多発性骨髄腫・固形がん骨転移による骨病変**：単剤投与

使用時の注意点は？

● **投与方法**：皮下注射（上腕、大腿、腹部に投与）
● **投与量**：下表を参照

多発性骨髄腫による骨病変、固形がん骨転移による骨病変	● 120mgを4週間に1回投与
骨巨細胞腫	● 120mgを1・8・15・29日に投与。その後は4週間に1回投与

● **投与量の調節が必要になる場合**：Grade3または4の副作用が発現した場合、Grade1以下に回復するまで休薬を考慮する。

● **注意が必要な患者背景**：低カルシウム血症（発症の危険性も含む）、重度の腎機能障害、肺転移を有する骨巨細胞腫、生殖能を有する患者など

● **投与禁忌**：薬剤成分に対する過敏症の既往歴、妊婦または妊娠している可能性のある女性

● **前投薬**：重篤な低カルシウム血症の発現を軽減するため、血清補正カルシウム値が高値でない限り、毎日少なくともカルシウムとして500mg（骨巨細胞腫の場合は600mg）および天然型ビタミンDとして400 IUの投与を行う。

代表的な副作用

低カルシウム血症		

治療後数日〜

顎骨壊死・顎骨骨髄炎、
大腿骨転子下および
近位大腿骨骨幹部の非定型骨折

晩期

↑投与開始	1週目	1か月目	数か月目

特に注意すべき副作用

- 低カルシウム血症
- 顎骨壊死・顎骨骨髄炎
- 重症皮膚感染症
- アナフィラキシー
- 大腿骨転子下・近位大腿骨骨幹部などの非定型骨折

その他気をつけたい副作用

- 悪心・嘔吐
- 疲労
- 貧血
- 下痢
- 便秘
- 低リン血症
- 関節痛
- 悪寒　など

ケアのポイント

投与前

① 検査データの確認

★骨吸収が抑制されることから、血清カルシウム値の低下が起こる危険性があるため、投与開始前に血清電解質濃度（血清カルシウム、リンなど）を測定する。

★血清補正カルシウム値を確認し、低カルシウム血症が認められた場合には、カルシウムおよびビタミンDを補充し、低カルシウム血症を是正してから本剤の投与を開始する。

② 口腔内の観察

★口腔が不衛生かどうか、また、歯科処置の既往などを観察する。

投与直前

投与方法の遵守

★本剤の投与には、27G注射針の使用が推奨される。

★本剤は皮下注であるため、注射針が血管内に刺入していないことを確認する。

[**患者説明・指導のポイント**]

● 投与開始前に口腔内の管理状態を確認する。必要に応じて適切な歯科検査を受け、侵襲的な歯科処置は、できる限り投与開始前に済ませておくよう指導する。

● 投与中に歯科処置が必要になった場合は、できる限り非侵襲的な歯科処置を受けるよう指導する。

● 口腔内を清潔に保つこと、定期的な歯科検査を受けることを伝える。歯科受診時には、本剤を使用していることを歯科医師に話し、侵襲的な歯科処置はできる限り避けるよう説明する。

エキスパートからのアドバイス

＊本剤の長期投与により、顎骨壊死・顎骨骨髄炎の発現率の増加が認められている。報告された症例の多くは、抜歯など顎骨に対する侵襲的な歯科処置や局所感染に関連して発現していた。

＊顎骨壊死・顎骨骨髄炎のリスク因子には、がん、薬物療法、コルチコステロイド治療、放射線療法、口腔の不衛生、歯科処置の既往などが挙げられる。

（菅野かおり）

一般名 エロツズマブ

商品名 エムプリシティ®

投与経路 点滴静注

▶血管外漏出による皮膚障害のリスク 低 に準じる

▶催吐リスク 軽

画像提供：
ブリストル・マイ
ヤーズ スクイブ

フィルター

どんな薬?

[特徴]
● **作用機序**：多発性骨髄腫細胞に多く発現するSLAMF7に結合し、受容体を介したナチュラルキラー（NK）細胞との相互作用によって抗体依存性細胞傷害（ADCC）を誘導し、腫瘍増殖抑制作用を示すと考えられる。
　★ SLAMF7：自然免疫・獲得免疫を活性化させる受容体
● **代謝排泄経路**：体内でペプチドやアミノ酸に分解され、尿中排泄されると考えられる。

[代表的なレジメン]
● **再発または難治性の多発性骨髄腫**：下表参照

エロツズマブ+レナリドミド+デキサメタゾン	● 1回10mg/kgを点滴静注。28日間1コース ● 最初の2コースは1週間間隔で4回（1・8・15・22日目）、3コース以降は2週間間隔で2回（1・15日目）投与
エロツズマブ+ポマリドミド+デキサメタゾン	● 28日間1コース ● 最初の2コースは1回10mg/kgを1週間間隔で4回（1・8・15・22日目）、3コース以降は1回20mg/kgを4週間間隔（1日目）で投与

使用時の注意点は?

● **投与方法**：点滴静注。他剤との混注は避ける。
● **溶解**：注射用水で溶解して濃度25mg/mLとし、必要量をバイアルから抜き取り、生理食塩液か5%ブドウ糖液で希釈（右表）

体重	<50kg	50〜90kg	90kg<
液量	150mL	250mL	350mL

● **投与器材の注意点**：輸液ポンプを用いて0.22μm以下のメンブランフィルターを用いたインラインフィルターを通して投与
● **投与速度**：下表参照

10mg/kg投与時		〜30分	30〜60分	60分〜	1コース3回目投与以降は5mL/分
1コース	初回投与	0.5mL/分	1mL/分	2mL/分	
	2回目投与	3mL/分	4mL/分		

20mg/kg投与時	〜30分	30分〜	2回目投与以降は5mL/分
1回目投与	3mL/分	4mL/分	

● **前投薬**：インフュージョンリアクション軽減のため、本剤投与前に、抗ヒスタミン薬・H₂受容体拮抗薬、解熱鎮痛薬を投与
　★ 本剤と併用するデキサメタゾンは、経口投与（28mgを本剤投与3〜24時間前に投与）と静脈内投与（6.6mgを本剤投与45分前までに投与完了）に分割して投与する。

● 投与量・投与速度の調節が必要になる場合：インフュージョンリアクション（下表参照）

Grade1	● 回復するまで投与速度を0.5mL/分に減速 ● 症状が落ち着いたら、30分ごとに0.5mL/分ずつ投与速度を上げられる
Grade2	● ただちに投与中断 ● Grade1以下に回復したら、投与速度を0.5mL/分に減速して再投与可能。忍容性が十分に確認されたら、その後30分ごとに0.5mL/分ずつ投与速度を上げられる（ただし、症状が発現した投与回では症状発現時の投与速度を超えないようにする） ● 再投与後に症状が再発現した場合、ただちに投与中断し、その日は再投与しない
Grade3〜4	● ただちに投与を中断・中止。原則、再投与はしない

起こりうる副作用

代表的な副作用

投与開始	1週目	2週目	3週目

―インフュージョンリアクション　　　　投与後7〜21日
投与開始〜24時間　　　　感染症、汎血球減少
投与開始〜7日　　　　間質性肺炎
下痢、便秘、悪心　　　　投与開始1週間〜

↑投与開始

特に注意すべき副作用

● インフュージョンリアクション
● リンパ球減少

その他気をつけたい副作用

● 感染症（汎血球減少）　● 間質性肺疾患
● 下痢　　● 便秘　　● 悪心

ケアのポイント

🕐 **投与前**
① 血液データの確認（感染症・肝機能障害・腎機能障害の確認）
② 確実な前投薬の実施（インフュージョンリアクションの予防）

投与中
インフュージョンリアクションの早期発見・対応
★バイタルサイン・呼吸状態・皮膚粘膜症状などに注意をはらい、症状の早期発見に努める。
★発現時は、すぐに投与を中止し、投与速度の変更や投与中止を検討する。

投与後
間質性肺疾患症状の観察（空咳・息切れ）
下痢・便秘・悪心の症状緩和

[**患者説明・指導のポイント**]

● 初回点滴開始後はインフュージョンリアクションが発現しやすい。患者には事前に症状を説明しておく。
● 空咳や歩行時の息切れなどの自覚症状の変化があったら教えてもらうように説明する。

😊 エキスパートからのアドバイス

＊近年、再発難治性の多発性骨髄腫に対する薬剤開発が進み、治療選択肢が増えた。そのため、患者はPSを維持し、症状コントロールをしながら外来通院での長期の治療継続が可能となった。
＊本剤も骨髄抑制による感染症や間質性肺炎に注意し、安全な投与管理を行う必要がある。

（藤巻奈緒美）

🔲 抗体療法薬：⑬ **BiTE抗体**（二重特異性抗体）

一般名 **ブリナツモマブ**

商品名 **ビーリンサイト®**

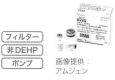
画像提供：
アムジェン

投与経路 点滴静注
▶血管外漏出による皮膚障害のリスク **低** に準じる
▶催吐リスク **軽**

フィルター
非DEHP
ポンプ

どんな薬？

[**特徴**]
- ● **作用機序**：CD3（T細胞の細胞膜上に発現）とCD19（B細胞性腫瘍の細胞膜上に発現）に結合して架橋することでT細胞を活性化し、CD19陽性の腫瘍細胞を傷害すると考えられる。
  - ★ ブリナツモマブは、CD3およびCD19に対する2種のマウスモノクローナル抗体の可変領域を、リンカーを介して結合させた遺伝子組換えタンパクである。
- ● **代謝排泄経路**：他の外来性タンパク質と同様、最終的に個々の構成アミノ酸への異化であると予測される。

[**代表的なレジメン**]
- ● **再発または難治性のB細胞性急性リンパ性白血病**：単剤投与

使用時の注意点は？

- ● **投与方法**：輸液ポンプを使用して持続点滴静注。輸液バッグ交換時や投与終了時に投与ラインや静脈カテーテルをフラッシュしない（過量投与等の原因となるため）。マルチルーメン静脈カテーテルを用いる際は、本剤専用のルーメンから投与する。
  - ★ 規定の投与量を「28日間持続点滴静注し、14日間休薬」を1コースとし、最大5コース繰り返す。
  - ★ その後、規定の投与量を「28日間持続点滴静注し、56日間休薬」を1コースとし、最大4コース繰り返す。
- ● **溶解・調整**：バイアル内に注射用水3mLを注入して振らずに撹拌して溶解。全量270mLとなるよう輸液バッグに本剤と生理食塩液を入れた後、輸液安定化液5.5mLを無菌的に加え、溶液が泡立たないよう緩徐に撹拌し、4日間で投与終了するように使用
  - ★ 輸液安定化液で溶解しない（輸液安定化液は、輸液バッグや輸液チューブに本剤の吸着を防ぐもの）。
  - ★ 輸液ラインのプライミングは、調製した溶液のみで実施（生理食塩液でプライミングしない）
- ● **投与量**：下表参照（患者の状態により適宜減量）

	1コース目1～7日	それ以降
体重45kg以上	1日9μg/body	1日28μg/body
体重45kg未満	1日5μg/m² (体表面積)	1日15μg/m² (体表面積)
	最大9μg	「体重45kg以上」の投与量を超えない（最大28μg）

- ● **投与量の調整が必要になる場合**：サイトカイン放出症候群・神経学的事象（けいれん発作など）
- ● **投与速度**：患者の体重（45kg以上か）や投与日（24・48・72・96時間）により、薬剤の注入速度が細かく設定されているため、投与速度設定に注意する（添付文書参照）。
- ● **投与器材の注意点**：インラインフィルター（0.2μm）付き輸液セットを使用。DEHPを含有する器材（輸液バッグ、輸液ポンプのカセット、輸液チューブ）は避ける。
  - ★ インラインフィルターは、無菌でパイロジェンフリーかつ低タンパク質結合性のものを使用する。
  - ★ 本剤がDEHPと接触すると粒子を形成する可能性がある。

● **注意が必要な患者背景**：急性リンパ性白血病の活動性中枢神経系病変、てんかん・けいれん発作など中枢神経系疾患（既往歴含む）、感染症合併、治療前の骨髄中における白血病性芽球の割合50％超または末梢血中の白血病性芽球数15,000/μL以上、生殖能を有する患者など

☆ 妊娠する可能性のある女性には、本剤投与中～投与終了後一定期間は適切に避妊するよう指導する。

● **前投与**：本剤の投与前・増量投与前はデキサメサゾンを投与

☆ サイトカイン放出症候群が発現する可能性があるため

起こりうる副作用

代表的な副作用		～2コースごと		けいれん発作の発現後、投与再開する場合は、抗けいれん薬の投与を考慮	
	サイトカイン放出症候群、けいれん・錯乱・失語				
	好中球・血小板減少、発熱性好中球減少症				
一腫瘍崩壊症候群 ～7日ごろ				～2コースごと	
↑投与開始 14日目	28日目	42日目 (1コース)	56日目	70日目	84日目 (2コース)

特に注意すべき副作用	その他気をつけたい副作用
● 神経学的事象（脳神経障害、脳症、けいれん発作、錯乱状態、失語症など）	● 好中球・血小板減少、発熱性好中球減少症
● サイトカイン放出症候群（随伴徴候：発熱、無力症、頭痛、低血圧、悪心、肝酵素上昇、播種性血管内凝固など）	● 腫瘍崩壊症候群
● インフュージョンリアクション、アナフィラキシーショック	
● 感染症（サイトメガロウイルス感染、肺炎、敗血症など）	

ケアのポイント

投与前
① 血液データ（血小板数・好中球数、肝機能・腎機能障害など）の確認
② HBs抗原・HBs抗体・HBc抗体やHBV-DNAなどの測定
★B型肝炎ウイルスによる劇症肝炎・肝炎の増悪予防のため

投与中
① けいれん発作・失語・失見当識・錯乱などの症状の早期発見
② 定期的な血液検査
★血小板数・好中球数・ヘモグロビン数・肝機能・腎機能・アミラーゼ・電解質異常の確認
③ 播種性血管内凝固症候群の早期発見

[**患者説明・指導のポイント**]
● インフュージョンリアクション・感染症対策について説明する。
● けいれんや失語症についても説明を行い、早期に対応できるようにしておく。自動車の運転や機械操作は行わないよう伝える。
● 小児患者の場合は、家族への説明を行う。
● 毎日検温を行い、感染予防行動をとる。
● 患者とそのパートナーに、本剤投与期間中～投与終了後一定期間は適切に避妊するよう指導する。

😊 エキスパートからのアドバイス

＊本剤は再発または難治性のB細胞性急性リンパ性白血病に投与される薬剤で、成人だけでなく小児への使用も多い。
＊けいれんや錯乱・失語などの神経学的な有害事象が報告されている。錯乱は、感情失禁のような症状に始まることもあり、事故防止も含めて注意が必要である。

（藤巻奈緒美）

一般名 **イマチニブ**メシル酸塩

商品名 **グリベック®**、イマチニブ

投与経路 `経口`

▶血管外漏出による皮膚障害のリスク `なし`

▶催吐リスク `中`

画像提供：ノバルティス ファーマ

どんな薬？

[特徴]

● **作用機序**：ATPの代わりにBcr-AblタンパクやKitタンパクと結合し、細胞増殖の指令を遮断することで、がん細胞の増殖を抑える。

  ★ Bcr-Ablタンパク(異常な染色体)や変異したKitタンパクがATP(エネルギー物質)と結合すると、細胞増殖の指令が出て、がん細胞が増殖する。

● **代謝経路**：肝代謝(代謝酵素CYP3A4など)、糞中(約6割)や尿中(1割)に排泄

[代表的なレジメン]

● 単剤投与

使用時の注意点は？

● **投与方法**：経口(食後)

  ★ 消化管刺激作用を最低限に抑えるため、食後にコップ1杯(約200mL)の水かぬるま湯で内服する。

● **投与量**：下表を参照

慢性骨髄性白血病(慢性期)、KIT陽性消化管間質腫瘍	1日1回400mg/bodyを、食後に連日経口投与
慢性骨髄性白血病(移行期・急性期)、フィラデルフィア染色体陽性急性リンパ性白血病	1日1回600mg/bodyを、食後に連日経口投与

● **投与量の調節が必要になる場合**：肝機能検査値(ビリルビン、AST、ALT)の上昇、好中球・血小板減少時は減量・休薬基準に沿って用量調整

● **投与禁忌**：妊婦または妊娠の可能性がある女性

  ★ 着床後死亡率増加や催奇形性、乳汁への移行が報告されている。

● **注意が必要な患者背景**：肝機能障害、高齢者、心疾患(既往歴含む)、HBVキャリア・既往感染者、生殖能を有する患者など

● **併用禁忌**：ロミタピド

● **併用注意**：CYP3A4・P-糖タンパク・CYP2C9活性に影響を及ぼす薬剤や食品(グレープフルーツジュースなど)、アゾール系抗真菌薬、デキサメタゾン、アセトアミノフェンなど

😊 エキスパートからのアドバイス

＊飲み忘れた場合、治療効果への影響や薬剤耐性のリスクもある。服用率90％以下(3/30日)で治療効果に大きな差があるといわれる。

＊服用の必要性が理解でき、飲み忘れを防ぐ工夫ができるよう支援することも重要である。

起こりうる副作用

代表的な副作用

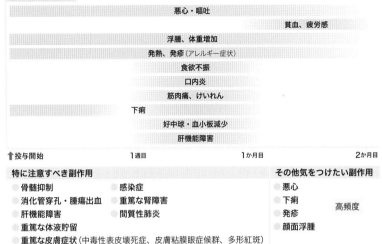

悪心・嘔吐			
		貧血、疲労感	
浮腫、体重増加			
発熱、発疹(アレルギー症状)			
食欲不振			
口内炎			
筋肉痛、けいれん			
下痢			
好中球・血小板減少			
肝機能障害			

↑投与開始　　　　　　1週目　　　　　　　1か月目　　　　　　2か月目

特に注意すべき副作用

- 骨髄抑制
- 感染症
- 消化管穿孔・腫瘍出血
- 重篤な腎障害
- 肝機能障害
- 間質性肺炎
- 重篤な体液貯留
- 重篤な皮膚症状(中毒性表皮壊死症、皮膚粘膜眼症候群、多形紅斑)

その他気をつけたい副作用

- 悪心
- 下痢　　高頻度
- 発疹
- 顔面浮腫

ケアのポイント

🕐 **投与前**
① 用法・用量の確認
② セルフケア能力・服薬アドヒアランスの評価
★インフォームドコンセントの内容や投与量の確認を行い、服用方法について指導する。

投与後
① 服用方法・状況の確認
② 患者とともに出現しうる副作用を評価
★長期に服用するため、出現しうる副作用を観察し、患者の生活に合ったセルフマネジメントができるようサポートしていくことが重要である。
★治療費が高額になるため、医療保険制度の利用についても情報提供する。

[**患者説明・指導のポイント**]

● 消化管刺激作用を最低限に抑えるため、食後に、コップ1杯(200mL程度)の水またはぬるま湯と一緒に内服するよう指導する。
● 副作用(体液貯留や感染症など)の早期発見・対応ができるよう、体重や体温・体調変化を記録するとよいことを伝える。
● 相互作用を受けやすい薬剤であるため、健康食品や他の薬剤などを併用する場合は、必ず主治医に確認するよう指導する。
● 着床後死亡率増加や催奇形性、乳汁への移行が報告されているため、避妊や授乳中止について指導する。

(村上富由子)

一般名 **ダサチニブ**

商品名 **スプリセル®**

投与経路 経口

▶ 血管外漏出による皮膚障害のリスク なし

▶ 催吐リスク 最小

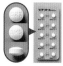

画像提供：ブリスト
ル・マイヤーズ ス
クイブ

どんな薬?

[**特徴**]

● **作用機序**：ATPの代わりにBcr-Abl タンパクに結合し、細胞増殖の指令を遮断することで、がん細胞の増殖を抑える。白血病細胞の増殖にかかわるタンパク(Srcタンパクなど)にも結合し、白血病細胞の増殖を抑える。

　★ 慢性骨髄性白血病や一部の急性リンパ性白血病(Ph+)の白血病細胞は、異常な染色体から作られるBcr-AblタンパクがATPと結合することにより、無限に産生されてしまう。

● **代謝経路**：肝代謝(主要代謝酵素はCYP3A4)。糞中に排泄(85%)

[**代表的なレジメン**]

● **慢性骨髄性白血病、再発または難治性のフィラデルフィア染色体陽性急性リンパ性白血病**：単剤投与

使用時の注意点は?

● **投与方法**：経口(毎日同じ時間帯)

　★ 食前・食後どちらの内服も可能。時間を決めて毎日同じ時間帯に服用できるよう調整する。

● **投与量**：下表参照

慢性骨髄性白血病(慢性期)	100mgを1日1回、連日投与
慢性骨髄性白血病(移行期・急性期) フィラデルフィア染色体陽性急性リンパ性白血病(再発または難治性)	70mgを1日2回、連日投与

● **投与量の調節が必要になる場合**：白血病に関連しない好中球・血小板減少、貧血、Grade3〜4の非血液系の副作用がある場合は、減量・休薬基準に沿って用量調整

● **投与禁忌**：妊婦または妊娠の可能性がある女性

　★ 胚・胎児毒性や乳汁への移行が報告されている。

● **注意が必要な患者背景**：イマチニブ忍容性がない、間質性肺疾患の既往、肝機能障害、QT延長(既往含む)、高齢者、心疾患の既往(危険因子を有する場合も含む)

● **併用注意**：CYP3A4活性に影響を及ぼす薬剤や食品(グレープフルーツジュースなど)、血小板機能を抑制する薬剤あるいは抗凝固薬(ゲフィチニブ **R210** 表)を参照、制酸薬(マグネシウム含有剤など)、H₂受容体拮抗薬、QT延長を引き起こす薬剤、PPIなど

😊 エキスパートからのアドバイス

＊服薬期間は長期化し、生活や仕事などを調整しながらの闘病となる。

＊通院による治療を行う期間は、医療者とかかわる時間が乏しいため、自己効力感を高め、闘病意欲が維持できるようサポートできる体制を整えておくことも重要である。

代表的な副作用

悪心・嘔吐、食欲不振			
下痢			疲労感
体液貯留（胸水、全身浮腫など）			
好中球減少、貧血、血小板減少			
肝機能障害			
口内炎			
発疹			
QT延長			
間質性肺炎			

↑投与開始　　　　　　　1週目　　　　　　　　1か月目　　　　　　　　2か月目

3 分子標的薬 ◯ 低分子化合物

特に注意すべき副作用
- 骨髄抑制　　肺動脈性肺高血圧症
- 感染症
- 間質性肺疾患
- 急性腎不全
- 出血（脳出血・硬膜下出血、消化管出血）
- 体液貯留（胸水、全身浮腫など）
- 腫瘍崩壊症候群
- QT延長
- 心不全、心筋梗塞

その他気をつけたい副作用
- 貧血
- 悪心
- 下痢
- 発疹
- 頭痛　　　　　　　　　　高頻度
- 発熱
- 筋痛・CK上昇
- 表在性浮腫

投与前
① 用法・用量、併用薬の確認
② セルフケア能力・服薬アドヒアランスの評価
　★インフォームドコンセントの内容や投与量の確認を行い、服用方法について指導する。

投与後
① 服用方法・状況の確認
② 副作用の早期発見
　★定期的に血液検査、胸部X線、心電図検査、体重測定を行い、早期発見・対応に努める。
③ 患者とともに出現しうる副作用を評価
　★患者の生活に合ったセルフマネジメントができるようサポートしていくことが重要である。
　★治療費が高額になるため医療保険制度の利用についても情報提供する。

[**患者説明・指導のポイント**]
- 患者の生活スタイルを確認しながら服用時間を調整し、飲み忘れたときの対処方法なども
セルフケアできるよう支援する。
- 感染症や出血の予防行動を習得し、副作用の早期発見・対応ができるよう、体重や体温、
体調の変化をモニタリングし、記録するとよいことを指導する。
- 相互作用を受けやすい薬剤であるため、健康食品や他の薬剤など併用する場合は、必ず主
治医に確認するよう指導する。
- 胚・胎児毒性や乳汁への移行が報告されているため、避妊や授乳中止について指導する。

（村上富由子）

201

一般名 **ニロチニブ**塩酸塩水和物

商品名 **タシグナ®**

画像提供：ノバルティス ファーマ

投与経路 **経口**

▶ 血管外漏出による皮膚障害のリスク **なし**

▶ 催吐リスク **軽**

どんな薬？

[**特徴**]

● **作用機序**：ATPの代わりに、より選択的に強くBcr-Ablタンパクと結合し、細胞増殖の指令を遮断することで、がん細胞の増殖を抑える。

　★ 慢性骨髄性白血病の白血病細胞は、異常な染色体から作られるBcr-AblタンパクがATPと結合することにより無限に産生されてしまう。

● **代謝経路**：肝代謝（主要代謝酵素はCYP3A4）。糞中に排泄（約90％以上）

[**代表的なレジメン**]

● **慢性期または移行期の慢性骨髄性白血病**：単剤投与

使用時の注意点は？

● **投与方法**：経口（空腹時）

　★ 食事（特に高脂肪食）後に血中濃度が増加するため、空腹時に投与する。

　★ 少なくとも、投与前2時間〜投与後1時間は、食物の摂取を避ける。

● **投与量**：下表参照

イマチニブ抵抗性の慢性骨髄性白血病 （慢性期・移行期）	400mgを1日2回、12時間ごとをめやすに投与 （食事の1時間前から食後2時間以降）
初発の慢性骨髄性白血病（慢性期）	300mgを1日2回、投与

● **投与量の調節が必要となる場合**：白血病に関連しない好中球・血小板減少、貧血（ヘモグロビン低下）、肝機能検査値（ビリルビン、AST、ALT）上昇、膵機能検査値（リパーゼ）上昇、QT延長などがみられた場合、減量・休薬基準に沿って用量調整

● **投与禁忌**：妊婦または妊娠の可能性がある女性

　★ 胚・胎児毒性や乳汁中への移行が報告されている。

● **注意が必要な患者背景**：心疾患、QT延長（既往歴含む）、肝機能障害・膵炎（既往歴含む）、イマチニブ忍容性のない患者、糖尿病・耐糖能異常、電解質異常、HBVキャリア・既往感染、生殖能のある患者など

● **併用注意**：CYP3A4・CYP2C8・P-糖タンパク活性に影響を及ぼす薬剤や食品（グレープフルーツジュースなど）、抗不整脈薬、制酸薬（マグネシウム含有薬など）やH₂受容体拮抗薬、PPIなど

代表的な副作用

悪心・嘔吐				
下痢			疲労感	
	発疹・脱毛症			
	グルコース上昇			
好中球減少、貧血、血小板減少				
肝機能障害				
口内炎				
	QT延長			
	頭痛			

↑投与開始	1週目	1か月目	2か月目

特に注意すべき副作用			その他気をつけたい副作用	
骨髄抑制	心筋梗塞	脳梗塞	悪心	
高血糖	末梢動脈閉塞性疾患		脱毛	
膵炎	感染症		発疹	高頻度
QT延長	間質性肺炎		頭痛	
肝機能障害	体液貯留		瘙痒症	

3
分子標的薬 低分子化合物

ケアのポイント

投与前
① 用法・用量の確認、併用薬の確認
② セルフケア能力・服薬アドヒアランスの評価
★インフォームドコンセントの内容や投与量の確認を行い、服用方法について指導する。

投与後
① 服用方法・状況の確認
② 定期的な血液・心電図検査の実施
③ 患者とともに出現しうる副作用を評価
★患者の生活に合ったセルフマネジメントができるようサポートしていくことが重要である。
★治療費が高額になるため、医療保険制度の利用についても情報提供する。

[**患者説明・指導のポイント**]

● 食事や併用薬による影響を避けるため、患者の生活スタイルを確認しながら服用時間を調整する必要がある。飲み忘れたときの対処方法なども指導し、セルフケアできるよう支援する。

● 副作用を早期に発見・対応できるよう、体重や体温・体調変化を記録するよう伝える。

● 相互作用を受けやすい薬剤である。健康食品や他の薬剤など併用する場合は、必ず主治医に確認するよう指導する。

● 胚・胎児毒性や乳汁への移行が報告されているため、避妊や授乳中止について指導する。

😊 エキスパートからのアドバイス

＊治療効果を最大限に得るためには、適切な服用が継続できるような支援が必要となる。
＊服用方法が複雑であるため、患者の食事時間・就労状況などスタイルに合わせて服用時間を調整できるよう支援する。

（村上富由子）

一般名 ポナチニブ塩酸塩

商品名 アイクルシグ®

画像提供：
大塚製薬

投与経路 経口

▶血管外漏出による皮膚障害のリスク なし

▶催吐リスク 軽

どんな薬？

[特徴]

● **作用機序**：野生型および変異型Bcr-Abl(T315I遺伝子変異)を含むBcr-Ablに対して阻害作用を示し、腫瘍細胞の増殖を抑制する。

　★ Bcr-Ablは、フィラデルフィア染色体から産生される異常なタンパク質で、無秩序な細胞増殖を引き起こす原因となっている。

● **代謝経路**：肝臓で代謝され、糞中に排泄される。

[代表的なレジメン]

● **慢性骨髄性白血病(前治療薬に抵抗性または不耐容)、フィラデルフィア染色体陽性急性リンパ性白血病(再発または難治性)**：単剤投与

使用時の注意点は？

● **投与方法**：経口

● **投与量**：1日1回45mg

● **投与量の調整が必要になる場合**：Grade3の好中球・血小板減少、Grade2〜4の非血液系の副作用がある場合は、減量・休薬基準に沿って投与量を調節

● **投与禁忌**：妊婦または妊娠の可能性

● **注意が必要な患者背景**：心血管系疾患(既往歴含む)、膵炎(既往歴含む)、B型肝炎ウイルスキャリア、静脈血栓塞栓症(既往歴含む)、他のチロシンキナーゼ阻害薬に不耐容な患者、肝機能障害、高齢者など

● **併用注意**：CYP3A阻害薬やCYP3A誘導薬

😊 エキスパートからのアドバイス

＊多種多様な副作用が出現する恐れがある。なかでも血管閉塞性事象は、出現すれば重症となるケースがあるため、早期発見と迅速な対応が必要である。

＊体調管理日記などを利用し、血圧や体重測定、体調の変化を患者自身が気にかけることができるよう支援する。

代表的な副作用

数か月後に出現することもある

骨髄抑制、感染症				
高血圧				
肝機能障害				
血管閉塞性事象				

| ↑投与開始 | 1週目 | 2週目 | 3週目 | 4週目 |

特に注意すべき副作用

- 血管閉塞性事象
- 高血圧 (高血圧クリーゼ)
- 心不全・うっ血性心不全
- 重度の皮膚障害
- 腫瘍崩壊症候群
- 骨髄抑制
- 肝機能障害
- 体液貯留
- 感染症
- ニューロパチー
- 出血
- 膵炎
- 不整脈
- 肺高血圧症

その他気をつけたい副作用

- 頭痛
- 疲労
- 発熱
- 消化器症状 (腹痛、悪心、便秘)
- 発疹・皮膚乾燥
- 筋肉痛・関節痛
- リパーゼ増加

投与前
① 合併症 (高血圧、糖尿病、脂質異常症など)、既往歴 (虚血性心疾患、膵炎など) の確認
② 血液検査 (骨髄抑制、電解質異常、腎・肝機能障害、膵酵素など) の実施
③ 心機能検査 (心エコー、心電図) の実施
④ 肝炎ウイルス感染の有無
⑤ 妊娠の可能性、直近の出産の確認
★催奇形性があるため、妊婦または妊娠している可能性がある女性へ投与してはいけない。
★乳汁への移行は不明であり、授乳については継続・中止を検討する。

投与中
① 副作用症状の評価
★血管閉塞性事象が疑われる徴候や症状の発見に注意する。
★定期的 (投与開始後3か月間は2週間ごと、その後は1か月ごと) または必要に応じて血液検査 (骨髄抑制、電解質異常、腎・肝機能障害、膵酵素など) を実施する。
★心機能検査や心不全徴候を観察する。
② 避妊の指導

投与後
避妊の指導

[患者説明・指導のポイント]

● 副作用を早期に発見・対応できるよう、血圧や体温、体重測定、体調の変化を記録するよう伝える。
● 血管閉塞性事象を疑う症状が出現したら、すみやかに医療機関を受診するよう指導する。
● 相互作用を受けやすい薬剤であるため、他の薬剤や健康食品を併用する場合は事前に医療者へ相談するよう指導する。
● 催奇形性が報告されている。投与中～投与後一定期間は適切に避妊するよう指導する。

(笹本奈美)

3 分子標的薬 ◯ 低分子化合物

🔵 低分子化合物：① チロシンキナーゼ阻害薬(EGFR-TKI)

一般名 **アファチニブ**マレイン酸塩

商品名 **ジオトリフ®**

投与経路 **経口**

▶血管外漏出による皮膚障害のリスク **なし**

▶催吐リスク **軽**

画像提供：
ベーリンガーインゲ
ルハイム

どんな薬？

[**特徴**]
- **作用機序**：EGFR(ErbB1)、HER2(ErbB2)、HER4(ErbB4)のチロシンキナーゼ活性を不可逆的に阻害して、ErbB受容体ファミリー(EGFR、HER2、HER3[ErbB3]、HER4)が形成するホモおよびヘテロダイマーの活性を阻害することで異常シグナルを遮断し、がん細胞の増殖を抑制する。
- **代謝経路**：タンパク質との共有結合後、大部分が糞中に排泄される(肝代謝は受けない)。

[**代表的なレジメン**]
- **非小細胞肺がん**：単剤投与
  - ★ *EGFR*遺伝子変異陽性で手術不能または再発の非小細胞肺がんが適応となる。

使用時の注意点は？

- **投与方法**：経口(空腹時)
- **投与量**：40mgを1日1回
- **投与量の調整が必要となる場合**：副作用の症状・重症度などによる(下表を参照)

Grade1または2	同一投与量を継続
Grade2だが症状が持続的で忍容できない場合(48時間を超える下痢、7日間を超える皮膚障害など) Grade3以上	症状がGrade1以下に回復するまで休薬 回復後は休薬前の投与量から10mg減量して再開 1日1回20mg投与で忍容性が認められない場合は投与中止を考慮

- ★ いったん減量した後は増量しない。
- ★ 1日1回50mgまで増量できる(1日1回40mgで3週間以上投与し、下痢・皮膚障害・口内炎に加えてGrade2以上の副作用が認められない場合)。
- **注意が必要な患者背景**：間質性肺疾患(既往含む)、重度の肝機能障害(Child-Pugh分類C)、重度の腎機能障害(クレアチニンクリアランス30mL/分未満)、心不全症状(既往含む)、左室駆出率(LEVF)低下、生殖能を有する患者など
  - ★ 妊娠可能な女性患者には、投与中～投与終了後一定期間は避妊するよう指導する。
- **併用注意**：P-糖タンパクに関与する薬剤や食品(下表を参照)

P-糖タンパク誘導薬	リファンピシン、カルバマゼピン、セイヨウオトギリソウ(セントジョーンズワート)含有食品など
P-糖タンパク阻害薬	アゾール系抗真菌薬(イトラコナゾールなど)、リトナビル、ベラパミル

起こりうる副作用

代表的な副作用

間質性肺炎（7日目以降）			
発疹、ざ瘡（投与開始〜14日目に強く出る）			
下痢			
口内炎		投与開始〜7日目に強く出る	
			爪囲炎（3〜4週に強く出る）

⬆投与開始　　7日目　　　　　　14日目　　　　　　21日目　　　　　　28日目

特に注意すべき副作用

- 間質性肺疾患
- 重度の下痢
- 重度の皮膚障害（発疹、ざ瘡など）
- 皮膚粘膜眼症候群
- 心障害
- 肝不全、肝機能障害
- 消化管潰瘍・出血
- 急性膵炎
- 中毒性表皮壊死症、多形紅斑

その他気をつけたい副作用

- 皮膚障害（全身性発疹・斑状丘疹性・紅斑性皮疹、爪囲炎、皮膚乾燥、瘙痒症など）
- 悪心・嘔吐
- 下痢
- 味覚異常
- 食欲減退
- 結膜炎
- 口内炎・口唇炎
- 鼻出血

ケアのポイント

投与前
① *EGFR*遺伝子変異陽性を確認
② 皮膚障害に関する説明と、早期発見・対症療法の実施
③ 急性肺障害・間質性肺炎の発現因子・予後不良因子の確認

投与中
① 重篤な副作用（間質性肺疾患など）発現に関する十分な観察
　★初期症状（呼吸困難、咳嗽、発熱など）の有無を十分に観察する。

② 排泄の性状・回数を把握、下痢への早期対応
　★下痢の頻度が高い（80.8%）。休薬が必要なGrade2の下痢は「ベースラインと比べて4〜6回/日の排便回数増加、人工肛門からの排泄量が中等度増加」である。

[**患者説明・指導のポイント**]

● 感冒様症状（息切れ、呼吸困難、呼吸速迫、頻脈、乾性咳嗽、発熱など）出現時は急性肺障害・間質性肺炎の可能性があるので、すみやかに報告するよう伝える。

● 食後に本剤を投与すると、Cmax（最高血中濃度）およびAUC（体内の薬物量）が低下するとの報告がある。食前1時間〜食後3時間の服用は避け、毎日同じ時間に服用し、飲み忘れを防ぐよう指導する。

● 飲み忘れたときの対応についても指導する。
　＊ 飲み忘れに気づいたのが「次の服用時間まで8時間以内」または「次の服用時間まで8時間以上あるが、3時間以内に食事を摂った」場合なら、次の決められた時間に服用。「次の服用時間まで8時間以上あり、3時間以内に食事を摂っていない」場合は、ただちに定められた量を服用し、食事は1時間経ってから摂るようにする。

● 包装から出さず、PTPシートのまま保管する。未使用時はアルミピロー包装のまま保存し、開封後は湿気と光を避けて保存する。

● 止瀉薬を常に携帯し、下痢発現時はただちに服用するよう指導する。

😊 エキスパートからのアドバイス

＊下痢が重篤化し、脱水を引き起こすことがないように対処する必要がある。
＊普段の排便状況を確認し、排便回数に変化があれば早めに対処できるように指導すること、水分摂取の必要性について説明することが重要である。

(森本佐登美)

一般名 **エルロチニブ**塩酸塩

商品名 **タルセバ®**

画像提供：
中外製薬

投与経路 経口

▶血管外漏出による皮膚障害のリスク **なし**

▶催吐リスク **最小**

どんな薬？

[**特徴**]

● **作用機序**：EGFRチロシンキナーゼを選択的に阻害して、がん細胞の増殖能を低下させる。細胞周期のG1期停止およびアポトーシス誘導作用も確認されている。

● **代謝経路**：肝代謝、糞中に排泄（代謝物の大部分）

[**代表的なレジメン**]

● **非小細胞肺がん**：単剤投与

　★ がん薬物療法後に増悪した切除不能の再発・進行例、がん薬物療法未治療の*EGFR*遺伝子変異陽性の切除不能の再発・進行例が適応となる。

● **治癒切除不能な膵がん**：GEM＋エルロチニブ

使用時の注意点は？

● **投与方法**：経口（食事の1時間以上前または食後2時間以降に投与）

● **投与量**：下表を参照

非小細胞肺がん	150mgを1日1回投与
治癒切除不能な膵がん	100mgを1日1回投与

● **投与量の調整が必要となる場合**：主な休薬減量基準は下表参照

角膜炎、下痢、発疹（ざ瘡／ざ瘡様）	●Grade2：同一用量で再開。ただし、主治医判断で50mgに減量して再開可能 ●Grade3：50mgで再開（再開後、規定の副作用が再発現した場合は投与中止）
血液毒性	●Grade4：同一用量で再開
ASTまたはALT上昇	●Grade3：50mgで再開
間質性肺疾患（間質性肺炎、肺臓炎、放射線性肺炎、器質化肺炎、肺線維症、急性呼吸窮迫症候群、肺浸潤、胞隔炎など）	●Gradeを問わず、疑われる症状が出現した場合はただちに休薬

　★ 副作用の発現により用量を変更する場合は50mgずつ減量。減量後の増量は行わない。

　★ いずれの場合も3週間以上の連続した休薬で副作用が回復しない場合には、投与を中止する（重篤または致死的となる可能性がないと主治医が判断した場合を除く）。

● **注意が必要な患者背景**：間質性肺疾患・肺感染症・消化管潰瘍・腸管憩室（既往含む）、肝機能障害、生殖能を有する患者など

● **併用注意**：CYP3A4 と CYP1A2 の活性に影響を及ぼす薬剤や食物（下表参照）

CYP3A4誘導薬	フェニトイン、カルバマゼピン、リファンピシン、フェノバルビタール、セイヨウオトギリソウ（セントジョーンズワート）含有食品など
CYP3A4阻害薬	アゾール系抗真菌薬（ケトコナゾールなど）、マクロライド系抗生物質（クラリスロマイシンなど）、リトナビル、インジナビル、グレープフルーツジュースなど
その他	シプロフロキサシン、PPI（オメプラゾール、ランソプラゾールなど）、H₂受容体拮抗薬（ラニチジン、ファモチジン、シメチジン、ニザチジンなど）、ワルファリン、タバコ

起こりうる副作用

代表的な副作用

| 間質性肺炎（開始～4週目に多い） |
| 発疹、ざ瘡（開始～14日目に強く出る） |
| 下痢（開始～7日目に強く出る） |
| 爪囲炎（開始～4週目にかけて強く出る） |

| ↑投与開始 | 7日目 | 14日目 | 21日目 | 28日目 |

特に注意すべき副作用	その他気をつけたい副作用
● 間質性肺疾患　● 消化管穿孔・潰瘍・出血 ● 急性腎不全　● 角膜穿孔・潰瘍　● 重度の下痢 ● 肝炎、肝不全、肝機能障害（ALT、AST、ビリルビンの上昇など） ● 皮膚粘膜眼症候群、中毒性表皮壊死症、多形紅斑	● 皮膚障害（ざ瘡様皮疹、爪囲炎、皮膚乾燥、瘙痒症、皮膚亀裂など） ● 下痢

ケアのポイント

投与前
① 非小細胞肺がんの場合は*EGFR*遺伝子変異陽性を確認
② 皮膚障害に関する説明と、早期発見・対症療法の実施
③ 禁煙指導
　★喫煙によりエルロチニブの効果が減弱することを説明し、禁煙指導を行う。

投与中
重篤な副作用（間質性肺疾患など）発現に関する十分な観察
　★急性肺障害・間質性肺炎が発生し、致死的な転帰をたどる例が報告されている。

[**患者説明・指導のポイント**]

● 高脂肪・高カロリー食（一般に、1食あたり900～1,000kcal）を食べた後に本剤を服用すると、AUC（体内の薬物量）が増加するとの報告がある。食事の影響を避けるため、食前1時間～食後2時間の服用は避けるよう指導する。

● 飲み忘れたときの対応についても指導する。
　★ 当日に気づいた場合は空腹時にすみやかに服用。翌日に気づいた場合は「前日分」を内服せず、そのまま通常どおり服用すればよい。

● 包装から出さず、PTPシートのままで保管する。

😊 エキスパートからのアドバイス

※他の薬剤や食物による相互作用を受けやすい薬剤である。現在内服中の薬剤・健康食品・食事内容の情報をしっかりとることが重要となる。

（森本佐登美）

一般名 **ゲフィチニブ**

商品名 **イレッサ®、ゲフィチニブ**

投与経路 **経口**

▶血管外漏出による皮膚障害のリスク **なし**

▶催吐リスク **最小**

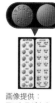

画像提供：
アストラゼネカ

どんな薬？

[特徴]

● **作用機序**：EGFRチロシンキナーゼを選択的に阻害してがん細胞の増殖能を低下させる働き、アポトーシスを誘導する働き、血管内皮増殖因子(VEGF)の産生抑制を介して腫瘍内の血管新生を阻害する働きなどにより、抗腫瘍効果を発揮する。

● **代謝経路**：肝代謝(主に代謝酵素CYP3A4)、糞中に排泄(代謝物の大部分)

[代表的なレジメン]

● *EGFR*遺伝子変異陽性の手術不能または再発非小細胞肺がん：単剤投与

使用時の注意点は？

● **投与方法**：経口(食後投与が望ましい)

● **投与量**：250mgを1日1回

● **注意が必要な患者背景**：急性肺障害・特発性肺線維症・間質性肺炎・じん肺症・放射線肺炎・薬剤性肺炎(既往含む)、肝機能障害、全身状態不良(PS 2以上)、生殖能を有する患者など

● **併用注意**：CYP3A4活性に影響を及ぼす薬剤や食物など(下表参照)

CYP3A4誘導薬	フェニトイン、カルバマゼピン、リファンピシン、バルビツール酸系薬物、セイヨウオトギリソウ(セントジョーンズワート)含有食品など
CYP3A4阻害薬	アゾール系抗真菌薬(イトラコナゾールなど)、マクロライド系抗生物質(エリスロマイシンなど)、リトナビル、ジルチアゼム、ベラパミル、グレープフルーツジュースなど
その他	PPI(オメプラゾール、ランソプラゾール、ラベプラゾール、エソメプラゾール)、H₂受容体拮抗薬(ファモチジン、シメチジン、ニザチジンなど)、ワルファリン

☺ エキスパートからのアドバイス

＊肺がん患者は、投薬前から呼吸困難を感じていることも多いため、「日ごろは問題なかった動作(階段や長距離の歩行など)でも息切れを感じた場合」など具体的な表現で症状を説明する必要がある。

＊患者が「風邪だろう」と自己判断しないよう、体調変化を感じたら必ず医療者へ報告するよう指導する。

起こりうる副作用

代表的な副作用

開始〜4週目に多い

間質性肺炎				
発疹、ざ瘡			投与開始〜14日目に強く出る	
下痢				
		4週目以降に出現	爪囲炎	

⬆投与開始　　　7日目　　　　　14日目　　　　　21日目　　　　　28日目

特に注意すべき副作用

- 急性肺障害、間質性肺炎（ILD）
- 重度の下痢
- 消化管穿孔・潰瘍・出血
- 脱水
- 血尿、出血性膀胱炎
- 肝炎、肝機能障害、黄疸、肝不全
- 急性膵炎
- 中毒性表皮壊死症、皮膚粘膜眼症候群、多型紅斑

その他気をつけたい副作用

- 皮膚症状（発疹、瘙痒症、皮膚乾燥、皮膚亀裂、ざ瘡など）
- 下痢

ケアのポイント

投与前

① *EGFR* 遺伝子変異陽性を確認
② 皮膚障害に関する説明と早期発見・対症療法の実施
③ 急性肺障害や間質性肺炎の発現因子・予後不良因子の確認

★間質性肺炎の発現因子：全身状態不良（PS 2以上）、喫煙歴、本剤投与時に間質性肺疾患を合併、化学療法歴
★間質性肺炎の予後不良因子（転帰死亡）：全身状態不良（PS 2以上）、男性

投与中

① 間質性肺炎など重篤な副作用発現に関する観察

★急性肺障害・間質性肺炎は、投与初期に発生し、致死的な転帰をたどる例が多いため、少なくとも投与開始後4週間は、入院またはそれに準ずる管理のもとで投与する。
★間質性肺炎の初発症状は、発熱、咳嗽、呼吸困難などである。症状を伴う間質性肺炎を発症したら、ただちに内服を中止し、大量ステロイド療法を開始する。

② 肝機能検査・心電図検査の実施

★肝機能検査は1〜2か月に1回（あるいは患者の状態に応じて）実施するのが望ましい。
★QT延長の可能性が示唆されているため、必要に応じて心電図検査を実施する。

[**患者説明・指導のポイント**]

- 風邪のような症状（息切れ、呼吸困難、呼吸速迫、頻脈、乾性咳嗽および発熱など）が現れたときは、急性肺障害・間質性肺炎の可能性があるので、すみやかに報告するよう指導する。
- 高齢者は胃酸が少なくなることがあるので、できるだけ食後に内服するよう伝える。
- 飲み忘れに気づいたときは、すぐに1錠内服し、翌日から通常通り内服する。2錠を一度に飲んだり、1日に2回飲んだりすると、副作用が強く現れる可能性がある。
- 包装から出さず、PTPシートのままで保管する。
- 相互作用を受けやすい薬剤であるため、現在内服中の薬・健康食品などがあれば相談するように指導する。

（森本佐登美）

一般名 **オシメルチニブ** メシル酸塩

商品名 **タグリッソ®**

画像提供：
アストラゼネカ

投与経路 **経口**

▶血管外漏出による皮膚障害のリスク **なし**

▶催吐リスク **最小**

どんな薬？

[特徴]
- **作用機序**：活性型変異（L858Rなど）を有するEGFRチロシンキナーゼ、活性型変異・T790M変異を有するEGFRチロシンキナーゼを阻害することで、EGFR遺伝子変異を有する腫瘍の増殖を抑制する。
- **代謝経路**：肝代謝（CYP3A4およびCYP3A5）

[代表的なレジメン]
- *EGFR*遺伝子変異陽性の手術不能または再発非小細胞肺がん：単剤投与
  - ★ EGFR-TKI治療後に病勢進行した*EGFR* T790M変異陽性例も適応となる。

使用時の注意点は？

- **投与方法**：経口
- **投与量**：通常、成人には80mgを1日1回投与
- **投与量の調整が必要になる場合**：下表参照

間質性肺疾患／肺臓炎	投与中止（Gradeを問わない）
QT間隔延長	QTc＞500ミリ秒：481ミリ秒未満またはベースラインに回復するまで休薬。回復したら減量して投与再開（3週間以内に回復しなければ投与中止） 重篤な不整脈の症状・徴候を伴うQT延長：投与中止
その他	Grade3以上の副作用：Grade2以下に改善するまで休薬。回復したら、必要に応じて減量して投与再開（3週間以内に回復しなければ投与中止）

- **投与禁忌**：妊婦または妊娠の可能性、本剤成分に対する過敏症の既往
- **注意が必要な患者背景**：間質性肺疾患（既往歴含む）、QT延長（危険性、既往歴含む）、肝機能障害（Child-Pugh分類C）、生殖能を有する患者など
  - ★ 妊娠可能な女性患者には、投与中〜投与終了後一定期間は避妊するよう指導する。
- **併用注意**：CYP3A誘導薬（リファンピシンなど）、QT延長を引き起こしうる薬剤（キニジンなど）、P糖タンパク質の基質となる薬剤（フェキソフェナジンなど）、BCRPの基質となる薬剤（ロスバスタチンなど）

起こりうる副作用

代表的な副作用

		間質性肺疾患		
		QT延長		
	皮膚症状（発疹、ざ瘡、皮膚乾燥など）			
	下痢			
				爪障害（爪囲炎など）

| ↑投与開始 | 7日目 | 14日目 | 21日目 | 28日目 |

特に注意すべき副作用

- 間質性肺疾患　　　● QT延長
- 骨髄抑制（白血球・血小板・好中球減少、貧血）
- 肝機能障害
- 中毒性表皮壊死融解症（TEN）、皮膚粘膜眼症候群（SJS）、多形紅斑
- うっ血性心不全、左室駆出率低下

その他気をつけたい副作用

- 下痢
- 皮膚障害（発疹、ざ瘡、皮膚乾燥など）
- 爪障害（爪囲炎など）
- 口内炎

ケアのポイント

投与前
① 間質性肺疾患の有無やリスク因子の有無の確認
★間質性肺疾患の病歴、ニボルマブ前治療歴が発現因子となることが報告されている。
② 心電図・電解質検査（K、Mg、Caなど）、肝機能検査の実施
★QT延長や肝機能障害の有無を確認
③ *EGFR*遺伝子変異陽性を確認

投与中
① 間質性肺疾患の早期発見
★初期症状（息切れ、呼吸困難、咳嗽、発熱など）の有無の確認、定期的な胸部画像検査の実施
★治療初期は入院またはそれに準ずる管理のもとで十分に観察を行う。
② 定期的な心電図・電解質検査、肝機能検査、血算（血球数算定、白血球分画など）測定
③ 皮膚症状の観察・予防
★発疹、ざ瘡、皮膚乾燥や爪障害（爪囲炎など）の出現頻度が高いため、予防・早期対応に努める。

[患者説明・指導のポイント]
● 息切れ、呼吸困難、咳嗽、発熱などの症状があれば、すみやかに受診するよう説明する（間質性肺疾患の可能性がある）。
● 動悸、めまい、ふらつき、胸部不快感、息切れ、全身倦怠感、下肢浮腫などの症状があれば、すみやかに受診するよう説明する（QT延長や心機能障害の可能性がある）。
● 皮膚障害の予防的ケア（保湿や刺激の回避など）や対処方法について説明する。

😊 エキスパートからのアドバイス

＊皮膚障害は疼痛を伴い、日常生活に支障をきたすこともあるため、予防と早期対応が重要である。特に、足の症状（爪囲炎や踵の亀裂など）は発見が遅れがちなので、注意して観察する。

（安原加奈）

低分子化合物：① チロシンキナーゼ阻害薬(EGFR-TKI)

一般名 **ダコミチニブ**水和物

商品名 **ビジンプロ®**

画像提供：
ファイザー

投与経路 **経口**

▶血管外漏出による皮膚障害のリスク **なし**

▶催吐リスク **軽** に準じる

どんな薬?

[特徴]
● **作用機序**：活性型変異 (Ex19delおよびL858R)を有するチロシンキナーゼ(EGFRなど)の活性を阻害することにより、腫瘍の増殖を抑制する。
● **代謝経路**：肝代謝、便排泄(酸化およびグルタチオン抱合)

[代表的なレジメン]
● *EGFR*遺伝子変異陽性の手術不能または再発非小細胞肺がん：単剤投与

使用時の注意点は?

● **投与方法**：経口
● **投与量**：1日1回45mg
● **投与量の調整が必要となる場合**：間質性肺炎が出現した場合は投与中止。Grade2以上の下痢や皮膚毒性、Grade3以上の副作用が生じた場合は休薬。投与再開時には、必要に応じて1段階減量(下表参照)

減量段階	通常投与量	1段階減量	2段階減量
投与量	45mg/日	30mg/日	15mg/日

● **注意が必要な患者背景**：間質性肺疾患(既往含む)、重度の肝機能障害、妊婦・産婦・授乳婦など
★ 妊娠可能な女性患者には、投与中〜投与中〜投与終了後一定期間は避妊するよう指導する。
● **併用注意**：CYP2D6基質薬剤(プロカインアミド、ピモジド、三環系抗うつ薬、β遮断薬、デキストロメトルファンなど)、プロトンポンプ阻害薬(ラベプラゾールなど)

臨床お役立ちエピソード 皮膚障害は患者の日常生活に大きな影響を及ぼす

　ダコミチニブ内服中であった患者が、治療変更のために入院となった。
　その患者は「内服中は副作用がつらく、日常生活が今まで通りできなかった。爪が痛くてスーパーのビニール袋が開けられず、お札や小銭も持てなかった。シートから薬も出せなかった。でも、いろんな人が応援してくれるし、なるべく通常通りの生活を心がけようと思って頑張っていた」と話された。
　爪囲炎などの皮膚症状が患者の日常生活に及ぼす影響の大きさを改めて実感したエピソードであった。

起こりうる副作用

代表的な副作用

	下痢							
	5日目ごろから出現							

口内炎

9日目ごろから出現

ざ瘡様皮膚炎

1～2週間で出現　　　　　　4週間ごろに出現

爪囲炎

↑投与開始	1週目	2週目	3週目	4週目	5週目	6週目	7週目	8週目

特に注意すべき副作用		その他気をつけたい副作用	
● 間質性肺疾患	● 皮膚障害	● 食欲減退	● 口内炎
● 下痢	● 肝機能障害	● 眼の異常	● 体重減少

ケアのポイント

投与前

① *EGFR* 遺伝子変異陽性を確認

② 併用注意の薬剤の確認

★普段の内服薬に併用注意薬剤がないか確認する。

③ 皮膚障害についての説明

★90%以上の患者で皮膚障害が出現するとされている（国際共同第3相試験による）。皮膚の状態、普段のスキンケア習慣を確認する。

④ 普段の排便状況の確認

★90%以上の患者で下痢が出現するとされている。普段の便の性状・回数を確認する。

投与中

① 予防的スキンケアの指導

★皮膚症状の重症化を防ぐために、症状が出る前からスキンケア（保清、保湿、刺激からの保護）を行うように説明する。

② 下痢への対応

★下痢の発現時にはただちに止瀉薬を服用する。

[　**患者説明・指導のポイント**　]

● スキンケア指導が重要である。爪はスクエアカットにするように説明する。

● 外出時も常に止瀉薬を携帯し、下痢発現時はただちに内服するように指導する。

　　★下痢が続くと脱水や電解質異常が生じうるため、止瀉薬内服でも症状が改善しない場合は、主治医に相談するよう指導する。

● 口内炎予防のために、口腔ケアを指導する。痛みを伴うときには、局所麻酔薬や消炎鎮痛薬（NSAIDsなど）を使用する。

　　★口腔内の乾燥があるときには、含嗽薬（乾燥を助長させるためアルコール入りのものは避ける）や保湿剤で口腔内の保湿を行う。

● 眼の異常（霞がかかる、まぶしい、眼の痛み、視力低下、眼の充血、目やにが出るなど）の症状の有無を患者自身で確認してもらう。

● 飲み忘れに気がついた場合、翌日の決められた時間に処方通りの用量を服用する。決して、2日分を1度に服用しない。

（武田芽衣）

215

一般名 **クリゾチニブ**

商品名 **ザーコリ®**

投与経路 経口

▶血管外漏出による皮膚障害のリスク **なし**

▶催吐リスク **中**

画像提供：
ファイザー

どんな薬？

[**特徴**]

● **作用機序**：ALK および ROS 融合タンパク質のチロシンキナーゼ活性を阻害し、がんの増殖を抑制する。

● **代謝経路**：糞中に排泄（代謝物の大部分）

[**代表的なレジメン**]

● **非小細胞肺がん**：単剤投与

　★ ALK 融合遺伝子あるいは ROS1 融合遺伝子陽性の切除不能な進行・再発例が適応となる。

使用時の注意点は？

● **投与方法**：経口

● **投与量**：1回250mgを1日2回投与

● **投与量の調節が必要になる場合**：下表参照（減量基準の詳細は添付文書参照）

間質性肺炎	● Grade1〜4：投与中止
QT延長	● Grade3：Grade1以下に回復するまで休薬。回復後は200mg1日2回から投与再開 ● Grade4：投与中止
血液系（臨床的事象を伴わないリンパ球減少は除く）	● Grade3〜4：Grade2以下に回復するまで休薬。回復後は、Grade3では休薬前と同一投与量、Grade4では200mg1日2回から投与再開
Grade1以下の血中ビリルビン増加を伴う ALT または AST 上昇	● Grade3〜4：Grade1以下またはベースラインに回復するまで休薬。回復後は200mg1日2回から投与再開
Grade2〜4の血中ビリルビン増加を伴う ALT または AST 上昇	● Grade2〜4：投与中止

● **併用禁忌**：ロミタピド

● **併用注意**：CYP3A、CYP2B6、P-糖タンパクの活性に影響を及ぼす薬剤（下表参照）

CYP3Aの基質となる薬剤	ミダゾラムなど
CYP3A誘導薬	リファンピシン
CYP3A阻害薬	アゾール系抗真菌薬（イトラコナゾールなど）
QT間隔延長を引き起こしうる薬剤	イミプラミン、ピモジドなど

● **注意が必要な患者背景**：間質性肺疾患（既往を含む）、肝機能障害、QT延長（危険性、既往含む）、重度の腎機能障害

代表的な副作用

間質性肺炎 (開始〜4週目に多い)			
肝機能障害 (開始〜14日目に強く出る)			
下痢 (開始〜7日目に強く出る：特に1〜2日目)			
悪心・嘔吐 (開始〜7日目に強く出る：特に1〜2日目)			
味覚異常 (開始〜14日目に強く出る：特に6〜7日目)			

⬆投与開始　　　　7日目　　　　　　　14日目　　　　　　　　21日目　　　　　　　28日目

特に注意すべき副作用

- 間質性肺疾患　● QT延長、徐脈
- 劇症肝炎、肝不全、肝機能障害
- 血液毒性 (好中球・白血球・リンパ球・血小板減少など)　● 心不全
- 複雑性腎嚢胞　● 血栓塞栓症

その他気をつけたい副作用

- 視覚障害 (視力障害、光視症、霧視、硝子体浮遊物、複視、視野欠損、羞明、視力低下など)
- 下痢・便秘　● 悪心・嘔吐　● 味覚障害
- 浮腫　● 疲労　● 浮動性めまい　● 食欲減退
- ニューロパチー (運動・感覚の麻痺、手足のしびれ・痛み)

ケアのポイント

🕐 **投与前**

① ALK 融合遺伝子または ROS1 融合遺伝子陽性を確認

② 視覚異常に対する注意点の指導

★視覚異常 (かすんで見える、まぶしい、二重に見える、視野が欠ける、視力低下など) が起こりうるため、自動車の運転など危険を伴う操作時は十分に気をつけるよう指導する。

③ 光線過敏症に対する注意点の指導

★本剤服用中に日光に当たると、光線過敏症が現れる可能性がある。

★日光浴・日光への長時間の直接の曝露や日焼けを避け、外出時は長袖の着用や日焼け止めクリームを塗るなどの指導を行う。

投与中　重篤な副作用などに関する十分な観察

★間質性肺疾患が生じると致死的となることがある。治療初期は入院またはそれに準ずる管理のもとで投与を行う。

[**患者説明・指導のポイント**]

- 風邪のような症状 (息切れ、呼吸困難、咳嗽、発熱など) が現れたときは、急性肺障害・間質性肺疾患の可能性があるので、すみやかに報告するよう伝える。
- 本剤は食事と関係なく服用できるが、高脂肪・高カロリー食後の服用は避けたほうがよい (AUC [体内の薬物量] と Cmax [最高血中濃度] が空腹時より減少したとの報告がある)。
- 時間を決め、毎日同じ時間帯に服用するよう指導する。飲み忘れた場合、気づいた時点で服用する。ただし、次の服用時間が近い (6時間以内) 場合は服用を控え、次の服用時間に1回分を服用することを指導する。
- 包装から出さずに、PTP シートのままで保管する。
- 他の薬剤や食物による相互作用を受けやすい薬剤である。現在内服中の薬剤・健康食品などがあれば相談するよう伝える。

😊 エキスパートからのアドバイス

＊視覚変異は約40％に発現するとされる。投与後1〜2週間ごろ、薄暗い状況 (夜明けや夕暮れなど) の「視野の端に残像が見える」「光源が特定できない光の点滅」などが報告されている。

(森本佐登美)

一般名 **セリチニブ**

商品名 **ジカディア®**

投与経路 **経口**

▶ 血管外漏出による皮膚障害のリスク **なし**

▶ 催吐リスク **中**

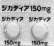

画像提供：ノバル
ティス ファーマ

どんな薬？

[特徴]
● 作用機序：*ALK* 融合タンパクのチロシンキナーゼ活性を阻害して腫瘍の増殖を抑制する。
● 代謝経路：肝代謝(CYP3A)

[代表的なレジメン]
● *ALK* 融合遺伝子陽性の切除不能な進行・再発の非小細胞肺がん：単剤投与

使用時の注意点は？

● 投与方法：経口
● 投与量：通常、成人には450mgを1日1回、食後に投与
● 投与量の調整が必要になる場合：下表参照

間質性肺疾患	● 投与中止(Gradeを問わない)		
肝機能障害	AST か ALT 増加	ビリルビン増加	Grade1 以下になるまで休薬
	Grade1 以下	Grade2	7日間以内の軽快なら同量、7日間超での軽快なら150mg減量で再開
	Grade2〜3	Grade1 以下	
	Grade1 以下	Grade3	7日間以内の軽快なら150mg減量で再開(軽快しなければ投与中止)
	Grade2 以上	1.5倍<正常上限≦2倍	
	Grade4	Grade1 以下	150mg減量して投与再開
	—	Grade4	投与中止
	Grade2 以上	2倍<正常上限	
QT延長	● QTc＞500ミリ秒が2回以上：ベースラインまたは481ミリ秒未満になるまで休薬。投与再開時には、投与量を150mg減量 ● QTc＞500ミリ秒またはベースラインからのQTc延長＞60ミリ秒、かつ、トルサードドポアント・多形性心室頻脈・重症不整脈の徴候や症状の出現：投与中止		
徐脈	● 症候性(治療を要する重篤な場合)：無症候性または心拍数≧60回/分に回復するまで休薬。再開時には投与量を150mg減量 ● 生命の危険(緊急治療を要する)：投与中止		
悪心・嘔吐・下痢	● Grade3以上、適切な支持薬使用でもコントロールできない場合：Grade1以下に回復するまで休薬。投与再開時には投与量を150mg減量		
高血糖	● 適切な治療を行っても250mg/dLを超える高血糖が持続：血糖がコントロールできるまで休薬。投与再開時には投与量を150mg減量		
その他	● Grade3以上のリパーゼまたはアミラーゼ増加：Grade1以下に回復するまで休薬。投与再開時には投与量を150mg減量		

● **注意が必要な患者背景**：間質性肺疾患（既往歴含む）、QT延長（危険性、既往歴含む）、肝機能障害など

    ★ 妊娠可能な女性患者には、投与中〜投与終了後一定期間は避妊するよう指導する。

● **併用注意**：QT延長を引き起こしうる薬剤（アミオダロンなど）、徐脈を引き起こしうる薬剤（β遮断薬など）、CYP3A阻害薬（ケトコナゾールなど）、CYP3A誘導薬（リファンピシンなど）、CYP3Aの基質となる薬剤（ミダゾラムなど）、CYP2C9の基質となる薬剤（ワルファリン等）、胃内pHを上昇させる薬剤（プロトンポンプ阻害薬）など

起こりうる副作用

代表的な副作用

悪心・嘔吐			
下痢		間質性肺疾患	
	肝機能障害		
	QT延長・徐脈		

↑投与開始	7日目	14日目	21日目	28日目

特に注意すべき副作用		**その他気をつけたい副作用**
● 間質性肺疾患 ● 肝機能障害 ● QT延長、徐脈		● 悪心・嘔吐
● 重度の下痢 ● 高血糖、糖尿病 ● 膵炎		● 下痢

ケアのポイント

投与前
① *ALK*融合遺伝子陽性を確認
② 間質性肺疾患（リスク因子含む）の有無の確認

    ★薬剤性肺障害発症のリスク因子：高齢、既存の肺病変、低肺機能、肺への放射線照射、抗がん薬の多剤併用療法、腎障害など

③ その他、投与量の調整を要する副作用に関する検査の実施

    ★肝機能、心電図・電解質（K、Mg、Caなど）、血圧、血糖値、リパーゼ・アミラーゼを測定

投与中
① 間質性肺疾患の早期発見

    ★初期症状（息切れ、呼吸困難、咳嗽、発熱など）の有無の確認、定期的な胸部画像検査の実施
    ★治療初期は入院またはそれに準ずる管理のもとで十分に観察を行う。

② 定期的な肝機能、心電図・電解質、血圧、血糖値、リパーゼ・アミラーゼ測定
③ 悪心・嘔吐や下痢への早期対応

    ★制吐薬や止瀉薬を使用する。必要に応じて電解質補正も実施

[**患者説明・指導のポイント**]

● 本剤の代謝に影響するため、服用中はグレープフルーツ（ジュースを含む）を摂取しないよう説明する。

● 血中濃度を維持するため、毎日同じ時間帯の食後（消化器毒性軽減のため）に内服するよう説明する。

● 息切れ、呼吸困難、咳嗽、発熱などの症状があればすみやかに受診するよう説明する（間質性肺疾患の可能性がある）。

😊 エキスパートからのアドバイス

＊他の薬剤による相互作用を受けやすい薬剤のため、内服中の薬剤や健康食品などがあれば知らせるよう患者に説明し、情報を把握することが重要である。

（安原加奈）

一般名 **ロルラチニブ**

商品名 **ローブレナ®**

投与経路 **経口**

▶血管外漏出による皮膚障害のリスク **なし**

▶催吐リスク **最小** に準じる

画像提供：
ファイザー

どんな薬？

[**特徴**]

● **作用機序**：ALK融合タンパクのチロシンキナーゼ活性を阻害することにより、腫瘍の増殖を抑制する。

● **代謝経路**：酸化およびグルクロン酸抱合

[**代表的なレジメン**]

● **非小細胞肺がん**：単剤投与

　★ 適応：ALK融合遺伝子陽性の切除不能な進行・再発の非小細胞肺がん

使用時の注意点は？

● **投与方法**：経口

● **投与量**：1日1回100mg

● **投与量の調整が必要な場合**：膵炎、間質性肺疾患、QT延長、左室駆出率低下、房室ブロック、中枢神経系障害、高脂血症、高血圧などが出現した場合は、減量・中止基準に基づいて対応する（詳細は添付文書参照）。

減量・中止する 場合の投与量	一次減量	75mg/日
	二次減量	50mg/日 ★50mg/日で忍容性が得られなければ投与中止

● **併用注意**：CYP3A4阻害薬（イトラコナゾール、クラリスロマイシン、グレープフルーツジュースなど）、CYP3A4誘導薬（フェニトイン、モダフィニル、デキサメタゾンなど）、CYP3A基質薬剤（ミダゾラム、アトルバスタチン、フェンタニルなど）、P糖タンパク質の基質薬剤（ジゴキシン、エベロリムス、シロリムスなど）、QT延長を起こす薬剤（イミプラミン、ピモジド、クロルプロマジンなど）

● **併用禁忌**：リファンピシン

● **併用注意**：CYP3A4・P-糖タンパク活性に影響を及ぼす薬剤、QT延長を引き起こしうる薬剤

● **注意が必要な患者背景**：間質性肺疾患（既往歴含む）、QT延長（既往歴含む）、中等度以上の肝・腎機能障害、生殖能を有する患者など

　★ 妊娠可能な女性患者、パートナーが妊娠する可能性のある男性患者には、投与中〜最終投与後一定期間は避妊するよう指導する。

● **前投薬**：なし

起こりうる副作用

代表的な副作用

投与中は注意が必要

間質性肺炎（発現中央値83日）

認知障害

気分障害

言語障害

高脂血症

末梢性ニューロパチー

浮腫

↑投与開始	10日	20日	30日	40日	50日	60日	70日

特に注意すべき副作用

- 間質性肺疾患
- QT延長
- 膵炎
- 中枢神経系障害
- 肝機能障害
- 左室駆出率低下
- 房室ブロック
- 高脂血症
- 高血圧
- 高血糖

その他気をつけたい副作用

- 体重増加
- 疲労
- 下痢

ケアのポイント

投与前

① *ALK* 融合遺伝子陽性を確認

② 併用注意の薬剤、食品の確認

★普段の内服薬に併用注意薬剤がないか確認する。

★グレープフルーツジュースとの併用で、副作用の発現頻度、重症度が増加する恐れがある。

③ 採血データの確認

★70％以上の患者で高脂血症が出現するとされている。普段のコレステロール値、トリグリセリド値の確認が必要である。

投与中

① 中枢神経系障害症状の有無の観察

② 間質性肺疾患症状（息切れ、咳嗽、発熱、SpO₂低下など）の有無の観察

[**患者説明・指導のポイント**]

● 間質性肺疾患症状について説明し、症状出現時はすみやかに受診するように指導する。

● 認知機能障害（忘れっぽくなる、人の名前がなかなか出てこないなど）、気分障害（イライラしやすい、涙もろくなるなど）、言語障害（言葉が出てきにくい、呂律が回らないなど）の症状について説明し、症状出現時にはすみやかに申し出てもらうよう指導する。

● 妊娠可能な女性およびパートナーが妊娠する可能性のある男性が服用する場合は、適切な避妊を行う。

　☆ **妊娠可能な女性**：服用中および服用終了後少なくとも21日間
　☆ **パートナーが妊娠する可能性のある男性**：服用中および服用終了後少なくとも97日間

● 飲み忘れに気がついたときは、飲み忘れたぶんは飛ばして、次の決められた時間に1回分を飲む。決して2回分飲まないようにする。

😊 エキスパートからのアドバイス

＊肺がん患者は、普段から咳や息切れなどの症状を感じていることも多い。

＊患者にセルフモニタリングを指導する際に、普段の症状と間質性肺疾患の症状を見分けるのではなく、普段の症状と比べて悪化がないかを観察してもらう必要がある。

（武田芽衣）

一般名 **アレクチニブ**塩酸塩

商品名 **アレセンサ®**

画像提供：
中外製薬

投与経路 [経口]

▶血管外漏出による皮膚障害のリスク [なし]

▶催吐リスク [軽]

どんな薬？

[**特徴**]

● **作用機序**：*ALK* 融合遺伝子陽性の腫瘍細胞において、ALK のチロシンキナーゼ活性を阻害し、がん細胞の増殖を抑制する。

● **代謝経路**：代謝酵素である CYP3A4（肝臓に最も多く分布）により代謝され、主に糞中に排泄される。

[**代表的なレジメン**]

● **切除不能な進行・再発の非小細胞肺がん、再発または難治性の未分化大細胞リンパ腫**：単剤投与

　★ いずれも *ALK* 融合遺伝子陽性の場合に適応となる。

使用時の注意点は？

● **投与方法**：経口
● **投与量**：下表参照

非小細胞肺がん	●1回300mgを1日2回投与
未分化大細胞リンパ腫	●1回300mgを1日2回投与 ●体重35kg未満の場合、1回投与量は150mgとする

● **投与禁忌**：妊婦・妊娠している可能性のある女性

● **注意が必要な患者背景**：間質性肺疾患（既往含む）、肝機能障害、生殖能を有する患者など

　★ 妊娠可能な女性患者には、投与中〜投与終了後一定期間は避妊するよう指導する。

● **併用注意**：CYP3A4 活性に影響を及ぼす薬剤や食品（イトラコナゾール、リファンピシン、グレープフルーツジュース、セイヨウオトギリソウ含有食品など）

起こりうる副作用

代表的な副作用

間質性肺炎				
肝機能障害				
好中球減少	投与2か月以内に現れる傾向			

おおむね投与早期(21日目まで)に現れることが多い

味覚異常				
↑投与開始	1か月目	2か月目	3か月目	4か月目

特に注意すべき副作用

- 間質性肺炎
- 好中球減少・白血球減少
- 血栓塞栓症
- 肝機能障害
- 消化管穿孔

その他気をつけたい副作用

- 味覚異常
- 便秘
- 発疹

ケアのポイント

投与前

① 既往歴や併用薬剤(市販薬、サプリメントなど含む)の確認、食事に関する指導
★CYP3A4阻害薬・誘導薬の使用を確認する。代謝に影響する成分が含まれているサプリメントもあるため、使用状況を確認する。
★代謝に影響するグレープフルーツジュースなどを避けるよう指導する。
② セルフケア能力の評価
③ *ALK*融合遺伝子変異陽性を確認

投与中

① 服薬状況の確認
② 継続的な副作用の観察とセルフケア支援
★まれに間質性肺炎が起こる可能性があるため、初期症状を見逃さないよう十分に観察する。
★発熱や倦怠感、食欲不振、悪心・嘔吐、黄疸など肝機能障害に伴う症状の有無を観察し、受診時には定期的な血液検査を行って確認する。
★長期にわたって服用するため、継続的に副作用の観察を行い、患者個々のライフスタイルや実現可能な対策を一緒に検討するなどのセルフケア支援を行っていくことが重要である。

[患者説明・指導のポイント]

- 間質性肺炎の初期症状(乾性咳嗽、発熱、息切れ・呼吸困難)が出現または増悪した場合には、すみやかに(当日中に)医療機関へ連絡するよう説明する。
- 飲み忘れた場合には、飲み忘れた分は服用せず、次の服用時間に1回分の量を服用するように説明する。
- 相互作用を受けやすい薬剤である。市販薬やサプリメント、健康食品などの併用を考える場合には、使用前に必ず主治医へ確認するよう指導する。
- 本剤使用により、胚・胎児の死亡、流産、内臓異常、骨格変異などが報告されている。母乳中への移行については不明なため、避妊や授乳中止について指導する。

😊 エキスパートからのアドバイス

＊味覚異常は投与初日より出現する場合がある。
＊本剤は、長期的に服用が必要な治療薬であるため、味覚異常による苦痛を少しでも和らげられるよう、本人の感じている症状をくわしく確認し、症状に合わせた調理の工夫を提案するなどのケアが大切となる。

(良田紀子)

223

低分子化合物：① チロシンキナーゼ阻害薬(ALK-TKI)

一般名 **ブリグチニブ**

商品名 **アルンブリグ®**

投与経路 **経口**

▶血管外漏出による皮膚障害のリスク **なし**

▶催吐リスク **軽**

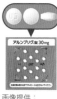

画像提供：
武田薬品工業

どんな薬？

[特徴]

● **作用機序**：ALK融合タンパクのチロシンキナーゼ活性を阻害することで抗腫瘍効果を発揮すると考えられる。

　★ 未分化リンパ腫キナーゼ(ALK)は細胞の増殖にかかわっており、別の遺伝子と融合すると*ALK*融合遺伝子となり、細胞の異常な増殖を引き起こす。

　★ 本剤は、他のALK阻害薬に耐性が現れてしまった場合や、脳転移巣への有効性も期待されている。

● **代謝経路**：肝代謝、尿・便中に排泄(主にCYP3A4により代謝される)

[代表的なレジメン]

● ***ALK*融合遺伝子陽性の切除不能な進行・再発の非小細胞肺がん**：単剤投与

使用時の注意点は？

● **投与方法**：経口

● **投与量**：1日1回90mg投与を7日間継続した後、1日1回180mgに増量

　★ 投与量>1日1回90mgの投与時に、14日間以上休薬して再開する場合には、1日1回90mg投与を7日間継続した後、患者の状態に応じて増量する。

● **投与量の調整が必要となる場合**：下表参照(詳細は添付文書参照)

間質性肺疾患	● Grade1・2で休薬、Grade3・4で投与中止
高血圧	● Grade3・4で休薬
徐脈	● Grade2〜4では、Grade1以下または心拍数60回/分以上に回復するまで休薬 ● Grade4で再発した場合は投与中止
視覚障害	● Grade2・3で休薬、Grade4で投与中止
CK上昇	● Grade3・4、またはGrade2で筋肉痛や脱力を伴う場合は休薬
高血糖	● 適切な治療を行っても高血糖(>250mg/dL)が持続する場合は休薬
リパーゼ・アミラーゼ上昇	● Grade3・4で休薬
上記以外の副作用	● Grade3・4で休薬

● **併用注意**：CYP3A阻害薬、グレープフルーツ(ジュース含む)、CYP3A誘導薬、セイヨウオトギリソウ(セントジョーンズワート)含有食品

● **注意が必要な患者背景**：間質性肺疾患の既往歴、重度の腎機能障害(eGFR 30mL/分/1.73m²未満)、重度の肝機能障害(child-pugh分類C)、生殖能のある患者、妊婦・妊娠の可能性など

　★ 妊娠可能な女性・パートナーが妊娠する可能性のある男性に投与する場合は、投与中〜投与終了後一定期間(最終投与4か月後がめやす)は適切な避妊を行う。

　★ 妊婦・妊娠している可能性のある女性に対しては、有益性が危険性を上回る場合にのみ投与する。

　★ 授乳婦は、薬剤が乳汁中に移行する可能性があるため避けることが望ましい。

代表的な副作用

リパーゼ・アミラーゼ上昇 (好発時期不明)

皮膚関連事象

間質性肺炎

下痢	半数以上が 2週間以内		初期〜長期間服用後に 発症する場合がある
悪心			

口内炎 (半数が6週間以内)

高血圧	半数が 4週間以内
クレアチニンキナーゼ上昇	

⬆投与開始　　　　　　　　　　4週目　　　　　　　　　8週目　　　　　　　　12週目　　　　　　　　16週目

3

分子標的薬

⊖ 低分子化合物

特に注意すべき副作用
- 間質性肺疾患
- 膵炎
- 肝機能障害

その他気をつけたい副作用
- 筋肉痛
- 光線過敏性反応・瘙痒症
- 腹痛
- 咳嗽
- 食欲減退
- 高血圧
- 徐脈
- 視覚障害
- CK上昇
- 高血糖

ケアのポイント

🕐 **投与前**

① *ALK* 融合遺伝子陽性を確認

② 服薬指導

★投与初期の7日間とそれ以降で服薬量が異なるため、間違わないように服薬指導を行う。

③ 避妊や授乳に関する説明 (生殖能のある患者)

★妊娠の有無や挙児希望の有無を確認し、リスクや避妊 (投与終了後4か月がめやす) の説明を行う。

★乳汁移行の可能性があるため授乳はしないよう説明する。

投与中

副作用の予防・早期発見

★間質性肺炎は急性に進行するため、患者・家族へそのリスク、早期対応の必要性、具体的症状 (発熱、呼吸困難、乾性咳嗽など) や症状出現時の連絡方法などを説明しておく。

★下痢時は消化のよい食事とし、十分な水分補給を行う (脱水予防)。必要に応じて止瀉薬・温罨法などで対応する。

★毎朝の血圧測定を習慣化するよう指導する。

★長時間日光に当たることは避け、屋外に出るときは帽子や日焼け止めクリームなどで肌を守るよう説明する。

[**患者説明・指導のポイント**]
- 独自の休薬・中止基準のある副作用が多い。
- それぞれ基準となる症状を見逃さないように患者へ説明し、症状出現時に報告するよう説明しておくことが大切となる。

😊 **エキスパートからのアドバイス**

＊男性では、不可逆性の造精機能の低下が現れる可能性がある。その可能性を説明し、必要時は生殖医療などの情報提供を行う。

(佐野照恵)

一般名 **ラパチニブ**トシル酸塩水和物

商品名 **タイケルブ®**

画像提供：ノバルティス ファーマ

投与経路 **経口**

▶血管外漏出による皮膚障害のリスク **なし**

▶催吐リスク **軽**

どんな薬？

[**特徴**]
● **作用機序**：上皮増殖因子受容体(EGFR：ErbB1)およびHER2(ErbB2)のチロシンキナーゼ活性を選択的に阻害することで、腫瘍細胞の増殖を抑制する。
● **代謝経路**：肝臓で代謝され、糞中に排泄される。
 ☆ 乳がんに対する世界初の経口分子標的薬

[**代表的なレジメン**]
● **HER2過剰発現が確認された手術不能または再発乳がん**：カペシタビン＋ラパチニブ、アロマターゼ阻害薬＋ラパチニブ

使用時の注意点は？

● **投与方法**：経口。1日1回、決まった時間(食前1時間以上前または食後1時間以降)に服用。分割投与は避ける。
 ☆ 1日2回の分割投与でAUCが上昇するとの報告があるため、分割投与は避ける。
 ☆ 食後に本剤を投与すると、Cmax(最高血漿中濃度)およびAUC(血漿中濃度-時間曲線化面積)が上昇するとの報告がある。食事の影響を避けるため食事の前後1時間以内の服用は避ける。
● **投与量(成人)**：下表参照

カペシタビンとの併用時	● 1,250mg(5錠)を1日1回連日投与 ● カペシタビンは「1,000mg/m²を1日2回14日間投与、7日間休薬」を1コースとし、これを繰り返す
アロマターゼ阻害薬との併用時	● 1,500mg(6錠)を1日1回連日投与 ● アロマターゼ阻害薬は、規定の用法・用量に沿って投与

● **投与量の調整が必要となる場合**：駆出率低下、間質性肺炎、肝機能検査値異常、好中球・血小板・ヘモグロビン・クレアチニン・クレアチニンクリアランス異常値など
 ☆ 副作用の症状や重症度に応じて減量・中止を考慮(詳細は添付文書参照)
● **投与禁忌**：妊婦・妊娠している可能性のある女性
● **注意が必要な患者背景**：肝機能障害、放射線肺臓炎を含む間質性肺疾患(既往含む)、心不全症状(既往含む)、左室駆出率低下、コントロール不能な不整脈、臨床上重大な心臓弁膜症、高齢者など
● **併用注意**：下表を参照

本剤の血中濃度を上昇させるもの	● CYP3A4を阻害する薬剤(イトラコナゾールなど) ● グレープフルーツ(ジュース)
本剤の血中濃度を低下させるもの	● CYP3A4を誘導する薬剤(カルバマゼピン、リファンピシン、フェニトインなど) ● プロトンポンプ阻害薬(エソメプラゾールなど)

起こりうる副作用

代表的な副作用

下痢	14日目くらいまで：特に1〜4日目に要注意

発疹	
14日目までにやや多く出現：持続期間は中央値47日、最大177日	経過日数とともに多く出現：持続期間は中央値42日、最大290日

手足症候群		

↑投与開始	10日目	20日目	30日目

特に注意すべき副作用		その他気をつけたい副作用
● 間質性肺疾患	● 下痢	● 悪心・嘔吐、口内炎（高頻度）
● 左室駆出率（LVEF）低下	● QT延長	● 手足症候群、発疹（高頻度）
● 皮膚障害	● 肝機能障害	● 疲労

ケアのポイント

投与前

① HER2過剰発現の確認

② 注意が必要な患者背景があるか、排便パターンはどうか確認
　★肝機能・心機能の把握、胸部CT撮影を行う。
　★妊娠可能な女性患者には、投与中〜投与終了後一定期間は避妊するよう指導する。

③ 皮膚状態の観察、スキンケア習慣の確認

投与直前

内服時間の確認
　★食事摂取により血中濃度が高くなるため、食事摂取時間を確認する。

投与中

① 間質性肺疾患の観察
　★息切れ、呼吸困難、咳嗽、発熱、呼吸数の増加、SpO_2低下の有無を観察する。

② 下痢の観察
　★脱水、腎機能障害や電解質異常の有無を観察する。

③ 皮膚障害の観察
　★発疹、瘙痒、皮膚乾燥、爪の障害、手足症候群などの有無を観察する。

[**患者説明・指導のポイント**]

● 息切れ、呼吸困難、咳嗽などの症状があったら、すみやかに受診するよう伝える。

● 排便パターンを自分で把握し、下痢になったら止瀉薬を服用する。止瀉薬を服用しても症状が改善しない場合は受診する。また、その間は十分な水分の補給をするように説明する。改善されない場合は休薬する。

● 予防的スキンケア（乾燥に対する保湿方法、紫外線を避ける方法）を指導する。

● 皮膚症状の対処方法（処方薬の使用方法）を説明する。

😊 エキスパートからのアドバイス

＊患者は、診察時に医師に足を見せるのをためらう。

＊手足症候群や爪囲炎など皮膚症状が出現するので、看護師は、診察室に入る時の歩き方などを注意して観察することや、医師の診察前に問診することで、皮膚症状の把握に努める。

（戸﨑加奈江）

一般名 # レンバチニブ メシル酸塩

商品名 **レンビマ®**

投与経路 経口

▶血管外漏出による皮膚障害のリスク **なし**

▶催吐リスク **中**

画像提供：
エーザイ

どんな薬？

[特徴]

● **作用機序**：血管内皮増殖因子受容体（VEGFR-1、2、3）、線維芽細胞増殖因子受容体（FGFR-1、2、3、4）、血小板由来増殖因子受容体の1つであるPDGFRα、幹細胞因子受容体（KIT）、RETがん原遺伝子などの受容体チロシンキナーゼを阻害し、血管新生を阻害することで、細胞増殖を抑制する。

● **代謝経路**：肝代謝
　★ アルデヒドオキシダーゼ（AO）による酸化、CYP3A4、キノリン骨格へのグルタチオン（GSH）の抱合が行われる。

[代表的なレジメン]

● **根治切除不能な甲状腺がん、切除不能な肝細胞がん・胸腺がん**：単剤投与
　★ 肝細胞がんに適応となるのは4mg製剤のみ

● **がん薬物療法後に増悪した切除不能な進行・再発の子宮体がん**：ペムブロリズマブ＋レンバチニブ

使用時の注意点は？

● **投与方法**：経口（飲み忘れた場合は、次回服用まで12時間以上あける）
　★ 食事の影響は受けない。

● **投与量（成人）**：下表参照

甲状腺がん、胸腺がん	● 通常、1日1回24mgを投与
肝細胞がん	● 通常、体重60kg以上の場合は12mg、体重60kg未満の場合は8mgを1日1回、投与
子宮体がん（ペムブロリズマブと併用）	● 1日1回20mgを投与

● **投与量の調整が必要となる場合**：下表参照

高血圧	降圧治療にもかかわらず、収縮期血圧160mmHg以上または拡張期血圧100mmHg以上	● 収縮期血圧150mmHg以下および拡張期血圧95mmHg以下になるまで休薬し、降圧薬投与 ● 本剤の投与再開時には1段階減量
肝機能障害	中等度（Child-Pugh class B）	● 1段階減量
その他	認容性がないGrade2・3の副作用が発現	● 本剤投与開始前の状態またはGrade1以下に回復するまで休薬 ● 投与再開時は1段階減量

減量方法	甲状腺がん、胸腺がん	肝細胞がん	子宮体がん
	1日1回20→14→10→8→4mgの順に減量	1日1回12→8→4mg→隔日4mgの順に減量（体重60kg未満の倍は8mgより減量）	1日1回20→14→10→8→4mgの順に減量

- **注意が必要な患者背景**：高血圧症、重度の肝機能障害、脳転移、血栓塞栓症（既往歴含む）、外科的処置後、創傷が治癒していない患者、重度腎障害（CLCr＜30mL/分）、脱水（下痢や嘔吐による脱水が腎機能障害のリスク要因となる）、QT延長のリスクの高い患者（高齢、女性、徐脈、低K血症、低Mg血症）など
- **併用禁忌**：QT延長のリスクが高い薬剤（イパブラジン）など
- **併用注意**：PgPを阻害する薬剤（ケトコナゾール、イトラコナゾール、アミオダロン、クラリスロマイシン、ベラパミルなど）、PgPやCYP3A4を誘導する薬剤（リファンピシン、フェニトイン、カルバマゼピン、セイヨウオトギリソウ[セントジョーンズワート]含有食品など）

起こりうる副作用

代表的な副作用

| **高血圧**（症状出現までの中央値は16日） |
| 75%程度に発現 |

| **タンパク尿**（症状出現までの中央値は43日） |

⬆投与開始　　　　　　　16日目　　　　　　　　　　　　　　　　　　　　　43日目

特に注意すべき副作用		その他気をつけたい副作用	
手足症候群	出血	下痢	悪心・嘔吐
血栓塞栓症	消化管穿孔	口内炎	便秘
創傷治癒遅延	低カルシウム血症	味覚障害	食欲低下
甲状腺機能低下	肝機能障害	腹痛	皮疹、脱毛
可逆性後白質脳症症候群	高血圧	浮腫	倦怠感、頭痛
LVEF低下、QT延長、心不全、徐脈性不整脈		発声障害	尿路感染症
急性胆嚢炎	腎機能障害	関節痛、筋肉痛	
間質性肺炎	感染症		
骨髄抑制			

ケアのポイント

投与前　**患者状態の把握**
　★肝機能、心機能（心エコーや心電図の実施）、血圧の把握、既往歴（糖尿病や高血圧などの腎機能低下を有する可能性のある既往）を確認する。
　★経済的な問題がないか確認する。

投与中　**副作用の早期発見・対応**
　★肝機能（投与開始2か月間は2週ごと）、腎機能（タンパク尿）、浮腫、TSH、自宅血圧、心電図、排便状況を把握する。

[**患者説明・指導のポイント**]
- 血圧測定の必要性を説明し、自宅での血圧測定の結果を記録するように指導する。
- 服用を忘れたときの対応を指導する。

😊 エキスパートからのアドバイス

＊糖尿病や高血圧などで腎機能低下がある患者では、タンパク尿の出現により注意し、浮腫の有無について継続して聴取する。

（宮本康敬）

229

低分子化合物：① チロシンキナーゼ阻害薬（VEGFR、EGFRなど）

一般名 **バンデタニブ**

商品名 **カプレルサ®**

投与経路 **経口**

▶ 血管外漏出による皮膚障害のリスク **なし**

▶ 催吐リスク **軽**

画像提供：サノフィ

どんな薬？

[**特徴**]

● 作用機序：血管内皮増殖因子受容体2（VEGFR-2）、上皮増殖因子受容体（EGFR）、RETがん原遺伝子のチロシンキナーゼのリン酸化を阻害することで、細胞増殖を抑制する。

● 代謝経路：肝代謝、腎排泄

[**代表的なレジメン**]

● 根治切除不能な甲状腺髄様がん：単剤投与

使用時の注意点は？

● 投与方法：経口

● 投与量：通常、成人には1回300mgを1日1回投与

● 投与量の調整が必要になる場合：下表参照

	休薬・減量基準	投与量調整
QT延長	500ミリ秒を超えるQTcB	● QTcBが480ミリ秒以下に軽快するまで休薬。再開する場合は休薬前の投与量から減量 ● 休薬後6週間以内に480ミリ秒以下に軽快しない場合は投与中止
その他の副作用	Grade3以上	● 回復またはGrade1に軽快するまで休薬。再開する場合は休薬前の投与量から減量

● 投与禁忌：先天性QT延長症候群、妊婦または妊娠している可能性のある女性

● 注意が必要な患者背景：間質性肺疾患や心不全症状（既往歴含む）、QT延長（危険性、既往歴含む）、高血圧、腎機能障害、生殖能を有する患者など

　★ 妊娠可能な女性患者には、投与中〜投与終了後一定期間は避妊するよう指導する。

● 併用注意：抗不整脈薬（キニジン、プロカインアミド、ジソピラミドなど）、QT延長を起こす恐れのある薬剤（オンダンセトロン、クラリスロマイシン、ハロペリドールなど）、CYP3A誘導剤（フェニトイン、カルバマゼピン、リファンピシン、バルビツール酸系薬物、セイヨウオトギリソウ含有食品など）、メトホルミン、ジゴキシン、フェキソフェナジンなど

😊 エキスパートからのアドバイス

＊霧視など重度の眼障害が生じることがあるため、眼の異常の有無があれば、すみやかに受診するように伝える。自動車の運転など、危険を伴う機械の操作に従事する際には注意するよう十分に説明する。

代表的な副作用

間質性肺疾患（発現時期の中央値は2か月）				
QT延長（投与開始後1か月以内の発現が多い）				
皮膚症状（発疹、ざ瘡、皮膚乾燥、瘙痒感など）				
重度の下痢				
高血圧				
⬆投与開始	7日目	14日目	21日目	28日目

3

分子標的薬 🔗 低分子化合物

特に注意すべき副作用			その他気をつけたい副作用
● 間質性肺疾患	● QT延長	● 心障害	● 創傷治癒遅延
● 重度の下痢	● 重度の皮膚障害	● 高血圧	● 眼症状（霧視など）
● 中毒性表皮壊死症、皮膚粘膜眼症候群、多形紅斑			● 悪心
● 可逆性後白質脳症症候群	● 腎障害	● 肝障害	● 倦怠感
● 低カルシウム血症	● 出血	● 消化管穿孔	

ケアのポイント

⏱ **投与前**

① 間質性肺疾患の有無やリスク因子の有無の確認

★薬剤性肺障害のリスク因子：高齢、既存の肺病変、低肺機能、肺への放射線照射、抗がん薬の多剤併用療法、腎障害など

② 心電図検査・電解質検査、血圧測定の実施

★QT延長や心障害、高血圧の有無の確認。電解質検査では、カリウム、マグネシウム、カルシウムなどの値を確認

投与中

① 間質性肺疾患の早期発見

★初期症状（息切れ、呼吸困難、咳嗽、発熱など）の有無の確認、定期的な胸部画像検査の実施

② 定期的な心電図検査・電解質検査・血圧測定の実施

★QT延長や不整脈、心不全症状、高血圧の有無を観察

③ 皮膚症状の観察・予防

★発疹、ざ瘡、皮膚乾燥が高頻度（87.8%）で出現。予防や早期対応が重要

[**患者説明・指導のポイント**]

● 息切れ、呼吸困難、咳嗽、発熱などの症状は間質性肺疾患を示唆するため、すみやかに受診するよう説明する。

● 動悸、めまい、ふらつき、胸部不快感、息切れ、全身倦怠感、下肢浮腫などの症状があれば、QT延長や心機能障害の可能性があるため、すみやかに受診するよう説明する。

● 脱水を伴う重度の下痢がみられた場合は、すみやかに受診するよう説明する。

● 発疹の発現リスク低減のため、投与中から投与中止後3〜4週間は、日焼け防止対策（服を重ねて着る、日焼け止めの使用）を行うよう指導する（強く推奨されている）。

● 日光の当たる部分に発疹や水疱、ざ瘡、紅斑、潰瘍などの皮膚症状がみられた場合は、すみやかに受診するよう説明する。

● ざ瘡など皮膚症状の予防的ケア（保湿や刺激の回避など）や対処方法について説明する。

（安原加奈）

一般名 **ニンテダニブ**エタンスルホン酸塩

商品名 **オフェブ®**

投与経路 **経口**

▶血管外漏出による皮膚障害のリスク **なし**

▶催吐リスク **軽** に準じる

画像提供：
日本ベーリンガーイ
ンゲルハイム

どんな薬?

[**特徴**]
● **作用機序**：血小板由来増殖因子受容体(PDGFR)α・β、線維芽細胞増殖因子受容体(FGFR)1・2・3、血管内皮増殖因子受容体(VEGFR)1・2・3を標的とするトリプルアンジオキナーゼ阻害薬。これらの細胞内シグナル伝達を遮断して新しい腫瘍血管の形成を妨げ、腫瘍の成長を阻害する。

　★ これらの標的分子は線維芽細胞の増殖・遊走などにかかわっており、特発性肺線維症(IPF)の病態形成にも重要な役割を持つ。

● **代謝経路**：主に胆汁・糞便によって排泄(90%以上)

[**代表的なレジメン**]
● 単剤使用

　★ 現在のところ、日本では「IPF、全身性強皮症に伴う間質性肺疾患、進行性線維化を伴う間質性肺疾患」にのみ適応とされている。ただし、初回薬物療法を受けるIPF合併進行肺がんに対して、薬物療法とニンテダニブの併用によるIPF急性増悪のリスク軽減効果について検討が進められている。

　★ 海外では、一次薬物療法後の成人の局所進行・転移性または局所再発性非小細胞肺がん(腺がん)に対するドセタキセルとの併用療法が行われている。

使用時の注意点は?

● **投与方法**：経口。吸湿性が高いためアルミピロー包装のまま保管
● **投与量**：間質性肺疾患に対しては、通常1回150mgを1日2回(朝・夕食後)投与

　★ 非小細胞肺がん(海外)の場合「1日目にドセタキセル75mg/m²点滴、2～21日目にニンテダニブ1回200mgを1日2回内服」とされている。

● **投与量の調整が必要となる場合**：ASTまたはALTが基準値上限の3倍を超えた場合、下痢、悪心・嘔吐などの副作用が認められた場合
● **併用注意**：P-糖タンパク阻害薬(エリスロマイシン、シクロスポリンなど)、P-糖タンパク誘導薬(リファンピシン、カルバマゼピン、フェニトイン、セイヨウオトギリソウ含有食品など)
● **投与禁忌**：ニンテダニブ成分に対する過敏症、妊婦

　★ 動物を用いた生殖発生毒性試験で、催奇形性作用および胚・胎児致死作用が認められているため、妊婦・妊娠している可能性のある女性には投与しない。

● **注意が必要な患者背景**：血栓塞栓症の既往歴・素因、出血性素因、抗凝固薬治療、肝機能障害、生殖能を有する患者、授乳婦など

　★ 生殖能を有する患者の場合、投与中～投与終了の少なくとも3か月後までは適切な避妊を行う。

　★ 授乳婦に対しては、動物実験で乳汁への移行が認められているため、治療上の有益性・母乳栄養の有益性を考慮し、授乳の継続・中止を検討する。

代表的な副作用

肝酵素上昇（特定の時期に集中して出る訳ではない）

悪心（半数以上が1か月以内に初回発現）

下痢（1か月以内〜）

↑投与開始　　　　　　　　　　1か月　　　　　　　　　　2か月

特に注意すべき副作用	その他気をつけたい副作用
● 重度の下痢　● 肝機能障害	● 悪心・嘔吐　　　● 創傷治癒遅延
● 血小板減少・出血　● 消化管穿孔	● 食欲減退、体重減少　● 高血圧
● 血栓塞栓症　● 間質性肺炎	● 便秘、虚血性大腸炎　● 発疹、脱毛症
	● 顎骨壊死（ビスホスホネート製剤投与中または投与経験のある患者）

3
分子標的薬 ✎ 低分子化合物

ケアのポイント

投与前

① アレルギー歴（大豆レシチンなど薬剤の含有成分）の確認

② 服薬指導

★吸湿性があるため、服用直前にPTPシートから取り出すよう指導する。

★食事と一緒に服用する。

③ 避妊・授乳中止に関する指導

★治療中は授乳を中止するよう説明する。

★投与終了後少なくとも3か月後まではコンドームによるバリア法で避妊を行うよう指導する。女性患者は少なくとも投与前に妊娠検査を行い、治療中に妊娠した場合は知らせるように説明する。

投与中

① 電解質モニタリング

★下痢、嘔気・嘔吐時は、電解質バランスを崩す可能性があるため電解質濃度を監視する。

② 出血、血栓塞栓、消化管穿孔の早期発見

★下血、胸痛、呼吸困難、麻痺、腹痛などの症状を説明しておき、症状出現時はすぐに知らせるよう指導する。

③ 好中球モニタリング、感染予防

★ドセタキセルとの併用療法を受けた患者では、Grade3以上の好中球減少症が高頻度で観察されている。頻繁なモニタリングと感染予防に関する指導を行う。

[**患者説明・指導のポイント**]

● 下痢が発現した場合は重症化する恐れがあるため、早い段階で医療機関を受診するよう指導し、水分補給や止痢薬などの対応をすみやかに行う。

😊 エキスパートからのアドバイス

＊出血（重要な副作用）を起こすと生命を脅かす可能性がある。肺出血や脳転移の状態など、患者のリスク因子を治療前からアセスメントしておくことが大切である。

（佐野照恵）

🔖 低分子化合物：① **チロシンキナーゼ阻害薬**(TRK、ROS)

一般名 # エヌトレクチニブ

商品名 **ロズリートレク®**

投与経路 **経口**

▶血管外漏出による皮膚障害のリスク **なし**

▶催吐リスク **軽** に準じる

画像提供：
中外製薬

どんな薬？

[特徴]

● トロポミオシン受容体キナーゼ（TRK）A・B・Cや、ROS（活性酸素種）1などのチロシンキナーゼに対し、恒常的な活性化を阻害し、がん細胞の増殖を抑えることで抗腫瘍効果を発揮する。

★ TRKは神経栄養因子受容体（*NTRK*）1・2・3融合遺伝子、ROS1は*ROS1*融合遺伝子によってコードされる。
★ 頭蓋内の病巣への効果も期待されている。

● **代謝経路**：肝臓でCYP3A4によって代謝され、主に糞便中に排泄される。

[代表的なレジメン]

● *NTRK*融合遺伝子陽性の進行・再発の固形がん（小児・成人）、*ROS1*融合遺伝子陽性の切除不能な進行・再発の非小細胞肺がん（成人）：単剤投与

使用時の注意点は？

● **投与方法**：経口

● **投与量**：成人は1日1回600mg。小児は1日1回300mg/m²（体表面積）とするが、体表面積によって調整（下表参照）

体表面積	0.43〜0.50m²	0.51〜0.80m²	0.81〜1.10m²	1.11〜1.50m²	≧1.51m²
1回投与量	100mg	200mg	300mg	400mg	600mg

● **投与量の調整が必要となる場合**：QT延長（Grade2・3で休薬、Grade4で中止）、QT延長以外の心臓障害（全Gradeで回復するまで休薬）、認知障害・運動失調（Grade2以上で休薬）、失神（全Gradeで休薬）、貧血・好中球減少（Grade3・4で休薬）、間質性肺疾患（Grade1・2で休薬、Grade3で中止）などが発現した場合（詳細は添付文書参照）

● **併用注意**：CYP3A阻害薬（イトラコナゾール、クラリスロマイシン、ジルチアゼムなど）、グレープフルーツ（ジュース含む）、CYP3A誘導薬（リファンピシン、フェニトイン、カルバマゼピンなど）、セイヨウオトギリソウ（セントジョーンズワート）含有食品、CYP3Aの気質となる薬剤（ミダゾラム、シンバスタチン、リバーロキサバンなど）

● **注意が必要な患者背景**：肝機能障害、生殖能を有する患者、妊婦

★ 主に肝臓で代謝されて排泄されるため、肝機能障害があると血中濃度が上昇する可能性がある。
★ 生殖能を有する患者は、投与中〜投与終了後一定期間（男性は90日間、女性は5週間がめやす）は適切な避妊を行う。
★ 妊婦または妊娠している可能性のある女性には、有益性が危険性を上回る場合にのみ投与する（胎盤を通過すると考えられている）。

起こりうる副作用

代表的な副作用

出現時期不明

貧血・好中球減少	血中Cr増加
便秘・下痢	味覚障害・知覚異常・末梢神経障害
体重増加・浮腫	めまい・疲労

⬆投与開始

Grade1で休薬、
Grade3以上で中止

特に注意すべき副作用

- 心障害：開始後12週以内（75%）
- QT延長
- 認知障害（物忘れ、気分の落ち込み）：4週以内〜6か月以内（初回）
- 運動失調（ふらつき、呂律困難など）：4週以内〜6か月以内（初回）
- 間質性肺疾患：6か月以内（初回）

その他気をつけたい副作用

- 転倒・骨折
- 霧視、羞明
- 成長発達遅延
- AST/ALT増加
- 発疹

ケアのポイント

投与前

① *NTRK*または*ROS1*融合遺伝子陽性を確認

② 服薬指導

★服薬管理、併用に注意が必要な食品、服用忘れや内服間違い時の対処方法を説明する。
★乳汁移行の可能性があるため授乳はしないように説明する。

投与中〜投与後

定期的な検査・モニタリングの実施（副作用の早期発見）

★投与開始前〜投与中には、心電図、心エコー、CKなどの検査を定期的に行う。
★認知機能障害、めまい、失神、目のかすみなどの症状がある場合は、転倒・骨折に注意し、車の運転や危険を伴う機械の操作をしないよう説明する。
★成長発達遅延の潜在的リスクがあるため、患者の身長・体重・骨年齢などの変化を十分に観察する。

[**患者説明・指導のポイント**]

● 特に小児では十分な臨床試験が行われていないため、予測していない副作用が現れる可能性や投与後長期間経過してから副作用が現れる可能性もあることを説明しておく。

😊 エキスパートからのアドバイス

＊治療開始時には服薬アドヒアランスが高い患者であっても、認知機能障害、神経障害などの副作用の影響でアドヒアランスが低下することがある。
＊過剰投与となると副作用が増強するリスクもあるため、治療開始後も認知機能や運動機能等の変化を継続して観察し、服薬アドヒアランスの評価を行う。

（佐野照恵）

🏷️ **低分子化合物：② BTK阻害薬**

一般名 **イブルチニブ**

商品名 **イムブルビカ®**

投与経路 [経口]

▶血管外漏出による皮膚障害のリスク [なし]

▶催吐リスク [軽]

画像提供：
ヤンセンファーマ

どんな薬？

[特徴]

● **作用機序**：ブルトン型チロシンキナーゼ（BTK）のキナーゼ活性を阻害することで、腫瘍性
B細胞をリンパ節などから末梢血へと遊離させ、アポトーシスへ導く。

> ★ ブルトン型チロシンキナーゼ：異型リンパ球を産生するCLL細胞表面から細胞核内遺伝子へ増殖シグナルを伝
> 達し、がん細胞を生存・増殖させるタンパク質の鎖の一部

● **代謝経路**：主にCYP3A4/5で代謝され、糞中に約80%、尿中に約10%排泄される。

[代表的なレジメン]

● **慢性リンパ性白血病（小リンパ球性リンパ腫含む）、再発または難治性のマントル細胞リンパ腫、
造血幹細胞移植後の慢性GVHD（ステロイド投与で効果不十分な場合）**：単剤投与

使用時の注意点は？

● **投与方法**：経口

● **投与量**：慢性リンパ性白血病では1日1回420mg、マントル細胞リンパ腫では1日1回
560mg（患者の状態により適宜減量）

> ★ ボリコナゾールと併用する場合は1日1回140mg（本剤の血中濃度が上昇する恐れがあるため）を投与する。

● **投与の調整が必要となる場合**：Grade3以上の副作用が発現した場合には、Grade1以下に回
復するまで休薬。回復後再開する場合の投与量は、副作用の発現回数に応じて調整（下表参照）

発現回数	1回	2回	3回	4回
慢性リンパ性白血病	1日1回420mg	1日1回280mg	1日1回140mg	投与中止
マントル細胞リンパ腫	1日1回560mg	1日1回420mg	1日1回280mg	

● **投与禁忌**：中等度以上の肝機能障害、妊婦・妊娠の可能性

● **注意が必要な患者背景**：感染症、骨髄抑制、不整脈、腎・肝機能障害、高齢者、生殖能を
有する患者など

● **併用禁忌**：CYP3A阻害作用のある薬剤（ケトコナゾール[国内未発売]、イトラコナゾール、
クラリスロマイシン）

● **併用注意**：下表参照

本剤の血中濃度を上昇させるもの	● CYP3Aを阻害する薬剤（インジナビル、ボリコナゾール、エリスロマイシン、ジルチアゼム、アプレピタントなど） ● グレープフルーツジュース
本剤の血中濃度を低下させるもの	● CYP3A誘導作用を有する薬剤（カルバマゼピン、リファンピシン、フェニトイン、セイヨウオトギリソウ含有食品など）
その他	● 抗凝固薬・抗血小板薬（出血リスクを増強させる恐れがある）

起こりうる副作用

代表的な副作用

下痢
特に開始3か月以内に多く現れる

貧血・悪心・筋骨格痛
開始3か月以内に多く現れるが、服用期間を通じて注意が必要

発疹・感染症・出血
服用している期間を通じて現れることがある

↑投与開始　　　　1か月目　　　　2か月目　　　　3か月目

特に注意すべき副作用

- 出血
- 皮膚粘膜眼症候群
- 不整脈
- 過敏症
- 肝不全、肝機能障害
- 進行性多巣性白質脳症
- 白血球症
- 骨髄抑制
- 腫瘍崩壊症候群
- 感染症
- 間質性肺疾患

その他気をつけたい副作用

- 下痢
- 眼障害
- 疲労
- 二次がん
- 悪心
- 爪障害
- 頭痛
- 皮膚障害

ケアのポイント

投与前

① 既往歴の確認（感染症、重篤な骨髄機能低下、不整脈、肝機能障害など）

★感染症：B型肝炎ウイルス、結核、帯状疱疹などが再活性化する恐れがある。
★不整脈：心房細動などの不整脈が出現することがある。

② 併用薬剤の確認

★他の薬剤・食物による相互作用を受けやすい薬剤である。現在内服中の薬剤、健康食品の情報をしっかりとることが重要である。

③ 出血のリスクの確認

★本剤投与による出血性事象が報告されている（死亡例もある）。抗凝固薬・抗血小板薬の使用、手術の予定がないか確認する。

投与中

副作用の観察

★定期的な血液検査、心機能検査（心電図）、頻回な肝機能検査を行う。

[患者説明・指導のポイント]

● カプセルを開けて中身だけ服用しないように説明する。服用しにくい場合は、多めの水や補助ゼリーなどと一緒に服用する方法もあることを説明する。
● 飲み忘れに気づいたら、気づいたときに1回分を内服する。ただし、次の内服時間が近い場合は1回とばして、次の時間に1回分を内服する。
● 長期にわたって内服を継続することになるため、起こりうる副作用を早期発見することが重要である。

😊 エキスパートからのアドバイス

＊本剤投与中に腫瘍性リンパ球数の増加することが高頻度に報告されている。ただし、これは本剤の作用によるもので、他の臨床症状や検査所見が改善していれば必ずしもPDとはみなさない。
＊血液検査を行うとともに、患者の状態を十分に把握する。

（岸下礼子）

一般名 **アカラブルチニブ**

商品名 **カルケンス®**

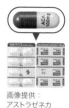

画像提供：
アストラゼネカ

投与経路 **経口**

▶血管外漏出による皮膚障害のリスク **なし**

▶催吐リスク **軽** に準じる

どんな薬？

[特徴]

● **作用機序**：ブルトン型チロシンキナーゼ（BTK）と結合し、BTKのキナーゼ活性を不可逆的に阻害することによりB細胞性腫瘍の増殖を抑制する。

☆ BTKはB細胞に発現するB細胞受容体の下流シグナル伝達物質である。

● **代謝経路**：主にCYP3Aで代謝され、糞中に約84％、尿中に約12％排泄される。

[代表的なレジメン]

● **再発または難治性の慢性リンパ性白血病（小リンパ球性リンパ腫を含む）**：単剤投与

使用時の注意点は？

● **投与方法**：経口

● **投与量**：1回100mgを1日2回

● **投与の調整が必要となる場合**：血液毒性（重大な出血を伴うGrade3の血小板減少症、Grade4の血小板減少症、7日以上持続するGrade4の好中球減少症）、Grade3以上の非血液毒性が発現した場合は、Grade1またはベースラインに回復するまで休薬。投与再開時には、用量調節を行う（下表参照）。

該当する副作用の発現回数	1～2回	3回	4回
回復後の再開時投与量	1回100mgを1日2回	1回100mgを1日1回	投与中止

● **投与禁忌**：本剤成分に対する過敏症

● **注意が必要な患者背景**：重度の心疾患（コントロール不能または症候性の不整脈、うっ血性心不全、心筋梗塞など）、HBVキャリア・既往感染（HBs抗原陰性、かつHBc抗体またはHBs抗体陽性）、重度の肝機能障害、妊娠可能な女性、妊婦、授乳婦、小児

● **併用注意**：下表参照

本剤の血中濃度を上昇させるもの	CYP3A阻害薬（イトラコナゾール、クラリスロマイシン、ボリコナゾールなど）
本剤の血中濃度を低下させるもの	CYP3A誘導薬（フェニトイン、リファンピシン、カルバマゼピンなど）、セイヨウオトギリソウ、プロトンポンプ阻害薬（オメプラゾールなど）、制酸薬（炭酸カルシウムなど）、H_2受容体拮抗薬（ファモチジンなど）、オレンジジュース
出血リスク増強	抗凝固薬・抗血小板薬

代表的な副作用

出血、感染症、骨髄抑制、不整脈、虚血性心疾患、間質性肺疾患など

── 腫瘍崩壊症候群

↑投与開始	1か月目	2か月目	3か月目

特に注意すべき副作用	その他気をつけたい副作用
● 出血　● 感染症　● 骨髄抑制　● 不整脈	● 頭痛　● 下痢　● 挫傷　● 疲労
● 虚血性心疾患　● 腫瘍崩壊症候群　● 間質性肺疾患	● 二次がん（皮膚がんが高頻度）

投与前

① 既往歴の確認

★感染症（ウイルス性肝炎の再活性化、結核再燃の可能性）、重篤な骨髄抑制機能低下、不整脈、肝機能障害など

② 併用薬剤の確認

★他の薬剤や食物による相互作用を受けることがある薬剤である。現在内服中の薬剤・健康食品の情報をしっかりとる。

③ 出血のリスクの確認

★抗凝固薬・抗血小板薬との併用により、出血リスクが増大する恐れがあるため、併用する場合は患者状態を慎重に観察する必要がある。少なくとも手術などの前後3日間は、本剤投与の一時中断を考慮する。

投与中

副作用の観察（定期的な血液検査、心機能検査、頻回な肝機能検査）

★本剤投与中に重篤な出血が報告されている（慢性リンパ性白血病以外の臨床試験で直接経口抗凝固薬併用例では1例死亡例がある）。

★B型肝炎ウイルスの再活性化やアスペルギルス症など、重篤な感染症が報告されている（死亡例もある）。特に日和見感染症の発症リスクが高い患者には、本剤投与前に適切な予防的処置を考慮し、感染症の徴候や症状に十分注意する。

[**患者説明・指導のポイント**]

● カプセルを開けて中身だけを服用しないように説明する。

　　● 服用しにくい場合は、多めの水や補助ゼリーなどと一緒に服用する方法もあることを説明する。

● 必ず水かぬるま湯で内服するよう説明する。

　　● オレンジジュースやグレープフルーツジュースは本剤の血中濃度を低下させる。

● 服薬のタイミングには特に制限はないが、6時間以上あけて服用する。

● 飲み忘れに気づいた場合、次の内服時間まで6時間以上あればそのとき服用し、6時間未満であれば1回とばすように指導する。

● カルケンスの副作用は、服用開始から3か月以内に出やすい。気になる症状があらわれたら、早めに医師に伝えるように説明する。

😊 エキスパートからのアドバイス

＊治療歴のある高リスク慢性リンパ性白血病の成人患者に対し、イムブルビカとカルケンスを比較したACE CL 006試験で、カルケンスはイムブルビカに対し、無増生存期間が同等であり、心房細動の発現率が低いことが示された。

（岸下礼子）

一般名 **チラブルチニブ**塩酸塩

商品名 **ベレキシブル®**

投与経路 **経口**

▶血管外漏出による皮膚障害のリスク **なし**

▶催吐リスク **軽** に準じる

画像提供：
小野薬品工業

どんな薬？

[特徴]
● **作用機序**：B細胞中のブルトン型チロシンキナーゼ（BTK）を阻害し、がん細胞の増殖を抑える。
● **代謝経路**：主にCYP3A4で代謝され、糞中に約52％、尿中に約4％排泄される。

[代表的なレジメン]
● **再発または難治性の中枢神経系原発リンパ腫、リンパ形質細胞リンパ腫**：単剤投与

使用時の注意点は？

● **投与方法**：経口（食事の1時間前から食後2時間までの間の服用は避け、空腹時に服用）
● **投与量**：1日1回480mg
● **投与の調整が必要となる場合**：下表参照
　★ 減量段階：通常投与量480mg、1段階減量320mg、2段階減量160mg

副作用		対応
発熱性好中球減少症	≧Grade3	● Grade2（好中球減少症はGrade3）以下に回復するまで休薬。回復後は休薬前の用量で再開できる ● 再開後、再び副作用が発現した場合、回復するまで休薬し、回復後は1段階減量して再開できる
血小板減少症	出血を伴うGrade3 Grade4	
好中球減少症	Grade4	
間質性肺炎 Grade4では投与中止	Grade2・3	● Grade1以下に回復するまで休薬。回復後は休薬前の用量で再開できる ● 再開後、再び副作用が発現した場合、回復するまで休薬し、回復後は1段階減量して再開できる
皮膚障害	Grade2	● 抗ヒスタミン薬、副腎皮質ホルモンなどの投与で回復した場合は投与継続。回復しなければ1段階減量して投与継続、または休薬
	Grade3以上	● 抗ヒスタミン薬、副腎皮質ホルモンなどを投与し、Grade2以下に回復するまで休薬。回復後は1段階減量して投与を再開できる
上記以外の副作用	≧Grade3	● Grade2以下に回復するまで休薬。回復後は、休薬前の用量で再開できる ● 再開後、再び副作用が発現した場合、回復するまで休薬。回復後1段階減量して投与を再開できる

● **注意が必要な患者背景**：感染症合併、骨髄機能低下、HBVキャリア・既往感染（HBs抗原陰性、かつHBc抗体またはHBs抗体陽性）、肝機能障害、生殖能を有する患者、妊婦・授乳婦など

● 併用注意：下表参照

本剤の血中濃度を上昇させるもの	CYP3A阻害作用を有する薬剤
本剤の血中濃度を低下させるもの	CYP3A誘導作用を有する薬剤
出血リスクを増強させる恐れがあるもの	抗凝固薬・抗血小板薬

起こりうる副作用

代表的な副作用

骨髄抑制（服用している期間を通して現れる。はじめの1か月に多い）

重度の皮膚障害（はじめの1か月に多い）

肝機能障害（はじめの1か月に多い）

感染症（特にはじめの1～2か月に多い）

過敏症（はじめの3～4か月に多い）

間質性肺炎（1～2か月目）

出血は、現れる時期は不明

↑投与開始　　1か月目　　　　3か月目　　　　　5か月目　　　　　9か月目

特に注意すべき副作用
- 出血　　● 感染症　　● 重度の皮膚障害
- 骨髄抑制　● 過敏症　　● 間質性肺炎
- 肝機能障害

その他気をつけたい副作用
- 悪心・嘔吐　　● 便秘
- 高カリウム血症、高トリグリセリド血症
- 発疹、斑状丘状皮疹

ケアのポイント

投与前

① 既往歴の確認
★感染症（HBVキャリアまたは既往感染者）、骨髄抑制、肝機能障害など

② 併用薬剤の確認
★他の薬剤による相互作用を受けやすい薬剤である。現在服用中の薬剤に関する情報をしっかりとることが重要

③ 出血のリスクの確認
★本剤投与による出血性事象が報告されている（死亡例もある）。抗凝固薬・抗血小板薬の使用、手術の予定がないか確認する。

投与中

副作用の観察
★骨髄抑制、感染症、肝腎機能等の定期的なモニタリングを行う。

[患者説明・指導のポイント]
● 食後に本剤を服用すると、Cmax（最高血中濃度）、AUC（血中薬物濃度時間曲線下面積）が上昇する。食事の1時間前から食後2時間までの間の服用は避けるように説明する。
● 飲み忘れを予防するために、毎日同じ時間に飲むよう説明する。飲み忘れても2回分を飲むことはせず、空腹時に1回飲むように説明する。
● アルミピロー開封後は湿気を避けて保存する。

☺ エキスパートからのアドバイス

＊本剤の用量は、通常6錠と多いため、内服しづらいと訴える患者もいる。
＊自己判断で薬を中断したり、量を減らしたりすると、病気が悪化することがあるので、内服がつらい場合は医師や薬剤師に相談するように説明する。

（岸下礼子）

一般名 ベムラフェニブ

商品名 **ゼルボラフ®**

投与経路 `経口`

▶血管外漏出による皮膚障害のリスク `なし`

▶催吐リスク `最小`

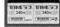

画像提供：
中外製薬

どんな薬？

[**特徴**]

● **作用機序**：BRAF（v-raf マウス肉腫ウイルスがん遺伝子産物ホモログB1）V600変異型のセリン／スレオニンキナーゼを阻害して、腫瘍の増殖を抑制すると考えられている。

> ★ セリン／スレオニンキナーゼは、BRAF遺伝子がコードするタンパク。BRAFのコドン600のアミノ酸であるバリンが変異（BRAF V600）すると、BRAFが恒常的に活性化され、細胞の異常増殖などを引き起こすと考えられている。

● **代謝経路**：肝代謝（CYP3A4）

[**代表的なレジメン**]

● **BRAF遺伝子変異を有する根治切除不能な悪性黒色腫**：単剤投与

使用時の注意点は？

● **投与方法**：経口（飲み忘れた場合は、次回服用まで4時間以上あける）

> ★ 食後に服用すると血中濃度が上昇するため、食前1時間・食後2時間は服用を避けるのが望ましい。

● **投与量（成人）**：通常1回960mgを1日2回

● **投与量の調整が必要となる場合**：「1回480mgを1日2回」以下に減量しない（下表参照）。

QT延長	QTc＞500ミリ秒、かつ、ベースラインからの延長＞60ミリ秒	● 投与中止
	QTc＞500ミリ秒、かつ、ベースラインからの延長≦60ミリ秒	● 休薬 ● QTc≦500ミリ秒まで軽快後、初回発現では1回720mgを1日2回、2回目発現では1回480mgを1日2回に減量して投与再開（3回目発現では投与中止）
その他	Grade2〜3の副作用が継続し許容できない場合	● 休薬 ● Grade0か1まで軽快後、初回発現では1回720mgを1日2回、2回目発現では1回480mgを1日2回に減量して再開（3回目発現では投与中止）
	Grade4の副作用	● 休薬 ● Grade0か1まで軽快後、1回480mgを1日2回に減量して再開あるいは中止（2回目発現では投与中止）

● **注意が必要な患者背景**：重度腎機能障害（CLCr＜30mL/分）、QT延長ハイリスク（高齢、女性、徐脈、低カリウム血症、低マグネシウム血症）、脱水（下痢・嘔吐による脱水が腎機能障害のリスク要因となる）

● **併用注意**：CYP3A4を阻害する薬剤（ケトコナゾール、イトラコナゾールなど）、CYP3A4を誘導する薬剤（カルバマゼピン、フェニトイン、フェノバルビタール、プリミドン、リファンピシンなど）、テオフィリン、カフェイン、ワルファリン、フェニトイン、ミダゾラム、アトルバスタチン、シンバスタチン、ピモジド、イミプラミン、抗不整脈薬など

起こりうる副作用

代表的な副作用

QT延長（発現までの平均期間は11週）
外科的切除等の適切な処置を行ったうえで、減量・休薬することなく治療の継続が可能
二次がん（発現までの平均期間は12週）

↑投与開始　　　　　　　　　　11週

特に注意すべき副作用

- **二次がん**：有棘細胞がん、ケラトアカントーマ、扁平上皮がん（皮膚以外）、原発性悪性黒色腫
- **アナフィラキシー、過敏症**
- **QT延長**
- **急性腎障害**
- **肝機能障害**
- **視力障害**（ぶどう膜炎）
- **膵炎**（投与開始後2週間以内に発現）
- **皮膚障害**

その他気をつけたい副作用

- 倦怠感
- 脱毛
- 浮腫
- 悪心・嘔吐、食欲不振
- 下痢
- 顔面神経麻痺
- 頭痛
- 関節痛・筋肉痛
- 光線過敏症

ケアのポイント

投与前　患者状態の確認

★*BRAF*遺伝子変異があることを確認する。
★眼科にて、眼の異常がないかを確認する。
★心機能検査（心電図検査）を実施する。
★経済的な問題がないかを確認する。

投与中　副作用の早期発見・対応

★肝機能、電解質（Ca、Mg、K）、心機能、皮膚の状態（二次がん発現の有無）を観察する。

😊 エキスパートからのアドバイス

＊副作用に二次がん（皮膚扁平上皮がん、角化棘細胞腫、悪性黒色腫など）があるが、抗腫瘍効果のほうが優っている。患者が不安になるようであれば、外科的切除などの処置を行うことで治療を継続できることをていねいに説明する。
＊二次がんに対して早期に対応するために、日ごろから皮膚の状態を確認する必要性を指導する。

（宮本康敬）

一般名 **ダブラフェニブ** メシル酸塩

商品名 **タフィンラー®**

投与経路 経口

▶血管外漏出による皮膚障害のリスク **なし**

▶催吐リスク **軽**

画像提供：ノバル
ティス ファーマ

どんな薬？

[特徴]

● 作用機序：*BRAF*変異型(V600E、V600K、V600D)のキナーゼ活性を阻害し、MAPK経路を阻害することにより*BRAF* V600変異陽性腫瘍細胞の増殖を抑制する。
  ★ MAPK経路：細胞のさまざまな局面(増殖、分化、死など)で重要な役割を担う細胞内シグナル伝達経路

● 代謝経路：主に肝代謝酵素CYP2C8/CYP3A4により代謝され、尿・糞中に排泄される。

[代表的なレジメン]

● *BRAF*遺伝子変異を有する悪性黒色腫：単剤投与
  ★ 術後補助療法の場合はトラメチニブと併用

● *BRAF*遺伝子変異を有する切除不能な進行・再発非小細胞肺がん：トラメチニブ＋ダブラフェニブ

使用時の注意点は？

● 投与方法：経口(空腹時に内服)

● 投与量：下表参照

悪性黒色腫	● 通常、1回150mgを1日2回 ● 術後補助療法の場合はトラメチニブと併用し、12か月間まで
非小細胞肺がん	● トラメチニブと併用し、1回150mgを1日2回

● 投与量の調整が必要となる場合：Grade4の副作用が出現した場合は、原則として投与中止。忍容できないGrade2〜Grade3の副作用が出現した場合は休薬し、Grade1以下まで回復したら、1段階減量して投与再開
  ★ 減量段階：通常1回150mgを1日2回。1段階減量は1回100mgを1日2回、2段階減量は1回75mgを1日2回、3段階減量は1回50mgを1日2回、4段階減量は投与中止となる。

● 注意が必要な患者背景：心疾患、中等度以上の肝機能障害、高齢者、生殖能を有する者
  ★ 妊娠可能な女性患者、パートナーが妊娠する可能性のある男性患者には、投与中〜投与終了後一定期間は、適切な避妊を行うよう指導する。

● 併用注意：CYP3A阻害薬(クラリスロマイシン、リトナビル、リファンピシンなど)

代表的な副作用

有棘細胞がん（発現期間：中央値119.5日）
眼障害（発現期間：中央値63日）
発熱（発現期間：中央値21.5日）
肝機能障害（発現期間：中央値33.5日）
心障害（発現期間：中央値232.5日）

⬆️投与開始　　3か月　　6か月　　9か月　　12か月　　15か月　　18か月

特に注意すべき副作用

- **心機能障害**：心不全、左室機能不全、駆出率減少
- **肝機能障害**：ALT、ASTなどの上昇
- **眼障害**：網膜障害、ぶどう膜炎など
- **静脈血栓塞栓症**：深部静脈血栓、肺塞栓症
- **有棘細胞がん**
- **悪性腫瘍**（二次がん）

その他気をつけたい副作用

- **発熱**：重度の脱水、低血圧に至ることもある
- **皮膚障害**：発疹、紅斑、手掌・足底発赤知覚不全症候群、丘疹性皮疹

ケアのポイント

投与前

① *BRAF*遺伝子陽性を確認

② 服薬指導

★食事の影響を避けるため、食前1時間〜食後2時間の服用は避けるよう指導する。

③ 皮膚の観察、スキンケア指導

★皮膚障害の発現予防として、日焼け止めを使用し、必要に応じて保湿クリーム、外用ステロイド、抗生物質を使用する。

投与中

① 皮膚の観察

★皮膚の観察は、有棘細胞がんなど二次がんの早期発見のためにも重要である。

② 眼の定期的な検査

★眼障害（視力障害やぶどう膜炎、網膜の異常、眼の周囲の浮腫など）に注意が必要である。

★投与中は定期的に視力低下、霧視、視野の変化、羞明などの有無を確認し、早期に眼科医の診察を受けられるようにする。

［ 患者説明・指導のポイント ］

- トラメチニブ（MEK阻害薬）との併用時は、それぞれ投与量や服用回数が異なるため、飲み間違いがないよう注意が必要である。
- 手掌・足底発赤知覚不全症候群が発現した場合、QOLの低下を招きやすく、生活スタイルへの影響もでてくるため、予防行動がとれるよう動機づけを行う。
- 有棘細胞がんや、それ以外の二次がんがあらわれることがあるため、投与開始前や投与中は定期的に皮膚の状態を観察するとともに、患者自身にも全身の皮膚を観察してもらい、皮膚の異常があるときは、すみやかに医師に相談するよう指導する。

😀 エキスパートからのアドバイス

＊発熱が高頻度に起こるため、感染症の有無の評価とともに、発熱のマネジメントが重要である。
＊発熱は高熱であることが多く、何日も続く場合もあり、重度の脱水や低血圧を伴う可能性もある。

（東谷朗子）

一般名 エンコラフェニブ

商品名 ビラフトビ®

画像提供：
小野薬品工業

投与経路 経口

▶血管外漏出による皮膚障害のリスク **なし**

▶催吐リスク **中** に準じる

どんな薬？

[**特徴**]

● **作用機序**：*BRAF*変異型（V600E、V600K、V600D）のキナーゼ活性を阻害し、MAPK経路を阻害することにより*BRAF* V600変異陽性腫瘍細胞の増殖を抑制する。
  - ☆ MAPK経路：細胞のさまざまな局面（増殖、分化、死など）で重要な役割を担う細胞内シグナル伝達経路
● **代謝経路**：主に肝代謝酵素CYP3A4により代謝され、尿・糞中に排泄される。

[**代表的なレジメン**]

● ***BRAF*遺伝子変異を有する根治切除不能な悪性黒色腫**：ビニメチニブ＋エンコラフェニブ
● **がん薬物療法後に増悪した*BRAF*遺伝子変異を有する治癒切除不能な進行・再発の結腸・直腸がん**：セツキシマブ＋エンコラフェニブ、ビニメチニブ＋セツキシマブ＋エンコラフェニブ

使用時の注意点は？

● **投与方法**：経口
● **投与量（成人）**：下表参照

悪性黒色腫	● ビニメチニブとの併用 ● 1日1回450mgを投与
結腸・直腸がん	● セツキシマブとの併用、セツキシマブ＋ビニメチニブとの併用 ● 1日1回300mgを投与

● **投与量の調節が必要となる場合**：副作用発現時には、用量調節基準に沿って減量・休薬・中止を判断する（詳細は添付文書参照）。
  - ☆ 悪性黒色腫の減量レベル：通常投与量450mg1日1回、1段階減量300mg1日1回、2段階減量：200mg1日1回。3段階減量となったら投与中止
  - ☆ 結腸・直腸がんの減量レベル：通常投与量300mg1日1回、1段階減量225mg1日1回、2段階減量150mg1日1回。3段階減量となったら投与中止
● **注意が必要な患者背景**：心疾患（既往歴含む）、肝機能障害、生殖能を有する者
  - ☆ 妊娠可能な女性患者には、投与中〜最終投与後なお一定期間、適切な避妊を行うよう指導する。
● **併用注意**：CYP3A4阻害薬（リトナビル、クラリスロマイシン、ポサコナゾール、ジルチアゼムなど）

起こりうる副作用

代表的な副作用

手掌・足底発赤知覚不全症候群 (3か月以内が多い)

皮膚がん (3か月以外が多い)

| ↑投与開始 | 3か月 | 6か月 | 9か月 | 12か月 | 15か月 | 18か月 |

特に注意すべき副作用

- **眼障害**：網膜障害、ぶどう膜炎など
- **肝機能障害**：ALT、ASTなどの上昇
- **手掌・足底発赤知覚不全症候群**
- **横紋筋融解症**：血清CK上昇
- **心機能障害**：心電図QT延長
- **皮膚がん**：基底細胞がん、ケラトアカントーマ、悪性黒色腫など
- **出血**（消化管出血など）

ケアのポイント

投与前
① *BRAF*遺伝子変異陽性を確認
② 心機能の評価
★心機能障害の管理：投与開始前の心電図や左室駆出率の評価はベースラインの把握のため必要となる。

投与中
定期的な検査（皮膚障害、眼障害、横紋筋融解症の早期発見）
★横紋筋融解症は、頻度は高くないが注意が必要である。横紋筋融解症の徴候として筋肉症状や脱力感などが現れることがある。
★投与期間中は、血中CK値、血中クレアチニン値、血中ミオグロビン値の推移を定期的にモニタリングする。

[**患者説明・指導のポイント**]

● MEK阻害薬（ビニメチブ）＋セツキシマブとの併用において、皮膚障害が高頻度に出現するため、投与中のモニタリングが重要である。患者自身でも症状の有無や、推移をモニタリングし、スキンケアなどのセルフマネジメントできるよう支援する。

● MEK阻害薬（ビメチニブ）との併用により眼障害の出現リスクが高いため、投与開始前に眼科医の診察を検討する。また、眼の異常の兆候（視力低下、視野異常、羞明など）がないか患者自身でモニタリングするよう説明し、異常時は医療者へ早期に相談するよう指導する。

😊 エキスパートからのアドバイス

＊皮膚悪性腫瘍の新規発症については、手足・足底発赤知覚不全症候群や、ざ瘡などの皮膚障害（セツキシマブとの併用時）との鑑別を含めてアセスメントする必要がある。
＊定期的なモニタリングやケアを通じて、異常の早期発見と皮膚科専門医との連携が重要である。

（東谷朗子）

一般名 ギルテリチニブ フマル酸塩

商品名 ゾスパタ®

画像提供：
アステラス製薬

投与経路 経口

▶血管外漏出による皮膚障害のリスク **なし**

▶催吐リスク **最小** に準じる

どんな薬？

[特徴]

● **作用機序**：FLT3などのチロシンキナーゼに対する阻害作用を示し、FLT3を介したシグナル伝達を阻害することにより、*FLT3*遺伝子変異を有する腫瘍の増殖を抑制する。

　★ *FLT3*：受容体チロシンキナーゼのうち、急性白血病の患者の多くに変異がみられる遺伝子。造血前駆細胞の増殖・生存、Bリンパ前駆細胞の分化にかかわる。

● **代謝経路**：肝臓で代謝され、糞中に排泄される。

[代表的なレジメン]

● **再発または難治性の*FLT3*遺伝子変異陽性の急性骨髄性白血病**：単剤投与

使用時の注意点は？

● **投与方法**：経口

● **投与量**：1日1回120mgを投与（1日1回200mgを超えないこと）

● **投与量の調整が必要になる場合**：下表参照

　★ **減量方法**：通常投与量120mg/日、1段階減量80mg/日、2段階減量40mg/日

QT延長	Grade3	● QTcF ≦480ミリ秒またはベースラインに回復するまで休薬 ● 回復後、1段階減量して投与を再開	QT間隔は心拍数によって変化するため、一般的には補正式を用いてQTcを算出する。心拍が速い小児科領域などでは、QTcFを算出する
その他の 非血液毒性	Grade3	● Grade1以下またはベースラインに回復するまで休薬 ● 回復後、1段階減量して投与を再開	
	Grade4	● 投与中止	

● **注意が必要な患者背景**：QT延長（危険性、既往含む）、肝機能障害、生殖能を有する患者（妊娠可能な女性、パートナーが妊娠する可能性のある男性）など

● **併用注意**：強いCYP3A阻害薬やP-糖タンパク質阻害薬、CYP3A誘導薬、P-糖タンパク質誘導薬、QT延長を引き起こしうる薬剤

代表的な副作用

腫瘍崩壊症候群

	QT延長（開始～4週目までが多いが5週目以降の報告もあり注意）			
	血小板減少、好中球減少、感染症（長期的な血球減少の持続に注意）			
	消化器症状（悪心・嘔吐、下痢など）			

↑投与開始	1週目	2週目	3週目	4週目

特に注意すべき副作用			その他気をつけたい副作用	
● 骨髄抑制	● 感染症	● 出血	● 悪心・嘔吐	● 下痢
● 消化管穿孔	● QT延長	● 心膜炎・心不全・心嚢液貯留	● 便秘	● 筋肉痛
● 腎障害	● 肝機能障害	● 間質性肺疾患	● 疲労	● 頭痛
● 過敏症	● 可逆性後白質脳症症候群		● 味覚異常	● 電解質異常

投与前
① 血液・心電図検査の実施
② 電解質異常や、QT延長に影響する併用薬の確認
　★注意すべき電解質異常は、低カリウム血症、低マグネシウム血症。必要に応じて電解質補正を行う。
③ *FLT3* 遺伝子変異陽性を確認
④ 妊娠の可能性、直近の出産の確認

投与中
① 副作用症状の評価
　★定期的および増量・休薬再開後の心電図検査の実施
　★定期的な血液検査の実施（骨髄抑制、電解質異常、腎・肝機能障害など）
② 避妊、授乳中止の指導

投与後
避妊の指導

[**患者説明・指導のポイント**]

● 動悸やめまいなど不整脈に関連した症状があれば、医療者へ伝えるよう指導する。
● 日和見感染や出血などのリスクがある。予防行動を十分説明し、合併症の重篤化を避ける。
● 相互作用を受けやすい薬剤であるため、他の薬剤や健康食品を併用する場合は事前に医療者へ相談するよう指導する。
● 胎児毒性および催奇形性が報告されているため、投与中～投与後一定期間は適切な避妊を行うよう指導する。
● 乳汁への移行の可能性があるため、投与中は授乳しないよう指導する。

😊 エキスパートからのアドバイス

※遺伝子異常には遺伝子内縦列重複（ITD）変異とチロシンキナーゼドメイン（TKD）変異の2種類があり、ギルテリチニブはこの両方を阻害し効果を示す薬剤である。
※高額な薬剤であるため、治療開始前に高額費療養制度の申請手続きの方法や相談窓口（医療ソーシャルワーカー）の案内などを行う。

（笹本奈美）

3
分子標的薬 〇 低分子化合物

一般名 **キザルチニブ**塩酸塩

商品名 **ヴァンフリタ®**

画像提供：
第一三共製薬

投与経路 **経口**

▶血管外漏出による皮膚障害のリスク **なし**

▶催吐リスク **最小** に準じる

どんな薬？

[特徴]

● **作用機序**：ITD変異を有するFLT3に結合し、FLT3を介したシグナル伝達を阻害することにより、FLT3-ITD変異を有する腫瘍の増殖を抑制する。

　★ **ITD変異**：受容体チロシンキナーゼの一種である*FLT3*遺伝子変異のうち、急性白血病を予後不良・治療抵抗性に導く要因になるとされている。

● **代謝経路**：肝臓で代謝され、糞中に排泄される。

[代表的なレジメン]

● **再発または難治性のFLT3-ITD変異陽性の急性骨髄性白血病**：単剤投与

使用時の注意点は？

● **投与方法**：経口

● **投与量**：1日1回26.5mgを2週間、それ以降は1日1回53mgを投与

● **投与量の調整が必要になる場合**：下表参照

　★ **減量方法**：通常投与量53mg、1段階減量26.5mg、2段階減量17.7mg

QT延長	Grade2	● 53mg/日または26.5mg/日投与の場合は1段階減量。QTcF≦450ミリ秒に回復後、副作用発現時の用量で再開 ● 17.7mg/日投与の場合は休薬。2週間休薬後もQTcF≦450ミリ秒に回復しなければ投与中止
	Grade3	● 休薬。QTcF≦450ミリ秒に回復後、1段階減量して投与再開（17.7mg/日投与の場合は回復後に同用量で再開） ● 2週間休薬後もQTcF≦450ミリ秒に回復しなければ投与中止
	Grade4	● 投与中止
非血液系の副作用（QT延長を除く）	Grade3以上	● 休薬。Grade1以下に回復後、1段階減量して投与再開 ● Grade2以上の副作用が2週間を超えて続く場合は投与中止
骨髄抑制	血小板10万/mm³未満かつ好中球1,000/mm³未満	● 1段階減量または休薬。回復後、副作用発現時の用量で再開 ● 2週間を超えて継続する場合は投与中止

● **注意が必要な患者背景**：QT延長、不整脈につながる心疾患（既往含む）、電解質異常（低K血症、低Mg血症）、肝機能障害、生殖能を有する患者（妊娠可能な女性、パートナーが妊娠する可能性のある男性）

● **併用注意**：強いCYP3A阻害薬やCYP3A誘導薬、QT延長を引き起こしうる薬剤

起こりうる副作用

代表的な副作用

腫瘍崩壊症候群				
	QT延長（開始〜4週目までが多いが5週目以降の報告もあり注意）			
	血小板減少、好中球減少、感染症（長期的な血球減少の持続に注意）			
	消化器症状（悪心・嘔吐、下痢など）			
↑投与開始	1週目	2週目	3週目	4週目

特に注意すべき副作用	その他気をつけたい副作用
● QT延長、心室性不整脈（トルサードドポアント含む） ● 感染症　● 出血　● 骨髄抑制 ● 心筋梗塞　● 急性腎障害　● 間質性肺疾患	● 悪心・嘔吐　● 下痢　● 無力症 ● 味覚異常　● 口内炎　● 発疹 ● 肝機能障害　● 電解質異常

ケアのポイント

投与前

① 血液・心電図検査の実施

② 電解質異常やQT延長に影響する併用薬の確認

　★注意すべき電解質異常は、低カリウム血症と低マグネシウム血症。必要に応じて電解質補正を行う。

③ FLT3-ITD変異陽性の確認

④ 妊娠の可能性、直近の出産の確認

投与中

① 副作用症状の評価

　★心電図検査は、定期的（投与開始後2週間は週1回、その後は月1回がめやす）に行うだけでなく、増量・休薬再開後にも実施する。

　★定期的に血液検査（骨髄抑制、電解質異常、腎・肝機能障害など）を実施する。

② 避妊、授乳中止の指導

投与後

避妊の指導

[**患者説明・指導のポイント**]

● 動悸やめまいなど、不整脈に関連した症状があれば、医療者へ伝えるよう指導する。

● 日和見感染や出血などのリスクがあるため、予防行動を十分に説明し、合併症の重篤化を避ける。

● 相互作用を受けやすい薬剤である。他の薬剤や健康食品を併用する場合は、事前に医療者へ相談するよう指導する。

● 胎児毒性・催奇形性が報告されている。投与中〜投与後一定期間は適切な避妊を行うよう指導する。

● 乳汁への移行の可能性があるため、投与中は授乳しないよう指導する。

😊 エキスパートからのアドバイス

＊遺伝子異常には遺伝子内縦列重複(ITD)変異とチロシンキナーゼドメイン(TKD)変異の2種類があり、キザルチニブはITD変異にのみ有効な薬剤である。

＊FLT3-ITD変異は、急性骨髄性白血病患者の約25%に認められると考えられている。

＊FLT3-ITD変異を有する急性骨髄性白血病患者は、変異のない患者と比べ、再発率が高く生存期間が短いと考えられている。

（笹本奈美）

一般名 **スニチニブ**リンゴ酸塩

商品名 **スーテント®**

画像提供：
ファイザー

投与経路 **経口**

▶血管外漏出による皮膚障害のリスク **なし**

▶催吐リスク **軽**

どんな薬？

[特徴]

● **作用機序**：複数の受容体チロシンキナーゼを阻害することで抗腫瘍効果（直接的な抗腫瘍活性と血管新生阻害）を示す。

　★ 阻害する受容体は血小板由来増殖因子受容体、血管内皮増殖因子受容体などである。

● **代謝経路**：代謝酵素CYP3A4（肝臓に最も多く分布）により代謝され、主に糞中に排泄

[代表的なレジメン]

● イマチニブ抵抗性の消化管間質腫瘍（GIST）、根治切除不能または転移性の腎細胞がん、膵神経内分泌腫瘍（低分化型には推奨されない）：単剤投与

使用時の注意点は？

● **投与方法**：経口（1日1回）

● **投与量**：下表参照

GIST、根治切除不能または転移性の腎細胞がん	● 1日1回50mgを4週間連日投与後、2週間休薬。これを1コースとして投与を繰り返す（患者状態により適宜減量）
膵神経内分泌腫瘍	● 1日1回37.5mgを連日投与（患者状態により適宜増減） ● 一定期間投与しても重篤な有害事象がなく、十分な効果が見られない場合、1日1回50mgまで増量できる

● **投与の調整が必要になる場合**：下表を参照

休薬		● Grade3以上の血液毒性、非血液毒性（心臓系を除く） ● Grade2以上の心臓系毒性 ● 外科手術を行う場合、可能なら術前1週間以上〜術後4週間は休薬（創傷治癒が遅れる可能性がある）
減量		● 副作用の症状・重症度などに応じて調整 ● 副作用により減量して投与を継続する場合は、12.5mg（1減量レベル）ずつ減量するが、原則25mg未満への減量は行わない
同一用量での投与継続可能	GIST・腎細胞がん	● 臨床症状を伴わないGrade4の高尿酸血症、Grade3の低リン血症 ● Grade3のリンパ球減少 ● Grade3〜4の血清リパーゼまたはアミラーゼ増加があるが、膵炎の徴候が臨床的または画像診断上で確認されない場合
	膵神経内分泌腫瘍	● 臨床症状を伴わないGrade4の高尿酸血症、Grade3の低リン血症 ● 対症療法によりコントロール可能なGrade3・4の悪心・嘔吐や下痢 ● Grade3〜4のリンパ球減少

- **注意が必要な患者背景**：QT延長（既往含む）、骨髄抑制、高血圧、心疾患・徐脈や電解質異常（既往含む）、脳血管障害・肺塞栓症・甲状腺機能障害（既往含む）、脳転移、重篤な肝障害、肺腫瘍、妊娠する可能性のある女性（適切な避妊が必要）
- **併用注意**：CYP3A4阻害薬・誘導薬（グレープフルーツジュースなど）、QT延長を起こすことが知られている薬剤、抗不整脈薬

起こりうる副作用

代表的な副作用

投与開始	2週	3週	4週	5週	6週	7週	8週	9週

口内炎（各コースの後半に発現する傾向）

高血圧（多くが1コース以内から）

血小板減少（投与開始2～3週目から）

手足症候群（早ければ投与1～2週ごろから発現。ピークは1コース目）

左室駆出率低下（多くは2コースまで）

毛髪の色素脱失（投与5～6週後から）

特に注意すべき副作用
- 骨髄抑制（血小板・白血球・好中球減少）
- 出血　　　心不全、左室駆出率低下
- QT延長、心室性不整脈　　　高血圧　　　消化管穿孔
- 感染症　　　急性膵炎・胆嚢炎　　　血栓塞栓症
- DIC　　　間質性肺炎　　　創傷治癒遅延

その他気をつけたい副作用
- 手足症候群　　　口内炎
- 甲状腺機能障害（主に低下症）
- 下痢　　　疲労・倦怠感
- 毛髪・皮膚の色素脱失・変色
- めまい、傾眠、意識消失　　など

ケアのポイント

投与前
① 既往歴・併用薬剤の確認、食事に関する指導
　★CYP3A4阻害薬・誘導薬、QT延長を引き起こす薬剤、抗不整脈薬の有無を確認する。
　★本剤の代謝に影響するため、グレープフルーツジュースを避けるよう指導する。

② 血圧、手足などの皮膚状態や口腔内の観察
　★スキンケア、口腔ケア状況、生活状況（仕事、履物など）についても確認する。

投与中
継続的な副作用の観察
　★血圧や血液データ、皮膚症状などの副作用・セルフケア状況の観察を継続的に行う。

[**患者説明・指導のポイント**]
- 手足症候群や口内炎は、予防と早期発見・報告・対応が重要であることを説明する。患者にも皮膚や口腔内の観察をするよう伝える。
- 毎日、血圧を測定し記録するよう説明する。
- 突然の強い腹痛や頭痛、呼吸困難、胸痛、意識障害、下肢の腫脹・疼痛、喀血、吐血、下血、急激な血圧上昇などが出現した場合は、緊急処置が必要となる可能性が高いため、すぐに病院へ連絡するよう説明する。

🗣 エキスパートからのアドバイス

＊手足症候群が出現するのは手掌・足底などであるが、マルチキナーゼ阻害薬（スニチニブなど）では「圧力のかかりやすい部分に局所的に」、化学療法薬（フルオロウラシル、カペシタビン、ドキソルビシンなど）では、「全体にびまん性に」生じることが多い。

（竹本朋代）

一般名 **ソラフェニブ**トシル酸塩

商品名 **ネクサバール**®

投与経路 [経口]

▶血管外漏出による皮膚障害のリスク [なし]

▶催吐リスク [最小]

画像提供：
バイエル薬品

どんな薬？

[特徴]

● **作用機序**：血管新生シグナル伝達（VEGFR、PDGFR）を阻害して血管新生を阻害する。腫瘍増殖シグナル伝達系（がん遺伝子RAF）に対する阻害作用も有する。

● **代謝経路**：主に代謝酵素CYP3A4（肝臓に最も多く分布）と、UGT1A9（グルクロン酸転移酵素）による抱合を受け、胆汁・糞便に排泄

[代表的なレジメン]

● 根治切除不能または転移性の腎細胞がん、切除不能な肝細胞がん、根治切除不能な分化型甲状腺がん：単剤投与

使用時の注意点は？

● **投与方法**：経口（高脂肪食、グレープフルーツジュースの影響を受ける）

● **投与量**：1回400mgを1日2回投与。患者の状態により適宜減量

● **投与の調整が必要になる場合**：Grade2以上の皮膚障害（7日間以内に改善のない場合、2回目以降の発現）、Grade3以上の血液毒性・皮膚障害以外の非血液毒性が出現した場合は減量や休薬・中止を考慮（下表参照）。手術時～術創の治癒が確認できるまでは投与中止

腎細胞がん 肝細胞がん	● 1段階減量…1回400mgを1日1回投与 ● 2段階減量…1回400mgを隔日投与（2段階以上は減量しない）
甲状腺がん	● 1段階減量…1回400mgと1回200mgとを、交互に12時間間隔で投与 ● 2段階減量…1回200mgを1日2回投与 ● 3段階減量…1回200mgを1日1回投与（3段階以上は減量しない）

😊 エキスパートからのアドバイス

＊高脂肪食とは、高脂肪・高エネルギーの食事（約900～1,000kcal、脂肪含有量50～60％）を指す。油脂類（揚げ物やバターなど）を摂取する際は注意する。

＊家庭で作る日本食であれば高脂肪食になる可能性は低いが、洋食や外食では高脂肪食になる可能性がある。

＊脂肪分の多いデザート（ミルフィーユ、マドレーヌなど）を食後に摂る場合、全体として高脂肪食となることがあるので、合わせて注意が必要である。

- **注意が必要な患者背景**：重度の肝機能障害、高血圧、血栓塞栓症の既往、脳転移、妊娠可能な女性など
  - ☆ 妊娠可能な女性には、投与中〜投与中止後少なくとも2週間は避妊するよう指導する。
- **併用注意**：イリノテカン、ドキソルビシン、CYP3A4誘導薬、パクリタキセル、カルボプラチン、カペシタビンなど

起こりうる副作用

代表的な副作用

手足症候群(投与開始から6〜9週以降：特に3週以内が多い)								
高血圧(投与開始から6週までに発現)								
重篤な間質性肺炎(投与開始2か月以内に発現)								
肝機能障害(投与開始から1〜3か月間は増加する傾向)								
膵酵素上昇(投与開始から3週間以内)								
消化器症状(特定の時期に集中する傾向はなし)								

⬆️投与開始　2週　3週　4週　5週　6週　7週　8週　9週

特に注意すべき副作用

- 間質性肺炎・急性肺障害　　ショック
- 肝不全・腎不全　　膵炎
- 心不全・心筋梗塞　　横紋筋融解症
- 高血圧クリーゼ　　出血性・虚血性腸炎
- 重篤な皮膚障害(皮膚粘膜眼症候群、中毒性表皮壊死症など)
- ケラトアカントーマ、皮膚有棘細胞がん
- 臓器出血・腫瘍出血　　消化管穿孔　など

その他気をつけたい副作用

- 手足症候群　　タンパク尿
- 高血圧　　下痢
- 口内炎　　食欲減退
- 脱毛　　アミラーゼ上昇
- 骨髄抑制　　疲労
- 粘膜出血(鼻・口腔内など)
- 低カルシウム血症・低ナトリウム血症　など

ケアのポイント

投与前

① 既往歴・併用薬剤の確認、食事に関する指導
- ★CYP3A4誘導薬、ワルファリンなどの有無を確認する。
- ★本剤の代謝に影響するため、グレープフルーツジュースを避けるよう指導する。
- ★高脂肪食摂取時には、食前1時間〜食後2時間の服用を避けるよう伝える。

② 血圧、手足などの皮膚状態・口腔内の観察
- ★スキンケア・口腔ケア状況、生活状況(仕事、履物など)についても確認する。

投与中

副作用に関する継続的な観察
- ★血圧や血液データの観察、皮膚症状などの副作用、セルフケア状況の観察を行う。

[**患者説明・指導のポイント**]

- 手足症候群や口内炎は、予防と早期発見・早期報告・早期対応が重要であることを説明する。患者にも、皮膚や口腔内を観察するよう説明する。
- 毎日、血圧を測定し記録するよう説明する。
- 突然の強い腹痛や頭痛、呼吸困難、胸痛、意識障害、下肢の腫脹・疼痛、喀血、吐血、下血、急激な血圧上昇などが出現した場合は、緊急処置が必要となる可能性が高いため、すぐに病院へ連絡するよう説明する。

(竹本朋代)

一般名 **パゾパニブ**塩酸塩

商品名 **ヴォトリエント®**

画像提供：ノバル
ティス ファーマ

投与経路 経口

▶血管外漏出による皮膚障害のリスク なし

▶催吐リスク 軽

どんな薬？

[**特徴**]

● **作用機序**：血管内皮増殖因子受容体（VEGFR-1, 2, 3）、血小板由来増殖因子受容体（PDGFR-α, β）、幹細胞因子受容体（c-Kit）の活性化を阻害し、血管新生を阻害することで腫瘍増殖を抑制する。

　☆ 一部の悪性軟部腫瘍に対しては、直接的に腫瘍増殖抑制作用をもたらすと考えられている。

● **代謝経路**：糞中に排泄

[**代表的なレジメン**]

● **悪性軟部腫瘍、根治切除不能または転移性の腎細胞がん**：単剤投与

使用時の注意点は？

● **投与方法**：経口（食前1時間以上前、食後2時間以降に内服）
● **投与量**：通常、成人では1日1回800mgを投与
● **投与量の調整が必要になる場合**：肝機能障害（下表参照）

3.0×ULN≦ALT≦8.0×ULN	● 投与継続
ALT＞8.0×ULN	● 回復するまで投与中止。再開時は400mgからスタート ● 再開後、再発（ALT＞3.0×ULN）した場合は投与中止
ALT＞3.0×ULNかつ 総ビリルビン＞2.0×ULN	● 投与中止

● **注意が必要な患者背景**：重度の腎機能障害、中等度以上の肝機能障害、高血圧、心機能障害のリスク因子、QT延長の既往、血栓塞栓症（既往含む）、脳・肺転移、外科的処置後に創傷が治癒していない患者、生殖能を有する患者

　☆ 心機能障害のリスク因子：特にアントラサイクリン系薬など心毒性を有する薬剤の使用歴、放射線療法による治療歴

● **併用注意**：下表を参照

本剤の血中濃度を 上昇させるもの	● CYP3A4を阻害する薬剤（ケトコナゾールなど） ● グレープフルーツ（ジュース）
本剤の血中濃度を 低下させるもの	● CYP3A4を誘導する薬剤（カルバマゼピン、リファンピシン、フェニトインなど） ● プロトンポンプ阻害薬（エソメプラゾールなど）

起こりうる副作用

代表的な副作用

肝機能障害	
肝機能障害が起きた患者の8割は45日以内に最初のALT増加が認められた	高血圧を発症した患者の約40％は9日以内、約90％は18週以内に発現

高血圧			

↑投与開始　　　　　　　30日目　　　　　　　　60日目　　　　　　　　90日目

特に注意すべき副作用		その他気をつけたい副作用
● 心機能障害	● 膵炎	● 白血球減少症、好中球減少症
● 高血圧・高血圧クリーゼ	● QT延長・心室性不整脈	● 下痢
● 動脈・静脈血栓性事象	● 血栓性微小血管症	● 血小板減少症
● 肝不全・肝機能障害	● 間質性肺炎	● 気胸
● 出血	● 消化管穿孔、消化管瘻	● 悪心・嘔吐
● 甲状腺機能障害	● 感染症	● 疲労・無力感
● 創傷治癒遅延	● ネフローゼ症候群・タンパク尿	● 剥脱性発疹、手足症候群
● 可逆性後白質脳症症候群		● 皮膚色素減少、毛髪変色、脱毛症
		● 低血糖症

ケアのポイント

投与前 ① 慎重投与にあてはまるか確認
　★肝機能・心機能の把握、投与前の血圧を把握する。
　★妊娠可能な女性患者には、投与中～投与終了後一定期間は避妊するよう指導する。

② 排便パターンの把握

投与直前 内服時間の確認
　★食事摂取により血中濃度が高くなるため、食事摂取時間を確認する。

投与中 ① 肝機能の把握
② 高血圧・高血圧クリーゼの早期発見
　★定期的な血圧測定を行う。降圧薬が処方されている場合は内服確認をする。

[**患者説明・指導のポイント**]
● 自宅で、家庭用血圧測定器を用いて、できるだけ同じ時間に血圧測定を行って記録するよう説明する。
● 頭痛・ふらつきが見られたら、すみやかに受診するよう指導する。

😊 エキスパートからのアドバイス

＊食後に本剤を投与すると、Cmax（最高血漿中濃度）とAUC（血漿中濃度－時間曲線化面積）が上昇するとの報告がある。食事の影響を避けるため、用法・用量を遵守して服用することが大切である。

(戸﨑加奈江)

一般名 **アキシチニブ**

商品名 **インライタ®**

画像提供：
ファイザー

投与経路 **経口**

▶血管外漏出による皮膚障害のリスク **なし**

▶催吐リスク **軽**

どんな薬？

[特徴]

● **作用機序**：がん細胞の血管新生・増殖にかかわる血管内皮増殖因子受容体（VEGFR-1, 2, 3）のリン酸化を選択的に阻害することで、抗腫瘍効果を発揮する。

● **代謝経路**：主に代謝酵素CYP3A4/5、CYP2C19、UGT1A1で代謝され、糞中に排泄

[代表的なレジメン]

● **根治切除不能または転移性の腎細胞がん**：単剤投与、PD-1/PD-L1阻害薬＋アキシチニブ
  ★ 併用されるPD-1/PD-L1阻害薬は、ペムブロリズマブ、アベルマブが多い。

使用時の注意点は？

● **投与方法**：経口

● **投与量**：1回5mgを1日2回投与。患者の状態により適宜増減（下表参照）

増量	● 1回5mg1日2回を2週間連続投与。忍容性が認められたら1回7mg1日2回に増量可能 ● 2週間連続投与し、忍容性が認められたら1日10mg1日2回に増量可能
減量	● 副作用の症状・重症度に応じて1回3mgを1日2回投与または1回2mgを1日2回投与に減量

● **投与の調整が必要になる場合**：下表参照

開始用量の減量	● 中等度（Child-Pugh分類B）以上の肝機能障害
減量	● **降圧療法を行っても持続する高血圧**：重度の場合は休薬。正常血圧まで回復したら1レベル減量して再開（国際共同第Ⅲ相試験A4061032試験：AXISにおける用量調節基準） ● **創傷治癒遅延**：創傷が治癒するまでは適切に対処（投与中止など）。外科的処置が予定されている場合は投与中断し、創傷が治癒したと判断されたら再開（国際共同第Ⅲ相試験：AXISにおける用量調節基準） ● **大手術・内視鏡検査などが必要な場合**：少なくとも24時間前には投与中断。創傷が完全に治癒し、創傷治癒合併症（治癒遅延、創傷感染症、瘻孔など）がなければ、小手術では7日後、大手術の場合は2〜3週間後に投与を再開 ● **タンパク尿**：尿タンパク2＋以上で、24時間蓄尿にて尿タンパク≧2g/24時間で休薬（推定値として随時尿における尿タンパク／クレアチニン比を使用）

● **注意が必要な患者背景**：高血圧症、甲状腺機能障害、血栓塞栓症既往含む、脳転移、外科的処置後の創傷未治癒、中等度以上の肝機能障害、生殖能を有する患者など
  ★ 妊娠可能な女性患者には、投与中〜投与終了後一定期間は避妊するよう指導する。

代表的な副作用

高血圧（投与開始早期から発現までの日数の中央値は29日）

手足症候群（発現までの日数の中央値は29日）

甲状腺機能障害（発現までの日数の中央値は29日）

タンパク尿（発現までの日数の中央値は18日）

発声障害（発現までの日数の中央値は29日）

下痢（発現までの日数の中央値は85日）

↑投与開始　　3週目　　　　　6週目　　　　　9週目　　　　12週目

特に注意すべき副作用	その他気をつけたい副作用	
動脈・静脈血栓塞栓症	高血圧	手足症候群
心不全	口内炎	甲状腺機能障害
高血圧クリーゼ	食欲減退	発声障害
喀血・消化管出血	肝機能障害	タンパク尿
消化管穿孔	下痢	出血（鼻出血・血尿など）
創傷治癒遅延	疲労　など	
間質性肺炎		

ケアのポイント

投与前

① 既往歴、併用薬剤の確認

★CYP3A4/5阻害薬・誘導薬の有無を確認する。

② 血圧、手足などの皮膚状態や口腔内の観察

★スキンケア・口腔ケア状況、生活状況（仕事、履物など）についても確認する。

投与中

副作用の継続的な観察

★血圧や検査データ（甲状腺機能、肝機能、凝固系、尿タンパクなど）、皮膚症状などの副作用、セルフケア状況を観察する。

[**患者説明・指導のポイント**]

● 毎日、血圧を測定し記録するよう説明する。

● 手足症候群は、予防と早期発見・報告・対応が重要であることを説明する。患者にも、皮膚を観察するよう伝える。

● 突然の強い腹痛や頭痛、呼吸困難、胸痛、意識障害、下肢の腫脹・疼痛、喀血、吐血、下血、急激な血圧上昇などが出現した場合は、緊急処置が必要となる可能性があるため、すぐに病院へ連絡するよう説明する。

😊 エキスパートからのアドバイス

＊本剤の投与量と有効性（奏効率）は相関することが示されている。

＊休薬時に血圧が低下することが多い。降圧薬投与中の患者が休薬する場合、低血圧の発現に注意が必要である。

（竹本朋代）

3

分子標的薬 ○ 低分子化合物

一般名 **レゴラフェニブ**水和物

商品名 **スチバーガ**®

投与経路 経口

▶血管外漏出による皮膚障害のリスク **なし**

▶催吐リスク **軽**

画像提供：
バイエル薬品

どんな薬？

[特徴]
● **作用機序**：血管新生にかかわるキナーゼ（VEGFR1、2、3とTIE2）、腫瘍微小環境にかかわるキナーゼ（PDGFR β、FGFR）、腫瘍形成にかかわるキナーゼ（KIT、RET、RAF-1、BRAF）を阻害することで、がん細胞の増殖を抑制する。
● **代謝経路**：主にCYP3A4によって代謝され、71％が糞中に、19％が尿中に排泄される。

[代表的なレジメン]
● **治癒切除不能な進行・再発の結腸・直腸がん、がん薬物療法後に増悪した消化管間質腫瘍・切除不能な肝細胞がん**：単剤投与

使用時の注意点は？

● **投与方法**：経口（空腹時や高脂肪食後の投与は避ける）
  ★ 食後投与と比べて未変化体のCmaxとAUCの低下が認められるため、空腹時投与は避ける。
  ★ 活性代謝産物のCmaxおよびAUCの低下が認められるため、高脂肪食摂取後の本剤の投与は避けるのが望ましい。
● **投与量（成人）**：1日1回160mgを食後に3週間連日投与し、1週間休薬。これを1コースとして投与を繰り返す。
● **投与量の調整が必要になる場合**：手足症候群、高血圧、肝機能異常
  ★ 手足症候群はGrade2で休薬となる。必要に応じて皮膚科を受診する。局所療法としてステロイド外用薬を塗布する。
● **注意が必要な患者背景**：重度の肝機能障害、高血圧症、脳転移、血栓塞栓症（既往含む）、高齢者、妊娠可能な女性患者（避妊が必要）など
● **併用注意**：下表参照

本剤の血中濃度を上昇させるもの	● CYP3A4を阻害する薬剤（ケトコナゾールなど） ● グレープフルーツ（ジュース）
本剤の血中濃度を低下させるもの	● CYP3A4を誘導する薬剤（カルバマゼピン、リファンピシン、フェニトインなど）

😊 エキスパートからのアドバイス

＊皮膚症状は、荷重がかかる場所に強く出現する。投与開始早々にはジョギングや散歩などを禁止し、締め付けの強い靴を履かないよう指導する。

＊カバンを肩からかけていて、その場所に皮膚症状が強く出た患者もいる。患者の日常生活の情報を得ておくことは、大切なポイントである。

代表的な副作用

肝機能障害

重症な肝機能障害は投与開始から2か月以内に出現。肝機能障害は2か月以降も出現　　手足症候群はほぼ必発。最初の4週間は特に症状が悪化しやすい

手足症候群

皮疹

早期(4週以内)に出現。好発部位は前額部、顔面、頭皮、体幹など　　投与開始から2か月以内、特に1か月以内に多い

高血圧

⬆投与開始　　　　30日目　　　　60日目　　　　90日目

特に注意すべき副作用

- 肝機能障害
- 血栓塞栓症
- 可逆性後白質脳症
- 消化管穿孔、消化管瘻
- 中毒性表皮壊死症、皮膚粘膜眼症状、多形紅斑
- 手足症候群
- 高血圧、高血圧クリーゼ
- 出血
- 血小板減少

その他気をつけたい副作用

- 疲労・倦怠感
- 下痢
- 間質性肺炎
- 創傷治癒障害

投与前

① 慎重投与に当てはまるか、排便パターンはどうか確認
★肝機能の把握、高血圧の有無(血圧測定)を確認する。

② 皮膚状態の観察、前治療(抗EGFR製剤使用の有無)の確認
★手足の角質の有無について観察する。スキンケア習慣についても確認しておく。

投与直前

内服時間・食事摂取時感の確認
★空腹時摂取、高脂肪食は避ける。

投与中

① 皮膚障害の観察
★手足症候群、皮疹、瘙痒、皮膚乾燥、爪の障害、などが出現していないか観察する。

② 下痢の有無の観察
★脱水、腎機能障害、電解質異常の有無を確認する。

③ 疲労・倦怠感の有無の観察
★疲労・倦怠感による日常生活への支障の有無を確認する。

[**患者説明・指導のポイント**]

● 予防的スキンケア(保湿剤で皮膚を保護して乾燥や角化・角質肥厚を防ぐ、手足への過剰な刺激を避ける、必要に応じて厚くなった角質を取り除く、物理的刺激や熱刺激を避ける、日焼けを防ぐ、2次感染を予防する)の指導を行う。

● 排便パターンを自分で把握し、下痢時は止瀉薬を服用する。止瀉薬を服用しても症状が改善しない場合は受診する。下痢の間は十分な水分の補給をするように説明する。改善されない場合は休薬する。

● 自宅で、家庭用血圧測定器を用いて、できるだけ同じ時間に血圧を測定・記録するよう説明する。頭痛・ふらつきが見られたら、すみやかに受診するよう伝える。

(戸﨑加奈江)

3

分子標的薬 ⊖ 低分子化合物

一般名 **カボザンチニブ**リンゴ酸塩

商品名 **カボメティクス®**

画像提供：
武田薬品工業

投与経路 経口

▶血管外漏出による皮膚障害のリスク **なし**

▶催吐リスク **軽**

どんな薬？

[特徴]
● **作用機序**：腫瘍細胞の増殖・浸潤、血管新生にかかわる受容体チロシンキナーゼ（VEGFR2、MET、AXL など）を阻害し、抗腫瘍効果を発揮する。
● **代謝経路**：代謝酵素 CYP3A4（肝臓に最も多く分布）により代謝され、糞中に 54％、尿中に 27％排泄される。

[代表的なレジメン]
● **根治切除不能または転移性の腎細胞がん**：単剤投与、ニボルマブ＋カボザンチニブ
● **がん薬物療法後に増悪した切除不能な肝細胞がん**：単剤投与

使用時の注意点は？

● **投与方法**：経口（食事の 1 時間前〜食後 2 時間の服用は避け、空腹時に内服）
● **投与量**：1 日 1 回 60mg
● **投与量の調整が必要となる場合**：肝機能障害（ニボルマブ併用時）、その他の副作用出現時には、症状・重症度に応じて減量・休薬を検討
● **併用注意**：CYP3A4 活性に影響を及ぼす薬剤（イトラコナゾール、リファンピシンなど）や食品（グレープフルーツジュース、セイヨウオトギリソウ含有食品など）
  ＊ 市販薬・サプリメントなどに代謝に影響する成分が含まれていることもあるため、使用状況の確認や、代謝に影響するグレープフルーツジュースなどを避けるよう指導する必要がある。
● **注意が必要な患者背景**：高血圧、腹腔内の炎症の合併、消化管への腫瘍の浸潤、血栓塞栓症（既往含む）、脳・肺転移、外科処置後、創傷の外科的処置後、治癒していない創傷、肝機能障害

😊 エキスパートからのアドバイス

＊悪心・嘔吐のコントロールは重要となる。必要に応じて制吐薬を使用し、食事量や体重減少の有無などの観察を行う。
＊本剤は経口薬であり、悪心・嘔吐が強いと服用が困難となる場合もある。服薬できているかについても確認する必要がある。

起こりうる副作用

代表的な副作用

手足症候群(投与2～4日での出現もあり、多くは3週目頃より出現)							
下痢(半数以上は投与開始後6週間以内に発現)							
高血圧(投与開始後4週間以内の発現が多い)							
肝機能障害(投与開始後10週間以内の発現が多い)							

⬆投与開始	1週	2週	3週	4週	5週	6週

特に注意すべき副作用			その他気をつけたい副作用		
● 消化管穿孔	● 出血	● 血栓塞栓症	● 手足症候群	● 下痢	● 高血圧
● 可逆性後白質脳症候群	● 創傷治癒遅延		● タンパク尿	● 肝機能障害	● 疲労
● 顎骨壊死	● 腎障害	● 骨髄抑制	● 悪心・嘔吐	● 食欲不振	● 倦怠感

ケアのポイント

投与前

① 既往歴や併用薬剤の確認、食事に関する指導

★高血圧や肝機能障害、創傷治癒遅延などが現れることがあるため、投与開始前に合併症・既往歴を確認することが重要である。

★顎骨壊死が現れることがあるため、治療前に口腔管理状態を確認し、必要に応じて歯科受診を行い、侵襲的な歯科処置をできる限りすませておく必要がある。

★CYP3A4阻害薬・誘導薬の使用を確認する。

② セルフケア能力の評価

投与中

① 服薬状況の確認

② 継続的な副作用の観察とセルフケア支援

★血圧や血液データ、皮膚症状などの副作用を継続的に観察する。併せてセルフケア状況も確認し、患者個々のライフスタイルに沿った実現可能な対策を一緒に検討するなどのセルフケア支援が重要である。

[患者説明・指導のポイント]

● 食後に服用するとCmax(最高血中濃度)とAUC(血漿血中濃度－時間曲線下面積)が増加するとの報告がある。食事との影響を避けるため、食事1時間前～食後2時間の服用は避け、毎日同じ時間に服用するよう指導する。

● 飲み忘れた場合についての指導を行う。

　★ 飲み忘れに気づいたとき、次の投与まで12時間以上ある場合はただちに服用。次の投与まで12時間以内だったら服用せず、次の投与のタイミングで1回分を服用する。

● 相互作用を受けやすい薬剤である。市販薬やサプリメント、健康食品などの併用を考える場合、使用前に必ず主治医へ確認するよう指導する。

● 副作用についての継続的なモニタリングの必要性を説明する。

　★ 血圧:できれば自宅でも測定し、メモなどに記載してもらう。

　★ 下痢:医療者との共通認識が図れるような便性状スケールなどを使用し、下痢時の報告基準や対処法について事前に説明する。

　★ 手足症候群:治療開始時からの予防の必要性を説明し、保湿剤の塗布、手足への強い刺激を避けること、皮膚の観察を行うことなどを指導する。

● 突然の強い腹痛や胸痛、呼吸困難、喀血、吐血、下血、急激な血圧上昇などが出現した場合、緊急処置が必要となる場合もあるため、すぐに病院へ連絡するよう患者と家族へ指導する。

(良田紀子)

一般名 アベマシクリブ

商品名 ベージニオ®

投与経路 経口

▶血管外漏出による皮膚障害のリスク なし

▶催吐リスク 軽 に準じる

画像提供：
日本イーライリリー

どんな薬？

[特徴]

● **作用機序**：サイクリン依存性キナーゼ（CDK）4／6を阻害することでサイクリンDとの複合体の活性を阻害する。そのことで、腫瘍増殖抑制因子（Rb）のリン酸化を阻害し、G1期からS期への細胞周期を停止させ、腫瘍の増殖を抑制する。

● **代謝経路**：主に肝臓で代謝され、約81%が糞便中に排泄される。

[代表的なレジメン]

● **ホルモン受容体陽性かつHER2陰性の手術不能または再発乳がん**：内分泌療法＋アベマシクリブ
  ★ 内分泌療法として用いられるのは、レトロゾール、アナストロゾール、フルベストラントである。

● **ホルモン受容体陽性かつHER2陰性で再発高リスクの乳がんにおける術後薬物療法**：内分泌療法＋アベマシクリブ
  ★ 内分泌療法として用いられるのは、タモキシフェン、アロマターゼ阻害剤などの単独投与、またはLH-RHアゴニストとの併用である。

使用時の注意点は？

● **投与方法**：経口（連日）

● **投与量（成人）**：1回150mgを1日2回服用
  ★ 術後薬物療法の場合は24か月間まで継続して服用する。

● **投与の調整が必要になる場合**：副作用症状出現時には、Gradeに応じて減量・休薬を検討（下表参照）。

肝機能障害	● Grade1〜2：ベースラインまたはGrade1以下に回復するまで休薬。再開時は投与量を1段階減量 ● Grade3〜4：投与中止
下痢	● Grade2で24時間以内に回復しない場合：Grade1以下に回復するまで休薬。再開時の減量は不要
血液毒性	● Grade3〜4：Grade2以下に回復するまで休薬。再開時は投与量の1段階減量を考慮 ● G-CSF製剤を投与：G-CSF製剤の最終投与後、少なくとも48時間以上経過し、かつGrade2以下になるまで休薬。再開する場合は投与量を1段階減量
間質性肺炎	● 投与中止
静脈血栓塞栓症	● Grade2〜4：投与中止

- ● **併用注意**：CYP3A4で代謝される薬剤、グレープフルーツ、グレープフルーツジュース
- ● **投与禁忌**：本剤成分に対して重篤な過敏症の既往歴
- ● **注意が必要な患者背景**：間質性肺疾患の既往、重度の肝機能障害、生殖能を有する患者、妊婦、授乳婦、小児、高齢者など

起こりうる副作用

代表的な副作用 （内分泌療法との併用時）

	下痢(初回発現時期中央値6日)		
AST／ALTの上昇	肝機能障害(投与開始2か月以内に発症)		
	好中球減少(初回発現時期中央値29日)		
	間質性肺疾患(初回発現時期中央値日)		
	静脈血栓塞栓症(初回発現時期中央値173日)		

↑投与開始　　1週目　　　　　　　　　　5週目　　　　　　　　　　　　10週目

特に注意すべき副作用
- 肝機能障害
- 重度の下痢
- 間質性肺疾患
- 静脈血栓塞栓症

その他気をつけたい副作用
- 腹痛
- 疲労
- 口内炎
- 発疹
- 頭痛
- 悪心・嘔吐
- 食欲減退
- 脱毛症
- ほてり　など

ケアのポイント

投与前
① 患者が「治療の適応であるか」の判断
② 患者・家族への十分な説明
　★内服薬の服薬管理について患者・家族に十分に説明する。

投与中
副作用症状の早期発見・対応
　★内服薬治療のため、外来受診時に定期面談の機会を設け、副作用症状（特に呼吸器症状、四肢疼痛や浮腫、下痢）を早期に発見し、対応する。
　★血算値や肝機能の血液データの確認を定期的に行う。

[**患者説明・指導のポイント**]
- ● 副作用症状の早期発見のために、運動時の呼吸困難、咳、発熱、胸痛、頭痛、下痢、尿量減少などの症状出現時は、ただちに医療機関に相談連絡あるいは受診をすることを指導する。
- ● 内服と食事のタイミングを考慮する必要はないが、CYP3A4によって代謝される常用薬やグレープフルーツなどを摂取しないように指導する。

😊 エキスパートからのアドバイス

＊内分泌療法との併用なので、複数の服薬管理を患者自身でしなければならない。治療効果を維持するためにも、患者のアドヒアランスを良好に保つ必要がある。

＊そのためには、わかりやすく正しい情報提供と動機付け、患者自身による成果への期待が重要である。

（菅野かおり）

🔵🔖 低分子化合物：⑥ CDK4/6阻害薬

一般名 パルボシクリブ

商品名 イブランス®

錠剤▼

カプセル剤▼

画像提供：
ファイザー

投与経路 [経口]

▶血管外漏出による皮膚障害のリスク [なし]

▶催吐リスク [軽]

どんな薬？

[**特徴**]

● **作用機序**：サイクリン依存性キナーゼ（CDK）4／6とサイクリンDの複合体の活性を阻害することで、Rb（腫瘍増殖抑制因子）のリン酸化を抑制し、細胞周期におけるG1期からS期への移行を停止させることにより抗腫瘍効果を示す。

● **代謝経路**：主に肝臓で代謝を受け、糞便中に排泄される。
　☆ CYP3Aおよび硫酸転移酵素（SULT）2A1によって代謝される。

[**代表的なレジメン**]

● **手術不能または再発乳がん**：内分泌療法＋パルボシクリブ（カプセル剤のみの適応）

● **ホルモン受容体陽性かつHER2陰性の手術不能または再発乳がん**：内分泌療法＋パルボシクリブ（錠剤のみの適応）
　☆ いずれも、内分泌療法で用いられるのは、レトロゾール、フルベストラント

使用時の注意点は？

● **投与方法**：経口（1日1回）
　☆ カプセルは食後投与だが、錠剤は食事に関係ない。

● **投与量**：1日1回125 mgを3週間連続で投与し、その後1週間休薬。これを1サイクル（28日）として投与を繰り返す。

● **投与量の調整が必要となる場合**：下記参照

感染症 （尿路感染、上気道感染、 口腔ヘルペス、歯肉炎など）	● 感染症の徴候が認められた場合は、患者の状態に応じて抗菌薬、抗真菌薬などの感染症治療 ● **Grade3以上で内科的治療後Grade2以下に改善した場合**：同一投与量で治療継続 ● **Grade3以上で内科的治療後に症状が持続する場合**：Grade1以下またはGrade2で安全性に問題がない状態に回復するまで休薬。回復後、1レベル減量して投与を再開
血液毒性 （好中球・血小板減少）	● **Grade3**：Grade2以下に回復するまで休薬 ● **Grade4**：休薬して1週間以内に採血を行い、Grade2以下に回復していたら、1レベル減量して投与を再開
間質性肺炎	● 投与中止

● **投与禁忌**：本剤成分に対する重篤な過敏症の既往歴、妊婦・妊娠している可能性のある女性

- **併用注意**：CYP3A阻害薬（イトラコナゾールなど）、強いCYP3A誘導薬（リファンピシンなど）、CYP3Aの基質となる薬剤（ミダゾラムなど）
- **注意が必要な患者背景**：間質性肺疾患（既往歴含む）、重度の肝機能障害、生殖能を有する患者など

起こりうる副作用

代表的な副作用　（内分泌療法併用の場合）

好中球減少（初回発現時期中央値15日・持続期間の中央値7日）

間質性肺疾患（初回発現時期中央値84日）

↑投与開始　　　　　　　　　　　　　5週目　　　　　　　　　　　　　10週目

特に注意すべき副作用
- 骨髄抑制
- 間質性肺疾患

その他気をつけたい副作用
- 脱毛症
- 口内炎
- 発疹
- 感染症
- 悪心
- 疲労
- 下痢

ケアのポイント

投与前

① 薬物相互作用を避けるための情報収集

★患者と家族から、事前に服用している薬（処方薬、市販薬、ビタミン、ハーブ療法など）や嗜好品を確認する。

② 避妊や口腔ケア方法に関する指導の実施

投与中

① 内服状況の確認

★投与スケジュールに従って服用できているか確認する。

② 感染症の早期発見

★患者の自覚症状（尿の懸濁、排尿痛、咳、発熱、歯茎の出血など）と血液データをモニタリングする。

③ 間質性肺疾患の早期発見

★間質性肺疾患の初期症状（呼吸困難、咳嗽、発熱など）を確認し、胸部Ｘ線検査や、患者の状態を十分に観察する。

[**患者説明・指導のポイント**]

- 妊娠中の女性や妊娠を予定している女性への投与はできないため、妊娠の有無を確認しておく。治療中の避妊についての指導を行う。
- 代謝酵素（CYP3A）の影響で副作用症状が強く出ることがあるため、アスピリンやグレープフルーツ、グレープフルーツジュースを摂取しないように指導する。
- 口内炎、口腔内潰瘍形成、粘膜の炎症などが出現する可能性があるため、予防としての口腔ケア方法を治療前に指導する。

😊 エキスパートからのアドバイス

＊パルボシクリブにはカプセルと錠剤の2種類の剤形がある。錠剤は食事に関係なく服用していいが、カプセルは食後の服用であるため、正しい内容で服薬指導を行う。

（菅野かおり）

一般名 ベネトクラクス

商品名 **ベネクレクスタ®**

投与経路 経口

▶血管外漏出による皮膚障害のリスク **なし**

▶催吐リスク **軽** に準じる

画像提供：アッヴィ

どんな薬？

[**特徴**]

● **作用機序**：抗アポトーシス作用を有するBcl-2に結合し、腫瘍細胞のアポトーシスを誘導することで白血病細胞の増殖を抑制する。

● **代謝経路**：肝臓で代謝され、糞中に排泄される。

[**代表的なレジメン**]

● **再発または難治性の慢性リンパ性白血病（小リンパ球性リンパ腫を含む）**：用量漸増期は単剤投与／維持投与期の開始からリツキシマブ＋ベネトクラクス

● **急性骨髄性白血病**：アザシチジン＋ベネトクラクス、シタラビン少量療法＋ベネトクラクス

使用時の注意点は？

● **投与方法**：経口

● **投与量**：下表参照

慢性リンパ性白血病		● **用量漸増期**：1週目20mg、2週目50mg、3週目100mg、4週目200mg、5週目400mgをそれぞれ1日1回、7日間食後に投与 ● **維持投与期**：1日1回400mgを食後に投与
急性骨髄性白血病	アザシチジン併用の場合	● **用量漸増期**：1日目100mg、2日目200mg、3日目400mgをそれぞれ1日1回、食後に投与 ● **維持投与期**：1日1回400mgを食後に投与
	シタラビン少量療法併用の場合	● **用量漸増期**：1日目100mg、2日目200mg、3日目400mg、4日目600mgをそれぞれ1日1回、食後に投与 ● **維持投与期**：1日1回600mgを食後に投与

● **投与量の調整が必要になる場合**：Grade3〜4の好中球・血小板減少、Grade3〜4の非血液系の副作用、腫瘍崩壊症候群、CYP3A阻害薬との併用時は、減量・休薬基準に沿って投与量を調節

● **注意が必要な患者背景**：肝機能障害、生殖能を有する患者など

● **投与禁忌（用量漸増期）**：強いCYP3A阻害薬投与中の再発または難治性の慢性リンパ性白血病

● **併用注意**：CYP3A阻害薬やCYP3A誘導薬、グレープフルーツ含有食品、生ワクチンまたは弱毒生ワクチン、ワルファリン、P-糖タンパク質阻害薬や基質となる薬剤、アジスロマイシン

起こりうる副作用

代表的な副作用

腫瘍崩壊症候群				
	消化器症状(悪心・嘔吐、下痢など)			
	骨髄抑制、感染症			
↑投与開始	1週目	2週目	3週目	4週目

特に注意すべき副作用	**その他気をつけたい副作用**
○ 腫瘍崩壊症候群	○ 悪心・嘔吐
○ 骨髄抑制	○ 下痢
○ 感染症	○ 食欲減退

ケアのポイント

投与前

① 腫瘍崩壊症候群のリスク評価および予防措置
★血液検査を実施し、電解質異常がある場合は投与開始に先立ち補正を行う。
★投与開始前から、高尿酸血症治療薬の投与を行う。
★画像検査で腫瘍量を評価し、リスクに応じた予防措置を行う。

② 妊娠の可能性、直近の出産の確認

投与中

① 副作用症状の評価
★定期的な血液検査の実施
★投与開始後2週間以上休薬した後に再開する場合には、投与開始前・用量漸増期と同様の腫瘍崩壊症候群のリスク評価および予防措置を行う。

② 避妊、授乳中止の指導

投与後

避妊の指導

[**患者説明・指導のポイント**]

● 腫瘍崩壊症候群の早期発見のために、起こりうる症状をあらかじめ説明し自覚症状があればすみやかに医療者へ伝えるよう指導する。

● 患者自身が症状、尿量、体重変化の観察を意識できるような言葉かけを行う。

● 相互作用を受けやすい薬剤であるため、他の薬剤や健康食品を併用する場合は事前に医療者へ相談するよう指導する。

😊 エキスパートからのアドバイス

＊服用方法が複雑なため、服薬手帳などを利用し内服間違いが起こらないよう工夫する。
＊併用薬の副作用も念頭に置いて症状を観察する。
＊精巣毒性が認められているため、生殖可能な年齢の男性患者には、不妊のリスクなどを説明しておく。

(笹本奈美)

低分子化合物：⑧ VEGF阻害薬

一般名 アフリベルセプト ベータ

商品名 **ザルトラップ**®

投与経路 点滴静注

▶血管外漏出による皮膚障害のリスク **低** (非壊死性)

▶催吐リスク **最小** (単剤の場合)

フィルター

画像提供：サノフィ

どんな薬？

[特徴]

● 作用機序：VEGF-A、VEGF-B、PIGF（胎盤増殖因子）と、VEGFRとの結合を阻害することにより、腫瘍血管の血管新生を阻害し、腫瘍増殖抑制作用を示す。

● 代謝経路：不明（該当資料なし）

[代表的なレジメン]

● 治癒切除不能な進行・再発の結腸・直腸がん：アフリベルセプト ベータ＋FOLFORI療法

使用時の注意点は？

● 投与方法：60分かけて点滴静注

● 溶解：生理食塩液または5％ブドウ糖注射液で、最終的に濃度0.6〜8mg/mLになるように調整

● 投与器材の注意点：0.2ミクロンのポリエーテルスルホン製フィルターを用いて投与する。

● 投与量・投与間隔：1回4mg/kgを2週間に1回投与。患者の状態に応じて適宜減量

● 投与量の調整が必要となる場合：下表参照

副作用	対応
好中球減少	● 1,500/mm³以上に回復するまで休薬する
血小板減少	● 75,000/mm³以上に回復するまで休薬する
高血圧	● Grade2：投与継続、降圧薬投与 ● Grade3：150/100mmHg（高血圧合併の場合は収縮期血圧180mmHg）以下に回復するまで休薬し、降圧薬治療を実施 ● Grade4または高血圧に伴う臓器障害の出現：投与中止
尿タンパク	● 1＜UPCR（尿中タンパク／クレアチニン比）≦2で血尿なし：今回の投与は継続（次回以降は、投与後の尿タンパク量により決定） ● 1＜UPCR（尿中タンパク／クレアチニン比）≦2で血尿あり、またはUPCR＞2の場合：今回の投与は休薬する（次回以降は、投与直近の尿タンパク量により決定） ● 2mg/kgに減量しても再発した場合：投与中止 ● ネフローゼ症候群、血栓性微小血管症：投与中止

● 併用注意：抗凝固薬、ヘパリン、ワルファリンなど

● 注意が必要な患者背景：腹腔内の炎症合併、出血（消化管出血など）、出血素因・凝固系異常、高血圧症、血栓塞栓症（既往含む）、大きな手術の術創が治癒していない患者、生殖能を有する患者など

★ 妊娠可能な女性患者、パートナーが妊娠する可能性のある男性患者には、投与中〜投与終了後一定期間は避妊するよう指導する。

代表的な副作用

—インフュージョンリアクション

	高血圧
	タンパク尿
	鼻出血

⬆投与開始　　1週間目　　　　　　　　60日目

特に注意すべき副作用

- 出血（消化管出血、術後出血、頭蓋内出血など）
- 瘻孔
- 消化管穿孔
- 高血圧、高血圧クリーゼ
- 重度の下痢
- ネフローゼ症候群、タンパク尿
- 好中球減少
- 創傷治癒遅延
- 可逆性後白質脳症症候群
- 動脈血栓症
- 静脈血栓症
- 血栓性微小血管症

その他気をつけたい副作用

- インフュージョンリアクション
- 骨壊死
- 外骨腫
- 間質性肺炎

3

分子標的薬 低分子化合物

⏱ **投与前**　併用治療の確認、投与方法に関する説明
★高血圧の既往の有無、術後の経過・手術予定の有無の確認

投与中　インフュージョンリアクションの早期発見・早期対応
★併用薬を含めた投与管理（CVポートやインフューザーポンプ）

投与後　血圧推移の確認
★定期的な尿タンパク検査、血液検査を実施

[**患者説明・指導のポイント**]

- 1日1回は決まった時間に血圧を測定し、血圧手帳などに記録する。
- 消化器症状（激しい腹痛、吐下血、黒色便など）出現などの緊急時には、すぐに受診するように指導し、連絡方法を確認しておく。

😊 **エキスパートからのアドバイス**

＊本剤は、オキサリプラチンを含むがん薬物療法に耐性になった二次治療以降に使用される。
＊本剤と併用されるのはイリノテカン、レボホリナート、フルオロウラシルに限られる。

（國次葉月）

271

低分子化合物：⑨ MET阻害薬

一般名 カプマチニブ 塩酸塩水和物
商品名 タブレクタ®

画像提供：ノバルティス ファーマ

投与経路 経口

▶血管外漏出による皮膚障害のリスク **なし**
▶催吐リスク **中** ～ **高** に準じる

どんな薬？

[特徴]
● **作用機序**：間葉上皮転換因子（MET）を選択的に阻害する薬剤。METのリン酸化を阻害し、下流のシグナル伝達を阻害することにより、腫瘍増殖抑制作用を示す。
● **代謝経路**：肝臓で代謝され、尿・糞便から排泄される。

[代表的なレジメン]
● *MET*遺伝子エクソン14スキッピング変異陽性の切除不能な進行・再発の非小細胞肺がん：単剤投与

使用時の注意点は？

● **投与方法**：経口
● **投与量（成人）**：通常1回400mgを1日2回投与。患者の状態により適宜減量
● **投与量の調節が必要になる場合**：間質性肺炎が出現したら投与中止（再投与はしない）。肝機能障害は重症度によって対応が異なる（下表参照）。
　★ その他の副作用は、CTCAEのGradeに則って、休薬・減量・投与中止をする。

ASTまたはALT増加>3.0×ULN かつ総ビリルビン増加>2.0×ULN	●投与中止
ASTまたはALT増加>5.0×ULN	●回復するまで投与中止 ●7日以内に回復した場合は400mgから、7日過ぎてから回復した場合は300mgから再開
ASTまたはALT増加>20.0×ULN	●投与中止
総ビリルビン増加>1.5×ULN	●回復するまで投与中止 ●7日以内に回復した場合は400mgから、7日過ぎてから回復した場合は300mgから再開
総ビリルビン増加>3.0×ULN	●回復するまで投与中止 ●7日以内に回復した場合は400mgから、7日過ぎてから回復した場合は投与中止
総ビリルビン増加>10.0×ULN	●投与中止

● **注意が必要な患者背景**：間質性肺疾患、生殖能を有する患者など
　★ 妊娠可能な女性患者、パートナーが妊娠する可能性のある男性患者には、投与中～投与終了後一定期間は避妊するよう指導する。

代表的な副作用

	間質性肺炎 (発現中央値：42日)	
	末梢性浮腫 (発現中央値：63日)	
低アルブミン血症 (発現中央値：42日)		
腎機能・肝機能障害 (発現中央値：43日)		

↑投与開始	20日目	40日目

特に注意すべき副作用	**その他気をつけたい副作用**
● 間質性肺炎	● 光線過敏症
● 肝機能障害	
● 腎機能障害	
● 末梢性浮腫・低アルブミン血症	

3

分子標的薬 ○ 低分子化合物

ケアのポイント

投与前

① 間質性肺炎のリスク因子の確認

② *MET* 遺伝子エクソン14スキッピング変異陽性を確認

③ 光線過敏症に対する注意点の指導

★本剤服用中に日光に当たると、光線過敏症が出現する可能性がある。

★日光への長時間の曝露や日焼けを避け、外出時は長袖の着用や日焼け止めクリームの使用を勧める。

④ 避妊指導

★妊娠可能な女性、もしくはパートナーが妊娠可能な場合は、投与中〜投与終了後一定期間は、避妊するように説明する。

投与中

① 間質性肺炎の早期発見

★息切れ・咳嗽・発熱などの症状を注意深く観察し、症状出現時はすみやかに医師へ報告する。

★定期的に胸部X線撮影・KL-6の測定を行い、間質性肺炎のモニタリングを行う。

② 浮腫のケア

★末梢の浮腫が出現した場合は、下肢挙上・弾性ストッキングの着用などの指導を行う。

[患者説明・指導のポイント]

● 治療中に息切れ・呼吸困難・咳嗽・発熱が生じた場合、受診日を待たずに病院へ連絡し、受診することを説明する。

● 服薬コンプライアンスの確認を行い、飲み忘れた場合の対応を指導する。

　★ 飲み忘れに気づいたのが、内服予定時間の4時間以内だったらすぐに1回分を内服する。4時間を過ぎてしまっていた場合は、内服せず次の回から1回分を内服する。

😊 エキスパートからのアドバイス

＊治療を受ける患者は肺がんである。がんによる症状として息切れ・咳嗽などが出現していることもあるため、間質性肺炎の初期症状を見逃さないように注意する。

＊本剤は、肝臓で主にCYP3Aという代謝酵素によって代謝されており、薬剤相互作用が多い薬剤である。処方されていることが多いプロトンポンプ阻害薬（ランソプラゾール・オメプラゾールなど）と併用すると本剤の吸収が低下し、本剤の血中濃度が低下する可能性があるため、事前に確認しておくとよい。

（小野寺恵子）

一般名 テポチニブ 塩酸塩水和物

商品名 テプミトコ®

投与経路 経口

▶血管外漏出による皮膚障害のリスク **なし**

▶催吐リスク **軽** に準じる

画像提供：メルク
バイオファーマ

どんな薬？

[**特徴**]

● **作用機序**：非小細胞肺がんのなかでも予後不良因子とされる異常な間葉上皮転換因子（*MET*）遺伝子によってコードされる*MET*チロシンキナーゼのリン酸化を阻害し、形質転換したがん細胞の増殖、生存、遊走および転移を阻害すると考えられている。

● **代謝経路**：CYP3A4/2C8などによって代謝され、胆汁を介して主に便中に排泄される。

[**代表的なレジメン**]

● *MET*遺伝子エクソン14スキッピング変異陽性（非小細胞肺がんの約2.6%）の切除不能な進行・再発の非小細胞肺がん：単剤投与

使用時の注意点は？

● **投与方法**：経口（食後）

● **投与量**：1回500mgを1日1回、食後に投与（1サイクル21日間）
  ★ 1段階減量で250mg/日、2段階減量で投与中止となる。

● **投与量の調整が必要となる場合**：Grade1以上の間質性肺炎が出現した場合は投与中止
  ★ その他の副作用：Grade3以上であれば休薬もしくは1日1回250mgに減量、Grade4であれば休薬。休薬期間が21日を超える場合は投与中止

● **併用注意**：P-糖タンパクの基質となる薬剤（ダビガトランエテキシラート、ジゴキシン、フェキソフェナジンなど）
  ★ 上記の薬剤は、P-糖タンパクを阻害するため、これらの薬剤の血中濃度が増加する可能性がある。

● **投与禁忌**：本剤成分の過敏症の既往

● **注意が必要な患者背景**：間質性肺炎（既往歴含む）、重度の肝機能障害（Child Pugh分類C）、生殖能を有する患者、小児など
  ★ 急性呼吸不全による死亡例がある（日本人はより高頻度）。間質性肺炎のリスク因子として、喫煙歴、放射線療法や過去の抗がん薬治療を行ったことのある患者には慎重に投与する。
  ★ 催奇形性など胎児に影響が及ぶ可能性があるため、妊婦・妊娠している可能性のある女性には、有益性が危険性を上回ると判断される場合にのみ投与する。
  ★ 乳汁移行に関するデータはないが、乳児に重篤な副作用が発現する恐れがあるため、授乳はしないことが望ましい。

代表的な副作用　　　　　　　　　　　　　　　　　　　　出現率は国際共同第Ⅱ相試験による

悪心 **23.8%**、下痢 **20.8%**（発現時期の詳細不明）

末梢性浮腫 **53.8%**（中央値43日、初回投与から5〜747日）

| ↑投与開始 | 50日目 | 100日目 | 150日目 | 200日目 | 250日目 |

特に注意すべき副作用

- 間質性肺炎
- 肝機能障害
- 体液貯留（末梢性浮腫、低アルブミン血症、胸水など）
- 腎機能障害

その他気をつけたい副作用

- 疲労、無力症
- QT延長
- 悪心・嘔吐、下痢、上腹部痛、食欲減退
- アミラーゼ・リパーゼ増加
- 脱毛、発疹、毛包炎
- 味覚異常、末梢性ニューロパチー、浮動性めまい
- 血小板減少症

投与前

① *MET*遺伝子エクソン14スキッピング変異陽性を確認

② 服薬指導

★薬剤はできるだけ毎日同じ時間で食後1時間以内に内服する。

★飲み忘れに気づいたときは、何か食べてから1回分を内服する。

③ 避妊の指導

★妊娠可能な女性患者には、本剤投与中〜最終投与後約3週間は適切に避妊するよう指導する。

★パートナーが妊娠している（可能性含む）男性患者には、投与中〜投与終了後約1週間はバリア法（コンドーム）を用いるよう指導する（精液を介して胎児に悪影響を及ぼす可能性があるため）。

投与中

① 間質性肺炎の早期発見

★間質性肺炎への対応が遅れないよう、自覚される症状がなくても定期的に胸部画像検査やパルスオキシメーターによる酸素飽和度の測定を行う。

② 体液貯留の早期発見

★体液貯留により皮膚の脆弱化がみられる。定期的に浮腫のある部位の計測や体重測定、皮膚を保護するスキンケアを行うよう指導する。

[患者説明・指導のポイント]

● 間質性肺炎や体液貯留などは、対応が遅れると生命の危機的状況に陥る可能性もある。リスクや早期対応の必要性、起こりうる自覚症状、受診のタイミングなどを説明しておく。

😊 エキスパートからのアドバイス

＊間質性肺炎の早期対応のために、治療開始前から個々の患者が持つリスク因子（喫煙歴や過去の抗がん薬治療など）を把握しておくことがとても大切である。

（佐野照恵）

3

分子標的薬 ◯ 低分子化合物

一般名 **ビニメチニブ**

商品名 **メクトビ®**

画像提供：
小野薬品工業

投与経路 経口

▶血管外漏出による皮膚障害のリスク なし

▶催吐リスク 軽 ～ 高 に準じる

どんな薬？

[特徴]

● **作用機序**：ヒト MEK（MEK1・2）の活性化とキナーゼ活性を阻害し、ERK（細胞外シグナル制御キナーゼ）のリン酸化を阻害することでがん細胞の増殖を抑える。

● **代謝経路**：主に UGT1A1 によるグルクロン酸抱合で、便中に 62.3％、尿中に 31.4％が排泄される。

[代表的なレジメン]

● *BRAF* 遺伝子変異を有する根治切除不応な悪性黒色腫：エンコラフェニブ＋ビニメチニブ

● がん薬物療法後に増悪した *BRAF* 遺伝子変異を有する治癒切除不能な進行・再発の結腸・直腸がん：エンコラフェニブ＋ビニメチニブ＋セツキシマブ

使用時の注意点は？

● **投与方法**：経口（食事の影響は受けない）

● **投与量・投与間隔**：1 回 45mg を 1 日 2 回投与

● **投与量の調整が必要となる場合**：眼障害、AST／ALT 上昇、血清 CK 上昇、駆出率減少、心電図 QT 延長、皮膚炎については、それぞれ基準がある（添付文書参照）。

　★ それ以外の副作用：Grade1 は投与継続、Grade2 は休薬または減量を考慮、Grade3 は休薬を考慮、Grade4 は投与中止

● **注意が必要な患者背景**：心疾患（既往含む）、中等度異常の肝機能障害、生殖能を有する患者など

　★ 妊娠可能な女性患者には、投与中～最終投与後一定期間は避妊するよう指導する。

😊 エキスパートからのアドバイス

＊エンコラフェニブやセツキシマブを休薬・中止した場合、ビニメチニブも休薬・中止になる。

＊減量して投与を継続する場合、服薬管理が複雑になるため、ていねいな服薬指導が必要である。

代表的な副作用

悪心			
下痢			
疲労			
眼障害			
皮膚障害			

眼障害、皮膚障害は
1か月以内に発症
することが多い

⬆投与開始　　1週間目　　　　　　　60日目　　　　　　　　　90日目

特に注意すべき副作用

- 眼障害（網膜障害、ぶどう膜炎など）
- 横紋筋融解症
- 心機能障害（左室機能不全、駆出率減少など）
- 出血
- 肝機能障害（AST、ALT、γ-GTP、ビリルビンなどの上昇）
- 高血圧、高血圧クリーゼ

その他気をつけたい副作用

- 皮膚がん
- 手掌・足底発赤知覚不全症候群

ケアのポイント

投与前
① BRAF遺伝子変異陽性
② 併用薬剤の確認
③ セルフケア能力に応じた服薬指導

★併用薬と服用の回数が異なるため、服薬を間違えないよう指導する。

④ 副作用とその対処についての説明と理解度の確認

投与中
① 服薬確認（服薬シートを用いる）
② 副作用の早期発見、早期対応

★定期検査：心機能検査（心電図、エコーなど）、眼科検査、肝機能検査、腎機能検査など
★自覚症状の確認：眼障害・皮膚障害はさまざまな症状を起こすので、注意深く聞き取り観察する。

[**患者説明・指導のポイント**]

● 製薬会社の資材を活用するとよい。

● 自覚症状は具体的な症状を説明するとともに、治療前と変化があれば医療者に伝えるように指導する。

（國次葉月）

3

分子標的薬

⊖ 低分子化合物

277

一般名 **トラメチニブ** ジメチルスルホキシド付加物

商品名 **メキニスト®**

投与経路 経口

▶血管外漏出による皮膚障害のリスク **なし**

▶催吐リスク **最小**

画像提供：ノバル
ティス ファーマ

どんな薬？

[**特徴**]

● **作用機序**：MEK1/2 の活性化とキナーゼ活性を阻害することにより、ERK のリン酸化を阻害し、細胞増殖を抑制する。

● **代謝経路**：主にカルボキシルエステラーゼにより脱アセチル化され、便中に排泄される。

[**代表的なレジメン**]

● *BRAF* 遺伝子変異を有する悪性黒色腫、*BRAF* 遺伝子変異を有する切除不応な進行・再発の非小細胞肺がん：ダブラフェニブ＋トラメチニブ

使用時の注意点は？

● **投与方法**：空腹時に経口（食事の 1 時間前〜食後 2 時間の服用は避ける）
　★ 乾燥剤入りプラスチックボトルのまま遮光が当たらないようにして、冷蔵庫（2〜8℃）で保管する。

● **投与量・投与間隔**：通常、成人では 2mg を 1 日 1 回投与
　★ 悪性黒色腫の術後補助療法は、12 か月間まで

● **投与量の調整が必要となる場合**：副作用の発現状況により、必要時は休薬・減量を考慮
　★ 忍容不能な Grade2・3 の副作用が出現した場合は休薬し、Grade1 以下まで軽快後 1 段階減量して投与再開。Grade4 は原則投与中止
　★ 治療継続が患者にとって望ましいと判断された場合は、減量して投与を再開する。

● **注意が必要な患者背景**：心疾患（既往含む）、中等度以上の肝機能障害、生殖能を有する患者など
　★ 妊娠可能な女性患者には、投与中〜投与終了後一定期間は避妊するよう指導する。

😊 エキスパートからのアドバイス

＊ダブラフェニブ P.244 を単独で使用するより、トラメチニブを併用すると、単独で投与するより強力な抗腫瘍効果を示し、耐性の発現時期を遅らせ、二次性の皮膚腫瘍の発生が減少する。

＊副作用が出現した場合は、両方の薬剤を減量・休薬または中止する。

起こりうる副作用

代表的な副作用

悪心・嘔吐
下痢
眼障害：症状発現までの中央値57～66日
発熱：症状発現までの中央値22～37日
皮膚障害（発疹など）

⬆投与開始　　1週間目　　　　　　　60日目

特に注意すべき副作用

- 心障害
- 肝機能障害
- 間質性肺疾患
- 横紋筋融解症
- 静脈血栓塞栓症
- 脳血管障害

その他気をつけたい副作用

- 眼障害（網膜静脈閉塞、網膜色素上皮剥離、網膜剥離、ぶどう膜炎など）
- 発熱
- 新たな皮膚がんの発生

ケアのポイント

投与前
① *BRAF*遺伝子変異陽性を確認
② 併用薬剤の確認
③ 副作用とその対処についての説明と理解度の確認
④ セルフケア能力に応じた服薬指導

投与中
① 服薬確認（残薬の確認と服薬などの活用）
② 副作用の早期発見
　★定期検査：心機能検査（エコーなど）、眼科検査、肝機能検査、腎機能検査など
　★自覚症状：眼障害、皮膚障害はさまざまな症状を起こすので、注意深く聞き取り観察する。

[**患者説明・指導のポイント**]

● 発熱が51.6％に起こる。脱水、低血圧を伴う重度の発熱もある。高熱の場合は、相談するように指導する。状態により、解熱薬の投与など適切な処置を行う。

● 本剤は食事の影響を受けるため、通常の食事時間を聞き、どのタイミングで服用するかを具体的に決める。また、併用薬と服薬回数や保管方法が異なるため、間違わないよう丁寧に説明する（製薬会社の資材を活用するとよい）。

（國次葉月）

一般名 **テムシロリムス**

商品名 **トーリセル®**

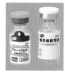

画像提供：
ファイザー

投与経路 点滴静注

▶血管外漏出による皮膚障害のリスク 低
▶催吐リスク 最小

非DEHP
フィルター

どんな薬？

[特徴]

● **作用機序**：mTORの活性化を阻害する薬剤である。細胞周期のG1からS期への移行を抑制すること、腫瘍微小環境における血管新生に重要な役割をもつ低酸素誘導性転写因子(HIF)と血管内皮増殖因子(VEGF)の発現を阻害することにより、腫瘍細胞の増殖を抑制すると考えられている。

　★ mTORは、がん細胞の増殖につながる細胞内のシグナル伝達に働く。

● **代謝経路**：代謝酵素CYP3A4により代謝され、糞中に78％、尿中に4.6％排泄される。

[代表的なレジメン]

● **根治切除不能または転移性の腎細胞がん**：単剤投与

使用時の注意点は？

● **投与方法**：30〜60分間かけて点滴静注。他の薬剤とは混合しない。
● **溶解**：添付の希釈用液で希釈した後、すみやかに生理食塩液250mLに混和

　★ 本剤を直接、生理食塩液で希釈しないこと

● **投与器材の注意点**：可塑剤としてDEHPを含む輸液セットや輸液バック・ボトルを使用しない。また、孔径5μm以下のインラインフィルターを使用する。
● **投与量**：25mgを1週間に1回、投与。患者状態により適宜減量
● **投与量の調整が必要となる場合**：間質性肺疾患が発現した場合は、症状・重症度に応じて休薬または中止

　★ 上記以外の重度(Grade3以上)副作用が発現した場合、回復まで投与休止

● **併用禁忌**：生ワクチン
● **併用注意**：CYP3A酵素を誘導・阻害する薬剤、不活化ワクチン、ACE阻害薬
● **注意が必要な患者背景**：肺の間質性陰影、肝機能障害、感染症合併、肝炎ウイルス・結核などの感染(既往含む)
● **前投薬**：本剤投与前に抗ヒスタミン薬を投与(インフュージョンリアクションの予防)

😊 エキスパートからのアドバイス

＊調整後の本剤は、生理食塩液などに比べて1滴の大きさが小さくなるため、滴数・投与速度の調整が必要となる。
＊自然滴下方式：輸液セットに表示されている適数で投与速度を設定すると、目標に比べ投与速度が低下するので、適数を増加させて設定するなどの調整を行う。
＊滴下制御型輸液ポンプや医薬品注入コントローラー：流量を増加させて設定するなどの調整を行う(臨床経験上、生理食塩液の1.4〜1.5倍の速度で通常の投与速度になる)。

起こりうる副作用

代表的な副作用

間質性肺炎
比較的早期から出現。発現までの平均日数は90～92日 　　投与回数を重ねるごとにハイリスク

骨髄抑制、口内炎、高血糖、高脂血症

感染
投与後1日目から出現し、次の投与までに消失

発疹

↑投与開始　　　　4週目　　　　　　8週目　　　　　　12週目　　　　　　16週目

特に注意すべき副作用

- インフュージョンリアクション
- 間質性肺疾患

その他気をつけたい副作用

- 感染症　　● 骨髄抑制
- 口内炎　　● 発疹（高頻度）
- 高血糖　　● 高脂血症
- B型肝炎ウイルスによる劇症肝炎、肝炎の増悪

ケアのポイント

投与前

① B型肝炎ウイルスによる劇症肝炎、肝炎の増悪の予防
★投与前に、必ずHBs抗原、HBs抗体、HBc抗体等やHBV-DNA量等の検査値を確認する。

② 間質性肺疾患の有無の確認
★投与前に、胸部CT検・X線検査、KL-6などの間質性肺炎マーカーの確認を実施する。
★呼吸困難、咳嗽、発熱などの臨床症状の有無も確認する。

投与直前

① インフュージョンリアクションの予防に対する前投与の実施
★薬剤投与開始前に、抗ヒスタミン薬の前投薬を行う。内服の場合は30分前に行う。

② 輸液セットの確認
★可塑剤としてDEHPを含まないもので、孔径5μm以下のインラインフィルターを使用する。

投与中

患者の全身観察（インフュージョンリアクションの早期発見）
★発熱、悪寒、悪心、頭痛、疼痛、瘙痒、発疹、咳、虚脱感、血管浮腫、口内乾燥、多汗、めまい、倦怠感などに注意して観察する。
★2回目以降の投与でも、重度のインフュージョンリアクションが発現することがあるため、投与中は毎回患者状態を十分に観察する。

投与後

① 危険を伴う機械操作の回避
★本剤は無水エタノールを含むため、抗ヒスタミン薬（前投薬）との相互作用で中枢神経抑制作用が増強される可能性がある。患者の経過を観察し、アルコールなどの影響が疑われる場合は、自動車の運転など危険を伴う機械操作をしないよう注意する。

② 定期的な胸部CT検査の実施、自覚症状の観察（間質性肺疾患の早期発見）
★初期症状（発熱、空咳、労作時の息切れ）を伝え、出現時は医療機関へ受診してもらう。

[**患者説明・指導のポイント**]

● 本剤は免疫抑制効果がある。生ワクチン併用は病原性を現す可能性があり禁忌であること、不活化ワクチンでは免疫が得られない可能性があることを伝える。
● 高血糖症状（過度の口渇、尿量・排尿回数の増加）が現れた場合は連絡するよう指導する。特に糖尿病の既往がある患者は注意するように説明する。

（宮本　拓）

低分子化合物：⑪ mTOR阻害薬

一般名 **エベロリムス**

商品名 **アフィニトール®**

投与経路 経口

▶血管外漏出による皮膚障害のリスク **なし**

▶催吐リスク **軽**

錠剤▼

分散錠▼

画像提供：ノバルティス ファーマ

どんな薬？

[特徴]

● **作用機序**：mTORの働きを阻害することで効果を発揮する。
　☆ mTORは、がん細胞の増殖につながる細胞内のシグナル伝達にはたらく。

● **代謝経路**：代謝酵素CYP3A4により代謝され、便中に約80％、尿中に約5％排泄される。

[代表的なレジメン]

● 根治切除不能または転移性の腎細胞がん、膵神経内分泌腫瘍、結節性硬化症に伴う腎血管筋脂肪腫・上衣下巨細胞性星細胞腫：単剤

● 手術不能または再発乳がん：エベロリムス＋内分泌（エキセメスタン）療法

使用時の注意点は？

● **投与方法**：経口（空腹時に内服）
　☆ 分散錠の場合、25mLの飲料水を注いだコップにいれ、3分以上放置し、かき混ぜてから服用。その後、コップに再度25mLの飲料水を注ぎ、残った薬を溶かして服用

● **投与量**：1日1回10mg
　☆ 上記は腎細胞がん・膵神経内分泌腫瘍、結節性硬化症に伴う腎血管筋脂肪腫、手術不能または再発乳がんの場合。他の投与法もある。

● **投与量の調整が必要となる場合**：間質性肺疾患が発現した場合は、症状、重症度などに応じて減量・休薬または中止

● **併用禁忌**：生ワクチン

● **併用注意**：CYP3A4に影響を与える薬品・食品（グレープフルーツを含む食品、セイヨウオトギリソウを含む健康食品やサプリメントなど）、不活化ワクチン

● **注意が必要な患者背景**：肺の間質性陰影、肝機能障害、感染症合併、肝炎ウイルス・結核などの感染（既往を含む）、高齢者

😊 エキスパートからのアドバイス

＊がん患者はうつ病になる可能性が高く、うつ病の処置法としてハーブを使用することがある。ハーブのなかには、CYP3A4に相互作用を示すセイヨウオトギリソウ（セントジョーンズワート）を含むものがある。

＊セイヨウオトギリソウは、本剤の効果を減弱させる可能性があるので、ハーブを使用している患者には注意を促す必要がある。

起こりうる副作用

代表的な副作用

発疹（ほとんどは0〜56日目に出現。28日目までは特に高頻度）	
口内炎（ほとんどは0〜28日目までに出現）	
感染症（投与開始0〜56日目までの発現が多い）	
間質性肺炎（投与開始29〜56日目の発現が多い）	

⬆投与開始　1か月目　2か月目　3か月目　4か月目

特に注意すべき副作用
- 間質性肺疾患
- 感染症
- 口内炎

その他気をつけたい副作用
- 骨髄抑制
- 発疹（高頻度）
- 高血糖・糖尿病の発症または増悪
- B型肝炎ウイルスによる劇症肝炎、肝炎の増悪

ケアのポイント

投与前

① B型肝炎ウイルスによる劇症肝炎、肝炎の増悪の予防
★投与前に、必ずHBs抗原、HBs抗体、HBc抗体等やHBV-DNA量等の検査値を確認する。

② 間質性肺疾患の有無の確認
★投与前に、胸部CT検査、胸部X線検査、KL-6などの間質性肺炎マーカーの確認を実施し、呼吸困難、咳嗽、発熱などの臨床症状の有無を確認する。

投与中

定期的な胸部CT検査の実施、自覚症状の観察（間質性肺疾患の早期発見）
★患者に初期症状（発熱、空咳、労作時の息切れ）を伝え、症状出現時は医療機関への受診について指導する。

[**患者説明・指導のポイント**]

● 本剤を食後に内服すると、薬物効果に影響があるため（CmaxとAUCの低下）、必ず空腹時に内服するように説明する。

● 本剤を飲み忘れた場合の対処方法を説明する。
　※ 2日分まとめて内服しないこと。
　※ 飲み忘れに気づいたら、できるだけ早い空腹時に1日分を内服する。そのときは、翌日に内服する時間に注意する。

● 薬物相互作用が多い薬剤である。他の医療機関を受診するときや、薬局で市販薬を購入するときは、本剤内服中であることを医師や薬剤師に伝えるよう指導する。また、注意しなければいけない食品についても説明する。

● 本剤には免疫抑制効果があり、易感染状態になる。人ごみを避けること、外出時のマスク着用、外出後の手洗い・うがいなど、具体的な感染予防対策を説明する。

● 本剤の免疫抑制効果により、生ワクチンの併用で病原性を現す可能性があるため、生ワクチンとの併用は禁忌であることを説明する。

（宮本　拓）

一般名 **ボルテゾミブ**

商品名 **ベルケイド®**、ボルテゾミブ

投与経路 **点滴静注** **皮下注**

▶血管外漏出による皮膚障害のリスク **低**

▶催吐リスク **最小**

画像提供：
ヤンセンファーマ

どんな薬？

[特徴]

● **作用機序**：プロテアソームに結合し、特異的かつ可逆的に阻害してユビキチン化タンパクを細胞内に蓄積させ、小胞体ストレスを惹起してアポトーシスを誘導する。

  ★ 細胞内で不要になったタンパクは、分解されるように目印が付加（ユビキチン）される。ユビキチン化されたタンパクはプロテアソームで分解される。

  ★ 上記の他、NF-κBの活性化、p.53の分解阻害などによってもアポトーシスが誘導される。

● **代謝経路**：肝代謝。排泄経路などは不明

[代表的なレジメン]

● 再発または難治性の多発性骨髄腫：単剤投与

● 造血幹細胞移植の適応とならない未治療の多発性骨髄腫、再発または難治性の多発性骨髄腫：VMP

● マントル細胞リンパ腫：VCR-CAP

使用時の注意点は？

● **投与方法**：点滴静注あるいは皮下注

● **溶解**：生理食塩液（静注3.0mL、皮下注1.2mL）で溶解

● **投与量**：下表を参照

造血幹細胞移植非適応で未治療の多発性骨髄腫	● 1日1回1.3mg/m² を、1・4・8・11・22・25・29・32日目に投与後、10日間（33〜42日目）休薬。この6週間を1コースとし、4コースまで投与を繰り返す ● 5コース以降は、1日1回、1・8・22・29日目に投与後、13日間（30〜42日目）休薬。この6週間を1コースとし、9コースまで投与を繰り返す

再発または難治性の多発性骨髄腫	● 1.3mg/m² を週2回、2週間（1・4・8・11日目）投与後、10日間（12〜21日目）休薬。この3週間を1コースとし、投与を繰り返す
	● 8コースを超えて継続投与する場合は、以下のいずれかで投与
	  ①上記の用法・用量で投与を継続
	  ②維持療法：週1回、4週間（1・8・15・22日目）投与後、13日間（23〜35日目）休薬。この5週間を1コースとし、投与を繰り返す

😊 エキスパートからのアドバイス

＊再発性多発骨髄腫の患者222名を対象として、皮下注と静注の有効性を見るための国外第Ⅲ相無作為化試験が行われ、皮下注と静注の治療成績は同等であることが証明された。

＊末梢性ニューロパシーの発現率は、静注より皮下注のほうが低かった（Grade3以上の発現率は皮下注7％、静注16％）ため、本剤の投与経路として皮下注が選択されることが多い。

● 投与量の調節が必要になる場合：下表参照

Grade3/4の副作用(末梢性ニューロパシーと神経障害性疼痛を除く)		
副作用発現時の投与量	1.3mg/m²	1.0mg/m²	0.7mg/m²
減量(目安)	1.0mg/m²	0.7mg/m²	投与中止

末梢性ニューロパシーまたは神経障害性疼痛		
副作用Grade	疼痛や機能消失のないGrade1	疼痛を伴うGrade1〜2	疼痛を伴うGrade2〜3
減量(目安)	減量しない	1.3→1.0mg/m² 1.0→0.7mg/m²	休薬。回復後は0.7mg/m²で週1回投与に変更

● 注意が必要な患者背景：間質性肺炎・肺線維症など肺障害の既往歴、肝機能障害、高齢者
HBVキャリアなど

起こりうる副作用

代表的な副作用　　下記以外の副作用出現時期は不定

末梢神経障害 →

投与後7〜21日　　　　　　　　　　　　　　　　　投与後21日以降

汎血球減少

↑投与開始　　　7日目　　　　　　　14日目　　　　　　21日目

特に注意すべき副作用
- 末梢神経障害(特に感覚障害)
- 骨髄抑制(高頻度)

その他気をつけたい副作用
- 肺障害
- 感染症(高頻度)
- 肝機能障害
- B型肝炎ウイルスの再活性化

ケアのポイント

⏱ **投与前**　肺機能、肝機能(肝炎ウイルス感染を含む)、骨髄機能異常の有無の確認
★胸部X線、胸部CT、AST、ALT、γ-GTP、Al-Pと血中ビリルビン、血算値、HBs抗原、HBs抗体、HBc抗体やHBV-DNA量などを確認し、治療が開始できるか、副作用症状の出現予測などを行う。

投与直前　投与経路・投与量の最終確認
★静注と皮下注では投与量(溶解量)が異なるので、必ず確認を行う。

投与中　バイタルサインを含めた全身状態・活動などの観察

投与後　穿刺部位の皮膚の観察
★皮下注射を行った場合、局所注射部位反応が出現する場合がある。ボルテゾミブの休薬や中止に至る場合もあるので、十分に観察する。

[**患者説明・指導のポイント**]

● 末梢神経障害の出現する可能性が高い。足や手のしびれ、痛みまたはヒリヒリ感、知覚過敏、感覚減退、錯感覚、不快感、灼熱感などが出現したら、ただちに医療者に報告するよう説明する。投与量の減量を検討する必要性を説明する。

(菅野かおり)

画像提供：
小野薬品工業

低分子化合物：⑪ プロテアソーム阻害薬

一般名 **カルフィルゾミブ**

商品名 **カイプロリス®**

投与経路 **点滴静注**

▶血管外漏出による皮膚障害のリスク **中** （炎症性）

▶催吐リスク **軽**

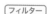

（フィルター）

どんな薬？

[特徴]

● **作用機序**：多発性骨髄腫細胞において、プロテアソームのキモトリプシン様活性を阻害することでタンパク質が分解できずに蓄積し、がん細胞のアポトーシスを誘導する。

　☆ プロテアソームは不要なタンパク質を分解する機構。タンパク質の恒常性維持に重要な役割をもつ。
　☆ 本剤は、ボルテゾミブに耐性を示すがん細胞株でも細胞障害作用を示す。

● **代謝経路**：カルフィルゾミブ代謝経路は加水分解でありCYPの関与は少ない。

[代表的なレジメン]

● **再発または難治性の多発性骨髄腫**：CRd、Cd、DCd

使用時の注意点は？

● **投与方法**：10分かけて急速静注（デキサメタゾン併用療法時は30分の点滴静注）

　☆ 界面活性剤を含む製剤で、表面張力が低下し1滴が小さくなるため、滴数の補正が必要
　☆ 血管外漏出時の特有の対処法はなく、一般的な対処法でよい。

● **溶解**：注射用水（10mg製剤は5mL、40mg製剤は20mL）で溶解して濃度2mg/mLとし、体表面積で計算した必要量を5％ブドウ糖液に希釈する。

　☆ 一部の閉鎖式薬物輸送システムや調整用薬液注入コネクタを用いる場合は、0.2μmのインラインフィルターを使用して調製

● **投与量**：下表参照

　☆ 体表面積が$2.2m^2$を超える患者では、体表面積$2.2m^2$として投与量を算出する。

CRd療法（1コース28日間）	●**1コース**：1・2日目は$20mg/m^2$、8・9・15・16日目は$27mg/m^2$ ●**2〜12コース**：1・2・8・9・15・16日目に$27mg/m^2$ ●**13コース以降**：1・2・15・16日目に$27mg/m^2$
Cd療法（週2回投与）・DCd療法	●**1コース**：1・2日目は$20mg/m^2$、8・9・15・16日目は$56mg/m^2$ ●**2コース以降**：1・2・8・9・15・16日目に$56mg/m^2$

● **投与量の調整が必要となる場合**：下表参照

心障害	●Grade3以上は休薬
間質性肺疾患	●ただちに休薬し、適切な処置（ステロイド治療など）を実施
肝不全・肝機能障害	●Grade3以上は休薬し、肝機能障害改善後1段階減量して再開を検討
急性腎障害	●Ccr>15mL/分で休薬し、回復後に投与を再開 ●透析を要する場合は、再開時の投与量>$20mg/m^2$とし、透析後に投与
腫瘍崩壊症候群	●発現時には投与中止し、高尿酸血症治療薬などを投与
骨髄抑制	●Grade4以上の血小板減少・リンパ球数減少・貧血や、Grade3〜4の好中球減少が生じた場合は休薬 ●血球が回復した場合は減量を検討し再開

● **投与禁忌**：妊婦・妊娠している可能性がある女性

　※胚・胎児発生に関する試験（ウサギ）において胚・胎児の死亡率上昇などが認められている。

● **注意が必要な患者背景**：心障害、重度の肝機能障害（症状が悪化する恐れがある）など

起こりうる副作用

代表的な副作用

		心障害 (3.5%)		

1コース目で高頻度の傾向

| 間質性肺疾患 (1.1%) |
| 肺高血圧症 (0.8%) |
| 肝不全・肝機能障害 (8.0%) |
| 急性腎障害 |
| 高血圧 (14.4%) |

腫瘍崩壊症候群

インフュージョンリアクション

血液毒性	血液毒性	血液毒性	血液毒性

静脈血栓塞栓症

1コース	2コース	3コース	以降

特に注意すべき副作用

- 心障害　　● 急性腎障害　　● 間質性肺疾患
- 肝不全・肝機能障害　　● 腫瘍崩壊症候群（腫瘍量が多い場合など）
- 血液毒性　　● 肺高血圧症　　● インフュージョンリアクション
- 血栓性微小血管症　　● 静脈血栓塞栓症　　● 感染症
- 可逆性白質脳症症候群

その他気をつけたい副作用

- 肺高血圧症（CRd療法よりCd療法で高頻度）
- 高血圧、高血圧クリーゼ

ケアのポイント

 投与前

患者の臓器機能・生活パターンの把握

★さまざまな有害事象が発現する恐れがある。前治療の影響も考慮し、早期に発見・対応できるよう、患者の臓器機能を評価する。

★週2回の点滴静注が必要であるため、治療継続のために日常生活の調整が発生する可能性がある。患者の生活パターンを理解し、治療継続できるための通院方法、時間などについて患者とともに検討する。

投与中

定期的な血液検査、身体所見の観察、セルフケア指導

★血液データでモニタリングできる血液毒性、肝機能（AST/ALT、ビリルビン値、γ-GPT）などは継続的に評価する。

★1コース目には、腫瘍崩壊症候群、インフュージョンリアクション、肝機能障害、急性腎不全などが起こりうるため、発熱、呼吸症状、溢水症状など身体所見の観察を行う。自宅でも患者がモニタリングでき、異変時に対応できるよう治療日誌などを用いて患者指導を行う。

😊 エキスパートからのアドバイス

＊本剤は、ボルテゾミブに比べ、プロテアソームのサブユニットへの結合特異性の違いから便秘や末梢神経障害などの副作用は少ない。一方で、高齢者による臓器機能の低下や心機能障害の既往歴のある患者などは心機能障害や高血圧など異なる副作用が発現する。

＊同じ分類の薬剤ではあるが、それぞれの特徴を理解し注意深くモニタリングを行う必要がある。

（村上富由子）

一般名 **イキサゾミブ**クエン酸

商品名 **ニンラーロ®**

画像提供：
武田薬品工業

投与経路 経口

▶血管外漏出による皮膚障害のリスク **なし**

▶催吐リスク **軽**

どんな薬？

[特徴]

● **作用機序**：プロテアソームのβ5サブユニットという部分に結合し、活性を阻害することで腫瘍細胞のアポトーシスを誘導する。

★ プロテアソームは不要なタンパク質を分解する機構。タンパク質の恒常性維持に重要な役割をもつ。

● **代謝経路**：イキサゾミブの代謝には主にCYP以外のタンパクが関与していることが示唆されている（※相互作用では注意が必要）。主要な消失経路は代謝であると考えられている。

[代表的なレジメン]

● **再発または難治性の多発性骨髄腫**：イキサゾミブ＋レナリドミド＋デキサメタゾン

● **多発性骨髄腫における維持療法**：単剤投与

使用時の注意点は？

● **投与方法**：経口（空腹時）

★ 食事によりAUCが低下するため、食事の1時間以上前または2時間後に服用するよう指導する。

★ 飲み忘れた場合、次の服用予定まで3日間（72時間）以上あれば、1回分の内服が可能。72時間未満の場合は、内服せずスキップ

● **投与量**：再発または難治性の多発性骨髄腫では、1日1回4mgを週1回投与とし、28日サイクルの1・8・15日目に投与して13日間休薬

● **投与量の調整が必要となる場合**：下表参照

血小板減少 （開始時の基準は75,000/mm³）		● 血小板＜3万/mm³に減少した際は一時休薬 ● 回復後、1段階減量して投与を再開できる
皮膚障害 皮膚粘膜眼症候群 が出現しうるため 異常時は投与中止	Grade2	抗ヒスタミン薬・副腎皮質ステロイド薬の外用剤などの対症療法が推奨される
	Grade3	Grade1以下に回復するまで休薬
	Grade4	● 投与中止
末梢神経障害		● 疼痛を伴うGrade1または疼痛を伴わないGrade2：ベースラインまたは疼痛を伴わないGrade1以下に回復するまで休薬（回復後、同一用量で投与を再開できる） ● 疼痛を伴うGrade2またはGrade3：ベースラインまたはGrade1以下に回復するまで休薬（回復後、1段階減量して投与を再開できる） ● Grade4：投与中止

● **併用注意**：リファンピシン、フェニトイン、セントジョーンズワートなど

★ CYP3A4誘導薬と併用すると、本剤の血中濃度が低下し、効果が減弱する恐れがある。

- ● **注意が必要な患者背景**：腎・肝機能障害、生殖能を有する患者など
- ● **前投与**：抗ウイルス薬の予防投与
  - ★ ヘルペスウイルス感染により帯状疱疹が出現する恐れがある。

起こりうる副作用

代表的な副作用

血小板減少	血小板減少	血小板減少	血小板減少
下痢			
悪心・嘔吐			
皮膚障害(瘙痒症・斑状丘疹上皮疹)			
末梢神経障害			
感染症(特にヘルペスウイルス感染)			
1コース	2コース	3コース	以降

特に注意すべき副作用

- ● 血小板減少症
- ● 皮膚障害(皮膚粘膜眼症候群：Stevens-Johnson症候群含む)
- ● 末梢神経障害：末梢性感覚ニューロパチー、末梢性ニューロパチーなど

その他気をつけたい副作用

- ● 重度の下痢
- ● 感染症(帯状疱疹、肺炎)

ケアのポイント

投与前
① 投与可否の判断(好中球数、血小板数、非血液毒性の評価)
② 副作用に関する説明
★血小板減少・好中球減少・皮膚障害・末梢神経障害は、休薬・減量・中止基準が設けられているため、期間中の症状変化と出現時の対応について、患者へ説明が必要である。

投与中
副作用対策(適切な支持療法の実施)
★悪心・嘔吐(主にGrade1〜2)は5HT₃受容体拮抗薬、皮膚障害は抗ヒスタミン薬・ステロイド薬、下痢は止瀉薬などにより管理が可能である。
★用量調整が必要な副作用症状を評価し、適切に減量、休薬の対応を行う。

😊 エキスパートからのアドバイス

＊本剤は、経口のプロテアソーム阻害薬である。長期的な治療においては、薬剤投与のための頻回な通院などを減らすことができるため、利便性は向上する。

＊多発性骨髄腫にはさまざまな経口薬の多剤併用レジメンがあり、それぞれ投与スケジュールなどが異なるため、管理が複雑となる。治療を継続するためには患者のアドヒアランスも影響するため、適切な投与管理ができるよう患者への動機づけや支援を継続的に行うことが重要である。

(村上富由子)

一般名 **タゼメトスタット**臭化水素酸塩

商品名 **タズベリク®**

画像提供：
エーザイ

投与経路 経口

▶血管外漏出による皮膚障害のリスク **なし**

▶催吐リスク **軽** に準じる

どんな薬？

[**特徴**]

● **作用機序**：詳細な作用機序は解明されていない。
  ★ EZH2はヒストンH3の27番目（H3K27）に対するヒストンメチル基転移酵素であり、変異型EZH2のメチル化活性を阻害することで、H3K27などのメチル化を阻害し、細胞周期停止およびアポトーシス誘導を生じさせることにより、腫瘍増殖抑制作用を示すと推測されている。
  ★ 本剤は、EZH2を選択的かつ可逆的に阻害する経口のEZH2阻害薬である。

● **代謝経路**：主に肝臓（代謝酵素CYP3A4が関与）で代謝され、便中（79％）や尿中（15％）に排泄される。

[**代表的なレジメン**]

● **再発または難治性のEZH2遺伝子変異陽性の濾胞性リンパ腫（標準的な治療が困難な場合）**：単剤投与
  ★ 濾胞性リンパ腫のうち7～27％にEZH2遺伝子に変異を有すると報告されている。

使用時の注意点は？

● **投与方法**：経口（食事に関係なく、決まった時間に服用）
  ★ 飲み忘れたときは、1回分はスキップし、次の服用時に1回量を服用する（2回量は内服しない）。

● **投与量**：1回800mg/回（4錠）を1日2回経口投与。1コースを28日として連続投与
  ★ 8時間以上あけて1日2回2回服用する。

● **投与量の調整が必要となる場合**：Grade2・3の副作用出現時は、Grade1以下に回復するまで休薬
  ★ 悪心・嘔吐・下痢の場合は、適切な支持療法を行い、コントロールができない場合に休薬する。
  ★ 好中球数750/mm³未満の場合は休薬し、回復後は1段階減量して再開する。
  ★ 感染症を疑う所見があれば、早期に休薬し、感染症治療を行う。

● **併用注意**：下表参照

CYP3A4阻害薬	● フルコナゾール、グレープフルーツジュース ● これらの薬剤がCYP3Aを阻害するため、本剤の血中濃度が上昇しうる
CYP3A4の基質となる薬剤	● ミダゾラム、トリアゾラム、経口避妊薬 ● 本剤がCYP3Aを誘導するため、これらの薬剤の血中濃度が低下しうる
CYP2C8の基質となる薬剤	● レパグリニド、モンテルカスト、ピオグリタゾンなど ● 本剤がCYP2C8を阻害するため、これらの薬剤の血中濃度が上昇しうる

● **注意が必要な患者背景**：中等度以上の肝機能障害（血中濃度が上昇する可能性）、妊婦・妊娠の可能性（催奇形性など生殖毒性を有する）など

代表的な副作用

	好中球減少		
	リンパ球減少		
	血小板減少		
	感染症		
味覚障害			
光線過敏症			
			二次がん

| 1コース | 9コース | 18コース | 以降 |

特に注意すべき副作用	その他気をつけたい副作用
● 骨髄抑制	● 二次がん：骨髄異形成症候群、急性骨髄性白血病
● 感染症：ニューモシスチス・イロベチイ肺炎、	など（中央値308日）
サイトメガロウイルス感染症など	● 味覚異常　● 倦怠感・疲労　● 皮疹

ケアのポイント

投与前

① *EZH2*遺伝子検査

★がん組織を用いて*EZH2*遺伝子検査を行い、*EZH2*遺伝子変異陽性であることを確認する。

② 副作用対策の指導

★日光への長期的な曝露を控える対策（日焼け止め、サングラス、日の当たらない服装を着用するなど）を行うことを指導する。

★起こり得る症状と予防行動について説明する。特に重症化リスクの高い感染症、出血などについては対応について説明を行う。

③ 服薬指導

★薬剤歴や嗜好を確認し、併用注意薬などがないか確認する。

★内服しやすく継続できる時間帯について話し合う。他の家族などが誤って服用しないよう、管理方法についても指導する。

④ 医療サービスに関する説明

★1コースにかかる費用が高額となる。医療費の説明を行い、高額療養費制度など必要な医療サービスについて説明を行う。

投与中

副作用モニタリング（定期的な検査、自覚症状の確認）

★1コースの15・28日に血液データや心電図検査を行い、血球減少の推移、心機能について評価を行う。Grade評価に応じて投与量の調整に必要性について医師へ報告・相談を行う。

★気になる自覚症状について問診を行う。味覚障害などに対しては、どのような味覚に変化がみられているか確認し、食事の工夫について話し合う。

😊 **エキスパートからのアドバイス**

＊長期的に服用を継続する薬剤であるため、治療期間中に、さまざまなライフイベントや外出先での体調不良などが起こることも想定される。

＊かかりつけの病院以外の医療機関に受診することも考えられるため、自身で治療内容や経過が発信できるよう、治療日誌などを活用し、来院時に患者とともに評価をしていく。

（村上富由子）

3

分子標的薬 低分子化合物

低分子化合物：⑬ PARP阻害薬

一般名 **オラパリブ**

商品名 **リムパーザ®**

投与経路 `経口`
▶血管外漏出による皮膚障害のリスク `なし`
▶催吐リスク `軽`

画像提供：
アストラゼネカ

どんな薬？

[特 徴]
● **作用機序**：細胞死やDNAの修復に関与するPARP（ポリ ADP-リボシル化酵素）を阻害することによってDNA損傷が修復されず細胞死に至る。
　★ がん抑制遺伝子である*BRCA*1/2遺伝子の変異があるがんでは、PARPの発現が増加している。
● **代謝経路**：主に肝臓で代謝される。
　★ 主な代謝酵素は、CYP3A4・CYP3A5である。

[代表的なレジメン]
● **乳がん、前立腺がん、膵がん、卵巣がん**：単剤投与
● **相同組換え修復欠損を有する卵巣がん**：ベバシズマブ＋オラパリブ
　★ 相同組換え修復：ダメージを受けたDNAを修復するしくみの1つ

使用時の注意点は？

● **投与方法**：経口
　★ 食事による影響はないため、服用するのは、空腹時でも食後でもよい。
● **投与量**：1回300mg（150mg錠を2錠）を1日2回
● **投与量の調整が必要となる場合**：下表参照

貧血	●ヘモグロビン値がGrade3〜4：ヘモグロビン値≧9g/dLに回復するまで最大4週間休薬。2回目以降の再投与時は減量・分割投与を考慮
好中球減少	●Grade3〜4：Grade1以下に回復するまで休薬。2回目以降の再投与時は減量・分割投与を考慮
血小板減少	●Grade3〜4：Grade1以下に回復するまで最大4週間休薬。再開時は減量しない
上記以外の副作用	●Grade3〜4：Grade1以下に回復するまで休薬。再開時は減量しない

● **禁忌**：本剤の成分に対する過敏症の既往歴
● **併用注意**：強いCYP3A阻害薬（イトラコナゾールなど）、中程度のCYP3A阻害薬（シプロフロキサシンなど）、CYP3A誘導薬（リファンピシンなど）、グレープフルーツ含有食品
● **注意が必要な患者背景**：腎機能障害、肝機能障害、生殖能を有する患者
　★ 妊婦または妊娠している可能性のある女性には推奨されない。

起こりうる副作用

代表的な副作用 （単剤投与の場合）　　ベバシズマブを併用した場合、高血圧症とタンパク尿も出現しうる

貧血(初回発現までの期間中央値1.25ヵ月)			
好中球減少(初回発現までの期間中央値2.17ヵ月)			
血小板減少(初回発現までの期間中央値0.49ヵ月)			
間質性肺炎			
悪心・嘔吐			
疲労・無力感			

⬆投与開始　　　1か月　　　　　　　　　3か月　　　　　　　　　　　6か月

特に注意すべき副作用	その他気をつけたい副作用
○ 貧血	○ 悪心・嘔吐
○ 好中球・血小板減少	○ 下痢
○ 間質性肺疾患	○ 食欲減退
	○ 味覚異常
	○ 疲労・無力症
	★二次がん(骨髄異形成症候群、急性骨髄性白血病など)が発生したという報告がある

ケアのポイント

投与前
① 適応の有無を確認
★がんゲノムパネル検査またはコンパニオン診断による*BRCA*1/2遺伝子の生殖細胞変異の有無を確認

② 血液データ(血算、肝機能、腎機能)の確認

投与中
① 血液データ(血算、肝機能、腎機能)の定期的な確認
② 服薬確認(スケジュールどおりに服薬できているか)
③ 副作用症状のモニタリング

[**患者説明・指導のポイント**]

● 妊娠可能な女性に対しては、本剤投与中～投与終了後一定期間は適切な避妊法を用いるよう指導する。

● 患者以外(家族など)が誤って服用しないように、厳重に管理することを説明する。

😊 エキスパートからのアドバイス

＊本剤はフィルムコートされているので、安易にピルカッターなどで粉砕すると、他者への薬剤曝露の危険があることを指導する。

（菅野かおり）

一般名 **ニラパリブ**トシル酸塩水和物

商品名 **ゼジューラ®**

画像提供：
武田薬品工業

投与経路 `経口`

▶血管外漏出による皮膚障害のリスク `なし`

▶催吐リスク `不明`（低いとされる）

どんな薬？

[特徴]

● **作用機序**：正常な細胞では、DNA複製時に二本鎖切断が起こり、相同組換えによって修復される。相同組換え修復欠損（HRD）を有する卵巣がんに対しては、DNAの修復に関与するPARP（ポリADP-リボシル化酵素）を阻害することによって二本鎖切断を修復できなくし、細胞死に至らしめる。
   ★ BRCA遺伝子変異の有無に関係なく有効

● **代謝経路**：主に肝臓で代謝される。
   ★ 主な代謝酵素はカルボキシエステラーゼである。

[代表的なレジメン]

● **卵巣がん**：単剤投与
   ★ 適応となるのは、卵巣がん初回化学療法後の維持療法、白金系抗がん薬感受性の再発卵巣がんにおける維持療法、白金系抗がん薬感受性の相同組換え修復欠損を有する再発卵巣がん

使用時の注意点は？

● **投与方法**：経口
   ★ 食事による影響はないため、服用するのは、空腹時でも食後でもよい。

● **保存方法**：2～8℃（冷蔵）、遮光保存

● **投与量（成人）**：1日1回200mg
   ★ 初回投与前の体重が77kg以上、かつ、血小板数150,000/μL以上の成人には、1日1回300mgを投与する。

● **投与量の調整が必要となる場合**：下表参照

貧血 （ヘモグロビン値8g/dL未満）	●ヘモグロビン値≧9g/dLに回復するまで最大28日間休薬。28日間で改善しない場合は中止。再開時は1レベル減量
好中球減少 （1,000/μL未満）	●好中球数1,500/μL以上に回復するまで最大28日間休薬。28日間で改善しない場合は中止。再開時は1レベル減量
血小板減少 （血小板数100,000/μL未満）	①初回発現時100,000/μL以上に回復するまで最大28日間休薬。28日間で改善しない場合は中止。再開時は同量または1レベル減量 ②2回目の発現時：休薬目安は①と同等。再開時は1レベル減量
上記以外の副作用 （Grade3～4）	●ベースラインまたはGrade1以下に回復するまで最大28日間休薬。28日間で改善しない場合は中止。再開時は1レベル減量

● **投与禁忌**：本剤の成分に対する過敏症の既往歴

● **注意が必要な患者背景**：高血圧症の既往、中等度以上の肝機能障害（総ビリルビン値が基準値上限の1.5倍超）、生殖能を有する患者など
　★ 妊婦または妊娠している可能性のある女性には推奨されない。

起こりうる副作用

代表的な副作用（単剤投与の場合）

貧血（初回発現までの期間中央値29日）						
好中球減少（初回発現までの期間中央値23日）						
血小板減少（初回発現までの期間中央値22日）						
高血圧（初回発現までの期間中央値56.5日）						
悪心・嘔吐						
疲労・無力感（初回発現までの期間中央値23日）						

| ↑投与開始 | 1か月 | 2か月 | 3か月 | 4か月 | 5か月 | 6か月 |

特に注意すべき副作用
- 骨髄抑制
- 高血圧
- 可逆性後白質脳症候群
- 間質性肺炎

その他気をつけたい副作用
- 頭痛
- 不眠症
- 悪心・嘔吐
- 便秘
- 食欲減退
- 下痢
- 疲労・無力症

★ 二次がん（骨髄異形成症候群、急性骨髄性白血病など）が発生したという報告がある

ケアのポイント

投与前
① 適応であるかの確認
　★相同組換え修復欠損（HRD）検査を受ける必要がある。
② 血液データ（血算、肝機能、腎機能）の確認
③ 服薬スケジュールに関する説明の実施

投与中
① 血液データ（血算、肝機能）、血圧や心拍数の定期的な確認
② 服薬状況の確認
　★スケジュールどおりに服薬できているか確認する。
② 副作用症状のモニタリング

[**患者説明・指導のポイント**]
● 妊娠可能な女性に対しては、本剤投与中〜投与終了後一定期間は適切な避妊法を用いるよう指導する。
● 薬剤の保管方法について説明する。

😊 エキスパートからのアドバイス

＊本剤は、2〜8℃の冷蔵で遮光保存する必要がある。
＊患者以外の他者が誤飲しないように、個別に保管することを説明する。

（菅野かおり）

免疫チェックポイント阻害薬

免疫チェックポイント阻害薬の作用（イメージ）

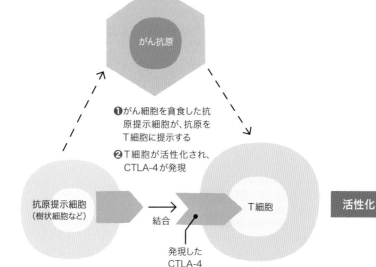

がん抗原

❶がん細胞を貪食した抗原提示細胞が、抗原をT細胞に提示する

❷T細胞が活性化され、CTLA-4が発現

抗原提示細胞（樹状細胞など）

結合

T細胞

活性化

発現したCTLA-4

代表的な免疫チェックポイントとリガンド（受容体）

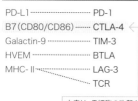

PD-L1	PD-1
B7（CD80/CD86）	CTLA-4
Galactin-9	TIM-3
HVEM	BTLA
MHC-Ⅱ	LAG-3
	TCR

本来は、T細胞の攻撃を抑制する方向にはたらく

CTLA-4阻害薬（p.308）

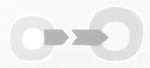

抗原提示細胞との結合が変化したことで、攻撃力を失ったT細胞のはたらきを復活させる（T細胞の活性化を促進）

- T細胞（リンパ球の一種）を活性化させることで、がん細胞の免疫逃避（T細胞の攻撃をかわして増殖してしまう仕組み）を阻害し、がん細胞を死に至らしめる薬剤
- 免疫が高まりすぎてしまうと、免疫関連の副作用（irAE）と呼ばれる種々の症状が生じる

がんの免疫逃避機構

- T細胞のPD-1と、がん細胞のPD-L1が結合してしまうと、T細胞によるがん細胞への攻撃が弱まってしまう
- その結果、がん細胞の無秩序な増殖が生じる

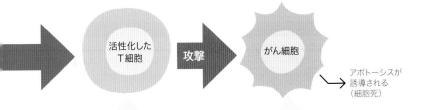

活性化した
T細胞

攻撃

がん細胞

アポトーシスが
誘導される
（細胞死）

PD-1阻害薬 (p.298)

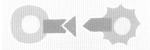

活性化したT細胞に結合して免疫逃避
できないようにする

PD-L1阻害薬 (p.302)

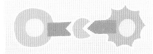

がん細胞に結合して免疫逃避できない
ようにする

一般名 ニボルマブ

商品名 オプジーボ®

画像提供：
小野薬品工業

投与経路 `点滴静注`

▶血管外漏出による皮膚障害のリスク `低`

▶催吐リスク `最小`

`フィルター`

どんな薬？

[特徴]

● **作用機序**：PD-1 と、そのリガンドである PD-L1 および PD-L2 との結合を阻害し、がん抗原特異的なT細胞の増殖・活性化・細胞傷害活性の増強などにより腫瘍増殖を抑制すると考えられる。

　★ 本剤は、世界初のヒト PD-1 に対するヒト IgG4 モノクローナル抗体である。
　★ 化学的な特徴：劇薬、遮光・冷所（2～8℃）保存、pH5.5～6.5、泡立ちやすい。

● **代謝経路**：タンパク質代謝と推定される。

[代表的なレジメン]

● 単剤投与、イピリムマブ＋ニボルマブ、カボザンチニブ＋ニボルマブ

　★ **適応**：悪性黒色腫、非小細胞肺がん（切除不能な進行・再発例）、腎細胞がん（根治切除不能または転移例）、古典的ホジキンリンパ腫（再発または難治例）、頭頸部がん（再発または遠隔転移を有する例）、胃がん（治癒切除不能な進行・再発例）、悪性胸膜中皮腫（切除不能な進行・再発例）、MSI-High を有する結腸・直腸がん（がん薬物療法後に増悪した治癒切除不能な進行・再発例）、食道がん（がん薬物療法後に増悪した根治切除不能な進行・再発例、術後補助療法）、原発不明がん

使用時の注意点は？

● **投与方法**：30分以上かけて点滴静注

　★ 点滴時間は、悪性胸膜中皮腫患者を対象とした臨床試験結果と母集団薬物動態解析結果より本剤の曝露量と有効性及び安全性の関連を検討した結果から設定されている。

● **溶解・調製**：0.35mg/mL 以上となるように希釈

　★ 1回投与量が240mgよりも多い場合には、体重30kg以上の患者には150mL以下、体重30kg未満の患者には100mL以下とする。
　★ 患者に投与されるエンドトキシンの総量（本剤・希釈液中）が、発熱誘起エンドトキシン量（1時間あたり5.0EU/kg）を超えないようにするため、希釈時の総液量が制限されている。

● **投与量・投与スケジュール（単剤投与時）**：1回240mgを2週間間隔、または、1回480mgを4週間間隔で投与

　★ 他の抗がん薬と併用する場合、投与量や投与スケジュールが異なる場合がある。

● **投与器材の注意点**：投与時は、インラインフィルター（0.2または0.22μm）を使用

● **併用注意**：ワクチン（生ワクチン、弱毒生ワクチン、不活化ワクチン）

● **注意が必要な患者背景**：自己免疫疾患や間質性肺疾患（既往含む）、臓器移植歴（造血幹細胞移植含む）、結核（既往含む）、妊娠する可能性のある女性（避妊が必要）など

起こりうる副作用

代表的な副作用

重篤な血液障害 (投与している間はずっと)

重症筋無力症、心筋炎、筋炎、横紋筋融解症 (500日以内でいつでも)

内分泌障害 (投与初期〜200日ごろ)

―肝障害 (開始〜1か月程度)

――1型糖尿病 (2〜3か月ごろ)

―重度の皮膚障害 (開始当初)

―消化器症状 (下痢、悪心)

⬆投与開始	50日目	100日目	150日目	200日目

特に注意すべき副作用

重症筋無力症	間質性肺疾患	脳炎
心筋炎	大腸炎、小腸炎	重度の皮膚障害
筋炎	重度の下痢	静脈血栓塞栓症
横紋筋融解症	甲状腺機能障害	インフュージョンリアクション
1型糖尿病	下垂体機能障害	血球貪食症候群
重篤な血液障害	神経障害	結核
肝障害	腎障害	膵炎
内分泌障害	副腎障害	

その他気をつけたい副作用

- 消化器症状 (下痢、悪心など)
- 疲労
- 無力症
- 食欲減退
- 関節痛
- 瘙痒症、発疹

ケアのポイント

投与前 既往歴の確認

★免疫に関連すると推察される副作用 (甲状腺機能低下症、乾癬、下痢・大腸炎など) が認められているため、自己免疫疾患の既往の有無を確認する。

★投与によって結核を発症したとの報告があるため、結核の感染や既往の有無を確認する。

投与中 副作用のマネジメント

★投与中〜投与終了後、一定期間の適切な避妊法を遵守する。

★生ワクチンや弱毒生ワクチン、不活化ワクチンを投与した場合、過度の免疫反応が生じうる。

[患者説明・指導のポイント]

● **ワクチン接種**：免疫機能が高まっているため、ワクチン (生ワクチン、弱毒生ワクチン不活化ワクチン) 投与後は過度の免疫反応による症状が出る場合があるので注意する。

● 免疫関連有害事象には、高血糖など緊急処置が必要なものもあるので、患者・家族に副作用と対処方法、緊急連絡先などを説明する。

🔘 エキスパートからのアドバイス

※併用薬剤は、患者のPD-L1発現率 (PD-L1を発現した腫瘍細胞が占める割合) を考慮し、組織型によって選択する必要がある。

(森 玄)

一般名 ペムブロリズマブ

商品名 キイトルーダ®

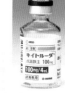

画像提供：MSD

投与経路 **点滴静注**

▶血管外漏出による皮膚障害のリスク **低** に準じる

▶催吐リスク **最小**

フィルター

どんな薬？

[特 徴]

● **作用機序**：抗PD-1抗体である。PD-1とそのリガンド(PD-L1、PD-L2)の結合を阻害することで、腫瘍特異的な細胞傷害性T細胞を活性化させ、腫瘍増殖を抑制すると考えられる。

● **代謝経路**：一般的なタンパク分解過程によりアミノ酸に分解される。

[代表的なレジメン]

単剤投与	● 悪性黒色腫 ● がん薬物療法後に増悪した尿路上皮がん ● がん薬物療法後に増悪したMSI-Highを有する固形がんや結腸・直腸がん ● PD-L1陽性(TPS≧1%)非小細胞肺がん ● がん薬物療法後に増悪したPD-L1陽性(CPS≧10)食道扁平上皮がん ● 再発・難治性の古典的ホジキンリンパ腫 ● 再発または遠隔転移を有する頭頸部がん
高頻度マイクロサテライト 不安定性(MSI-High)	● がん薬物療法後に増悪したMSI-Highを有する結腸・直腸がん
ペムブロリズマブ+CDDP またはCBDCA+Pem	● 非小細胞肺がん(非扁平上皮がん)
ペムブロリズマブ+CBDCA+weekly PTX またはweekly nabPTX	● 非小細胞肺がん(扁平上皮がん)
ペムブロリズマブ+CBDCA+GEM	● PD-L1陽性(CPS≧10)のトリプルネガティブ乳がん
ペムブロリズマブ+PTX またはweekly nabPTX	
ペムブロリズマブ+アキシチニブ	● 腎細胞がん(根治切除不能または転移例)
ペムブロリズマブ+CDDP+5-FU	● 食道がん(根治切除不能な進行・再発例)
ペムブロリズマブ+レンバチニブ	● 子宮体がん(がん薬物療法後に増悪した進行・再発例)

使用時の注意点は？

● **投与方法**：30分かけて点滴静注。同一の点滴ラインを使用して他剤を同時投与しない。

● **溶解**：バイアル(100mg/4mL/V)から必要量を抜き取り、生理食塩液か5%ブドウ糖液の点滴バッグに注入し、最終濃度1～10mg/mLとする。

　★ 点滴バッグをゆっくり反転させて混和する(過度に振盪すると、タンパク質性の粒子が出現することがある)。
　★ 希釈液は、25℃以下で6時間以内または2～8℃で96時間以内に使用する。

● **投与器材の注意点**：0.2～5μmのインラインフィルターを使用して投与

● **投与量**：1回200mg/kgを3週間間隔、または1回400mg/kgを6週間間隔で投与

　★ 悪性黒色腫の術後補助療法の場合は、投与期間は12か月間までとする。

- **投与量の調整が必要となる場合**：免疫関連有害事象（irAE）が発現したら、Gradeに応じて休薬または中止
- **注意が必要な患者背景**：自己免疫疾患の既往歴、間質性肺疾患（既往歴含む）、臓器移植歴（血液細胞移植歴を含む）、結核（既往含む）、高齢者、妊娠する可能性のある女性など

起こりうる副作用

代表的な副作用

irAE発現時はGradeに応じて休薬または中止

―インフュージョンリアクション

間質性肺炎、重度の下痢・大腸炎、甲状腺機能障害、肝機能障害、1型糖尿病、発疹・瘙痒症

骨髄抑制（薬物療法併用時）

悪心・嘔吐（薬物療法併用時）

便秘（薬物療法併用時）　　　　　　　　　脱毛（薬物療法併用時）

↑投与開始	8日目	15日目	22日目

特に注意すべき副作用				その他気をつけたい副作用
重度の皮膚障害	間質性肺炎	大腸炎	重度の下痢	薬物療法併用時の発熱性好中球減少症
膵炎	肝機能障害	インフュージョンリアクション		
神経障害	下垂体・副腎・甲状腺機能障害	1型糖尿病		類天疱瘡
腎障害	横紋筋融解症	筋炎	重症筋無力症	結核
重篤な血液障害	心筋炎	脳炎	髄膜炎	

ケアのポイント

投与前　臓器機能と既往歴の把握

★自己免疫疾患の合併や既往歴、間質性肺疾患や既往歴の有無を確認する（免疫関連、間質性肺疾患の発現や増悪が起こる可能性があるため）。

★腎機能、肝機能、甲状腺・副腎・下垂体機能を把握する。

投与中　インフュージョンリアクションの有無を確認

投与後　免疫関連有害事象（irAE）による症状の有無と検査値の確認

★irAEは投与早期～治療終了後にも発現する可能性を患者に説明する。

[患者説明・指導のポイント]
- 患者にインフュージョンリアクションの可能性を説明し、早期発見・対応の協力を得る。
- irAEが起こる可能性があることを患者に伝える。治療日誌を活用するなど体調確認を行い、症状の早期発見・対応の必要性を説明する。
  - ＊ irAEは投与早期～治療終了後も発現する可能性があるため、注意が必要であることを繰り返し説明し、注意を促す。

😀 エキスパートからのアドバイス

＊非小細胞肺がん、乳がん、頭頸部がん、食道扁平上皮がんでは、PD-L1発現で治療選択が異なる。併用療法によって治療スケジュールが複雑になるだけでなく、併用薬の特徴的な薬物有害反応が発現する可能性がある。患者の理解度、生活背景をふまえて、薬剤の特徴、治療スケジュール、副作用と対策など説明し、看護師として意思決定支援を行う。

＊末梢神経障害はタキサン系抗がん薬併用時に発現するが、免疫関連神経・筋障害の症状としても起こり得る。免疫関連神経・筋障害は重症化しうるため、症状の程度、筋力低下、呼吸困難、CK上昇などの確認を行う。

＊さまざまなirAEが発現するため、各臓器の専門医、メディカルスタッフとの連携が必要である。

（高橋美知枝）

一般名 デュルバルマブ

商品名 イミフィンジ®

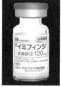

画像提供：
アストラゼネカ

投与経路 [点滴静注]

▶ 血管外漏出による皮膚障害のリスク [低] に準じる

▶ 催吐リスク [最小]

[フィルター]

どんな薬？

[**特徴**]

● **作用機序**：抗PD-L1抗体であり、腫瘍細胞上のPD-L1とその受容体であるTリンパ球上の PD-1との結合を阻害することにより、抗腫瘍免疫応答を増強し、腫瘍増殖を抑制すると考えられている。

● **代謝経路**：生体内で小さなペプチドやアミノ酸へ分解された後に排泄されるか、タンパク質やペプチドに再利用され取り込まれると考えられている。

[**代表的なレジメン**]

● **非小細胞肺がん**：単剤投与

 ★ 適応となるのは「切除不能な局所進行の非小細胞肺がんにおける根治的化学放射線療法後の維持療法」とされている。

● **進展型小細胞肺がん**：CDDP＋VP-16＋デュルバルマブ、CBDCA＋VP-16＋デュルバルマブ

使用時の注意点は？

● **投与方法**：60分以上かけて点滴静注。同一の点滴ラインを使用して他剤を同時投与しない。

● **溶解**：必要量をバイアルから抜き取り、生理食塩液または5％ブドウ糖液の点滴バッグに注入し、最終濃度を1～15mg/mLとする。

 ★ 点滴バッグをゆっくり反転させて混和すること、希釈液を凍結又は振盪させないことがポイント

 ★ 調製後、2～8℃では24時間以内、室温では12時間以内に投与を開始する。

● **投与器材の注意点**：0.2または0.22μmのインラインフィルターを使用して投与

● **投与量**：下表参照

レジメン	投与量
非小細胞肺がん （根治的化学放射線療法後の維持療法）	● 1回10mg/kg（体重）を2週間間隔で投与 ● 投与期間は12か月間まで
CDDP＋VP-16＋デュルバルマブ CBDCA＋VP-16＋デュルバルマブ	● 1回1,500mgを3週間間隔で4回投与（維持療法では4週間間隔で病勢進行まで単剤投与） ● 体重30kg以下の場合は1回投与量20mg/kg

● **投与量の調整が必要となる場合**：免疫関連有害事象（irAE）が発現したら、Gradeに応じて休薬または中止

● **注意が必要な患者背景**：自己免疫疾患（既往歴含む）、間質性肺疾患（既往歴含む）、高齢者、妊娠する可能性のある女性患者（避妊が必要）、小児、妊婦、授乳婦など

代表的な副作用

irAE発現時はGradeに
応じて休薬または中止

―インフュージョンリアクション

| 間質性肺疾患(放射線肺臓炎含む) |
| 腸炎・重度の下痢 |
| 甲状腺機能障害 |
| 肝機能障害 |
| 1型糖尿病 |
| 発疹・瘙痒症 |
| 骨髄抑制(薬物療法併用時) |

| ↑投与開始 | 8日目 | 15日目 | 22日目 |

特に注意すべき副作用

- 間質性肺疾患(放射線肺臓炎含む)
- 甲状腺機能障害
- 1型糖尿病
- 横紋筋融解症
- インフュージョンリアクション
- 副腎機能障害
- 肝機能障害
- 心筋炎
- 重度の下痢
- 下垂体機能障害
- 腎障害
- 重症筋無力症
- 免疫性血小板減少性紫斑病
- 大腸炎
- 肝炎
- 筋炎

その他気をつけたい副作用

- 薬物療法併用時の発熱性
  好中球減少症

ケアのポイント

投与前 臓器機能、既往歴の確認
- ★自己免疫疾患の合併や既往歴、間質性肺疾患や既往歴の有無を確認する(免疫関連、間質性肺疾患の発現や増悪が起こる可能性があるため)。
- ★腎機能、肝機能、甲状腺・副腎・下垂体機能を把握する。

投与中 インフュージョンリアクションの有無を確認

投与後 免疫関連有害事象(irAE)による症状の有無、検査値の確認
- ★irAEは投与早期〜治療終了後にも発現する可能性を患者に説明する。

[患者説明・指導のポイント]
- ● 患者にインフュージョンリアクションが起こる可能性を説明し、早期発見・対応の協力を得る。
- ● irAEが起こりうることを患者に伝え、治療日誌を活用するなど体調確認を行い、症状の早期発見・対応の必要性を説明する。
  - ★ irAEは投与早期〜治療終了後も発現する可能性があるため、注意が必要であることを繰り返し説明し、注意を促す。

😊 エキスパートからのアドバイス

＊本剤は、根治的化学放射線療法後の維持療法に使用されるため、間質性肺炎(放射線肺臓炎を含む)に注意が必要である。咳嗽(特に乾性咳嗽)、呼吸困難、息切れ、発熱の有無を確認する。患者に注意を促し、症状出現時はすみやかに受診するように説明する。

＊さまざまなirAEが発現するため、各臓器の専門医、メディカルスタッフとの連携が必要である。

(高橋美知枝)

一般名 **アテゾリズマブ**

商品名 テセントリク®

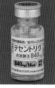
画像提供：
中外製薬

投与経路 **点滴静注**

▶血管外漏出による皮膚障害のリスク **低** に準じる

▶催吐リスク **最小**

どんな薬？

[**特徴**]

● **作用機序**：PD-L1 と結合し、T 細胞上に発現する PD-1・B7-1 と PD-L1 との結合を阻害し、T 細胞を活性化することにより抗腫瘍効果を発揮すると考えられている。

　★ 本剤は、腫瘍細胞や免疫細胞上に発現する PD-L1 を標的とする抗 PD-L1 抗体である。

● **代謝経路**：生体内で低分子ペプチドやアミノ酸に分解された後、一部は尿中に排泄されるか、内因性アミノ酸として再利用されると考えられる。

[**代表的なレジメン**]

● 単剤投与、他剤併用が行われる（下表参照）。

非小細胞肺がん （切除不能な進行・再発例）	● アテゾリズマブ＋ CBDCA ＋ PTX ＋ Bmab ● アテゾリズマブ＋ CBDCA ＋ weekly nab PTX ● アテゾリズマブ＋ CDDP または CBDCA ＋ Pem ● アテゾリズマブ単剤
進展型小細胞肺がん	● CBDCA ＋ VP-16 ＋アテゾリズマブ
肝細胞がん（切除不能例）	● B mab ＋アテゾリズマブ
PD-L1 陽性のトリプルネガティブ乳がん （手術不能・再発例）	● nab PTX ＋アテゾリズマブ

使用時の注意点は？

● **投与方法**：点滴静注（他剤と混注しない）。初回は 60 分以上かけて投与するが、忍容性が良好であれば 2 回目以降は 30 分で投与可能

● **投与器材の注意点**：0.2 または 0.22μm のインラインフィルターを使用

● **溶解**：必要量をバイアルから抜き取り、生理食塩液の点滴バッグに注入し、最終濃度を 3.2 ～ 12.0mg/mL にする。

● **投与量**：下表参照

非小細胞肺がん、小細胞肺がん、肝細胞がん	● 1 回 1,200mg を 3 週間隔
PD-L1 陽性のトリプルネガティブ乳がん	● 1 回 840mg を 2 週間隔 ● パクリタキセル（アルブミン懸濁型）と併用

● **投与量の調整が必要となる場合**：免疫関連有害事象（irAE）が発現したら、Grade に応じて休薬または中止

郵便はがき

111-8790
065

（受取人）

東京都文京区

小石川二丁目三―二三

照林社

書籍編集部行

□□□-□□□□　　TEL　　　　－　　　　－

都道　　　　　市区
府県　　　　　郡

（フリガナ）	年齢
お名前	歳

あなたは　1.学生　2.看護師・准看護師　3.看護教員　4.医師　5.その他

学生の方　1.大学　2.短大　3.専門学校　4.高等学校　5.その他（　　　　　）
　　　　　1.レギュラーコース　2.進学コース　3.准看護師学校

臨床の方　病棟名（　　　）病棟　役職　1.師長　2.主任　3.その他（　　　　　）
　　　1.大学病院　2.国公立病院　3.公的病院(日赤、済生会など)　4.民間病院(医療法人など)　5.その他（　　）

看護教員の方　担当科目　1.総論　2.成人　3.小児　4.母性　5.その他（　　　　　）

その他の所属の方　1.訪問看護ステーション　2.老人保健福祉施設　3.その他（　　　　　）

今後、出版物（雑誌・書籍等）のご案内、企画に関係するアンケート、セミナー等のご
案内を希望される方は E-mail アドレスをご記入ください。
E-mail
ご記入いただいた情報は厳重に管理し、第三者に提供することはございません。

「がん治療薬まるわかりBOOK 第2版」
愛読者アンケート (200558)

★アンケートにお答えいただいた方、先着100名様に
オリジナルクリアファイルをプレゼント！

★ご愛読ありがとうございました。今後の出版物の参考にさせていただきますので、アンケートにご協力ください。

●現在、看護師になって何年目ですか？
　1. 1年目　2. 2～4年目　3. 5年目以上

●本書はどのようにして購入されましたか？
　1. 書店で　2. インターネット書店で　3. 学会等の展示販売で
　4. その他（　　　　　　　　　　　　　　　　　　　　　　　）

●本書を何でお知りになりましたか？（いくつでも）
　1. 書店で実物を見て　2. 病院・学校から紹介されて
　3. 友人・知人に紹介されて　4. 書店店員に紹介されて　5. チラシを見て
　6. エキスパートナース・プチナースの広告を見て　7. SNSで
　8. インターネットで調べて　9. その他（　　　　　　　　　　　　）

●本書を購入いただいた動機は下記のどれですか？（いくつでも）
　1. タイトルを見て　2. 表紙に惹かれて　3. 目次を見て　4. 編者・執筆者を見て
　5. 内容を立ち読みして　6. 初版を持っているから
　7. 新しい情報が入っていたから　8. その他（　　　　　　　　　　　）

●本書をごらんになったご意見・ご感想をお聞かせください。
　1. やさしかった　2. 難しかった　3. 読みやすかった　4. 読みにくかった
　5. 内容は十分だった　6. 物足りなかった　7. 新鮮さを感じた
　8. 従来の本と変わりなかった　9. レベルが高かった　10. レベルが低かった
　11. 定価は（高い　普通　安い）
　12. その他（　　　　　　　　　　　　　　　　　　　　　　　　　）

●がん看護ケアで苦手なこと、困っていることがあればお書きください。

●あなたがいま欲しいと思っている本の内容・テーマを教えてください。

ありがとうございました

● **注意が必要な患者背景**：自己免疫疾患（既往歴含む）、間質性肺疾患（既往歴含む）、高齢者、妊娠する可能性のある女性（避妊が必要）など

起こりうる副作用

代表的な副作用

irAE発現時はGradeに応じて休薬または中止

―インフュージョンリアクション

間質性肺炎、重度の下痢・大腸炎、甲状腺機能障害、肝機能障害、1型糖尿病、発疹・瘙痒症

骨髄抑制（薬物療法併用時）

悪心・嘔吐（薬物療法併用時）

便秘（薬物療法併用時）　　　　　　　　　　　　　　　　　**脱毛**（薬物療法併用時）

⬆投与開始	8日目	15日目	22日目

特に注意すべき副作用

- 間質性肺疾患
- 大腸炎、重度の下痢
- 副腎機能障害
- 神経障害
- 重度の皮膚障害（中毒性表皮壊死融解症、Stevens-Johnson症候群、多形紅斑）
- インフュージョンリアクション
- 肝機能障害・肝炎
- 1型糖尿病
- 下垂体機能障害
- 重症筋無力症
- 膵炎
- 甲状腺機能障害
- 脳炎、髄膜炎
- 腎機能障害
- 筋炎、横紋筋融解症
- 血球貪食症候群
- 心筋炎

その他気をつけたい副作用

- 発熱性好中球減少症（薬物療法併用時）

ケアのポイント

投与前 臓器機能、既往歴の確認

★自己免疫疾患の合併や既往歴、間質性肺疾患や既往歴の有無を確認する（免疫関連、間質性肺疾患の発現や増悪が起こる可能性があるため）。

★腎機能、肝機能、甲状腺・副腎・下垂体機能の把握

投与中 インフュージョンリアクションの有無を確認

★患者にインフュージョンリアクションが起こる可能性を説明し、早期発見・対応の協力を得る。

投与後 免疫関連有害事象（irAE）による症状の有無と検査値の確認

★irAEは投与早期～治療終了後にも発現する可能性を患者に説明する。

[**患者説明・指導のポイント**]

● 患者にインフュージョンリアクションが起こる可能性を説明し、早期発見・対応の協力を得る。

● irAEで起こる可能性があることを患者に伝える。治療日誌を活用するなど体調確認を行い、症状の早期発見・対応の必要性を説明する。

 ＊ irAEは投与早期～治療終了後も発現する可能性があるため、注意が必要であることを繰り返し説明し、注意を促す。

😊 エキスパートからのアドバイス

＊下痢、疲労感、末梢神経障害など、併用している抗がん薬の有害事象とアテゾリズマブのirAEの可能性があることを踏まえて対応する。

＊疲労感は1型糖尿病、副腎機能障害、下垂体機能障害、腎機能障害、筋炎、横紋筋融解症の症状としてあげられている。

＊末梢神経障害はタキサン系抗がん薬併用時に発現するが、免疫関連神経・筋障害の症状としても起こり得るため注意が必要である **P.458**。

＊さまざまなirAEが発現するため、各臓器の専門医、メディカルスタッフとの連携が必要である。

（高橋美知枝）

一般名 **アベルマブ**

商品名 **バベンチオ®**

画像提供：メルク
バイオファーマ

投与経路 [点滴静注]

▶血管外漏出による皮膚障害のリスク [低]（非炎症性）

▶催吐リスク [最小]

[フィルター]

どんな薬？

[特徴]

● **作用機序**：腫瘍細胞上のPD-L1とT細胞上のPD-1の相互作用を阻害し、腫瘍内のT細胞の抑制を解除し、抗腫瘍免疫応答を効果的に増強すると考えられている。

> ★ 本剤は主に抗腫瘍CD8⁺細胞傷害性T細胞による免疫応答を増強することにより、治療効果をもたらすと考えられている。

● **代謝経路**：本剤はタンパク質分解（異化作用）によって分解され、主な排泄経路はタンパク質分解（異化作用）である。

[代表的なレジメン]

● 根治切除不能なメルケル細胞がん、根治切除不能な尿路上皮がんにおける薬物療法後の維持療法：単剤投与

● 根治切除不能または転移性の腎細胞がん：アキシチニブ＋アベルマブ

使用時の注意点は？

● **投与方法**：1時間以上かけて点滴静注

● **投与器材の注意点**：0.2μmのインラインフィルターを使用

● **溶解**：本剤の必要量を抜き取り、通常250mLの生理食塩液に添加して希釈

● **投与量**：下表参照

メルケル細胞がん、尿路上皮がん （薬物療法後の維持療法）	● 1回10mg/kg（体重）を2週間間隔で投与
腎細胞がん	● アキシチニブと併用 ● 1回10mg/kg（体重）を2週間間隔で投与

● **投与量の調整が必要となる場合**：Grade2・3以上の副作用出現時には、必要時、減量・休薬が必要となる。

> ★ 対象となる副作用：インフュージョンリアクション、間質性肺炎、膵炎、肝機能障害、大腸炎・重度の下痢、甲状腺機能障害、副腎機能障害、下垂体機能障害、1型糖尿病、心筋炎、神経障害、腎障害、筋炎、重症筋無力症

● **注意が必要な患者背景**：自己免疫疾患（既往歴含む）、間質性肺疾患（既往歴含む）、高齢者、生殖能を有する患者、高齢者など

● **前投薬**：インフュージョンリアクションを軽減させるため、本剤投与前に抗ヒスタミン薬、解熱鎮痛薬などの投与を行う。

起こりうる副作用

代表的な副作用			インフュージョンリアクション（主に初回投与開始後30分〜2時間以内に生じやすい）	irAE発現時はGradeに応じて休業または中止		
			irAE			
↑投与開始	1日目		1か月	2か月		投与終了

特に注意すべき副作用		その他気をつけたい副作用
● インフュージョンリアクション	● 間質性肺炎	● 下痢、悪心
● 膵炎	● 肝機能障害	● 大腸炎・重度の下痢	● 疲労
● 甲状腺機能障害	● 副腎機能障害	● 下垂体機能障害	● 皮膚障害（発疹や瘙痒感など）
● 1型糖尿病	● 腎障害、筋炎、重症筋無力症	● 食欲不振
● 心筋炎	● 神経障害	

ケアのポイント

投与前
① 既往歴や合併症の確認を行う
★自己免疫疾患や間質性肺疾患などの既往歴や合併症について確認する

② 副作用の症状と対策を説明
★irAEを含む副作用とその対策などについて、薬剤指導も含めて説明し、理解度を確認する。

投与中
① 前投薬の確実な投与
② 副作用の十分な観察、症状出現時に備えた十分な準備
★ほとんどの場合、インフュージョンリアクションは初回投与時に発現する。ただし、2回目以降に出現することもあるため、投与中は症状・徴候の観察を行う。
★インフュージョンリアクションは、初回投与開始後30分〜2時間以内に発症することが多い。早期発見のため、バイタルサインの測定や自覚症状の有無などの観察を十分に行う。

投与後
免疫関連有害事象（irAE）の早期発見・対処
★患者がirAEと気づかない場合もある。自覚症状の有無や症状の変化について毎回観察する。
★irAEは最終投与後に現れることもあるため、投与中止後も継続した観察が必要となる。

[**患者説明・指導のポイント**]
● インフュージョンリアクションの自覚症状（発熱、悪寒、瘙痒感、発疹、呼吸困難など）について事前に説明し、投与開始後何か変化があればすぐに知らせるよう説明する。
● irAEは、投与開始直後はもちろん、数コース実施または治療中止後にも出現しうる。重い副作用の初期症状である可能性もあるため症状出現時には必ず知らせるように説明する。

臨床お役立ちエピソード　副作用症状は必ず「目で見て」確認

　治療前のバイタルサイン測定時には「何も変わりないよ」と話しており、治療日誌にもそのように記載していた男性患者。治療室で穿刺の際に袖をまくりあげたとき、手首〜上腕に発赤疹が散在しており、かなり皮膚が乾燥していることに気づいた。話を聞いてみると、あまり皮膚の観察を行っていなかったこと、「かゆみくらいだから」と気にしておらず、冬場で服装的にも露出している部分が少なく、自覚もなかったため気づくのが遅れてしまったということがあった。
　患者からの聞き取りのみでなく、比較的見せてもらいやすい腕や裾をめくって実際の肌を観察するなどの工夫が、症状の早期発見のために必要だと感じた。

（良田紀子）

一般名 **イピリムマブ**

商品名 **ヤーボイ®**

投与経路 `点滴静注`

▶血管外漏出による皮膚障害のリスク `低`（非炎症性）

▶催吐リスク `最小`

`フィルター`

画像提供：
ブリストル・マイ
ヤーズ スクイブ

どんな薬？

[特徴]

● **作用機序**：細胞傷害性Tリンパ球抗原-4（CTLA-4）に結合し、CTLA-4とそのリガンドである抗原提示細胞上のB7.1（CD80）・B7.2（CD86）分子との結合を阻害して活性化T細胞における抑制的調節を遮断し、腫瘍抗原特異的なT細胞の増殖・活性化と細胞増殖障害活性を増強し、腫瘍増殖を抑制する。

  ★ 併せて、制御性T細胞（Treg）の機能低下、腫瘍組織におけるTregの減少により腫瘍免疫反応を亢進させることでも、抗腫瘍効果を示すと考えられている。

● **代謝経路**：該当資料なし

  ★ 代謝酵素に依存しない生物学的経路により、小さなペプチド・アミノ酸へ分解されると考えられている。

[代表的なレジメン]

● 単剤投与、多剤併用が行われる（下表参照）。

	高頻度マイクロサテライト不安定性（MSI High）
根治切除不能な悪性黒色腫	● 単剤投与
根治切除不能または転移性の腎細胞がん、がん薬物療法後に増悪した治癒切除不能な進行・再発のMSI Highを有する結腸・直腸がん、切除不能な進行・再発の悪性胸膜中皮種	● ニボルマブ＋イピリムマブ
切除不能な進行・再発の非小細胞肺がん	● ニボルマブ＋イピリムマブ ● 薬物療法＋ニボルマブ＋イピリムマブ

使用時の注意点は？

● **投与方法**：30分もしくは90分かけて点滴静注
● **溶解**：そのまま、もしくは生理食塩液か5％ブドウ糖液を用いて濃度1〜4mg/mLに希釈
● **投与器材の注意点**：0.2〜1.2μmのメンブランフィルターを用いたインラインフィルターを通した独立したラインから投与
● **注意が必要な患者背景**：自己免疫疾患（既往歴含む）、臓器移植歴（造血幹細胞移植含む）、肝機能障害、高齢者など

😊 エキスパートからのアドバイス

＊免疫チェックポイント阻害薬は、今後、適応がん種がさらに増えることが予測され、従来の抗がん薬や分子標的薬との併用、免疫チェックポイント阻害薬同士の併用など、副作用の把握や対策が難しくなるかと思われる。

＊医師、看護師、薬剤師など多職種チームで連携しirAEの早期発見につとめ、必要に応じて早急に専門診療科との連携を図る体制や緊急受診時の対応統一などの体制づくりが大切となる。

● **投与量**：下表参照

悪性黒色腫	● 1回3mg/kg（体重）を3週間間隔で4回点滴静注 ● 併用薬剤はニボルマブのみ
腎細胞がん、結腸・直腸がん	■ ニボルマブとの併用：1回1mg/kg（体重）を3週間間隔で4回点滴静注
非小細胞肺がん	■ 他のがん治療薬との併用：1回1mg/kg（体重）を6週間間隔で点滴静注 ● 上記を繰り返す
悪性胸膜中皮腫	■ ニボルマブとの併用：1回1mg/kg（体重）を6週間間隔で点滴静注 ● 上記を繰り返す

● **投与量の調整が必要となる場合**：Grade2・3以上の副作用出現時

☆ 対象となる副作用：大腸炎、消化管穿孔、重度の下痢・皮膚障害、肝機能障害、下垂体炎、下垂体・甲状腺機能低下症、副腎機能不全、末梢神経障害、腎障害、間質性肺炎、筋炎、心筋炎、インフュージョンリアクション

起こりうる副作用

代表的な副作用

大腸炎、下痢（投与開始後5～13週に出現）

肝機能障害（投与開始後3～9週に発現）

皮膚障害（投与開始後6日～16週に発現）

下垂体炎、副腎機能不全
（投与開始後7～20週に発現）

↑投与開始	2週	4週	6週	8週	10週

特に注意すべき副作用

● 大腸炎　● 消化管穿孔　● 重度の下痢　● 筋炎
● 肝機能障害　● 重度の皮膚障害　● 下垂体炎
● 心筋炎　● 下垂体機能低下症　● 甲状腺機能低下症
● 副腎機能不全　● 末梢神経障害　● 腎障害
● 間質性肺炎　● インフュージョンリアクション

その他気をつけたい副作用

● 皮膚障害（瘙痒症、発疹、皮膚乾燥など）
● 下痢
● 疲労
● 食欲不振

ケアのポイント

投与前

① 既往歴や合併症の確認
★自己免疫疾患や臓器移植歴や合併症について確認する

② 副作用に関する説明
★免疫関連有害事象（irAE）を含む副作用とその対策などについて指導し、理解度を確認する。

投与中

① 副作用の十分な観察、症状出現時に対応できる準備
★インフュージョンリアクションがまれに起こるため十分に観察し、早期発見・対処を行う。

投与後

副作用の観察
★患者がirAEと気づかない場合もあるため、自覚症状の有無や症状の変化について毎回観察する。早期に現れやすいのは、皮膚障害や下痢・大腸炎
★irAEは最終投与後にも現れることがあるため、投与中止後も継続した観察が必要

[**患者説明・指導のポイント**]

● インフュージョンリアクションの自覚症状（発熱、悪寒、瘙痒感、発疹、呼吸困難など）について事前に説明し、投与開始後何か変化があればすぐに知らせるよう説明する。
● irAEは、投与開始直後はもちろん数コース実施または治療中止後にも出現しうる。重い副作用の初期症状である可能性もあるため、症状出現時には必ず知らせるように説明する。

（良田紀子）

4

免疫チェックポイント阻害薬 〔CTLA-4阻害薬〕

5 ホルモン療法薬

がん治療薬
知っておきたい
ポイント④

ホルモン療法薬の作用（イメージ）

女性（乳がんの場合） ← 閉経前後で治療法が異なることを理解する

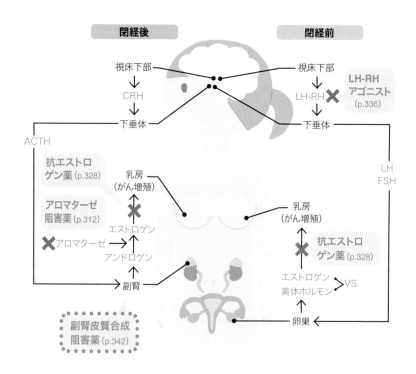

LH-RH：性腺刺激ホルモン放出ホルモン

- ホルモン依存性腫瘍（乳がん、前立腺がん、子宮がん）の治療薬に用いられる薬剤のこと。内分泌療法薬ともいう
- ホルモン療法薬は、がん細胞の増殖に関係するホルモンが供給されないようにすることで、抗腫瘍効果を発揮する

男性（前立腺がんの場合）

LH-RH アゴニスト (p.336)
LH-RH アンタゴニスト (p.340)

視床下部
↓
LH-RH ✖
↓
下垂体

ACTH
↓
副腎
↓
腎性
アンドロゲン

LH
↓
精巣
↓
テスト
ステロン

前立腺（がん増殖）

ジヒドロテストステロン ✖

テストステロン

抗アンドロゲン薬 (p.318)
★アンドロゲン受容体と結合して
DHT受容体となるのを防ぐ

画像提供：
アストラゼネカ

アロマターゼ阻害薬：① 非ステロイド性

一般名 **アナストロゾール**

商品名 **アリミデックス®**、アナストロゾール

投与経路 経口

▶血管外漏出による皮膚障害のリスク なし

▶催吐リスク なし

どんな薬？

[特徴]

● **作用機序**：乳がん組織や脂肪組織で、アロマターゼ（アンドロゲンからエストロゲンへの変換に関与）の活性を阻害してエストロゲン生成を阻害し、乳がんの増殖を抑制する。
　☆ 非ステロイド性の選択的アロマターゼ阻害薬（AI）である。

● **代謝経路**：肝代謝、腎排泄

[代表的なレジメン]

● **閉経後乳がん**：単剤投与

使用時の注意点は？

● **投与方法**：経口
● **投与量**：1日1回1mg
● **投与期間**：下表参照（効果が実証されている投与法を示す）

術後補助療法の場合	❶アロマターゼ阻害薬5年間の内服 ❷抗エストロゲン薬（タモキシフェン）2～3年内服後、アロマターゼ阻害薬2～3年内服（計5年間） ❸抗エストロゲン薬（タモキシフェン）5年内服後、アロマターゼ阻害薬3～5年内服

● **注意が必要な患者背景**：重度の肝・腎機能障害

😊 エキスパートからのアドバイス

＊アロマターゼ阻害薬は、閉経後ホルモン受容体陽性乳がん患者に投与される。術後補助療法における再発抑制効果は、タモキシフェンを上回る。

＊非ステロイド性アロマターゼ阻害薬（アナストロゾール、レトロゾール）を投与し、進行・再発となった場合は、ステロイド性アロマターゼ阻害薬（エキセメスタン）に変更することもある。

＊化学療法を終え、ホルモン療法のみに治療が移行すると、通院頻度が減ったり（毎週あるいは3週ごと→2～3か月ごと）、開業医への紹介となったりする。これにより、医療者が患者の変化・副作用などを把握しにくくなるだけでなく、患者が「見捨てられ感」を抱いてしまうこともある。

＊治療期間が長期にわたるホルモン療法では、患者が抱く不安や困りごとを、しっかり相談できる窓口を明確にしておくことが大切である。患者会やがんサロンなどの紹介も有効である。

代表的な副作用

		肝機能障害		
蕁麻疹（発疹）			ほてり	
		血栓塞栓症		
			骨粗鬆症、関節痛	

↑投与開始　1週間目　　　　　　　　1か月目　　　　　　数か月目　　　　　　　　1年目

特に注意すべき副作用

- **アナフィラキシー、蕁麻疹、皮膚粘膜眼症候群**（投与開始～1週目ごろに発現）
- **肝機能障害、黄疸**（投与開始～1か月ごろに発現するが、その後もリスクあり）
- **間質性肺炎**（投与開始から発現。その後もリスクあり）
- **血栓塞栓症**（投与開始から発現、その後もリスクあり）

その他気をつけたい副作用

- **ほてり、倦怠感**（投与後1か月～1年ごろ）
- **食欲不振**（投与後～数か月ごろ）
- **関節痛**（投与後数か月以降はリスクあり）
- **骨粗鬆症**（投与後数か月以降はリスクあり）
- **高コレステロール血症**（投与開始後はリスクあり）

投与前

① 閉経の確認

★血中FSH（卵胞刺激ホルモン）とエストロゲン濃度の測定を行う。

★閉経前の患者には投与しない（閉経前乳がんに対するアロマターゼ阻害薬の有効性は示されていない）。

② 骨粗鬆症の既往の確認

★骨密度を測定する。

投与中

① 定期的な肝機能・腎機能チェック

② 関節痛・こわばり感などの有無の確認

★多くは内服開始後、数か月して発現する。症状出現時には、鎮痛薬の投与などを考慮する。

③ 定期的な骨密度の測定（骨の健康状態のモニタリング）

[**患者説明・指導のポイント**]

● 骨粗鬆症予防のための食事・生活指導を行う。ポイントは、以下の4点である。

①定期的な運動（ウォーキングなど）を勧める。

②日光浴・カルシウムやビタミンDを多く含む食事について説明する。

③骨密度低下時のカルシウム製剤やビタミンD製剤の服薬指導、骨粗鬆症時のビスホスホネートの服薬指導を行う。

④日常的な転倒予防について説明する。

★ 例：杖を使用する、踵の低い靴を選択する、など

（藤卷奈緒美）

5

ホルモン療法薬 ○ アロマターゼ阻害薬

一般名 レトロゾール

商品名 **フェマーラ®**、レトロゾール

投与経路 **経口**

▶血管外漏出による皮膚障害のリスク **なし**

▶催吐リスク **なし**

画像提供：ノバル
ティス ファーマ

どんな薬？

[特徴]

● **作用機序**：乳がん組織や脂肪組織で、アロマターゼ（アンドロゲンからエストロゲンへの変換に関与）の活性を阻害してエストロゲン生成を阻害し、乳がんの増殖を抑制する。
　★ 非ステロイド性の選択的アロマターゼ阻害薬である。

● **代謝経路**：肝代謝、腎排泄

[代表的なレジメン]

● **閉経後乳がん**：単剤投与

使用時の注意点は？

● **投与方法**：経口
● **投与量**：1日1回2.5mg
● **投与期間**：下表参照（効果が実証されている投与法を示す）

> ❶アロマターゼ阻害薬5年間の内服
> ❷抗エストロゲン薬（タモキシフェン）2〜3年内服後、アロマターゼ阻害薬2〜3年内服（計5年間）
> ❸抗エストロゲン薬（タモキシフェン）5年内服後、アロマターゼ阻害薬3〜5年内服

● **併用注意**：肝代謝酵素CYP3A4およびCYP2A6の活性に影響を及ぼす薬剤（アゾール系抗真菌薬、リファンピシン、タモキシフェン、メトキサレンなど）
● **注意が必要な患者背景**：重度の肝機能障害、腎機能障害

😊 エキスパートからのアドバイス

＊アロマターゼ阻害薬の代表的な副作用は、関節痛と、骨密度低下による骨粗鬆症である。なかでも、関節痛や関節のこわばり感による不快感は、患者の内服継続の意欲を妨げる。明確な原因はわかっていないが、関節周囲の浮腫・腱鞘の肥厚、関節包内への関節液貯留などによるものとされている。

＊対策としては、NSAIDS（非ステロイド性消炎鎮痛薬）やCOX2阻害薬の内服、アロマターゼ阻害薬の種類変更などを行う。

＊関節のこわばり感は、動かしていると軽減するので、入浴中のマッサージや、手指の曲げ伸ばし運動などを勧める。水泳やウォーキングなどの運動もよいとされる。

代表的な副作用

血栓症・塞栓症、心不全・狭心症、肝機能障害、血中コレステロール上昇、肝酵素上昇				
ほてり				
			頭痛、悪心、発疹、めまい	

↑投与開始	1か月目	2か月目	数か月目	1年目

特に注意すべき副作用	その他気をつけたい副作用
● 血栓症・塞栓症	● ほてり
● 心不全・狭心症	● 関節痛・頭痛
● 肝機能障害・黄疸	● 悪心
● 中毒性表皮壊死症、多形紅斑	● 発疹
	● めまい・傾眠・疲労
	● 血中コレステロール増加
	● 肝酵素（AST、ALTなど）の上昇

投与前

① 併用薬剤の確認

★本剤は、肝代謝酵素CYP3A4およびCYP2A6で代謝されるので、本酵素の活性に影響を及ぼす薬剤と併用する場合には注意して投与する。

② 閉経の確認

★血中FSH（卵胞刺激ホルモン）とエストロゲン濃度の測定を行う。

★閉経前の患者には投与しない（閉経前乳がんに対するアロマターゼ阻害薬の有効性は示されていない）。

③ 骨粗鬆症の既往の確認

★骨密度を測定する。

投与中

① 定期的な肝機能・腎機能チェック

② 関節痛・こわばり感などの有無

③ 定期的な骨密度の測定（骨の健康状態のモニタリング）

★多くは内服開始後、数か月して発現する。鎮痛薬の投与などを考慮する。

[患者説明・指導のポイント]

● 骨粗鬆症予防のための食事・生活指導を行う。ポイントは、以下の4点である。

①定期的な運動（ウォーキングなど）を勧める。

②日光浴・カルシウムやビタミンDを多く含む食事について説明する。

③骨密度低下時のカルシウム製剤やビタミンD製剤の服薬指導、骨粗鬆症時のビスホスホネートの服薬指導を行う。

④日常的な転倒予防について説明する。

★ 例：杖を使用する、踵の低い靴を選択する、など

（藤巻奈緒美）

一般名 **エキセメスタン**

商品名 **アロマシン®**、エキセメスタン

投与経路 経口

▶血管外漏出による皮膚障害のリスク **なし**

▶催吐リスク **なし**

画像提供：
ファイザー

どんな薬？

[**特徴**]

● **作用機序**：乳がん組織や脂肪組織で、アロマターゼ（アンドロゲンからエストロゲンへの変換に関与）の活性を阻害することでエストロゲン生成を阻害し、乳がんの増殖を抑制する。
   ★ ステロイド性の選択的アロマターゼ阻害薬である。

● **代謝経路**：肝代謝、胆汁・腎排泄

[**代表的なレジメン**]

● **閉経後乳がん**：単剤投与が原則
   ★ エベロリムスと併用する場合もある

使用時の注意点は？

● **投与方法**：経口（食後）

● **投与量**：1日1回25mg

● **投与期間**：下表参照（効果が実証されている投与法を示す）

> ❶アロマターゼ阻害薬5年間の内服
> ❷抗エストロゲン薬（タモキシフェン）2〜3年内服後、アロマターゼ阻害薬2〜3年内服（計5年間）
> ❸抗エストロゲン薬（タモキシフェン）5年内服後、アロマターゼ阻害薬3〜5年内服

● **注意が必要な患者背景**：重度の肝・腎機能障害

● **併用注意**：エストロゲン含有製剤

😊 エキスパートからのアドバイス

＊エキセメスタンは、非ステロイド性アロマターゼ阻害薬（アナストロゾール、レトロゾール）使用後に再発した内分泌療法抵抗性乳がんに対し、分子標的薬エベロリムス（アフィニトール®）との併用で有効性が示されている。無増悪生存期間は、エキセメスタン単独治療では2.83か月、エキセメスタン＋エベロリムス併用療法では6.93か月と、2倍以上に延長される。

＊主な副作用は口内炎、発疹、下痢、味覚異常、肺炎などだが、なかでも口内炎の頻度が高い。実際に治療された患者のなかには「7日目までは何ともなかったが、その後は1日ごとに身体がだるくなり、口の中も荒れて大変だった」と、アロマターゼ阻害薬単独治療に比べて急に重篤感が増大したことにつらさを感じていた方もいた。

＊エキセメスタン＋エベロリムス併用療法は高額である（2021年10月現在、エベロリムス1日分＝10mgの薬価が21,116円）。診察後、会計で請求額を見て非常に驚く患者もいるため、高額医療費限度額認定証等の利用に関する情報提供も欠かせない。

＊**参考**：エキセメスタン25mgは1錠174円、アナストロゾール1mgは1錠74〜191円（メーカーにより差あり）、レトロゾール2.5mgは1錠103〜232円（いずれも2021年10月現在）

代表的な副作用

	肝炎・肝機能障害・黄疸、高血圧、疲労			
	ほてり、多汗、悪心、めまい			
			関節痛、骨粗鬆症	

↑投与開始　1か月目　　　　2か月目　　　　　　　数か月後　　　　　　1年目

特に注意すべき副作用

● 肝炎・肝機能障害・黄疸

その他気をつけたい副作用

● ほてり・多汗・悪心
● 高血圧
● 疲労・めまい・傾眠
● 関節痛
● 骨粗鬆症

ケアのポイント

 投与前

① 閉経の確認

★血中FSH(卵胞刺激ホルモン)とエストロゲン濃度の測定を行う。

★閉経前の患者には投与しない(閉経前乳がんに対するアロマターゼ阻害薬の有効性は示されていない)。

② 骨粗鬆症の既往の確認

★骨密度を測定する。

投与中

① 定期的な肝機能・腎機能チェック

② 関節痛・こわばり感などの有無の確認

③ 定期的な骨密度の測定(骨の健康状態のモニタリング)

★多くは内服開始後、数か月して発現する。鎮痛薬の投与などを考慮する。

[**患者説明・指導のポイント**]

● 骨粗鬆症予防のための食事・生活指導を行う。ポイントは、以下の4点である。

①定期的な運動(ウォーキングなど)を勧める。

②日光浴・カルシウムやビタミンDを多く含む食事について説明する。

③骨密度低下時のカルシウム製剤やビタミンD製剤の服薬指導、骨粗鬆症時のビスホスホネートの服薬指導を行う。

④日常的な転倒予防について説明する。

★ 例:杖を使用する、踵の低い靴を選択する、など。

(藤巻奈緒美)

5

ホルモン療法薬 ○ アロマターゼ阻害薬

317

一般名 ビカルタミド

商品名 **カソデックス®**、ビカルタミド

OD錠▼

錠剤▼

画像提供：
アストラゼネカ

投与経路 経口

▶血管外漏出による皮膚障害のリスク なし

▶催吐リスク 最小

どんな薬?

[特徴]

● **作用機序**：DHT（ジヒドロテストステロン）とAR（アンドロゲン受容体）の結合を競合的に阻害することにより、前立腺がんの細胞増殖を抑制する。

> ★ 前立腺がんの細胞増殖には、テストステロン（アンドロゲンの1つ）が関与している。テストステロンは、前立腺がん細胞内の5α-リダクターゼによってDHTに還元され、ARと結合する。この結合体が核内へ移行してDNAと結合すると、細胞増殖が引き起こされる。

● **代謝経路**：肝代謝、尿中（36%）および糞中（43%）排泄

[代表的なレジメン]

● 外科的去勢術が実施されている場合：単剤投与

● アンドロゲン除去療法（LH-RHアナログやLH-RHアンタゴニスト）の場合：併用投与

使用時の注意点は?

● **投与方法**：経口

● **投与量**：1日1回（80mg）

● **注意が必要な患者背景**：肝障害のある患者

> ★ 用量調整は推奨されないが、消失半減期が延長するとされる。

起こりうる副作用

代表的な副作用　　　　　　　　　　　　　　　　いつでも起こりうる

AST・ALT上昇、女性化乳房、悪心・嘔吐、下痢、貧血など

↑投与開始

特に注意すべき副作用

● 劇症肝炎、肝機能障害、黄疸　● 間質性肺炎　● 心不全、心筋梗塞　● 白血球・血小板減少

ケアのポイント

投与前 肝機能障害の有無の確認

★ ワルファリンとの相互作用があるため、内服の有無を確認する。

投与後 定期的な肝機能チェック

★ 肝機能障害の有無を、定期的に採血でフォローする。

[患者説明・指導のポイント]

● 副作用として肝機能障害が発生することをあらかじめ患者に説明し、全身倦怠感、黄疸、食欲不振などが現れた場合には、内服を中止して、ただちに受診するよう説明する。

（三浦裕司）

一般名 **フルタミド**

商品名 **オダイン®**、フルタミド

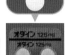

投与経路 **経口**

▶血管外漏出による皮膚障害のリスク **なし**

▶催吐リスク **最小**

どんな薬？

[特徴]

● **作用機序**：DHT（ジヒドロステロン）とAR（アンドロゲン受容体）の結合を競合的に阻害することにより、前立腺がんの細胞増殖を抑制する。

> ★ 前立腺がんの細胞増殖には、テストステロン（アンドロゲンの1つ）が関与している。テストステロンは、前立腺がん細胞内の5α-リダクターゼによってDHT（ジヒドロテストステロン）に還元され、AR（アンドロゲン受容体）と結合する。この結合体が、核内へ移行してDNAと結合することで、細胞増殖が引き起こされる。

● **代謝経路**：主に尿中排泄と考えられている。

[代表的なレジメン]

● **外科的去勢術が実施されている場合**：単剤投与

● **アンドロゲン除去療法（LH-RHアナログやLH-RHアンタゴニスト）の場合**：併用投与

使用時の注意点は？

● **投与方法**：経口

● **投与量**：1回125mgを1日3回投与

● **投与禁忌**：重度の肝機能障害（軽度～中等度の場合、用量調整は推奨されていない）

起こりうる副作用

代表的な副作用　　　　　　　　　　　　　　　　　　　　　　　　いつでも起こりうる

AST・ALT上昇、女性化乳房、悪心・嘔吐、下痢、貧血など

⬆投与開始

特に注意すべき副作用

● 劇症肝炎、肝機能障害　　● 間質性肺炎　　● 心不全、心筋梗塞

ケアのポイント

投与前 **肝機能障害の有無の確認**

★ワルファリンとの相互作用があるため、内服の有無を確認する。

投与後 **定期的な肝機能チェック**

★肝機能障害の有無を、定期的に採血でフォローする。

[患者説明・指導のポイント]

● 副作用として肝障害が発生することをあらかじめ患者に説明し、全身倦怠感、黄疸、食欲不振などが現れた場合には、内服を中止して、ただちに受診するよう説明する。

（三浦裕司）

5

ホルモン療法薬 ○ 抗アンドロゲン薬

一般名 **メドロキシプロゲステロン酢酸エステル**

商品名 **ヒスロン®H、プロゲストン®、メドロキシプロゲステロン酢酸エステル**

投与経路 `経口`

▶血管外漏出による皮膚障害のリスク `なし`

▶催吐リスク `なし`

画像提供：
協和キリン

どんな薬？

[**特徴**]

● **作用機序**：作用機序は不明とされている。

★ 抗腫瘍効果を現す機序には、黄体ホルモン作用・抗エストロゲン作用・抗ゴナドトロピン作用があり、アロマターゼの活性を阻害する、エストロゲンの代謝を促進することで血中エストロゲン濃度を低下させる、副腎皮質ステロイド受容体やアンドロゲン（男性ホルモン）受容体、プロゲステロン受容体に直接作用するといった機序が推定されている。

● **代謝経路**：肝代謝（CYP3A4が関与するとされている）

★ 経口製剤で肝代謝であるため、初回通過効果（吸収後、最初に肝臓で代謝されることで、全身へ分布する薬剤の不活性化が生じること）があると考えられているが、程度は不明とされている。

[**代表的なレジメン**]

● **乳がん、子宮体がん（内膜がん）**：単剤投与

使用時の注意点は？

● **投与方法**：経口（内服）

● **投与量**：乳がんの場合は600〜1,200mgを1日2〜3回に分けて内服。子宮体がん（内膜がん）の場合は400〜600mgを1日2〜3回に分けて内服

● **慎重投与**：血栓症を起こす恐れのある患者（手術後1か月以内、高血圧症、糖尿病、高脂血症、肥満症）、腎機能障害、心機能障害、うつ病・てんかん（既往を含む）、偏頭痛、気管支喘息、慢性の肺機能障害（既往を含む）、ポルフィリン症など

● **投与禁忌**：血栓塞栓症（ハイリスク含む）

● **注意が必要な患者背景**：肝機能障害、妊娠の可能性

★ 肝機能障害がある患者では副作用が増強する可能性があるため、注意が必要である。

★ 黄体ホルモン製剤により、催奇形性を疑う報告や、女子胎児の男性化・男子胎児の女性化を起こすことが報告されており、妊娠している可能性がある患者には禁忌とされている。そのため、閉経前の乳がん患者に対する治療の場合、妊娠の有無の確認には注意が必要である。

代表的な副作用

> 血栓症、体重増加*、満月様顔貌*、子宮出血、浮腫、月経異常、帯下、
> 糖尿病*、糖尿病悪化*、頭痛、めまい、ほてり、熱感、発疹、血圧上昇など

*は長期で起こる（初期で数か月以上）　　　発現時期は不定（いつでも起こる）

⬆投与開始　数か月目	1年目	2年目

特に注意すべき副作用	その他気をつけたい副作用	
● 血栓症（脳梗塞、心筋梗塞、肺塞栓症などの重篤な血栓症を含む）	● 体重増加 ● 月経異常 ● めまい ● 体温上昇（微熱） ● 浮腫 ● ほてり・熱感	● 子宮出血 ● 頭痛 ● 発疹 ● 満月様顔貌 ● 糖尿病・糖尿病悪化 ● 血圧上昇など

ケアのポイント

 投与中　副作用の症状と、発現時の対応に関する説明

[**患者説明・指導のポイント**]

● 血栓症の症状について説明し、症状が出現したときは、すみやかに報告してもらう（下表参照）。

血栓症で起こりうる症状	深部静脈血栓症	手足の浮腫や疼痛
	肺動脈血栓症、心不全	呼吸苦や呼吸困難
	心筋梗塞	胸痛
	脳梗塞、一過性脳虚血性発作	麻痺や意識消失

● 肝機能障害が生じることがある。倦怠感やビリルビン尿などについて説明し、症状出現時にはすみやかに報告してもらう。

● プロゲステロンによる体温上昇の結果、微熱が生じることがあることを説明しておく。

● 食欲増進作用があるため、食べ過ぎによる体重増加に注意するように指導する。

● プロゲステロンの子宮内膜に対する作用により、不正性器出血が認められることがあることを指導しておく（内服中止後にも出血が認められることがある）。

😊 エキスパートからのアドバイス

＊黄体ホルモン（プロゲステロン）は女性ホルモンである。本剤は、合成黄体ホルモンの高用量製剤である。

＊乳がんや子宮体がん（子宮内膜がん）の治療として用いられる他、緩和ケア領域で、食欲増進を目的として使用されることもある（適応外）。

＊なお、低用量では、悪性腫瘍以外の女性ホルモン異常の治療薬としても使用されている。

（山中康弘）

一般名 **エンザルタミド**

商品名 **イクスタンジ®**

投与経路 **経口**

▶血管外漏出による皮膚障害のリスク **なし**

▶催吐リスク **なし**

画像提供：
アステラス製薬

どんな薬？

[特徴]

● **作用機序**：アンドロゲン受容体（AR）へのアンドロゲンの結合を競合的に阻害し、また、ARの核内移行及びARとDNA上の転写因子結合領域との結合を阻害する。

● **代謝経路**：主にCYP2C8（一部はCYP3A4/5）が関与し、活性代謝物を生成する。尿・糞便中に排泄される。

[代表的なレジメン]

● **去勢抵抗性前立腺がん、遠隔転移を有する前立腺がん**：単剤投与

使用時の注意点は？

● **投与方法**：経口
  ★ 直射日光と湿気を避けて室温（1〜30℃）で保管する。

● **投与量**：1日1回160mg
  ★ 飲み忘れた場合は、その日のうちに気づけばすぐに処方された用量を服用、丸一日服用を忘れていた場合は、翌日に処方された用量を服用する。

● **投与量の調整が必要となる場合**：Grade3以上もしくは忍容できない副作用発現時は休薬（1週間あるいはGrade2以下になるまで）または減量（120mgまたは80mg）を考慮する。
  ★ 再開時には減量を考慮する。

● **併用注意**：けいれん発作の閾値を低下させる薬剤、CYP2C8阻害薬、CYP2C8誘導薬（リファンピシンなど）、CYP3A4の基質となる薬剤（ミタゾラムなど）、CYP2C9の基質となる薬剤（ワルファリンなど）、CYP2C19の基質となる薬剤（オメプラゾールなど）

● **注意が必要な患者背景**：てんかんなどのけいれん性発作・間質性肺疾患（既往歴含む）、けいれん発作を起こしやすい患者など

😊 エキスパートからのアドバイス

＊前立腺がんは、比較的高齢の男性に発症することが多い。

＊高齢者は嚥下機能が低下しているため、製剤の大きさは、服薬アドヒアランスに影響する可能性がある。現在、エンザルタミドは40mg製剤と80mg製剤が取り扱われており、形状も異なる。患者の状況に応じた処方を検討する（40mg×4錠、80mg×2錠など）。

＊高齢者は高血圧症や糖尿病など合併症の頻度が増え、複数の薬剤を服用している場合が多いため、常用薬との薬物相互作用に留意する必要がある。

代表的な副作用

いつでも起こりうる

悪心、下痢、疲労、無力症、食欲減退、ほてりなど

⬆投与開始

特に注意すべき副作用	その他気をつけたい副作用	
● **けいれん発作**：けいれん、てんかん重積状態など ● 血小板減少 ● 間質性肺疾患	● 貧血 ● 嘔吐 ● 消化不良 ● 末梢性浮腫 ● 体重変動（減少・増加） ● 筋肉痛 ● 筋力低下 ● 頭痛 ● 嗜眠 ● 高血圧 ● 不眠症 ● 女性化乳房 ● 皮膚乾燥	● 便秘 ● 腹部膨満 ● 鼓腸 ● 多汗症 ● 関節痛 ● 背部痛 ● 浮動性めまい ● 味覚異常 ● 記憶障害 ● 下肢静止不能症候群 ● 発疹 ● 呼吸困難 ● 病的骨折など

5

ホルモン療法薬 ◯ 抗アンドロゲン薬

ケアのポイント

投与前

① 既往歴の確認

★けいれん性疾患（てんかんなど）、けいれん発作を起こしやすい疾患（脳損傷、脳卒中など）の有無を確認する

② 常用薬の確認

★薬物相互作用、けいれん発作の閾値を低下させる薬剤などの有無を確認する。

③ 患者の理解度の確認

★治療目的、服用方法など医師からの説明を理解できているか確認する。

投与中～投与後

① 副作用症状への対応（定期的なモニタリング、症状出現時の対処方法などの指導）
② 服薬状況の確認

[**患者説明・指導のポイント**]

● けいれん発作や間質性肺疾患など、自覚症状が見られた場合は医療者へすみやかに報告してもらう。

● 自動車の運転等危険を伴う機械を操作する際は注意が必要である（けいれん発作が現れることがあるため）。患者の日常生活を含めた服薬指導を行う。

● けいれん発作の多くは一過性で、数分～数十分で自然に鎮まるとされている。この間、患者を側臥位にし、着衣を緩めて吐物の誤嚥を防ぐよう、けいれん発作出現時の対応について、家族などにも指導する。

（小峰歩美）

一般名 **アパルタミド**

商品名 **アーリーダ®**

画像提供：
ヤンセンファーマ

投与経路 経口

▶血管外漏出による皮膚障害のリスク なし

▶催吐リスク なし

どんな薬？

[特徴]

● **作用機序**：アンドロゲン受容体（AR）のリガンド結合部位への結合を競合的に阻害するとともに、ARの核内移行を阻害し、ARの転写因子結合領域への結合・標的遺伝子の転写を阻害することにより、ARを介したシグナル伝達を阻害し、アンドロゲン依存性腫瘍の増殖を抑制する。

● **代謝経路**：肝臓（主にCYP2C8、CYP3A、カルボキシエステラーゼ）によって代謝され、尿・糞便中に排泄される。

[代表的なレジメン]

● **遠隔転移を有しない去勢抵抗性前立腺がん、遠隔転移を有する前立腺がん**：単剤投与

使用時の注意点は？

● **投与方法**：経口
　★ 直射日光と湿気を避けて室温（1〜30℃）で保管する。

● **投与量**：1日1回240mg
　★ 飲み忘れた場合は、12時間以内に思い出した場合にのみ、1回量を服用する。12時間を経過してしまった場合は、次の日に通常の1日量を服用し、2日量は服用しないよう指導する。
　★ 2日以上服用を忘れた場合は、ただちに医師に知らせるよう指導する（状況に応じて投与再開を検討する）。

● **投与量の調整が必要となる場合**：Grade3以上の副作用が出現した場合、Grade1以下またはベースラインに回復するまで休薬
　★ 初回発現後に回復して再開する場合は、減量せずに投与。再発後に回復し再開する場合、1段階減量して投与（減量方法：1段階減量180mg→2段階減量120mg）

● **併用注意**：けいれん発作の閾値を低下させる薬剤、CYP2C8阻害薬（クロピドグレルなど）、CYP3A阻害薬（イトラコナゾールなど）、CYP3Aの基質となる薬剤（ミダゾラムなど）、CYP2C19の基質となる薬剤（オメプラゾールなど）、CYP2C9の基質となる薬剤（ワルファリンなど）、P-糖タンパクの基質となる薬剤（フェキソフェナジンなど）、BCRP・OATP1B1

😊 エキスパートからのアドバイス

＊国際共同第Ⅲ相試験（ARN-509-003試験）において、アパルタミドを投与した患者は87％が65歳以上（26％は80歳以上）であった。65歳以上と65歳未満の患者における全体的な安全性・有効性の差異は認められなかったが、一般に高齢者では生理機能が低下していることが多いため、患者の状態を観察しながら投与する必要がある。

＊日本泌尿器学会による「前立腺癌診療ガイドライン2016年版」では、アンドロゲン遮断による骨塩量低下の予防、骨折リスクの上昇への対策として、ビスホスホネート製剤あるいは抗RANKL抗体の併用を「推奨グレードB（科学的根拠があり、行うよう勧められる）」としている。

の基質となる薬剤（ロスバスタチンなど）、けいれん発作の閾値を低下させる薬剤
- **注意が必要な患者背景**：重度の肝機能障害、けいれん性疾患・間質性肺疾患（既往含む）など

起こりうる副作用

代表的な副作用

いつでも起こりうる

食欲減退、皮疹、瘙痒症、ほてり、悪心、下痢、疲労など

⬆️投与開始

特に注意すべき副作用	その他気をつけたい副作用	
● けいれん発作	● 甲状腺機能低下症	● 脱毛症
● 間質性肺疾患	● 高コレステロール血症	● 味覚異常
● 心障害（狭心症、心筋梗塞、心房細動、心不全など）	● 高トリグリセリド血症	● 高血圧
● 重度の皮膚障害（中毒性表皮壊死症、多形紅斑など）	● 関節痛　● 骨折	● 筋痙縮
	● 無力症	● 体重減少など

ケアのポイント

投与前
① 既往歴の確認
- ★けいれん性疾患（てんかんなど）、けいれん発作を起こしやすい疾患（脳損傷、脳卒中など）の有無を確認する。
- ★間質性肺疾患の有無を確認する（間質性肺疾患が発現・増悪する恐れがある）。
- ★肝機能障害の有無、高血圧、糖尿病、心不全、心筋梗塞・心室性不整脈の有無も確認する。

② 常用薬の確認
- ★薬物相互作用、けいれん発作の閾値を低下させる薬剤などについて確認する。

③ 患者の理解度の確認
- ★治療目的、服用方法など医師からの説明を理解できているか確認する。

投与中〜投与後
① 副作用症状への対応（定期的なモニタリング、症状出現時の対処方法などの指導）
② 服薬状況の確認

[**患者説明・指導のポイント**]
- けいれん発作や間質性肺疾患、心障害、皮膚症状など、自覚症状が見られた場合は医療者へすみやかに報告してもらう。
  - ★ 自動車の運転など危険を伴う機械を操作する際に注意が必要である（けいれん発作が現れることがある）。患者の日常生活を含めた服薬指導を行う。
  - ★ けいれん発作の多くは一過性で、数分〜数十分で自然に鎮まるとされているが、この間、患者を側臥位にし、着衣を緩めて吐物の誤嚥を防ぐよう、発作時の対応について家族などに指導する。
- 日ごろより適切なスキンケア（皮膚の清潔、保湿、刺激を避けるなど）の指導を行う。
- 長期間のアンドロゲン除去療法により、骨折のリスクが増加する可能性があることが報告されている。転倒など日常生活における注意を指導する。

（小峰歩美）

5

ホルモン療法薬 ⊖ 抗アンドロゲン薬

一般名 **ダロルタミド**

商品名 **ニュベクオ®**

投与経路 経口
- ▶血管外漏出による皮膚障害のリスク なし
- ▶催吐リスク なし

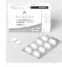
画像提供：
バイエル薬品

どんな薬？

［ 特徴 ］
- ● **作用機序**：アンドロゲン受容体（AR）のリガンド結合部位へのアンドロゲンの結合を競合的に阻害するとともに、転写因子であるARの核内移行を阻害して標的遺伝子の転写を阻害することにより、ARを介したシグナル伝達を阻害し、アンドロゲン依存性の腫瘍の増殖を抑制する。
- ● **代謝経路**：主にCYP3A4によって代謝される。

［ 代表的なレジメン ］
- ● **遠隔転移のない去勢抵抗性前立腺がん**：単剤投与

使用時の注意点は？

- ● **投与方法**：経口（食後）
  - ★ 飲み忘れた場合は、気がついたときにすぐ服用する。次に飲む時間が近い（6時間以内）場合は、1回とばして次の通常の時間に1回量を服用する。
- ● **保管**：直射日光と湿気を避けて室温（1〜30℃）で保管する。
- ● **投与量**：1回600mgを1日2回
- ● **投与量の調整が必要となる場合**：Grade3以上もしくは忍容できない副作用発現時は、回復するまで休薬。回復後は減量（1回300mgを1日2回）しての再開を考慮する。
  - ★ ただし、患者の状態により、通常用量に増量することができる。
- ● **併用注意**：強いCYP3A誘導薬（リファンピシンなど）、乳がん耐性タンパク（BCRP）、有機アニオン輸送ポリペプチド（OATP）1B1・OATP1B3の基質となる薬剤（ロスバスタチンなど）
- ● **注意が必要な患者背景**：肝機能障害（重度）

代表的な副作用

いつでも起こりうる

疲労、ほてり、悪心、下痢、女性化乳房、食欲減退、頭痛など

↑投与開始

特に注意すべき副作用	その他気をつけたい副作用	
● 心障害（不整脈など）	● 貧血	● 好中球減少
	● 浮動性めまい	● 高血圧
	● 便秘	● AST増加
	● ビリルビン増加	● 発疹
	● 四肢痛など	

ケアのポイント

 投与前

① 既往歴の確認

★心疾患（心不全、心筋梗塞、不整脈など）や心血管系事象の発現リスク（高血圧、糖尿病などの合併）の既往、肝機能障害・腎機能障害の有無を確認する。

② 常用薬の確認（薬物相互作用）

③ 患者の理解度の確認

★治療目的、服用方法など医師からの説明を理解できているか確認する。

投与中～投与後

① 副作用症状への対応（定期的なモニタリング、症状出現時の対処方法などの指導）

② 服薬状況の確認

[患者説明・指導のポイント]

● 空腹時に本剤を服用すると、薬剤の吸収が悪くなるため、どうしても食事がとれない場合はバナナやおにぎりなど軽食を食べてから服用するよう指導する。できるだけ毎日同じ時間の服用が望ましいため、患者の生活状況に応じた服用方法を検討する。

😊 エキスパートからのアドバイス

＊本剤との関連性は明らかではないが、間質性肺疾患が報告されている。初期症状（息切れ、呼吸困難、咳嗽、発熱など）の確認、胸部X線検査の実施など、患者の状態を十分に観察することが必要である。

＊心障害は、アンドロゲン除去療法（ADT）との関連性も報告されており、心障害の既往を有する患者への投与は、ベネフィット・リスクバランスを考慮のうえ治療選択する必要がある。

＊本剤は第二世代抗アンドロゲン剤であり、国際共同第Ⅲ相試験（ARAMIS）における有害事象（因果関係を問わない）として、けいれん発作、皮膚障害も報告されているため注意が必要である。

（小峰歩美）

5

ホルモン療法薬 😊 抗アンドロゲン薬

一般名 **タモキシフェン**クエン酸塩

商品名 **ノルバデックス®**、タモキシフェン

画像提供：
アストラゼネカ

投与経路 経口

▶血管外漏出による皮膚障害のリスク **なし**

▶催吐リスク **なし**

どんな薬？

[特徴]

● **作用機序**：閉経前にも閉経後にも使用できる選択的エストロゲン受容体修飾薬（SERM）である。乳がん細胞でエストロゲン受容体に競合的に結合し、乳がん細胞の増大を抑制する。

　★ 乳がん細胞のなかには、女性ホルモンであるエストロゲン（閉経前は卵巣で作られている）やプロゲステロンが作用することで増大するものがある。これを、ホルモン受容体陽性乳がんといい、乳がんの約60％を占める。
　★ 本剤は、乳腺では抗エストロゲン作用を示すが、子宮内膜や骨ではエストロゲン作用を示す。従って、乳がんに対する効果がある一方で、子宮体がんの発症リスクを考慮する必要がある。

● **代謝経路**：肝代謝、多くは胆汁排泄（便排泄：尿排泄＝４：１とされる）

[代表的なレジメン]

● **閉経前後乳がん**：単剤投与

使用時の注意点は？

● **投与方法**：経口

● **投与量**：1日20mg

　★ 20mg錠は1日1回、10mg錠は1日1〜2回で投与

● **投与期間**：下表参照

閉経前ホルモン受容体陽性乳がん	● 術後補助療法としては5年 ● LH-RHアゴニスト製剤と本剤を併用（LH-RHアゴニスト製剤を2年〜5年に加え、本剤を5年間内服）
閉経前および閉経後ホルモン受容体陽性乳がん	● 術後補助療法としては5年

● **併用注意**：抗凝固薬（ワルファリンなど）、リトナビル、リファンピシン、SSRI（パロキセチン）、クマリン系抗凝固薬など

● **注意が必要な患者背景**：白血球減少、血小板減少

代表的な副作用

無顆粒球症・白血球・好中球・血小板減少、肝機能障害			子宮筋腫、子宮内膜ポリープ、子宮内膜増殖症	
		更年期症状、不眠、抑うつ状態		
			視力異常、視覚障害	

⬆投与開始　1か月目　　　　2か月目　　　　　数か月目　　　　　1年目

特に注意すべき副作用

- 無顆粒球症・白血球・好中球・血小板減少
- 視力異常・視覚障害・網膜症・視神経萎縮
- 血栓塞栓症・静脈炎　　高カルシウム血症
- アナフィラキシー、血管浮腫
- 類天疱瘡　　　　　膵炎

その他気をつけたい副作用

- 更年期症状（ほてり・発汗・体重増加）
- 不眠・抑うつ状態
- 肝機能障害（劇症肝炎・肝不全など）
- 子宮筋腫・子宮内膜ポリープ・子宮内膜増殖症

ケアのポイント

投与前

① 血栓・塞栓症の既往の有無を確認

② 抗うつ薬内服の有無を確認

★タモキシフェンの血中濃度を低下させる薬剤がある。代表的なものとしてパロキセチンが挙げられる。他にも、ワルファリンなど、併用注意の薬剤があるため、投与前の確認が重要となる。

③ 患者の理解度の確認

★治療期間が長期にわたることなど、医師からの説明を理解できているか確認する。

投与中　副作用症状への対応

★定期的なモニタリングを行うとともに、症状出現時の対処方法などの指導を行う。

[患者説明・指導のポイント]

- **体重増加**：食事や運動によるコントロールを勧める。
- **ホットフラッシュ・発汗・ほてり**：服装や室温調整などのアドバイスを行う。
- 血液検査での血液データ（白血球・血小板数、肝機能など）を確認する。
- **不正性器出血**：婦人科の受診を勧める。
- **定期的な受診**：内服アドヒアランスを確認する。
- **血栓症**：下肢の腫脹の有無を確認する。

😊 エキスパートからのアドバイス

＊本剤による術後補助療法（5年間の内服）で、乳がんの再発リスクは47％、死亡リスクは26％減少するとされている。しかし、5年以上にわたる投与の有効性を示す根拠はなく、今後の大規模臨床試験の結果によって、5年以上の内服の有効性が明らかになる可能性がある。

＊本剤の長期内服を行った場合、内服しなかった場合と比べて、子宮体がんの発症率が2〜3倍に増加するとされている。しかし、子宮体がん発症の確率は低い（通常は800人に1人程度。本剤内服でも800人に2〜3人程度）ため、乳がん再発予防効果によるメリットのほうが大きいといえる。

＊ホルモン療法中、子宮体がんの確率が高くなると聞いて不安を抱く患者もいる。少なくとも年に1回は婦人科検診を受けること、性器からの不正出血があった場合は婦人科受診を勧める。

＊患者と一緒に、再度、治療のリスクとベネフィットを確認することが重要となる。

（藤巻奈緒美）

5

ホルモン療法薬 ○ 抗エストロゲン薬

一般名 **トレミフェン**クエン酸塩

商品名 **フェアストン®**、トレミフェン

投与経路 経口

▶血管外漏出による皮膚障害のリスク なし

▶催吐リスク なし

どんな薬？

[特徴]

● **作用機序**：主に閉経後やホルモン療法後に再発した患者に使用される選択的エストロゲン受容体修飾薬（SERM）である。乳がん細胞でエストロゲン受容体に競合的に結合し、乳がん細胞の増大を抑制する。

★ 乳がん細胞のなかには、女性ホルモンであるエストロゲン（閉経前は卵巣で作られている）やプロゲステロンが作用することで増大するものがある。これを、ホルモン陽性乳がんといい、乳がんの約60%を占める。

★ 本剤は、乳腺では抗エストロゲン作用を示すが子宮内膜や骨ではエストロゲン作用を示す。したがって、乳がんに対する効果がある一方で、子宮体がんへの影響を考慮する必要がある。ただし、本剤による子宮体がんなどの発生率は、タモキシフェンと比べて低いとされている。

● **代謝経路**：肝代謝、大部分が胆汁、便排泄

[代表的なレジメン]

● **閉経後ホルモン陽性乳がん**：単剤投与

使用時の注意点は？

● **投与方法**：経口
● **投与量**：下表参照

通常成人の場合	● 1日1回40mg
既治療（薬物療法や放射線療法などが無効）の例	● 1日1回120mg

● **投与量の調整が必要になる場合**：本剤投与中に妊娠が確認された場合は投与中止
● **投与禁忌**：QT延長、低カリウム血症
● **併用禁忌**：抗不整脈薬（クラス1A：キニジン、プロカインアミド／クラスⅢ：アミオダロン、ソタロールなど）
● **併用注意**：利尿薬（チアジド系）、抗凝固薬（ワルファリン）、フェノバルビタール（フェニトイン、カルバマゼピン）、リファンピシン、リトナビル
● **注意が必要な患者背景**：骨髄抑制、心疾患など

代表的な副作用

血栓塞栓症、静脈炎、肝機能障害・黄疸、肝酵素上昇、トリグリセリド上昇、コレステロール上昇			血栓塞栓症・静脈炎は、その後もリスクあり
	ほてり		子宮筋腫、うつ症状

⬆投与開始　1か月目　　　　　　　　数か月目　　　　　　　　1年目

特に注意すべき副作用	その他気をつけたい副作用
● 血栓塞栓症・静脈炎	● 肝酵素（ALT、AST）上昇
● 肝機能障害・黄疸	● うつ症状
● 子宮筋腫	● トリグリセリド上昇
	● コレステロール上昇
	● ほてり、倦怠感、悪心・嘔吐

ケアのポイント

投与前
① 血栓・塞栓症の既往の有無を確認
② 抗不整脈薬の使用の有無を確認
　★一部の抗不整脈薬とは併用禁忌（QT延長を増強し、重症不整脈を発症する恐れがある）
③ 併用注意薬剤の使用の有無を確認
　★ワルファリン、チアジド系利尿薬、フェノバルビタール、フェニトインなどは、薬剤の血中濃度変化を引き起こす。
④ 患者の理解度の確認
　★治療期間・治療目的など、医師からの説明を理解できているか確認する。

投与中
副作用症状への対応
　★定期的なモニタリングを行うとともに、症状出現時の対処方法などの指導を行う。

[**患者説明・指導のポイント**]
● 発疹・皮膚のかゆみ・視覚障害の有無を確認する。
● 血液検査での血液データ（白血球・血小板数・肝機能など）を確認する。
● **不正性器出血**：婦人科の受診を勧める。
● **定期的な受診**：内服アドヒアランスを確認する。
● **血栓症**：下肢の腫脹の有無を確認する。

😊 エキスパートからのアドバイス

＊ホルモン療法薬の代表的な副作用に「ほてり：ホットフラッシュ」がある。一過性の顔面紅潮・大量の発汗・熱感・のぼせに加え、動悸や不安感を伴う場合もある。非常に不快な症状だが、治療開始後数か月すると軽減していく。

＊血中エストロゲン濃度が低下すると、体温調節中枢（間脳の視床下部にある）に関与する神経伝達物質（セロトニンやアドレナリンなど）の変動が、ホットフラッシュを引き起こすとされる。

＊日ごろから体温調節のしやすい衣類の選択・室温調整を勧めること、気分転換に適度な運動を取り入れるなどの工夫も必要である。アロマテラピーや入浴剤を使用してもよい。

（藤巻奈緒美）

5

ホルモン療法薬 😊 抗エストロゲン薬

一般名 **フルベストラント**

商品名 フェソロデックス®

投与経路 [筋注]

▶血管外漏出による皮膚障害のリスク [なし]

▶催吐リスク [なし]

画像提供：
アストラゼネカ

どんな薬？

[**特徴**]

● **作用機序**：主にエストロゲン受容体の分解を促し、エストロゲンのエストロゲン受容体への結合を阻害することで、乳がんの増殖を抑制する。

  ★ 選択的エストロゲン受容体ダウンレギュレータ(SERD)である。

● **代謝経路**：肝代謝、胆汁排泄・便排泄

[**代表的なレジメン**]

● **閉経後乳がん**：単剤投与

● **閉経前乳がん**：LH-RHアゴニスト(ゴセレリンなど)投与下でCDK4/6阻害薬(パルボシクリブ)と併用すること

使用時の注意点は？

● **投与方法**：1〜2分かけて緩徐に筋注(殿部)

● **投与器材の注意点**：本剤は、1筒5mLのキット製剤である(1筒5mLが投与できるように、過剰量が充填されている)。投与前までは冷所保存が必要

● **投与量・投与スケジュール**：本剤2筒(250mg×2)を、初回・2週後・4週後、その後は4週ごとに1回、左右の殿部に1筒ずつ投与

  ★ 本剤2筒を一側殿部に投与しないこと。

  ★ 投与量が多く、硬結に至ることがあるので、注射部位を毎回変更するなどして投与すること。

● **注意が必要な患者背景**：肝機能障害、重度の腎機能障害

😊 **エキスパート**からの**アドバイス**

＊本剤は、ホルモン製剤既治療後に再発・進行した患者(既に乳がんの肺・肝転移や骨転移が生じている患者が多い)に使用される。院内での治療滞在時間は短いが、肝機能の推移に注意し、病状の進行やADLの変化にも気を配る必要がある。

＊骨転移による疼痛や腹水・胸水などで腹臥位を保持できない患者に投与する場合、投与体位の工夫が必要となる。多くは側臥位での投与となるが、その際も神経損傷が生じないよう、慎重に注射部位の選択を行うことが大切である。ベッドからの転落・転倒などにも十分注意する。

＊筋注の場合、23Gの針を使用することが多い。ただし、本剤は、油性成分で投与に時間を要するため、当院では21Gの針を使用し、投与後は確実な圧迫止血を行っている。

代表的な副作用

肝機能障害、血栓塞栓症

注射部位疼痛・硬結・瘙痒感、ほてり、かゆみ

↑投与開始　　　1週目　　　　　　　2週目

特に注意すべき副作用	その他気をつけたい副作用
◉ 肝機能障害	◉ 注射部位硬結
◉ 血栓塞栓症	◉ 注射部位瘙痒感
◉ 注射部位壊死・潰瘍	◉ ほてり、かゆみ

ケアのポイント

 投与前

① 投与方法、投与スケジュールの確認

★医師からの説明が理解できているか再度確認する。

② 薬剤を室温に戻す

★本剤は冷所保存であるが、投与時の刺激・疼痛を少なくするため、投与前に室温に戻す。

投与直前

① プライバシーへの配慮

② 安全安楽な投与体位の保持、注射部位の確認

★腹臥位をとり、両つま先を内側に向ける

★神経損傷に注意し、中殿筋に、安全に筋肉注射を実施する。

投与中

① 正しい安全な投与方法の徹底

★「足先はしびれませんか」と声をかけ、シリンジを固定し、押し子を少し引く。

★電撃痛や下肢しびれの有無を確認し、血液逆流がないか確認する。

② 声をかけ、1～2分かけてゆっくり投与

★急激に投与すると疼痛や硬結の原因となるため注意する。

投与後

確実な止血

★抜針し、確実に圧迫止血する。

★注射部位はもまない。

[**患者説明・指導のポイント**]

● 注射には1～2分かかること、投与部位はもまないことを説明しておく。

（藤巻奈緒美）

5

ホルモン療法薬／抗エストロゲン薬

🔖 **エストラジオール**

一般名 **エストラムスチン**リン酸エステル
ナトリウム水和物
商品名 **エストラサイト®**

投与経路 **経口**

▶血管外漏出による皮膚障害のリスク **なし**

▶催吐リスク **中**

画像提供：
日本新薬

どんな薬？

[**特徴**]

● **作用機序**：本剤の主要代謝物であるエストラムスチンは、前立腺がん細胞中に多く存在するエストラムスチン結合タンパクに結合して、がん組織に集積され、マイクロチュブリンの重合阻害により殺細胞作用を発揮する。また、代謝物であるエストラジオールは、性腺刺激ホルモン（LH）、テストステロンの生合成および5α-リダクターゼを阻害し、抗アンドロゲン作用を示す。

　★ 本剤は、エストラジオール（卵胞ホルモン薬）とナイトロジェンマスタード（アルキル化薬）を結合させた化合物である。

● **代謝経路**：主に胆汁を介する糞中排泄

[**代表的なレジメン**]

● **前立腺がん**：単剤投与

使用時の注意点は？

● **投与方法**：経口

● **投与量**：1回2カプセル（313.4mg）を1日2回投与

● **投与禁忌**：血栓性静脈炎・脳血栓・肺塞栓などの血栓性障害、虚血などの重篤な冠血管疾患、またはその既往のある患者

● **注意が必要な患者背景**：肝障害（肝障害を悪化させる恐れがある）、心疾患や腎疾患（対液貯留が生じる可能性がある）など

　★ 肝機能障害のある患者：用量調整のデータは存在しないが、薬物の代謝が低下する可能性があるため、注意する。

　★ 腎機能障害のある患者：用量調整のデータは存在しないが、注意が必要である。

代表的な副作用

いつでも起こりうる

女性化乳房、食欲不振、浮腫、貧血、悪心・嘔吐など

⬆治療開始

特に注意すべき副作用
- 血栓塞栓症
- 心筋梗塞、心不全、狭心症
- 血管浮腫
- 胸水
- 肝機能障害、黄疸

ケアのポイント

⏱ 投与前　血栓塞栓症の既往歴の有無の確認

投与後　深部静脈血栓症の所見（下肢浮腫や下肢痛など）の有無に注意

[患者説明・指導のポイント]
- 血栓塞栓症の副作用があることをよく説明する。
- 肺塞栓や心筋梗塞などで生じる「胸の痛み」「息苦しさ」などを感じた場合は、すぐに受診するように説明する。

😊 エキスパートからのアドバイス

＊エストラムスチン投与時に、血栓塞栓症の予防目的で、アスピリンや低容量ワルファリンによる予防が考慮されることがあるが、実際に予防効果があるか、科学的根拠は示されていない。

（三浦裕司）

5

ホルモン療法薬 🔖 エストラジオール

335

一般名 リュープロレリン酢酸塩

商品名 リュープリン®、リュープロレリン酢酸塩

キット▼

注射剤▼

画像提供：
武田薬品工業

投与経路 皮下注

▶血管外漏出による皮膚障害のリスク **低**

▶催吐リスク **不明**（低いとされる）

どんな薬？

[**特徴**]

● **作用機序**：以下の機序から、精巣・卵巣の反応性を低下させ、下垂体－性腺機能を抑制することで抗腫瘍効果を示す。

①初回投与直後、一過性に下垂体－性腺系を刺激し、下垂体での性腺刺激ホルモンの産生・放出を低下させる。

②卵巣・精巣の性腺刺激ホルモンに対する反応性を低下させ、エストラジオールやテストステロン産生能を低下させる。

③常時血中にリュープロレリンを放出して精巣・卵巣の反応性を低下させ、下垂体－性腺機能を抑制する。

● **代謝経路**：尿中排泄

[**代表的なレジメン**]

● **前立腺がんならびに閉経前乳がん**：単剤投与、CDK4/6阻害薬＋フルベストラント＋リュープロレリン

使用時の注意点は？

● **投与方法**：皮下注（上腕部、腹部、殿部）

★ 皮下組織内から徐放性の薬剤が徐々に分解・放出され、吸収される。

● **溶解**：下表参照

注射用キット	● 注射針を上にした状態でプランジャーロットを押し、懸濁用液全量を粉末部に移動させ、泡立てないように注意しながら十分に懸濁
	★注射用キットは、粉末部と液体部が一体となっている
バイアル製剤	● 添付の懸濁用液1mLで、泡立てないように注意しながら十分に懸濁

● **投与量**：下表を参照

リュープリン®注射用キット3.75	● 通常、成人には4週に1回、3.75mg
リュープリン®SR注射用キット11.25	● 通常、成人には12週に1回、11.25mg
リュープリン®PRO注射用キット22.5	● 通常、成人には24週に1回、22.5mg

● **投与速度**：懸濁後はただちに使用し、ゆっくりと注入

● **注意が必要な患者背景**：閉経前乳がんの場合は子宮粘膜下筋腫（出血症状が悪化する可能性がある）、前立腺がんの場合は脊髄圧迫や尿路閉塞による腎障害（原疾患の症状が悪化する可能性がある）

代表的な副作用

更年期様症状：ほてり、熱感、のぼせ、肩こり、不眠、めまい、発汗など
発現時期は不明（最も早い時期は29〜84日目）
注射部位の硬結や疼痛
不明（最も早い時期は1〜14日目）

⬆投与開始	4週	8週	12週	16週

特に注意すべき副作用	その他気をつけたい副作用
● 間質性肺炎	● うつ状態
● アナフィラキシー様症状	
● 肝機能障害・黄疸	
● 心筋梗塞・脳梗塞・静脈血栓・肺塞栓症など	
の血栓塞栓症	
● 糖尿病	
● 下垂体卒中	

ケアのポイント

投与前	妊娠・授乳の有無の確認
	★閉経前乳がんの場合、妊娠および授乳の有無をチェックする。

投与中	正しい投与方法の徹底
	★皮下をつまみ上げ、注射針をすみやかに穿刺する。
	★注射針が腹筋や腹膜に到達しないように注意し、また血管内に入っていないことを確認する。

投与後	止血の確認
	★注射部位に出血がないことを確認する。

［ 患者説明・指導のポイント ］
● 注射部位をもまないようにする。
● 注射部位に発赤や疼痛、まれに膿瘍や潰瘍を形成することがある。注射部位に異常を感じた場合には、主治医や看護師に連絡するように伝えておく。

😊 エキスパートからのアドバイス

＊本剤の注射部位は毎回変更し、同一部位への反復注射は行わないようにする。
＊初回投与初期に、下垂体−性腺系刺激作用による血清エストロゲン濃度・テストステロン濃度の上昇により、原疾患の症状が一時的に悪化する可能性がある。

(徳永伸也)

5

ホルモン療法薬 🖊 LH-RHアゴニスト

一般名 **ゴセレリン**酢酸塩

商品名 ゾラデックス®

投与経路 皮下注

▶血管外漏出による皮膚障害のリスク **低**

▶催吐リスク **不明**（低いとされる）

画像提供：
アストラゼネカ

どんな薬？

[**特徴**]

● **作用機序**：LH-RHアゴニストとして下垂体LH-RH受容体に作用する。初期刺激時にゴナドトロピン分泌能を増大させるが、継続的刺激により受容体の発現減少を引き起こし、ゴナドトロピン分泌能を低下させ、エストラジオールおよびテストステロン分泌を抑制する。

★ 本剤は、ゴセレリン酢酸塩を生体内分解性の乳酸グリコール酸共重合体に分散した徐放製剤である。

★ 初回投与後初期に、下垂体−性腺系刺激作用による血清エストロゲンおよびテストステロン濃度の一過性上昇により、原疾患の症状が悪化する可能性がある。

● **代謝経路**：尿中排泄

[**代表的なレジメン**]

● **閉経前乳がん**：抗エストロゲン薬＋ゴセレリン、CDK4/6阻害薬＋フルベストラント＋ゴセレリン

● **前立腺がん**：単剤投与、抗アンドロゲン薬＋ゴセレリン

使用時の注意点は？

● **投与方法**：皮下注（前腹部）

★ 穿刺部位から出血し、出血性ショックを引き起こすことがあるため、血管損傷の可能性が少ない部位を選択し、易出血性状態の患者には投与の可否を慎重に判断する。

● **投与量**：下表参照

ゾラデックス®3.6mgデポ	● 通常、成人には4週に1回、3.6mgを前腹部に皮下投与
ゾラデックス®LA10.8mgデポ	● 通常、成人には12〜13週に1回、10.8mgを前腹部に皮下投与

● **投与に関する注意点**：下腹部の皮下をつまみ上げ、皮下組織に注射針をすみやかに穿刺した後、プランジャー（押棒）をしっかり押し込み、注入する。

● **注意が必要な患者背景**：閉経前乳がんの場合は子宮粘膜下筋腫（出血症状が悪化する可能性がある）、前立腺がんの場合は脊髄圧迫や尿路閉塞による腎障害（原疾患の症状が悪化する可能性がある）

代表的な副作用

	更年期様症状：ほてり、熱感、のぼせ、肩こり、不眠、めまい、発汗など			
	不明（最も早い時期は29〜84日目）			
⬆投与開始	4週	8週	12週	16週

特に注意すべき副作用	その他気をつけたい副作用
● 高カルシウム血症	● うつ状態
● アナフィラキシー	
● 間質性肺炎	
● 肝機能障害・黄疸	
● 心筋梗塞・脳梗塞・静脈血栓・肺塞栓症など	
の血栓塞栓症　★前立腺がんの場合、随伴症状の	
● 糖尿病　　　　　増悪、糖尿病、心不全も生じうる	
● 下垂体卒中	

投与前 妊娠・授乳の有無の確認
★閉経前乳がんの場合、妊娠および授乳の有無をチェックする。

投与中 正しい投与方法の徹底
★皮下をつまみ上げて、注射針を30〜40度の角度ですみやかに穿刺する。
★注射針が腹筋や腹膜に到達しないように注意する。特に、術創がある場合や皮下脂肪が少ない場合には、血管損傷に注意する。

投与後 確実な止血
★注射部位に出血がないことを確認する。

[**患者説明・指導のポイント**]
● 注射部位に異常を感じた場合には、医師や看護師に連絡するよう伝えておく。

😊 エキスパートからの**アドバイス**

＊ゾラデックス®デポの針の太さは16Gであるため、必要に応じて投与部位にあらかじめ局所麻酔を施しておく。また、凍結させた保冷剤で投与部位を約1分間冷やしてから穿刺すると局所麻酔とほぼ同等の効果が得られるとの報告があり、簡便である。
＊投与部位は毎回変更し、同一部位への反復注射は行わないようにする。

(徳永伸也)

🔋 GnRHアンタゴニスト

一般名 **デガレリクス**酢酸塩

商品名 **ゴナックス®**

投与経路 皮下注
▶血管外漏出による皮膚障害のリスク なし
▶催吐リスク なし

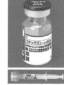
画像提供：
アステラス製薬

どんな薬？

[特徴]
● **作用機序**：下垂体性腺系機能を抑制することで、抗腫瘍作用を示す。
　★ 本剤はGnRHアンタゴニストである。下垂体前葉のGnRH（性腺刺激ホルモン放出ホルモン）受容体を直接的に阻害し、黄体形成ホルモン（LH）や卵胞刺激ホルモン（FSH）の分泌をただちに抑制する。そのため、GnRHアゴニストで発現するテストステロンサージ（テストステロンの一過性増加）を引き起こさずに、投与開始後すみやかにテストステロン産生を抑制するのが大きな特徴である。

● **代謝経路**：プロテアーゼによる加水分解によって分解される。未変化体・代謝物は、尿・糞中に排泄される。

[代表的なレジメン]
● **前立腺がん**：単剤投与、非ステロイド性抗アンドロゲン薬（ビカルタミドやフルタミドなど）＋デガレリクス

使用時の注意点は？

● **投与方法**：皮下注（腹部）
● **投与量**：下表参照

　◎ 初回：240mgを腹部2か所（1か所あたり120mgずつ）投与
　◎ 2回目以降：4週間後より、80mgを維持量として腹部1か所に投与
　◎ 以降、4週間隔で投与を繰り返す

● **注意が必要な患者背景**：間質性肺疾患またはその既往歴のある患者（その発現・増悪の可能性がある）
　★ 国内臨床試験の安全性評価症例273例中2例（0.7％）において、本剤投与前より存在した間質性肺炎が増悪している。

代表的な副作用

いつでも起こりうる

注射部位の症状（疼痛、硬結、紅斑、腫脹、熱感） 紅斑、ほてり、高血圧

↑投与日	4週	8週	12週	16週

特に注意すべき副作用

- 間質性肺疾患
- 肝機能障害
- 糖尿病増悪

ケアのポイント

投与前 間質性肺疾患の発現または増悪の予防
　★投与前に間質性肺疾患の既往を確認し、胸部X線などで所見の有無を確認する。

投与時 正しい投与方法の徹底
　★腹部に皮下注射を行うが、ベルト周りなど圧迫される部位および肋骨近辺を避ける。
　★注射部位は毎回変更する。
　★血管内に注射針が入っていないことを確認する。

投与後 注射部位反応の有無の確認

[**患者説明・指導のポイント**]
- 注射部位を掻かない、もまない、こすらない、触らない、圧迫しない。
- 注射部位反応は、注射後1～2日後に多く起こるが、通常、数週間～1か月程で改善する。

😊 エキスパートからのアドバイス

＊デガレリクスは、リュープロライドやゴセレリンと比較して、関節痛、筋骨格系事象、尿路系事象の発現は少ないが、注射部位反応（疼痛、発赤、腫脹、結節を含む）の発現が多いのが特徴である。

（三浦裕司）

5

ホルモン療法薬 GnRHアンタゴニスト

画像提供：
ヤクルト本社

🔖 **副腎皮質ホルモン合成阻害薬**

一般名 **ミトタン**

商品名 **オペプリム®**

投与経路 経口

▶ 血管外漏出による皮膚障害のリスク なし

▶ 催吐リスク 中

どんな薬?

[特徴]

● **作用機序**：副腎皮質細胞のミトコンドリアにおいて、11-βヒドロキシラーゼ（CYP11B1）とCYP11A1（コレステロール側鎖切断酵素）などを阻害する。また、塩化アシルに代謝され、ミトコンドリア内の重要な高分子と結合することで副腎皮質組織を破壊、壊死に導く。

　★ 本剤は、ステロイド合成を阻害するだけでなく、長期間使用することによって副腎皮質組織を破壊する作用をもつ。

● **代謝経路**：投与量の60〜65%は吸収されずに糞便中に排泄される。吸収量の1/4は水溶性代謝物として尿中に排泄され、残りは主に脂肪組織（次いで副腎）に蓄積される。

[代表的なレジメン]

● **副腎皮質がん**：単剤投与、EDP＋ミトタン、ストレプトゾシン＋ミトタン

使用時の注意点は?

● **投与方法**：経口

● **投与量**：1回1〜2カプセル1日3回から開始。副腎皮質機能不全の徴候が認められたら、ステロイドの補充を開始する。

● **投与量の調節が必要になる場合**：有効血中濃度は14〜20μg/mLとされる。可能であれば、血中濃度を測定することが望ましい。

　★ ヤクルト本社に問い合わせると、1人の患者につき1回のみ、血中濃度の測定をしてもらえる。

● **併用禁忌**：スピロノラクトン、ペントバルビタール、ドラビリン

● **併用注意**：エプレレノン、エサキセレノン、トリロスタン、CYP3A4で代謝を受ける薬剤（ミダゾラムなど）

● **注意が必要な患者背景**：副腎皮質からの転移腫瘍以外の肝疾患（代謝が妨げられて蓄積する恐れがある）、無月経（月経が再開することがある）、肝機能障害（肝機能障害が悪化する場合がある）

代表的な副作用

―食欲不振・悪心・肝機能障害、脳の機能障害

副腎不全
ステロイドの補充が必要となる

⬆投与開始   4週目

特に注意すべき副作用	その他気をつけたい副作用
● 著しい肝機能障害：黄疸が出現しうるので、十分に観察し、休薬・減量・中止について検討する	● 胃潰瘍 ● 認知症 ● 低血糖 ● 胃腸出血 ● 幻覚 ● 腎機能障害

ケアのポイント

投与前
クッシング症候群の有無の確認
★副腎皮質ホルモン過剰摂取症状（クッシング症候群）がある場合は、血糖値に注意する。
★クッシング症候群では易感染となる。特に抗がん薬治療と併用する場合では、感染症に十分注意する。

投与中〜投与後
クッシング症候群に伴う症状の確認
★上記の副作用（血糖値異常、感染症）の出現に十分注意する。

[**患者説明・指導のポイント**]
● 本剤は、副作用の出現状況を見ながら徐々に増量していく薬である。日誌などに自覚症状について記録してもらうように指導する。

😊 エキスパートからのアドバイス

＊特に、副腎皮質ホルモン過剰症状（クッシング症候群）を認める患者において投与する場合には、ホルモン過剰状態から徐々に副腎機能低下に移行していくため、ホルモンのコントロールが難しくなる。内分泌専門医等とも連携して、ホルモン過剰／低下時に起こりうる事態に十分対応していく必要がある。

（河野　勤）

その他 がん治療に用いる薬剤

BRM（生体応答調節療法）の作用（イメージ）

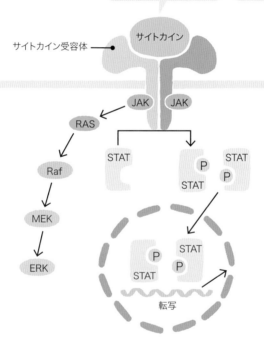

・インターフェロン (p.352)
・インターロイキン (p.358)

・レチノイド (p.346)
※併用により賦活化させる

サイトカイン

サイトカイン受容体

JAK　JAK

RAS

Raf

MEK

ERK

STAT

STAT

P
STAT

P

P
STAT

STAT

P

転写

JAK：ヤヌスキナーゼ（細胞内チロシンキナーゼの一種）
RAS-Raf-MEK-ERK：細胞表面からの信号を核内DNAに伝達する細胞内タンパク質
STAT：IFN・ILなどサイトカインによって活性化される転写因子

- ここでは、免疫を増強することで抗腫瘍効果を発揮する薬剤（免疫チェックポイント阻害薬を除く）や、他の薬剤と併用してその効果を増強する薬剤を取りあげる
- サイトカイン製剤は、分子標的治療薬の発展に伴い、使用頻度が減っている
- 免疫調節薬（サリドマイド関連薬）は、催奇形作用をもつため、厳密な管理が重要

免疫調節薬（サリドマイド関連薬）の作用（イメージ）

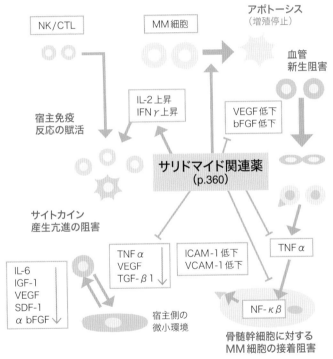

Richardson PG. Advanced multiple myeloma:New treatment paradigms and clinical insights.MMRF corporate Friday symposium: Newclinical strategies and emerging research inmultiple myeloma. Friday, December 3, 2004.

IL：インターロイキン　IFN：インターフェロン　VEGF：血管内皮増殖因子
bFGF：塩基性線維芽細胞増殖因子　TNF：腫瘍壊死因子
TCAM-1、VCAM-1：免疫グロブリンスーパーファミリーに含まれるタンパク質
TGF-β1、SDF-1：サイトカインの一種　NF-κB：転写因子　IGF-1：インスリン様成長因子

一般名 **トレチノイン**

商品名 **ベサノイド**®

投与経路 経口
▶血管外漏出による皮膚障害のリスク なし
▶催吐リスク 最小

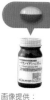

画像提供：
富士製薬工業

どんな薬？

[特徴]

● 作用機序：APL（急性前骨髄球性白血病）が腫瘍化する機序（分化誘導の阻害）を解除することで、APL細胞を分化させてアポトーシスを誘導する。

● 排泄経路：主に尿中および糞中に排泄するとされる。

[代表的なレジメン]

● APL：寛解導入療法（ATRA療法とアントサイクリン系を主体とした薬物療法の併用）

使用時の注意点は？

● 投与方法：経口

● 投与量（寛解導入療法）：1日60〜80mg（45mg/m²）を3回に分けて食後に投与（年齢、症状により適宜増減）

● 投与量の調整が必要になる場合：白血球増多症
　★ 末梢白血球数が3万/mm³を超えた場合は減量または休薬

● 投与禁忌：肝障害、腎障害

● 併用禁忌：ビタミンA製剤

● 併用注意：フェニトイン、トラネキサム酸、抗菌薬（アゾール系）

● 注意が必要な患者背景：高齢者（多くの高齢者では血漿アルブミンが減少しているため）
　★ 本剤は血漿タンパクとの結合性が強く、血漿アルブミン値減少があると薬物血漿中濃度が上昇しうる。定期的に血漿アルブミン値を検査し慎重に投与する。

😊 エキスパートからのアドバイス

＊APLは、易出血傾向・感染症状・貧血症状に加えて線溶亢進型播種性血管内凝固（DIC）による強い出血傾向を特徴とする。30〜50歳代に好発　臓器出血（脳、肺）やAPL分化症候群による早期死亡のリスクが高いといわれている。

＊診断後すぐ入院して治療しなければならない状況に、患者だけでなく家族の戸惑いや不安も大きい。身体症状の対処とともに、患者と家族の心理・社会的苦痛に対する支援は重要な看護ケアである。

代表的な副作用

投与開始1か月前～投与中止後1か月間は避妊

催奇形性			
DIC	治療開始～3週ごろまで注意		治療開始1～2週より発現
骨髄抑制（好中球・血小板減少）			
レチノイン酸症候群		治療開始1～2週より発現	

↑投与開始 1週	3週	6週	10週	16週

特に注意すべき副作用	**その他気をつけたい副作用**
● レチノイン酸症候群　● 白血球増多症 ● 血栓症　● 血管炎　● 感染症　● 錯乱 ★類似化合物（エトレチナート）の長期投与を受けた患者で、過骨症および骨端の早期閉鎖、肝機能障害、中毒性表皮壊死融解症の報告がある	● 皮膚剥離、皮膚乾燥、発疹 ● 口内炎、粘膜乾燥 ● 脂質代謝障害（トリグリセリド上昇）

ケアのポイント

投与前

① 避妊（催奇形性がある）

★投与開始前2週間以内の妊娠検査が陰性であることを確認する。

② DICのコントロール

★出血症状、凝固・線溶系（PLT、PT、APTT、FDP、Dダイマーなど）の検査値を確認する。

③ ビタミンA過剰症のリスク低減

★ビタミンAを含む常用薬（チョコラAなど）や、ビタミンA過敏症の既往の有無を確認する。

投与中

① DICの悪化に注意

★特に薬物療法併用時は、治療開始後、APL細胞の崩壊に伴ってDICが悪化するため、血液検査データ、全身状態を注意深くモニタリングする。

② APL分化症候群の早期発見と早期対処

★APL分化症候群は、投与開始7～11日後ごろに生じる。頻度の高い症候は、頻呼吸、呼吸困難、SpO2低下、不明熱、体重増加、浮腫、血圧低下、急性腎不全、うっ血性心不全、胸水、心嚢水などである。重篤化するので、十分に観察を行う。

★症状出現時は、ただちに投与を中止し、副腎皮質ホルモンのパルス療法などを行う。

[**患者説明・指導のポイント**]

● 妊娠の可能性のある人は、①投与開始前1か月間・投与中・投与中止後少なくとも1か月間は必ず避妊する、②次の月経開始から2～3日目まで内服しない、③服用中は1か月ごとに妊娠検査を実施することが望ましい、④授乳は避けることを説明する。

● APL分化症候群の早期発見のためにも、息切れ、発熱、胸痛などの出現時は、使用を中止して医療者にすみやかに報告するよう伝える。

● 高トリグリセリド血症の人は脂質代謝障害を起こしやすいので、血中トリグリセリドの検査を定期的に行うよう説明する。

● 関節の痛みや骨の痛みなどが現れたら、すみやかに報告してもらう。

● 飲み忘れた場合、気づいたときに1回分を内服する（次の内服時間が近ければ1回とばし、次の時間に1回分を内服）。絶対に2回分を一度に内服しないこと、誤って多く飲んだ場合はすみやかに報告すること、医師の指示なしに自分の判断で服用中止しないことについて伝える。

(堀口美穂)

一般名 タミバロテン

商品名 アムノレイク®

画像提供：
日本新薬

投与経路 経口

▶血管外漏出による皮膚障害のリスク **なし**

▶催吐リスク **最小** に準じる

どんな薬？

[特徴]

● **作用機序**：APL（急性前骨髄球性白血病）が腫瘍化する機序（分化誘導の阻害）を解除することで、APL細胞を分化させてアポトーシスを誘導する。

★ トレチノインより分化誘導能が高いため、ATRA療法継続による問題（耐性による再発時はきわめて難治性となる）を解消する。本剤は白血病細胞を分化・成熟後に死滅させるので、DIC（播種性血管内凝固症候群：APLでほぼ必発）を増悪させない。

● **代謝経路**：代謝酵素CYP3A4により代謝され、主に便中に排泄される。

[代表的なレジメン]

● **再発または難治性APL**：単剤投与

使用時の注意点は？

● **投与方法**：経口

● **投与量**：$6mg/m^2$/日を2回（朝、夕食後）に分けて連日投与し、骨髄寛解が得られるまで継続。投与期間は投与開始日から8週間を超えないようにする。

● **投与量の調整が必要となる場合**：下表参照

横紋筋融解症	● 異常時は休薬（フィブラート系薬剤服用中の脂質代謝異常患者では死亡例がある）
白血球増多症	● 末梢白血球数が$3万/mm^3$を超えた場合は減量または休薬

● **併用禁忌**：ビタミンA製剤

● **併用注意**：CYP3A4に関与する薬剤・食物（抗てんかん薬、副腎皮質ホルモン、バルビツール酸系薬剤、アゾール系抗真菌薬、カルシウム拮抗薬、グレープフルーツジュースなど）、フェニトイン、抗線溶薬

● **注意が必要な患者背景**：高齢者（多くの高齢者では血漿アルブミンが減少しているため）など

★ 本剤は、血漿タンパクとの結合性が強く、血漿アルブミン値減少があると薬物血漿中濃度が上昇しうる。定期的に血漿アルブミン値を検査し慎重に投与する。

😊 エキスパートからのアドバイス

＊白血病治療の原則は「total cell kill」の概念に基づく。完全寛解後も体内には多数の白血病細胞が残存しており、治療を中止すると容易に再発するため、地固め療法→維持療法を行って白血病細胞の根絶を目指す。治療期間が長期にわたるため、患者は再発・転移への不安、社会的な役割や関係性の変化、経済的な負担、外見の変化など、さまざまな悩みや負担を抱える。

＊患者と家族が安心して治療や療養に専念し、QOLを保つためにも、看護師は、病院内や地域の多職種やチームと連携して患者と家族を支えていくことが大切である。

代表的な副作用

投与開始1か月前～投与中止後1か月は避妊

		催奇形性		
DIC	治療開始～3週ごろまで注意		治療開始1～2週ごろより発現	
		骨髄抑制（好中球・血小板減少）		
レチノイン酸症候群			治療開始5～6週より	
治療開始1～2週より発現			白血球増加	

↑投与開始 1週　2週　3週　4週　5週　6週　10週　16週

特に注意すべき副作用	その他気をつけたい副作用
● 分化症候群　● 感染症　● 白血球増加症 ● 間質性肺炎　● 縦隔炎　● 横紋筋融解症 ★類薬：トレチノインでは血栓症、血管炎、錯乱、頭蓋内 　圧上昇症状。エトレチナートでは中毒性表皮壊死融解症	● 頭痛 ● 骨痛、関節痛 ● 皮膚乾燥、発疹、皮膚炎 ● 脂質代謝障害（トリグリセリド上昇）

ケアのポイント

投与前

① 避妊（催奇形性があるため）
　★投与開始前2週間以内の妊娠検査が陰性であることを確認する。

② DICのコントロール
　★出血症状、凝固・線溶系（PLT、PT、APTT、FDP、Dダイマーなど）の検査値を確認する。

③ ビタミンA過剰症のリスク低減
　★ビタミンAを含む常用薬（チョコラ®Aなど）やビタミンA過敏症の既往の有無を確認する。

投与中

① DICの悪化に注意
　★特に併用化学療法時は、治療開始後、APL細胞の崩壊に伴ってDICの悪化が起こるため、血液検査データ、全身状態を注意深くモニタリングする。

② APL分化症候群の早期発見と早期対処
　★発熱、呼吸困難、肺浸潤、間質性肺炎、肺うっ血、胸水・心嚢液貯留、低酸素血症、多臓器不全などによって重篤化するので、十分に観察を行う。
　★症状出現時は、ただちに投与を中止し、副腎皮質ホルモンのパルス療法などを行う。

[**患者説明・指導のポイント**]

● 妊娠の可能性のある人は、①投与開始前1か月間・投与中・投与中止後少なくとも2年間は必ず避妊する、②次の月経開始から2～3日目まで内服しない、③服用中は1か月ごとに妊娠検査を実施することが望ましい、④授乳は避けることを説明する。

● APL分化症候群の早期発見のためにも、息切れ、発熱、胸痛などの出現時は、使用を中止して医療者にすみやかに報告するよう伝える。

● 高トリグリセリド血症の人は脂質代謝障害を起こしやすいので、血中トリグリセリドの検査を定期的に行うことを説明する。

● 過骨症および骨端の早期閉鎖を起こす可能性があるため、投与中に関節痛、骨痛の症状があればすみやかに報告してもらう。

● 絶食下での服用は薬剤の吸収が低くなるため食後に服用すること。グレープフルーツジュースやセイヨウオトギリソウを含有する食品は避けることを説明する。

● 飲み忘れた場合の対応はトレチノイン P346 を参照。

（堀口美穂）

6

その他

BRM

BRM：① レチノイド

一般名 ベキサロテン

商品名 タルグレチン®

画像提供：
ミノファーゲン製薬

投与経路 経口

▶血管外漏出による皮膚障害のリスク なし
▶催吐リスク 最小

保存時 遮光

どんな薬？

[特徴]

● **作用機序**：レチノイドX受容体（RXR）へ選択的に結合して転写を活性化することで、腫瘍細胞のアポトーシス誘導・細胞周期停止作用を示し、腫瘍増殖を抑制する。

● **代謝経路**：主に肝臓のCYP3A4で代謝される。主な排泄経路は糞中（尿中はわずか）

[代表的なレジメン]

● **皮膚T細胞性リンパ腫**：単剤投与

使用時の注意点は？

● **投与方法**：経口（単剤）

● **投与量（成人）**：1日1回300mg/m^2（体表面積）を、食後に投与

★1カプセル＝75mg。初回投与量300mg/m^{2}における体表面積換算によるカプセル数は、下表参照

体表面積	0.88～1.12	1.13～1.37	1.38～1.62	1.63～1.87	1.88～2.12	2.13～2.37	2.38～2.62
カプセル数	4	5	6	7	8	9	10

● **保管方法**：気密容器、遮光、室温保存

● **投与禁忌**：妊婦・妊娠している可能性（催奇形性）、重度の肝障害

● **併用禁忌**：ビタミンA製剤（チョコラ®Aなど）

● **併用注意**：アトルバスタチン、シンバスタチン、ミダゾラム、糖尿病用薬、紫外線療法

● **注意が必要な患者背景**：膵炎の既往歴、中等度の肝障害

● **投与量の調整が必要となる場合**：Grade3以上の副作用出現時、高トリグリセリド血症の発現時には、休薬・減量または中止（下表参照）

高トリグリセリド血症への対応	休薬・減量・中止基準	●血清トリグリセリド値≧200mg/dL：脂質異常症治療薬の処方を考慮 ●血清トリグリセリド値≧500mg/dL以上：減量 ●血清トリグリセリド値＞1,000mg/dL：休薬	1日300m投与後約6～8週間で最低値となり1～3週間で軽快
	休薬後の対応	●血清トリグリセリド値＜400mg/dL：1段階低用量で投与再開 ●4週間休薬しても回復しない場合：投与中止	

代表的な副作用

高トリグリセリド血症	国内の臨床試験ではGrade3以上の発現率31.3%とされる
甲状腺機能低下症	国内の臨床試験ではGrade3以上はなし。投与終了後13〜59日で多くは改善

⬆投与開始　　　1週　　　　2週　　　　3週　　　　4週

特に注意すべき副作用	その他気をつけたい副作用
● 脂質異常症：高トリグリセリド血症、高コレステロール血症 ● 下垂体性甲状腺機能低下症、低血糖　　● 膵炎 ● 横紋筋融解症　　　　　　　　　　　　● 感染症 ● 白血球減少症、好中球減少症、貧血 ● 間質性肺疾患 ● 血栓塞栓症 ● 肝不全、肝機能障害（AST・ALT・総ビリルビンなどの上昇を伴う）	● 光線過敏症

ケアのポイント

投与前　**事前検査**
　★下垂体性甲状腺機能低下症が出現しうる。投与開始前〜投与中は定期的に甲状腺機能検査を実施する。
　★医師や薬剤師などと服薬アドヒアランス状況や血液データ情報を共有しておく。

投与中〜投与後　**服用時間（食後に服用）の遵守**
　★空腹時より、食事摂取時のほうが高いバイオアベイラビリティを期待できるため、必ず食後に服用する。

[患者説明・指導のポイント]
● 光線過敏症が現れることがある。外出時には、帽子や衣類などによる遮光や日焼け止めを推奨する。
● 効果の高いサンスクリーンの使用により、日光やUV光線の照射を避けるよう、患者に指導する。

😊 エキスパートからのアドバイス

＊1日1回の服用なので、飲み忘れるリスクがある。飲み忘れ防止策として、事前に服用時間を決めておき、ピルボックスや服薬カレンダーの利用なども検討しておくとよい。
＊飲み忘れてしまったとき、服薬当日に気づいた場合は次の食後に服用する。ただし、翌日以降に内服忘れに気づいた場合はその日は服用しないこととし、二重服用を避ける。

（中村千里）

6

その他 🔖 BRM

一般名 インターフェロン ガンマ-1a

商品名 **イムノマックス®-γ**

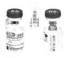

画像提供：
共和薬品工業

投与経路 点滴静注
▶ 血管外漏出による皮膚障害のリスク 低（非炎症性）
▶ 催吐リスク 中

どんな薬？

[特徴]

● **作用機序**：腫瘍細胞に直接作用して細胞増殖を抑制する作用とともに、ヒト末梢血リンパ球に作用してNK細胞活性の増強作用・抗体依存性細胞障害活性の増強作用・マクロファージの活性化などの免疫反応を介した間接的な腫瘍細胞傷害作用があるとされる。

● **代謝経路**：尿中・胆汁中にまったく排泄されないことから、代謝されることによって消失していくと考えられる。代謝物は明らかにされていない。

[代表的なレジメン]

● 腎細胞がん治療に用いられる（近年はほとんど用いられない）。
　★ 現在、がん治療の場面で、本剤を単独あるいは併用にて使用することを支持するエビデンスはない。

使用時の注意点は？

● **投与方法**：点滴静注（慢性肉芽腫に対しては皮下注）
● **溶解**：生理食塩液または5％ブドウ糖注射液などに溶解する。
● **投与量**：下表参照

1法：連日投与	● 通常、成人には1日1回200万〜300万国内標準単位/m²（体表面積）を連日投与
2法：間欠投与	❶ 通常、成人には1日1回1,000万国内標準単位/m²（体表面積）を5日間連日投与し、9日間休薬。これを2回繰り返す ❷ その後、1日1回1,000万国内標準単位/m²（体表面積）を隔日3回投与し、9日間休薬。これを2回以上繰り返す

● **投与量の調節が必要になる場合**：肝機能低下、腎機能低下（明確な減量規準はない）
● **併用注意**：合成抗菌薬
● **注意が必要な患者背景**：心疾患（既往歴含む）、重篤な肝・腎障害、高度の白血球または血小板減少、精神神経障害（既往歴含む）、自己免疫疾患（素因含む）
● **前投薬**：発熱、悪寒・戦慄、全身倦怠感などのインフルエンザ様症状が高頻度（93.1％）で認められるため、投与前にアセトアミノフェンなどを前投薬する。

起こりうる副作用

代表的な副作用

──発熱、悪寒戦慄

食欲不振、悪心、全身倦怠感

間質性肺炎、うつ症状

投与中	投与後	2週間

特に注意すべき副作用	その他気をつけたい副作用
● 間質性肺炎	● 腎機能障害
● 抑うつ症状	● 血小板減少
● ショック	● 心不全
● 糖尿病	● 自己免疫現象
	● 白血球減少

ケアのポイント

投与前 確実な前投与

★高頻度で発熱、悪寒・戦慄などのインフルエンザ様症状が認められるため、アセトアミノフェンなどを前投薬する。

投与中 インフルエンザ様症状の有無の観察

★症状出現の有無を観察する。

投与後 帰宅後の副作用への配慮

★帰宅後に発熱した場合に内服できるように、アセトアミノフェンを事前処方しておくことが望ましい。

[患者説明・指導のポイント]

● 間質性肺炎に注意する。

★ 類薬のインターフェロンアルファ製剤と小柴胡湯を併用した場合に多く報告されている。

😊 エキスパートからのアドバイス

＊かつて、インターフェロン ガンマには、進行性腎細胞がんに対する効果が期待された。しかし、1998年にプラセボと比較したランダム化比較試験の結果、プラセボに対して有意な生存期間の延長が認められないという結果が出た[1]。

＊現在、がん治療の場面において本剤を単独あるいは併用にて使用することを支持するエビデンスは存在しない。使用は臨床試験として行うべきである。

（河野　勤）

6

その他 BRM

引用文献

1) Gleave ME, Elhilali M, Fradet Y, et al. Interferon gamma-1b compared with placebo in metastatic renalcell carcinoma. Canadian Urologic Oncology Group. *N Engl J Med* 1998 ; 388 : 1265.

一般名 天然型 インターフェロンアルファ

キット▼

バイアル▼

商品名 スミフェロン®DS

投与経路 皮下注 筋注

▶血管外漏出による皮膚障害のリスク 低

▶催吐リスク 中

画像提供：
大日本住友製薬

どんな薬？

［ 特徴 ］
- **作用機序**：インターフェロンは、生体を介したBRM（生体反応調節）作用を示し、腫瘍細胞に対する生体の応答力を高めることが知られている。また、NK細胞、K細胞、単球・マクロファージを活性化させ、腫瘍細胞に対する細胞障害性を高めることが認められている。
- **代謝経路**：代謝については不明である。尿中および胆汁中への排泄は0.1％未満である。

［ 代表的なレジメン ］
- **腎細胞がん**：単剤投与、インターフェロンアルファ＋低用量インターロイキン、I-CCA
- **慢性骨髄性白血病**：インターフェロンアルファ＋低用量シタラビン

使用時の注意点は？

- **投与方法**：皮下注または筋注
- **溶解**：シリンジ製剤であり、溶解・調製の必要はない。
- **投与量**：通常、成人には1日1回300万〜600万国際単位を皮下または筋肉内に投与する。なお、年齢・症状により、適宜増減または隔日投与する。
- **投与量の調節が必要になる場合**：肝機能低下例や腎機能低下例における明確な減量の規準は認められない。
- **投与禁忌**：生物学的製剤（ワクチンなど）過敏、自己免疫性肝炎など
- **併用禁忌**：小柴胡湯
- **併用注意**：テオフィリン、アンチピリン、ワルファリン
- **注意が必要な患者背景**：心疾患（既往歴含む）、アレルギー素因、高血圧症、重篤な肝・腎障害、高度の白血球または血小板減少、精神神経障害（既往歴含む）、自己免疫疾患（素因含む）、糖尿病（既往歴、家族歴含む）、喘息や間質性肺疾患（既往歴含む）など
- **前投薬**：発熱、悪寒・戦慄、全身倦怠感等のインフルエンザ様症状が高頻度（66.8％）で認められるため、投与前にアセトアミノフェンなどを前投薬する。

代表的な副作用

― 発熱、悪寒戦慄

食欲不振、悪心、全身倦怠感

間質性肺炎、うつ症状

| 投与中 | 投与後 | 2週間 |

特に注意すべき副作用	その他気をつけたい副作用	
● 間質性肺炎：機序不明だが、発現例には特に小柴胡湯との併用例が多いとされるため併用は禁忌である ● 抑うつ症状　● 糖尿病	● 肝機能障害 ● 心不全 ● 血小板減少	● 白血球減少 ● 腎機能障害 ● 自己免疫現象

ケアのポイント

投与前 確実な前投与

★高頻度で発熱、悪寒・戦慄などのインフルエンザ様症状が認められるため、アセトアミノフェンなどを前投薬する。

投与後 帰宅後の副作用への配慮

★帰宅後に発熱した場合に内服できるように、アセトアミノフェンを事前処方しておくことが望ましい。

[患者説明・指導のポイント]

● 抑うつ・自殺企図をはじめ、躁状態、攻撃的行動、不眠、不安、焦燥、興奮、攻撃性、易刺激性などの精神神経症状が発現する可能性がある。そのことを、患者・家族に十分理解してもらい、症状出現時には、ただちに連絡するよう伝える。

● 間質性肺炎が現れることがある。発熱・咳嗽・呼吸困難などの呼吸器症状に十分に注意し、異常がみられた場合は、すみやかに胸部X線検査などを実施する。特に、間質性肺炎の既往歴のある患者に使用する際は、定期的に聴診・胸部X線検査を行うなど、十分に注意する。

● 自己投与については、十分な教育訓練を実施したのち、患者自ら確実に投与できることを確認したうえで、医師の管理指導のもとで実施する。使用済みの注射針あるいは注射器を再使用しないように患者に注意を促し、安全な廃棄方法に関する指導を徹底する。すべての器具の安全な廃棄方法に関する指導を行うと同時に、使用済みの針・注射器を廃棄する容器を提供する。

😊 エキスパートからのアドバイス

※転移性腎細胞がんの治療において、インターフェロンアルファを含めたサイトカイン療法は、かつての標準的治療であったが、現在では免疫チェックポイント阻害薬、VEGFチロシンキナーゼ阻害薬やmTOR阻害薬といった分子標的治療が主流となっている。しかし、適応を十分に考慮すれば効果を最大限に引き出せることも知られており、インターフェロンアルファは特に本邦において根強く多く使用されている。

（河野　勤）

6

その他

BRM

一般名 天然型 インターフェロンベータ

商品名 フエロン®

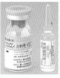

投与経路 局所 点滴静注
▶血管外漏出による皮膚障害のリスク 低 (非炎症性)
▶催吐リスク 中

画像提供：
第一三共

どんな薬?

[特徴]
● **作用機序**：インターフェロンは生体を介したBRM (生体反応調節)作用を示し、腫瘍細胞に対する生体の応答力を高めることが知られている。また、NK細胞、K細胞、単球・マクロファージを活性化させ、腫瘍細胞に対する細胞障害性を高めることが認められている。
● **代謝経路**：代謝については不明である。
 ★ 悪性黒色腫患者に本剤3〜6×106IUを点滴静注 (1時間)して尿中排泄を見たが、活性はまったく検出されなかった。

[代表的なレジメン]
● **悪性黒色腫**：DAVFeron

使用時の注意点は?

● **投与方法**：局所投与あるいは点滴静注 (腫瘍内またはその周辺部)
● **溶解**：下表参照

局所投与	● 添付溶解液の適量に溶解
点滴静注	● 生理食塩液または5%ブドウ糖注射液などに溶解

● **投与量**：病巣あたり1日1回40万〜80万国際単位。1日総投与量は100万〜300万国際単位
 ★ 腫瘍の大きさ・状態および年齢・症状により、適宜増減する。
● **投与量の調節が必要になる場合**：肝機能低下、腎機能低下 (明確な減量規準はない)
● **投与禁忌**：生物学的製剤 (ワクチンなど)過敏、ウシ由来物質過敏、自己免疫性肝炎など
● **併用禁忌**：小柴胡湯
● **併用注意**：テオフィリン、ワルファリン
● **注意が必要な患者背景**：心疾患 (既往歴含む)、重篤な肝・腎機能障害、高度の白血球減少または血小板減少、精神神経障害 (既往歴含む)、自己免疫疾患 (素因含む)、アレルギー素因、高血圧症、糖尿病 (既往歴、家族歴含む)、喘息や間質性肺炎 (既往含む)
● **前投薬**：発熱、悪寒・戦慄、全身倦怠感などのインフルエンザ様症状が高頻度で認められるため、投与前にアセトアミノフェンなどを前投薬する。

起こりうる副作用

代表的な副作用

― 発熱、悪寒戦慄

食欲不振、悪心、全身倦怠感

間質性肺炎、うつ症状

投与中	投与後	2週間

特に注意すべき副作用	その他気をつけたい副作用	
● 間質性肺炎	● 肝機能障害	● 腎機能障害
● 抑うつ症状	● 白血球減少	● 血小板減少
● 糖尿病	● 心不全	● 自己免疫現象

ケアのポイント

 投与前　確実な前投与

★高頻度で発熱、悪寒・戦慄などのインフルエンザ様症状が認められるため、アセトアミノフェンなどを前投薬する。

投与後　帰宅後の副作用への配慮

★帰宅後に発熱した場合に内服できるように、アセトアミノフェンを事前処方しておくことが望ましい。

[**患者説明・指導のポイント**]

● 類薬のインターフェロンアルファ製剤と小柴胡湯を併用した場合、間質性肺炎の発現が多く報告されているため注意する。

● 抑うつ・自殺企図をはじめ、躁状態、攻撃的行動、不眠、不安、焦燥、興奮、攻撃性、易刺激性などの精神神経症状が発現する可能性がある。患者・家族に十分理解してもらい、症状出現時には、ただちに連絡するよう伝える。

● 間質性肺炎が現れることがある。発熱・咳嗽・呼吸困難などの呼吸器症状に十分に注意し、異常がみられた場合は、すみやかに胸部X線検査などを実施する。特に、間質性肺炎の既往歴のある患者に使用する場合は、定期的に聴診・胸部X線検査を行うなど、十分に注意する。

😊 エキスパートからのアドバイス

＊2007年度版の「皮膚悪性黒色腫ガイドライン」では、病期Ⅲの悪性黒色腫患者の術後にDAVFeron療法を行うと生存率が改善する可能性があるとして推奨されていた。しかし、術後のDAVFeron療法は予後を改善しないとの報告もなされ[1]、その有用性が疑問視されている。

＊現在は、術後治療として免疫チェックポイント阻害薬やBRAF阻害薬＋MEK阻害薬が使用されている。

（河野　勤）

引用文献

1) Matsumoto T, Yokota K, Sawada M, et al. Postoperative DAV-IFN-beta therapy does not improve survival rates of stage Ⅱ and stage Ⅲ melanoma patients significantly. *J Eur Acad Dermatol Venereol* 2013 ; 27 : 1514.

6

その他 ○ BRM

一般名 **テセロイキン**

商品名 **イムネース®**

投与経路 `点滴静注`
▶ 血管外漏出による皮膚障害のリスク `低` （非炎症性）
▶ 催吐リスク `軽`

画像提供：
共和薬品工業

どんな薬？

[特徴]
● **作用機序**：主としてT細胞やNK細胞に結合し、活性化することにより、細胞障害能の高いキラー細胞を誘導して腫瘍を障害する。さらに、B細胞やマクロファージにも結合し、免疫を賦活する。
● **代謝経路**：主な代謝臓器は腎臓であり、近位尿細管で細胞内に取り込まれ、分子量の小さい代謝物になると考えられる。
　★ 代謝物については不明（投与されたテセロイキンは、各組織から比較的すみやかに消失）

[代表的なレジメン]
● **腎細胞がん**：低用量インターロイキン単独療法、インターフェロン・低用量インターロイキン併用療法
● **血管肉腫**：低用量インターロイキン単独療法

使用時の注意点は？

● **投与方法**：点滴静注
● **溶解**：下表参照

❶ 1瓶（35万単位）あたり、添付の注射用水1mLを加えて溶解
❷ 1回投与量を、生理食塩液または5％ブドウ糖注射液など200〜500mLに加えて点滴静注

● **投与量（腎がんの場合）**：生理食塩液または5％ブドウ糖注射液などに溶解し、通常、成人には1日70万単位を1日1〜2回に分けて連日点滴静注。最大投与量は1日210万単位（年齢・症状により適宜増減）
● **投与量の調節が必要になる場合**：腎機能による明確な減量の規準はない。
● **投与禁忌**：生物学的製剤（ワクチンなど）過敏など
● **併用注意**：副腎皮質ホルモン剤、ヨード系造影剤
● **注意が必要な患者背景**：アレルギー素因、心疾患（既往歴含む）、重篤な肝障害、腎障害、高齢者
● **前投薬**：発熱が高頻度（73.3％）で認められるため、投与前にアセトアミノフェンなどを前投薬する。

代表的な副作用

―発熱、アレルギー症状

食欲不振、悪心、全身倦怠感　　　　　　投与開始1～2週目に多く発現

水分貯留傾向、心不全

| 投与中 | 投与後 | | 2週間 |

特に注意すべき副作用	その他気をつけたい副作用
● **体液貯留**：毛細血管漏出症候群（capillary leak syndrome）による と思われる体液貯留、体重増加、浮腫、胸水・腹水・肺水腫など水 分貯留、尿量減少、循環血漿量減少による血圧低下などが出現しうる。 患者状態を十分に観察し、症状出現時は投与中止し、適切な処置を 行う ● **うっ血性心不全** ● **抑うつ症状**	● 誘発感染症 ● 自己免疫現象 ● 好酸球増多

ケアのポイント

投与前　過敏症などの反応を予測
★十分な問診を行うとともに、あらかじめ本剤によるプリック試験を行うのが望ましい。

投与直前　確実な前投与
★アセトアミノフェンの前投薬を行う。

投与中～投与後　アレルギー症状の有無の観察
★発疹、喘鳴、血圧低下、嘔気など、アレルギー症状の出現に注意する。

[**患者説明・指導のポイント**]

● 体液貯留傾向が認められ、また心不全のリスクもある。日誌などに体重を記録してもらう
こと、浮腫や息切れの症状が生じた場合には医師の受診を促すよう指導する。

😊 エキスパートからのアドバイス

＊インターロイキン-2単独療法：効果が認められているのは、海外で行われている高用量インター
ロイキン-2（60万～70万単位/kgを8時間おきに14回、5日間にわたって投与）だが、わが国で
は行われない（低血圧・不整脈・呼吸不全・消化器毒性・神経毒性などが高度で治療関連死が4％
に生じるため）。わが国で認められているのは高用量インターロイキンの約1/50の用量で、エビ
デンスは乏しい。

＊インターフェロンアルファ・低用量インターロイキン併用療法は、肺転移のみの転移性腎細胞が
ん42例に対して奏効率が35.7％と高かったことが報告されている[1]。

（河野　勤）

引用文献

1) Akaza H, Kawai K, Tsukamoto T, et al. Successful outcomes using combination therapy of interleukin-2 and interferon-alpha for renal cell carcinoma patients with lung metastasis. *Jpn J Clin Oncol* 2010；40：684.

6

その他

BRM

一般名 **サリドマイド**

商品名 サレド®

画像提供：
藤本製薬

投与経路 経口

▶血管外漏出による皮膚障害のリスク なし

▶催吐リスク 軽

どんな薬？

[特徴]

● **作用機序**：血管新生阻害、サイトカイン発生抑制、骨髄腫細胞の間質細胞への接着阻害、免疫調節、アポトーシス誘導および細胞増殖抑制作用によるとされる（完全には解明されていない）。

　★ 多発性骨髄腫においては、血管新生阻害作用が最も重要な薬理学作用であると考えられている。

● **主な排泄経路**：腎以外とされる。

　★ 代謝されていない未変化体サリドマイドの腎排泄は少ない。

[代表的なレジメン]

● **再発または難治性の多発性骨髄腫**：単剤投与

使用時の注意点は？

● **投与方法**：経口（1日1回就寝前に連日内服）

● **投与量・投与スケジュール**：1日1回100mgより開始。効果不十分な場合には4週間間隔で100mgずつ漸増（1日400mgを超さないこと）

● **安全管理**：『サリドマイド製剤安全管理手順：TERMS®』を遵守 P.366

● **注意すべき患者背景**：DVTハイリスク、HIV感染、生殖能を有する患者など

● **併用注意**：中枢神経抑制薬、アルコール、抗うつ薬、交感神経遮断薬、ヒスタミンH1受容体遮断薬、バクロフェン、ザルシタビン、ビンクリスチン、ジダノシン、ドキソルビシン、経口避妊薬、デキサメタゾン、ゾレドロン酸

😊 エキスパートからのアドバイス

＊サリドマイドは、1950年代に催眠鎮静薬として開発され、きわめて重大な薬害を引き起こした薬剤である。妊娠初期の使用によって重篤な四肢奇形や死産が生じ、販売中止となった。

＊その後、多発性骨髄腫に対する有効性が報告され、日本では2008年に再発または難治性の多発性骨髄腫に対して承認された。商品名は、成分名サリドマイド（THALIDOMIDE）と安全管理のための教育（EDUCATION）の意味を込めてサレド®（THALED）となった。投与に先立ち、医療スタッフチームは、本剤が過去に薬害を起こした歴史と副作用、厳重な管理システムについて、十分な理解を得たうえで患者ケアを行う必要がある。

代表的な副作用

	治療開始前4週～治療開始後4週	
	催奇形性	
	深部静脈血栓症・肺塞栓症	治療中 全期間
	骨髄抑制（好中球・血小板減少）	
急性期 **SJS・TEN** 治療開始1～2週より発現　投与開始後2～5週ごろより発現		
	末梢神経障害	
治療中 全期間	**便秘・疲労・眠気・めまい**	

↑投与開始　　　　　　　　　　　　　　　　　　　　　　　　投与終了

特に注意すべき副作用

- 催奇形性（サリドマイド胎芽病）
- 深部静脈血栓
- 肺塞栓症
- 脳梗塞
- 末梢神経障害
- 骨髄機能抑制
- 感染症
- 冠攣縮
- 間質性肺炎
- 消化管穿孔
- 虚血性心疾患
- 皮膚粘膜眼症候群・中毒性表皮壊死融解症
- 嗜眠状態・鎮静
- けいれん
- 起立性低血圧
- 不整脈・心不全
- 甲状腺機能低下症
- 肝機能障害
- 腫瘍崩壊症候群

その他気をつけたい副作用

- 発疹・皮膚瘙痒感
- 眠気・頭重
- 便秘

ケアのポイント

6

その他 免疫調節薬

投与前

① 避妊（催奇形性がある）

★服用開始前、4週間前、2週間前の妊娠検査が陰性であること、同意日の4週間前から性交渉をしていないことを確認する。

② HIV検査の実施

★HIV感染者は、本剤服用によりHIVウイルスが増加する危険性がある。

③ 患者個別のリスク因子の把握（DVT）

★肥満（BMI≧30kg/m^2）、静脈血栓塞栓症の既往、中心静脈カテーテルやペースメーカーの使用、外科手術、薬剤（エリスロポエチン®）の使用、血液凝固障害、長期臥床などについて確認する。

★リスク別に抗血栓薬（アスピリン、低分子ヘパリン、ワルファリンなど）の予防的投与も推奨されている。

投与中

① 外科的手術等（抜歯を含む）を実施した場合は適切な期間、投与を中止

★血管新生阻害作用により創傷の治癒が阻害される可能性がある。

② DVTの早期発見・対応

★必要に応じてCTやエコーの実施、D-ダイマーの測定など観察を十分に行う。

[**患者説明・指導のポイント**]

● **眠気**：中枢神経の抑制作用をもつ薬剤との併用により鎮静作用が増強する。他の睡眠薬などを併用する場合などは医師に相談し、アルコールと一緒に服用しないこと、車の運転などや精密機械の取扱い)は避けることを説明する。

● **深部静脈血栓**：急激な片側下肢の腫脹、疼痛、しびれ、胸痛、呼吸困難など急激な症状の変化に十分注意する。下肢のセルフモニタリング法を説明し、異常が見られたらすみやかに医療者に報告する。

● 服用時、カプセルは開けずに服用するよう説明する。やむを得ず脱カプセルする場合は、医療関係者の曝露防止のために安全キャビネットで調製を行う。

(堀口美穂)

一般名 **レナリドミド**水和物

商品名 **レブラミド®**

画像提供：
ブリストル・マイ
ヤーズ スクイブ

投与経路 **経口**

▶血管外漏出による皮膚障害のリスク **なし**

▶催吐リスク **軽**

どんな薬？

[特徴]

● **作用機序**：造血器腫瘍細胞に対する増殖抑制作用としてはアポトーシスの誘導・細胞周期の停止などが、免疫調節作用としてはサイトカイン産生調節・NK細胞の活性化増強などへの関与がいわれている。また、血管新生阻害作用も報告されている。

　★ 作用機序は十分には解明されていない。

　★ リツキシマブとの併用で、免疫シナプス形成への影響の増強、抗体依存性細胞傷害作用や直接的細胞傷害作用が増強する。

● **排泄経路**：主に尿中に排泄される。

[代表的なレジメン]

● **多発性骨髄腫**：レナリドミド＋デキサメタゾン

● **5番染色体長腕部欠失を伴う骨髄異形成症候群 (MDS)**：レナリドミド単独療法

● **再発または難治性の成人T細胞白血病リンパ腫 (ATLL)**：レナリドミド単独療法

● **再発または難治性の濾胞性リンパ腫 (FL)および辺縁性リンパ腫 (MALTリンパ腫)**：レナリドミド＋リツキシマブ

使用時の注意点は？

● **投与方法**：経口

● **投与量・投与スケジュール**：がん種によって投与量が異なる（下記に多発性骨髄腫の例）。

　★ MM（デキサメタゾンを併用）：1日1回25mgを21日間連日投与後、7日間休薬。これを1サイクルとして投与を繰り返す。

● **投与量の調整が必要となる場合**：血小板減少または好中球減少が発現した場合は休薬などを考慮する（詳細は添付文書参照）。

● **併用注意**：ジギタリス製剤との併用

　★ 本剤との併用により、血中ジギタリス濃度が増加する。

● **注意すべき患者背景**：DVTハイリスク、臓器移植歴（造血幹細胞移植歴含む）、サリドマイドによる過敏症既往、B型肝炎ウイルスキャリアまたは既往感染、腎機能障害、生殖能を有する患者

● **安全管理**：『レブラミド®・ポマリスト®適正管理手順：RevMate®』を遵守 **P.367**

● **その他の注意点**：曝露防止のため、脱カプセルはしない。

😊 エキスパートからのアドバイス

＊サリドマイド（妊娠初期に使用した場合、重篤な四肢奇形や死産を引き起こすことがある）と似た化学構造を有する。催奇形性を有する可能性があることから、医療チームは、本剤の副作用と厳重な管理システムについて、十分な理解を得たうえで患者ケアを行う必要がある。

＊本剤の薬価は1カプセル（5mg）約8,000円で、いずれのレジメンもスケジュール通りに内服すると1か月の治療費は高額となる。治療開始前に高額療養費制度の申請手続きについて積極的に情報提供を行い、必要時は医療ソーシャルワーカーなどと連携し、経済的支援を行う。

代表的な副作用

	催奇形性	
治療開始前4週～治療開始後4週	治療中全期間	

DVT・肺塞栓症

骨髄抑制（好中球・血小板減少）

急性期	治療開始1～2週より発現

SJS・TEN	投与開始後4週以内より発現

治療中全期間	末梢神経障害

便秘・疲労・眠気・めまい

⬆投与開始　　　　　　　　　　　　　　　　　　　　　　　投与終了

特に注意すべき副作用

- 深部静脈血栓、肺塞栓症
- 脳梗塞、一過性脳虚血発作
- 骨髄抑制
- 過敏症
- 進行性多巣性白質脳症（PML）
- 腫瘍崩壊症候群
- 皮膚粘膜眼症候群・中毒性表皮壊死症
- 感染症
- 間質性肺炎
- 心筋梗塞、心不全、不整脈
- けいれん
- 消化管穿孔
- 甲状腺機能低下症
- 起立性低血圧
- 催奇形性
- 末梢神経障害
- 肝機能障害、黄疸
- 重篤な腎障害

その他気をつけたい副作用

- 便秘
- 筋攣縮
- 食欲不振
- 味覚異常
- 瘙痒症
- 疲労感など

ケアのポイント

🕐 投与前

① 患者個別のリスク因子の把握（DVT）
★肥満（BMI≧30kg/m^2）、静脈血栓塞栓症の既往、中心静脈カテーテルやペースメーカーの使用、外科手術、薬剤（エリスロポエチン®）の使用、血液凝固障害、長期臥床などについて確認する。
★リスク別に抗血栓薬（アスピリン、低分子ヘパリン、ワルファリンなど）の予防的投与も推奨されている。

② B型肝炎ウイルスキャリアの患者や既往患者の把握

③ 臓器移植歴の（造血幹細胞移植も含む）把握

投与中

① DVTの早期発見・対応
★必要に応じてCTやエコーの実施、D-ダイマーの測定など観察を十分に行う。

② 定期的な血液検査
★血小板減少症や好中球減少症が多く発現するため、定期的に採血検査を実施し、発現時は減量、休薬または投与の中止を検討する。

[**患者説明・指導のポイント**]

● 疲労・めまい・傾眠に対して、投与中は自動車の運転等、危険を伴う機械の操作を避けるように注意することを説明する。

● 高脂肪食の摂取前後を避けて服用する。

● 服用を忘れた場合は、通常の服用時刻から12時間以上経過しているときは服用せず、次の分から服用することを説明する。

● 末梢神経障害は投与後4週以内に発現することが多いため、治療開始前からセルフケア支援を行う。

● 服薬時、カプセルは噛み砕いたり開けたりせずに服用する。

（堀口美穂）

画像提供：
ブリストル・マイ
ヤーズ スクイブ

免疫調節薬：サリドマイド関連薬

一般名 ポマリドミド

商品名 ポマリスト®

投与経路 [経口]

▶血管外漏出による皮膚障害のリスク [なし]
▶催吐リスク [最小]

どんな薬？

[特徴]

● **作用機序**：免疫調節薬（IMiDs）の1つで、①殺腫瘍作用による造血器腫瘍細胞量の減少、②ナチュラルキラー（NK）細胞を介した抗腫瘍効果、NK細胞の活性化、T細胞によるサイトカイン産生増加、③血管新生の阻害、サイトカインの産生制御と考えられているが、詳細な作用機序は解明されていない。サリドマイド誘導体であり催奇形性を有する可能性がある。

● **代謝経路**：主に肝臓で代謝され、主に尿中から排泄される。

[代表的なレジメン]

● **再発または難治性の多発性骨髄腫**：デキサメタゾン併用療法、ボルテゾミブ＋デキサメタゾン併用療法

★ 少なくとも1つ以上の標準治療が無効、または治療後再発した患者が対象

使用時の注意点は？

● **投与方法**：経口
● **投与量・投与スケジュール**：下表参照

| デキサメタゾン併用の場合 | 1～21日目までは1日1回4mgを内服。22～28日目までは休薬 |
| ボルテゾミブ・デキサメタゾン併用の場合 | 1～14日目までは1日1回4mgを内服。15～21日目までは休薬 |

● **禁忌**：適正管理手順を遵守できない患者
● **投与量・投与速度の調整が必要となる場合**：血小板減少（25,000/µL未満に減少）、好中球減少（500/µL未満に減少または発熱性好中球減少症*）、皮疹、上記以外の副作用（Grade3または4）出現時は休薬

★ 発熱性好中球減少症：好中球数1,000/µL未満、かつ1回でも38.3℃を超えるまたは1時間を超えて持続する38℃以上の発熱

● **併用注意**：CYP1A2酵素阻害作用をもつ薬剤（抗うつ薬[フルボキサミンマレイン酸など]、抗菌薬[シプロフロキサシンなど]）、CYP3A4酵素阻害作用を有する薬剤（抗真菌薬[ケトコナゾールやイトラコナゾール]、抗菌薬[クラリスロマイシンなど]）など
● **その他の注意点**：カプセル内容物は黄色の粉末。曝露防止のため、脱カプセルをしない。
● **安全管理**：『レブラミド®・ポマリスト®適正管理手順：RevMate®』を遵守

代表的な副作用

血栓塞栓症、感染症（投与期間を通して）				

腫瘍崩壊症候群、過敏症（7日以内）

傾眠・錯乱・疲労・意識レベルの低下・めまい（多くは開始後4週以内）

骨髄抑制（4週以内）

⬆投与開始	1週	2週	3週	4週

特に注意すべき副作用	その他気をつけたい副作用
●血栓塞栓症：深部静脈血栓症、肺塞栓、脳梗塞など ●骨髄抑制：好中球減少、血小板減少、貧血など ●感染症　●腫瘍崩壊症候群 ●過敏症　●白質脳症 ●急性腎障害　●末梢神経障害 ●肝障害　●間質性肺炎	●傾眠・錯乱・疲労・意識レベルの低下・めまい

ケアのポイント

投与前～投与後

避妊の遵守

★投与前に妊娠検査を行い、陰性であることを確認する。投与開始予定4週間前～投与終了4週間後は避妊を遵守する必要がある。

[患者説明・指導のポイント]

● ポマリスト®には4種類のカプセルがある。内服量の増減はカプセルの種類（色）や数で調整し、治療の途中で1回に内服するカプセルの種類（色）や数が変更になることがあることを伝える。

● **二次がん**：ポマリドミドを内服している患者に、悪性腫瘍（基底細胞がんや上皮性腫瘍、扁平上皮がん、急性骨髄性白血病など）が発現している場合がある。ほとんどはポマリドミドとの関連性が否定されているが、完全に否定しきれない場合もある。

● **危険行為の回避**：内服中は自動車の運転等を伴う機械の操作を避けるよう指導する。

😊 エキスパートからのアドバイス

＊妊娠検査は、妊娠する可能性のある女性には、投与開始4週間前および投与開始3日前から投与開始直前までに実施する。

＊ポマリドミドもサリドマイド関連薬であり、レナリドミド同様、RevMate®（レブラミド®・ポマリスト®適正管理手順）の該当薬剤である。催奇形性を有する可能性があるだけではなく、精液中へ移行するため、男女とも避妊の徹底が必要である。厳重な管理システムについて十分な理解を得たうえで患者ケアを行うことが大切である P.367 。

＊カプセルのボディ色は、1mgが黄色、2mgが橙色、3mgが緑色、4mgが青色である。

（森 玄）

6

その他 🔗 免疫調節薬

365

■ サリドマイド関連薬の安全管理手順

	TERMS® 第7版のポイント	男性	女性	妊娠の可能性のある女性
催奇形性	●サリドマイドは催奇形性を有する可能性があることの理解 ●献血の禁止	●	●	●
	精子・精液提供の禁止：治療中（休薬期間含む）～治療終了4週間後	●		
	●授乳の禁止：治療中（休薬期間含む）～治療終了4週間後			●
妊娠回避	●**避妊期間**： **女性**：服用開始4週前～服用中止4週後（男性パートナーも同様） **男性**：服用開始～服用中止4週間後 ●**妊婦との性交渉禁止**：治療中（休薬期間含む）～治療終了4週間後 ●**妊娠反応検査と適切な妊娠措置の確認**：治療開始4週間前、2週間前、処方前24時間以内、服用中止時、服用療中止4週間後まで（休薬期間含む）	●		●
	●**避妊方法**：性交渉を控えるか、男女各々が以下の避妊方法を1種類以上実施し、男女合わせて2種類以上を組み合わせて避妊する。 ★**男性**：コンドーム ★**女性パートナー**：子宮内避妊具、経口避妊薬、卵管結紮術			
	●患者もしくはパートナーが妊娠した、もしくは妊娠した可能性がある場合は主治医へ相談。「妊娠の可能性のある女性」の場合は、ただちにサリドマイドの服用を中止	●		●
保管管理	●**保管場所**：入院時は人の出入りが制限された施錠可能な場所、自宅などでは他の薬や飲食物と区別された子供の手が届かない専用の場所 ●専用のカプセルシートを用いて数量管理。カプセルシートの服用状況記入欄に、毎回の服用状況を記入 ●服用中止などで不要薬が発生した場合は、患者は医療機関に返却。紛失した場合はすみやかに医療機関に報告	●	●	●

366

	RevMate® Ver.6.2のポイント	男性	女性	妊娠の可能性のある女性
催奇形性	⦿ レナリドミド、ポマリドミドは催奇形性を有する可能性があることの理解 ⦿ 献血の禁止：治療中（休薬期間を含む）〜治療終了後4週間後	●	●	●
	⦿ 精子・精液の提供の禁止：治療中（休薬期間を含む）〜治療終了4週間後	●		
	⦿ 授乳の禁止：治療中（休薬期間を含む）〜治療終了4週間後			●
妊娠回避	⦿ 性交渉を控えるか、適切な避妊措置を行う ⦿ 避妊期間：治療開始4週間前〜治療終了4週間後（休薬期間を含む）性交渉を控えるか、男女ともに適切な避妊措置を行う ★女性：1種類以上の避妊法を実施（経口避妊薬：低用量ピル、子宮内避妊器具：IUD、卵管結紮術） ★男性パートナー：必ずコンドームを着用 ⦿ 妊娠反応検査と適切な妊娠措置の確認：治療開始4週間前、治療開始時（開始3日前から直前）、4週間を超えない間隔、治療終了時、治療終了4週間後			●
	⦿ 妊婦との性交渉は完全に控える：治療中（休薬期間を含む）〜治療終了4週間後	●		
	⦿ 患者もしくはパートナーが妊娠した、もしくは妊娠した可能性がある場合は主治医へ相談。「妊娠の可能性のある女性」の場合は、ただちにレナリドミド、ポマリドミドの服用中止	●		●
保管管理	⦿ レナリドミド、ポマリドミドの保管には十分注意し、他人と共有または譲渡してはならない ⦿ 通院ごとに、処方医師に残薬数を伝えなければならない ⦿ レナリドミド、ポマリドミド治療終了後は、残薬を薬剤部（薬局）に返却しなければならない ⦿ レブラミドのカプセルを開けて薬剤を取り出してはならない	●	●	●

一般名 ボリノスタット

商品名 ゾリンザ®

画像提供：
大鵬薬品工業

投与経路 **経口**

▶血管外漏出による皮膚障害のリスク **なし**

▶催吐リスク **最小** 〜 **軽**

どんな薬？

[特徴]

● **作用機序**：HDAC1・2・3・6の酵素活性を阻害してクロマチン構造の弛緩などを生じさせることで、遺伝子（がん抑制遺伝子含む）発現の増加・分化やアポトーシスを誘導し、抗腫瘍効果を発揮する。

　★ 一部の腫瘍細胞では、ヒストン脱アセチル化酵素（HDAC）が過剰に発現している。HDACによって過剰にヒストンが脱アセチル化されると、クロマチンの立体構造が変化して機能変化が生じ、正常な遺伝子発現が抑制される。

● **代謝経路**：主に肝代謝、尿中排泄

　★ UDP-グルクロン酸転移酵素（UGT）によるグルクロン酸抱合体と、加水分解後のβ酸化により生じた4-アニリノ-4-オキソブタン酸といった不活性代謝物は、尿中に排泄される。

[代表的なレジメン]

● **皮膚T細胞性リンパ腫**：単剤投与

使用時の注意点は？

● **投与方法**：経口（食後に服用）

● **投与量**：1日1回400mg

　★ 軽度の肝障害患者では300mg、中等度の肝障害患者では200mgに減量を考慮

● **投与量の調整が必要となる場合**：下表参照

休薬	● **Grade3・4の副作用（Grade3の貧血・血小板減少症を除く）**：Grade1以下に回復するまで、最大2週間休薬。休薬の原因となった症状・徴候がGrade1以下に回復した後、減量して再開 ● **用量変更**：1回目は1日1回300mg→2回目は1日1回300mg5日間投与後、2日間休薬
投与中止	● 休薬の原因となった副作用が2週間以上Grade1以下まで回復しない場合は投与中止 ● 2回目の減量を行った後、再度、休薬を要する副作用が生じた場合は投与中止

● **投与禁忌**：本剤成分に対する過敏症の既往歴、重度の肝機能障害

● **注意が必要な患者背景**：静脈血栓塞栓症（既往含む）、軽〜中等度の肝機能障害、糖尿病（疑い含む）

● **併用注意**：ワルファリン、バルプロ酸

　★ ワルファリンは、プロトロンビン時間延長、INR上昇を引き起こす恐れがある。

　★ バルプロ酸は、消化管出血・血小板減少・貧血などの副作用を増強させる恐れがある。

代表的な副作用

血小板減少症
発現時期：11〜15日

発現時期：28〜185日

肺塞栓症・深部静脈血栓症

↑投与開始　10日目　　20日目　　　　40日目　　　　80日目　　　　160日目

特に注意すべき副作用	その他気をつけたい副作用
● 肺塞栓症・深部静脈血栓症* ● 脱水症状 ● 血小板減少症・貧血（Grade4では減量・休薬が必要） ● 高血糖* ● 腎不全* ● QT延長　　　　　*は減量・休薬が必要となるもの	● 下痢* ● 悪心・嘔吐 ● 食欲不振、疲労

ケアのポイント

投与前

血糖値の測定、適切な血糖コントロール
★高血糖が出現しうる。投与開始前〜開始後は定期的に血糖値の測定を行う。

薬剤指導（服用忘れに関する指導）
★飲み忘れに気づいたら、気づいたときすみやかに服用する。次回に2回分服用しないよう指導する。

投与中

① 副作用の早期発見・対処
★肺塞栓症・深部静脈血栓症や脱水など、受診が必要となる副作用症状について説明し、十分な観察を行う。

② 脱水の補正
★脱水症状が現れた場合には、必要に応じて補液・電解質投与などを行う。

[患者説明・指導のポイント]
● 脱水の徴候や脱水を避けるため、飲水を心がけるよう指導する。
● 過度の嘔吐、下痢などが現れた場合は、医師の診察を受けるよう指導する。
● 肺塞栓症・深部静脈血栓症の症状（呼吸困難、胸痛、発熱、失神、咳嗽、四肢の腫脹・疼痛・色調変化）を事前に説明し、症状が現れた場合、医師の診察を受けるよう指導する。

😊 エキスパートからのアドバイス

＊催吐性リスクは最小度〜軽度である（米国NCCNのClinical Practice Gudelines in Oncology Antiemesisによる）。必要に応じてデキサメタゾンやメトクロプラミドの投与を考慮する。
＊海外の臨床試験では46.5%にGrade3未満の下痢が認められたが、初回投与時の止瀉薬の予防的投与は行われていない（Grade2以上の場合に止瀉薬を投与）。必要に応じてロペラミドなどの投与を考慮する。

（安島亜矢子）

6

その他　🔖HDAC阻害薬

一般名 ロミデプシン

商品名 イストダックス®

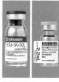

投与経路 **点滴静注**

▶血管外漏出による皮膚障害のリスク **低**（データなし）

▶催吐リスク **軽**

画像提供：
ブリストル・マイ
ヤーズ スクイブ

どんな薬？

[特徴]

● **作用機序**：詳細な作用機序は解明されていない。

> ★ 本剤は、ヒストン脱アセチル化酵素（HDAC）の活性を阻害する。HDAC活性阻害により、ヒストンなどの脱アセチル化が促進され、細胞周期停止・アポトーシス誘導が生じ、腫瘍増殖が抑制されると推測されている。

● **代謝・排泄経路**：肝臓で主にCYP3A4代謝を受け、主に便中に排泄される。

[代表的なレジメン]

● **再発または難治性の末梢性T細胞リンパ腫**：単剤投与

使用時の注意点は？

● **投与方法**：4時間かけて点滴静注

● **溶解・希釈**：シリンジを用いて無菌的に専用溶解用液を2.2mL抜き取り、ゆっくりとバイアル内に注入して溶解し、濃度5mg/mLとする。投与時は無菌的に必要量をシリンジで抜き取り、生理食塩液500mLで希釈してすみやかに使用

> ★ 薬剤調製後8時間以内、希釈後24時間以内に使用する。

● **投与量・投与スケジュール**：14mg/m^2（体表面積）を1・8・15日目に4時間かけて投与し、16〜28日目に休薬。この28日間を1サイクルとして投与を繰り返す。

> ★ 患者の状態により適宜減量する。

● **投与量の調整が必要になる場合**：血小板減少・好中球減少、非血液毒性（Grade3〜4の下痢・悪心など）、QT延長、不整脈発症時

● **禁忌**：本剤過敏症の既往、妊婦・妊娠の可能性

● **注意が必要な患者背景**：骨髄抑制・感染症の合併、QT延長の危険性（既往歴含む）、肝機能障害など

● **併用注意**：CYP3A4活性に影響を及ぼす薬剤（アゾール系抗真菌薬、タモキシフェン）、リファンピシン、QT延長を引き起こしうる薬剤（クラリスロマイシンなど）、抗不整脈薬（アミオダロン、ジソピラミドなど）

😊 エキスパートからの**アドバイス**

＊末梢性T細胞リンパ腫は、無治療だと、月単位の病勢が進行する予後不良の難治性疾患である。未治療患者に対する初期治療は、多剤併用薬物療法が行われることが多いが、奏効割合は低く、奏効が得られたとしても短期間のうちに再発する場合が多い。

＊再発した場合、有効とされる治療方針は少ない。本剤は難治性の末梢性T細胞リンパ腫に対する新たな治療薬として開発され、2016年8月に厚生労働省より希少疾病用医薬品の指定を受けている。

代表的な副作用

EBウイルス・B型肝炎ウイルス再活性化（時期不明）

悪心・嘔吐、下痢、食欲減退、味覚障害、頭痛（〜4週ごろ）

感染症：肺炎、敗血症、**サイトメガロウイルス感染、HBVおよびEBウイルス感染再活性化を含む**（〜4週ごろ）

腫瘍崩壊症候群（〜7日ごろ）

骨髄抑制（1週間以内）

↑投与開始	7日目	14日目	21日目	28日目

特に注意すべき副作用	その他気をつけたい副作用		
● 好中球・リンパ球減少症	● 感染症（サイトメガロウイルス）		● 肺炎
● 血小板減少症	● 心障害（不整脈・QT延長症候群）		● 肝機能障害
● 貧血	● 腫瘍崩壊症候群	● 低血圧	● 血栓症
	● EBウイルス・B型肝炎ウイルス再活性化（死亡例あり）		
	● 悪心・嘔吐	● 下痢	● 食欲減退
	● 味覚異常	● 頭痛	

ケアのポイント

投与前

① 血液データの確認

★血小板数・好中球数など、肝機能障害・腎機能障害の確認を行う。

★B型肝炎ウイルスによる劇症肝炎・肝炎の増悪予防のため、HBs抗原・抗体、HBc抗体やHBV-DNAなどの測定を行う。結核感染の有無も確認する。

② 心電図検査

投与中

① 定期的な血液検査、心電図・電解質検査の実施

★血小板数・好中球数・ヘモグロビン数・肝機能・腎機能障害の確認を行う。

★定期的に心電図検査と電解質検査（K・Mg・Ca）を行う。

② 副作用症状への対応

★悪心・嘔吐・下痢などの症状が見られる場合は、止瀉薬や制吐薬などを投与する。

★下痢・食欲不振の増悪などによる電解質異常が見られる場合は、電解質補正を行う。

[**患者説明・指導のポイント**]

● 毎日検温を行い、感染予防行動をとる。

● 下痢や悪心・嘔吐があったら、早めに連絡するよう伝える。

● 下血や吐血・喀血などの症状が発現したら連絡するよう伝える。

● 低血圧、起立性低血圧、失神、意識消失が現れることがある。自動車の運転など危険を伴う機械の操作には従事しない。

● 患者とそのパートナーに対して、本剤投与中〜投与終了後一定期間は適切な避妊を行うよう指導する。

（藤巻奈緒美）

6

その他 HDAC阻害薬

一般名 **パノビノスタット**乳酸塩

商品名 **ファリーダック®**

投与経路 **経口**

▶血管外漏出による皮膚障害のリスク **なし**

▶催吐リスク **中**

画像提供：ノバル
ティス ファーマ

どんな薬？

[**特徴**]

● **作用機序**：詳細な作用機序は解明されていない。

★ 本剤は、脱アセチル化酵素（DAC）の活性を阻害する。DAC活性阻害によりヒストン及び非ヒストンタンパク
のアセチル化が促進され、細胞周期停止・アポトーシス誘導が生じることにより、腫瘍増殖が抑制されると推
測されている。

● **代謝経路**：肝臓でグルクロン酸抱合などの代謝を受け、便・尿中排泄される（便排泄のほ
うが多い）。

[**代表的なレジメン**]

● **再発または難治性の多発性骨髄腫**：ボルテゾミブ＋デキサメサゾン＋パノビノスタット

使用時の注意点は？

● **投与方法**：経口

● **投与量・投与スケジュール**：1日1回20mgを週3回、2週間（1・3・5・8・10・12日目）
に投与し、9日間（13～21日目）休薬。この3週間を1サイクルとして投与を繰り返す。

★ 16コースを超えて投与した場合の安全性・有効性は確立していない。

● **投与量の調整が必要になる場合**：血小板減少、好中球減少、貧血、重度の下痢・悪心、QT
延長症候群、不整脈、肝機能検査値の上昇の出現時

● **注意が必要な患者背景**：血小板数減少、抗凝固薬治療中、感染症合併、QT延長の恐れ（既
往歴含む）、肝機能障害、高齢者

● **併用注意**：CYP3A4・CYP2D6活性に影響を及ぼす薬剤（アゾール系抗真菌薬、リファン
ピシン、タモキシフェン）、QT延長を引き起こしうる薬剤（クラリスロマイシンなど）、抗
不整脈薬（アミオダロン、ジソピラミドなど）

😊 エキスパートからの**アドバイス**

＊本剤は、再発・難治性の多発性骨髄腫の患者に投与される。

＊添付文書上、悪心（23.4％）下痢（50.9％）の報告がある。制吐薬や止痢薬の併用だけでなく、食欲
不振や脱水による電解質異常にも注意を払う必要がある。

＊疾患に伴う手足のしびれや倦怠感も強いため、症状緩和や転倒事故防止にも努める。

代表的な副作用

貧血（21日ごろ〜）―

血小板減少症（10日ごろ〜）

好中球減少症（7日ごろ〜）

下痢、脱水、QT延長症候群、悪心・嘔吐、肝機能障害、不整脈、低血圧、血栓症（投与開始〜）

↑投与開始	7日目	14日目	21日目

特に注意すべき副作用	その他気をつけたい副作用	
● 重度の下痢	● 悪心・嘔吐	● 下痢
● 脱水症状	● 感染症	● 肝機能障害
● QT延長症候群	● 心障害（不整脈）	● 低血圧
● 好中球減少症	● 血栓症	● 腎機能障害
● 血小板減少症		
● 貧血		

ケアのポイント

投与前

① 投与開始基準の確認
★血小板数10万/μL以上、好中球数1,500/μL以上、QTc間隔450ミリ秒未満
★血中電解質（K・Mg・リン）に異常がある場合は補正を行う。

② 感染症の有無の確認
★B型肝炎ウイルスによる劇症肝炎・肝炎の増悪予防のためHBs抗原・抗体、HBc抗体、HBV-DNAなどの測定を行う。結核感染の有無を確認する。

投与中

① 定期的な血液検査、心電図・電解質検査の実施
★血液検査では、血小板数・好中球数・ヘモグロビン数・肝機能・腎機能障害を確認する。

② 副作用症状への対応
★下痢や嘔吐の症状が見られる場合は止瀉薬や制吐薬などの処置を行う。
★下痢や食欲不振の増悪などによる電解質異常が見られる場合は電解質補正を行う。

[**患者説明・指導のポイント**]
● 毎日検温を行い、感染予防行動をとる。
● 下痢や悪心・嘔吐の症状があれば早めに連絡してもらう。
● 下血や吐血・喀血などの症状が発現したら連絡するよう指導する。
● イレウスが報告されているため便秘に注意する。
● 低血圧、起立性低血圧、失神、意識消失が起こることがある。自動車の運転など、危険を伴う機械の操作には従事しない。
● 患者とパートナーに対して、投与中〜投与終了後一定期間は適切に避妊するよう指導する。

（藤巻奈緒美）

6

その他 ◆ HDAC阻害薬

一般名 ツシジノスタット

商品名 ハイヤスタ®

投与経路 **経口**

▶血管外漏出による皮膚障害のリスク **なし**

▶催吐リスク **軽**（臨床試験の確率から）

画像提供：Meiji
Seika ファルマ

どんな薬？

[特徴]

● **作用機序**：HDAC1・2・3（クラスⅠ）・10（クラスⅡb）の酵素活性を阻害する。HDAC 活性阻害によりヒストンなどの脱アセチル化が阻害され、細胞周期停止・アポトーシス誘導が生じ、腫瘍増殖が抑制されると推測されている。

● **代謝経路**：主に代謝酵素 CYP3A4 により代謝され、投与後 72 時間までに 25％が尿中に未変化体として排泄された。

[代表的なレジメン]

● **再発または難治性の成人T細胞白血病リンパ腫・再発または難治性の末梢性T細胞リンパ腫**：単剤投与

使用時の注意点は？

● **投与方法**：経口（食後に服用）

● **投与量・投与スケジュール**：1日1回40mgを週2回、3日または4日間隔で投与
  ★ 投与スケジュールが複雑であるため、患者の生活スタイルを理解する必要がある。患者と内服管理（内服日や内服時間など）について相談し、内服忘れを予防できるよう援助する。

● **禁忌**：本剤に対する過敏症、妊婦・妊娠している可能性のある女性

● **併用注意**：代謝酵素 CYP3A に影響を与える薬品・食品（グレープフルーツ含有食品）、抗不整脈薬、QT 延長を引き起こしうる薬剤
  ★ 本剤は CYP3A4 で代謝されるため、現在内服している他の薬剤との飲み合わせを確認する。

● **注意が必要な患者背景**：骨髄機能低下、不整脈（既往含む）、QT 間隔延長（既往含む）、肝機能障害、生殖能を有する患者
  ★ 間質性肺疾患が出現することがあるので、投与前に胸部X線検査などを実施し、咳嗽、呼吸困難、発熱等の臨床症状の有無を確認する。
  ★ QT 間隔延長や不整脈などが現われることがあるので、必要に応じて心機能検査（心電図、心エコー検査など）及び電解質検査（カリウム、カルシウムなど）を行う。
  ★ 妊娠可能な女性に対しては、本剤投与中～投与終了後一定期間は適切な避妊を行うよう指導する。また生殖可能な年齢の患者に投与する必要がある場合には、生殖機能の低下（精巣縮小、精巣重量低下、精巣の精細管萎縮、卵巣・子宮の萎縮）が現われる可能性があることを説明する。

😊 エキスパートからのアドバイス

＊「週2回、3または4日間隔で内服」する薬剤であるため、患者の生活スタイルを理解する必要がある。患者と内服管理（内服日や内服時間など）について相談し、内服忘れを予防できるように援助する。内服忘れ・服用量の間違いに気づいたら、すぐに医療者に報告するよう伝える。

＊2021 年 10 月に発売された新しい薬剤である。今後、新たな情報（副作用など）が出てくる可能性があるため、情報収集をしっかりしておくとよい。

起こりうる副作用

代表的な副作用

	臨床試験で30%以上の確率で出現している 副作用（出現期間も試験結果から推測）		どの期間において も一定に出現
倦怠感、食欲減退			
血球減少、貧血			

↑投与開始	1か月	2か月	3か月

特に注意すべき副作用	その他気をつけたい副作用
● 骨髄抑制　● 間質性肺疾患 ● 感染症　● 不整脈、QT延長	● 食欲減退　● 倦怠感　● γ-GTP増加 ● 下痢　● 悪心

ケアのポイント

投与前

① 不整脈・QT延長の早期発見・対処に関する検査や指導の実施
★必要に応じて、電解質検査、心電図、心エコー検査を実施し、心機能の評価を行う。
★患者には、初期症状（しめつけるような胸の痛み、胸を強く押さえつけられた感じ、冷汗、呼吸苦、めまい、動悸など）を伝え、症状出現時は医療機関への連絡について指導する。

② 間質性肺疾患の早期発見・対処に関する検査や指導の実施
★胸部CT・X線検査、KL-6などの間質性肺炎マーカーを確認し、肺機能を評価する。

③ 感染症の予防・治療を考慮

投与中

① 副作用の早期発見・対処
★必要に応じて間質性肺疾患や心機能評価を実施し、診察時には自覚症状の有無を確認する。
★間質性肺疾患の早期発見のため、定期的に胸部X線検査を実施し、自覚症状を観察する。必要に応じて、胸部CT検査も検討する。患者には、初期症状（発熱、空咳、労作時の息切れ）を伝え、症状出現時は医療機関への連絡について指導する。
★骨髄抑制が出現する可能性が高いので、定期的な受診と血液検査を実施し、診察時には血球減少症に伴う諸症状の出現がないかを確認する。
★感染症が疑われる場合は適切な診断・検査を実施する。

② 薬剤服用方法に関する指導
★本剤はCYP3A4で代謝されるため、本剤投与中にCYP3A4に影響を与える食品（グレープフルーツを含む食品）の摂取の有無を確認する。

［ 患者説明・指導のポイント ］

● 本剤を飲み忘れた場合は次の投与日に1日量を内服するように説明する。
　★ 飲み忘れたことを医師や薬剤師、医療スタッフに報告すること、決して2日ぶんの薬を一度に内服しないよう説明する。
● 本剤は薬物相互作用が多い薬剤である。他の医療機関を受診するときや、薬局で市販薬を購入するときは、本剤服用中であることを医師や薬剤師に伝えるように説明する。
● 本剤服用中にグレープフルーツ含有食品を摂取すると薬の効果が強く出る可能性があることを説明し、可能であればそれらの食品を摂取しないよう伝える。
● 本剤服用中は白血球減少・好中球減少が出現し易感染状態になるため、人ごみを避けることや外出時のマスク着用、外出後の手洗い、うがいなどを行うように具体的な感染予防対策を説明する。
● 本剤服用中は血小板が減少する可能性があるため、切り傷などからの出血が止まりにくくなること、鼻血または歯茎からの出血、あざができやすくなることを説明する。

（宮本　拓）

一般名 **フォロデシン**塩酸塩

商品名 **ムンデシン®**

投与経路 経口
▶血管外漏出による皮膚障害のリスク なし
▶催吐リスク 最小

画像提供：
ムンディファーマ

どんな薬？

[特徴]

● **作用機序**：ヒトT細胞の増殖に関与するプリンヌクレオシドホスホリラーゼ (PNP) を阻害することでプリン代謝を抑制し、細胞内で 2'-デオキシグアノシン三リン酸 (dGTP) を蓄積させ、アポトーシスを誘導することでT細胞由来の腫瘍の増殖を抑制する。

● **代謝経路**：ほとんど代謝されない。

[代表的なレジメン]

● **再発または難治性の末梢性T細胞リンパ腫**：単剤投与
　★ 未治療の皮膚T細胞性リンパ腫に対する有効性及び安全性は確立されていない。

使用時の注意点は？

● **投与方法**：経口
● **投与量**：1回300mgを1日2回
● **投与量の調整が必要となる場合**：Grade3以上の非血液毒性、Grade4の好中球減少・血小板減少が出現したら回復するまで休薬
　★ 休薬後、再開する際は減量を考慮（いったん減量したら再度増量はしない）
● **注意が必要な患者背景**：感染症（肝炎ウイルス、結核菌、サイトメガロウイルスなど）の合併または既往、重篤な骨髄機能低下、腎機能障害など

😊 エキスパートからのアドバイス

＊本剤は、国内治験症例が極めて限られており、重篤な副作用の発現頻度が高い。そのため「緊急時に十分対応できる医療施設において、造血器悪性腫瘍の治療に対して十分な知識と経験を持つ医師のもとで、本剤の投与が適切と判断される症例についてのみ投与すること」と警告がある。
＊投与にあたり、患者・家族に有効性・危険性を十分に説明し、理解したうえで同意したことを、あらかじめ確認しておく必要がある。

起こりうる副作用

代表的な副作用

骨髄抑制(リンパ球減少、白血球減少、好中球減少、血小板減少、貧血)

感染症
(鼻咽頭炎、帯状疱疹、サイトメガロウイルス感染、肺炎、上気道感染、気管支炎、陰部ヘルペス、口腔カンジダ症など)

サイトメガロウイルス感染:投与開始後より出現しやすい
帯状疱疹:4週間ごろより出現しやすい
肺炎:4週間ごろより出現しやすい

➡ 投与開始	1週間	2週間	3週間

特に注意すべき副作用

- 末梢神経障害
- 感染症
- 骨髄抑制
- エプスタイン・バーウイルス(EBV)関連悪性リンパ腫

その他気をつけたい副作用

- 頭痛
- 不眠症
- 便秘
- 血中タンパク陽性
- 低アルブミン血症
- AST増加
- ALT増加
- 発疹

ケアのポイント

投与前 用法、用量、併用薬の確認

投与中 ① 副作用の早期発見・対応

★感染症:常在する細菌、真菌、ウイルス等の日和見感染症の発現に注意が必要である。感染徴候を認めた場合は、適切な感染症治療が速やかに開始できるようにする。

★心不全:労作時に息切れ、動悸、易疲労感など症状がないか観察する。

② 服用方法の確認、副作用症状の評価

★服薬日記や手帳などを用いて患者とともに行う。

[**患者説明・指導のポイント**]

- 自覚する症状(感染・心不全徴候)を伝え、症状が現れた際には速やかに医療者に報告することを指導する。
- 飲み忘れた場合は、次の決められた時間に1回分を服用する。

(新田理恵)

6 その他 PNP阻害薬

一般名 三酸化ニヒ素

商品名 トリセノックス®

投与経路 [点滴静注]

▶血管外漏出による皮膚障害のリスク [高] に準じる

▶催吐リスク [中]

画像提供：
日本新薬

どんな薬？

[特徴]

● **作用機序**：APL（急性前骨髄球性白血病）細胞の形態学的変化やDNA断裂などによるアポトーシス誘導、融合タンパクPML-RAR（APLに特徴的に発現するがんタンパク質）に対する阻害とされるが、明確ではない。

● **代謝経路**：肝代謝、尿排泄

[代表的なレジメン]

● **再発・難治性のAPL**：単剤投与

使用時の注意点は？

● **投与方法**：点滴静注。他の薬剤や輸液と混注しない。

● **溶解**：生理食塩液または5％ブドウ糖注射液に溶解し、100〜250mLとする。

● **投与量・投与スケジュール**：下表参照

寛解導入療法	● 骨髄寛解が得られるまで1日1回0.15mg/kgを投与 ● 合計投与回数は60回を超えないこと
寛解後療法	● 寛解が得られた場合には、寛解導入終了後3〜6週以内に開始する ● 5週間の間に、1日1回0.15mg/kgを、計25回投与

● **投与速度**：1〜2時間かけて投与する。

● **投与速度の調節が必要になる場合**：投与時に急性の血管収縮・拡張に伴う症状（血圧低下、めまい、頭痛、潮紅、頭部ふらふら感など）が認められた場合、投与時間を4時間まで延長できる。

● **注意が必要な患者背景**：QT延長の既往歴、低カリウム血症、低マグネシウム血症、心疾患（不整脈、虚血性心疾患、心筋梗塞、心筋障害など）、肝・腎機能障害など

● **併用注意**：QT延長を起こすことが知られている薬剤

● **前投薬**：制吐薬として5HT₃受容体拮抗薬を使用

● **その他**：本剤はヒ素製剤である。アンプルやボトル内の残液は、「廃棄物の処理および清掃に関する法律施行令」における「特別管理産業廃棄物」の「特定有害産業廃棄物」として扱うこととなっている。各施設で決められた方法に準じて廃棄すること。

代表的な副作用

QT延長、APL分化症候群、白血球増多症			
高頻度		汎血球減少、感染症	
		悪心、肝機能異常、皮疹	

⬆投与開始　1週目　　2週目　　　　　1か月目

特に注意すべき副作用	その他気をつけたい副作用
● QT延長	● 汎血球減少、無顆粒球症
● APL分化症候群	● 感染　● 皮疹　● 悪心
● 白血球増多症	● 肝機能（AST・ALT）異常
	● ウェルニッケ脳症
	● 錯感覚、感覚減退　など

ケアのポイント

⏱ **投与前**　重症不整脈（QT延長や心室細動など）の早期発見

★十二誘導心電図を実施、電解質異常がある場合は是正、必要時は心電図モニタリングを実施する。

投与中　① 指示された投与速度（1〜2時間かける）で投与

② 不整脈や急性の血管収縮・拡張による症状の早期発見

★バイタルサイン、血圧低下、めまいなどの観察、必要時は心電図モニターの観察を継続する。

投与後　① 最低でも週に2回の十二誘導心電図を実施

★不整脈発現リスクがある場合は、継続して心電図モニタリングを行う。

② APL分化症候群の早期発見

★APL分化症候群は、分化を起こした白血病細胞が増加して発熱や各臓器を障害し重篤な呼吸不全を引き起こすものである。発熱・呼吸困難・体重増加・白血球数の急激な増加や減少などを観察する。

③ ウェルニッケ脳症の早期発見

★意識障害、運動失調、眼球運動などの症状に注意する。

[**患者説明・指導のポイント**]

● 本剤は催奇形性があるため、治療期間中、治療後の避妊について指導する。

● 乳汁への移行性があるので授乳も中止する。

😊 エキスパートからのアドバイス

＊本剤はAPLの再発と診断された患者に投与される。急性期の多くの患者はDICを併発し、発熱や倦怠感などの症状も強く、治療への不安も強い。

＊本剤は、再寛解導入のために1か月超の連日投与が必要なうえ、クリーンルームへの入室（汎血球減少を伴うため）、血液製剤や多種多様の抗生物質投与も欠かせず、患者のストレスは増大する。そのうえ、不整脈（頻度の高い副作用）の出現に気を配って観察する必要もある。全身状態に目を配り、身体的ケアだけでなく精神的なケアも重要となる。

（藤巻奈緒美）

⊖🔒 その他

一般名 **デキサメタゾン**

商品名 **デカドロン®**、デキサート®、レナデックス® など

投与経路 経口 点滴静注
▶血管外漏出による皮膚障害のリスク 低 に準じる
▶催吐リスク なし

画像提供：日医工

どんな薬？

[特徴]
● **作用機序**：免疫抑制作用、ホルモン抑制作用、抗炎症作用、抗アレルギー作用、糖・タンパク・脂質などの代謝などにより、抗腫瘍効果を示す。
● **代謝経路**：肝代謝

[代表的なレジメン]
● **多発性骨髄腫**：ボルテゾミブ併用療法（BD）、レナリドミド併用療法（Ld）

使用時の注意点は？

● **投与方法**：主に経口
● **投与量**：下表参照

BD療法	40mgを1〜4・9〜12日目　3週ごと
Ld療法	40mgを1・8・15・22日目　4週ごと

● **注意が必要な患者背景**：感染症、糖尿病、骨粗鬆症、腎不全、甲状腺機能低下症、肝硬変、脂肪肝、脂肪塞栓症、重症筋無力症、消化性潰瘍の既往、精神病の既往、結核性疾患の既往、白内障、緑内障、高血圧症、血栓症、B型肝炎ウイルスキャリア、電解質異常、急性心筋梗塞の既往など
● **併用禁忌**：デスモプレシン、リルピビリン、ダクラタスビル、アスナプレビル
● **併用注意**：アスピリン、ワルファリンカリウム、糖尿病用薬、リファンピシン、カルバマゼピン、フェノバルビタール、フェニトイン、マクロライド系抗菌薬など

😊 エキスパートからのアドバイス

＊抗がん薬と併用する場合、2・3日目の制吐目的のデキサメタゾンは不要なことがある。重複処方されている場合は医師に確認をしたほうがよい。
＊アプレピタントやホスアプレピタント（高度催吐性抗がん薬投与時に用いる制吐薬）と相互作用があるが、治療でデキサメタゾンを投与する場合は減量しないこととなっている。制吐目的の処方か治療目的の処方か、確認が必要である。

代表的な副作用

				感染症[1]
				消化性潰瘍[1]
		1～2か月以降発現		骨粗鬆症[1]
				満月様顔貌[1]
数日以降発現				
		糖尿病、多幸症、不眠、うつ症状など[1]		
				重症肝炎[2]
	数週間～治療終了後 12か月まで			

↑投与開始	数日後	数週後	1～2か月後	投与終了

特に注意すべき副作用	その他気をつけたい副作用
● 感染症	● 満月様顔貌
● 重症肝炎	● 多幸症、不眠、うつ病など
● 消化性潰瘍	● 骨髄抑制
● 精神変調、うつ病	● 浮腫、体重増加・減少
● 骨粗鬆症、骨折、ミオパチー	● 電解質異常
● 緑内障、白内障	● 高血圧
● 血栓塞栓症	● 紅斑など
● 糖尿病	
● 副腎機能不全	

6

その他 その他

ケアのポイント

投与前

① 合併症リスクの把握

★コントロール不良の糖尿病がないか、歯科治療の有無、白内障、緑内障の既往について確認する。

② B型肝炎ウイルスによる劇症肝炎・肝炎の増悪の予防

★投与前に必ずHBs抗原、HBs抗体、HBc抗体等やHBV-DNA量などの検査値を確認する。

投与中

感染予防の励行

[患者説明・指導のポイント]

● 免疫抑制により感染症にかかりやすくなる。必要に応じ、感染予防の抗菌薬内服を行うが、手洗いなどの予防方法、発熱時の対応について説明する。

● 自己判断で服用を中止すると、離脱症状が出ることがある。必ず医師の指示に従って服用することを説明する。

● 投与中～投与後6か月以内の生ワクチンの接種は、医師に相談する。

（此松晶子）

引用文献
1) 大島久二，牛窪真理，久田治美 他：ココに注目！ 副腎皮質ステロイドの全身投与による副作用とその対応．薬局2015：66（5）：69-77.
3) Hui CK, Cheung WW, Zhang HY, et al. Kinetics and risk of de novo hepatitis B infection in HBsAgnegative patients undergoing cytotoxic chemotherapy. *Gastroenterology* 2006：131（1）：59-68.

一般名 レボホリナートカルシウム(ℓ-LV)

商品名 アイソボリン®、レボホリナート、レボホリナートカルシウム

投与経路 **点滴静注**

▶血管外漏出による皮膚障害のリスク **低** に準じる

▶催吐リスク **軽** 〜 **中** (レジメンによる)

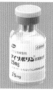

画像提供：
ファイザー

どんな薬？

[特徴]

● **作用機序**：フルオロウラシルとの併用で、フルオロウラシルの抗腫瘍効果を増強する。

　★ レボホリナートは、がん細胞内でTS（チミジル酸合成酵素）と強く結合することで、フルオロウラシルによるチミジル酸合成阻害を助ける。

● **代謝経路**：尿中排泄

[代表的なレジメン]

● **胃がん**：レボホリナート・フルオロウラシル療法

● **結腸・直腸がん**：レボホリナート・フルオロウラシル療法、レボホリナート・フルオロウラシル持続静注併用療法(FOLFOXなど)

使用時の注意点は？

● **投与方法**：2時間かけて点滴静注。皮下・筋肉内には投与しない。

● **溶解**：5％ブドウ糖液、生理食塩液を用いて溶解。

　★ 防腐剤を含まないため、調整時は細菌汚染に注意し、調整後は24時間以内に使用する。

● **投与量**：レボホリナート・フルオロウラシル療法では1回250mg/m^2(体表面積)を投与

● **併用禁忌**：テガフール・ギメラシル・オテラシルカリウム(S-1)

　★ S-1投与中〜投与中止後7日間以内は本剤を内服しない。

● **併用注意**：フェニトイン、ワルファリンカリウム、葉酸代謝拮抗薬

● **注意が必要な患者背景**：骨髄抑制、感染症の合併、肝・腎障害、心疾患（既往含む）、高度の肝転移、消化管潰瘍・出血、水痘など

● **投与延期が必要となる場合**：重篤な骨髄抑制、下痢(回復するまで投与延期)。多量の胸水・腹水や重篤な心疾患、全身状態悪化時は投与禁忌

● **その他**：レボホリナート・フルオロウラシル療法、レボホリナート・フルオロウラシル持続静注併用療法の場合、感染症・出血傾向の発現または増悪に注意する。

代表的な副作用

悪心・嘔吐

下痢

骨髄抑制

フルオロウラシル併用療法時
には口内炎も発現

⬆投与開始　　　8日目　　　15日目　　　22日目

特に注意すべき副作用	その他気をつけたい副作用
● 下痢	● 口内炎
● 悪心・嘔吐	● 食欲不振
● 腸炎	
● 骨髄抑制	

ケアのポイント

投与前　血液検査結果（白血球、血小板など）の確認
★重篤な骨髄抑制では投与延期が必要になるため、白血球、血小板の変動に注意する。

投与中　投与順序、投与方法の確認
★レボホリナート・フルオロウラシル療法：本剤投与1時間後にフルオロウラシルの投与が開始され、同時滴下される。
★レボホリナート・フルオロウラシル持続静注併用療法：本剤投与終了後、フルオロウラシルの投与が開始となる。

投与後　骨髄抑制や、その他併用薬剤の副作用症状の確認
★食欲不振、下痢、悪心・嘔吐などの消化器症状や、倦怠感などに注意して観察する。

[**患者説明・指導のポイント**]
● 骨髄抑制に伴う感染のリスクについて説明し、予防行動についての指導や、症状出現時の連絡方法について説明しておく。
● 下痢が出現した場合は、脱水症状にまで至る場合がある。水分摂取などの対処方法や、医療機関に連絡する方法などを説明する。

😊 エキスパートからのアドバイス

＊本剤自体には、ほとんど副作用はない。しかし、本剤投与の目的を理解し、併用する抗がん薬の副作用に注意する必要がある。
＊なお、レボホリナート自体は、抗がん薬ではなく、活性型葉酸製剤である。

（荒堀広美）

6

その他 🗄 その他

🧴 その他

一般名 **ホリナート**カルシウム

商品名 **ロイコボリン®、ユーゼル®**

投与経路 `点滴静注` `筋注` `経口`
▶血管外漏出による皮膚障害のリスク `低` に準じる
▶催吐リスク `不明`（低いとされる）

画像提供：
ファイザー

どんな薬？

[特徴]
- **作用機序**：製品によって異なる。
  - ①**ロイコボリン®**：細胞の葉酸プールに取り込まれて活性型葉酸となり、細胞の核酸合成を再開させ、葉酸代謝拮抗薬の毒性を軽減する。
  - ②**ユーゼル®**：テガフール・ウラシルとの併用により、フルオロウラシル（テガフールの分解産物）の抗腫瘍効果を増強する。

[代表的なレジメン]
- **急性白血病、悪性リンパ腫、成人白血病、肉腫など**：メトトレキサート・ロイコボリン®救援療法（注射剤のみ適応）
- **結腸・直腸がん**：ホリナート・テガフール・ウラシル療法（25mg錠のみが適応）

使用時の注意点は？

- **投与方法**：静注または筋注（注射剤）、経口（錠剤）
- **投与量**：下表を参照

メトトレキサート・ロイコボリン®救援療法	● 注射剤が適応 ● メトトレキサート投与終了3時間目より、1回15mgを3時間間隔で9回静注。以後、6時間間隔で8回静注または筋注する ● メトトレキサートによると思われる重篤な副作用が現れた場合には、用量を増加し、投与期間を延長する
ホリナート・テガフール・ウラシル療法	● 25mg錠が適応 ● 75mgを1日3回に分けて（約8時間ごとに）、テガフール・ウラシルと同時に経口投与 ● 28日間連続で服用し、その後7日間休薬

- **投与中止または延期が必要になる場合**：ホリナート・テガフール・ウラシル療法時の下痢
  - ★ 継続投与により出血性腸炎、虚血性腸炎などが出現し、水様便・脱水症状が重篤化する可能性がある。
- **併用禁忌**：テガフール・ギメラシル・オテラシルカリウム（ティーエスワン®）
  - ★ テガフール・ギメラシル・オテラシルカリウム投与中～投与中止後少なくとも7日以内は投与しない。
- **併用注意**：葉酸代謝拮抗薬（スルファメトキサゾール・トリメトプリムなど）
- **注意が必要な患者背景**：骨髄抑制、肝障害（既往を含む）、腎障害、感染症合併など

代表的な副作用

		肝機能障害	
		口内炎	
		下痢	
		骨髄抑制	

⬆投与開始	8日目	15日目	22日目

特に注意すべき副作用	その他気をつけたい副作用
● 下痢	● 肝障害
● 骨髄抑制	● 食欲不振
● 口内炎	

ケアのポイント：ホリナート・テガフール・ウラシル療法の場合

🕐 **投与前　検査結果の確認**
★白血球、好中球、血小板、肝機能などの検査値を確認する。

投与中　副作用症状の確認
★下痢、口腔粘膜障害、食事摂取量などを確認する。

投与後　休薬期間の厳守
★副作用症状の増悪の有無など確認する。

[**患者説明・指導のポイント**]

● ホリナート・テガフール・ウラシル療法：食事の影響を受けるため、食事の前後1時間を避けて内服する。
● 葉酸を含むビタミン剤を服用している場合は、医師に伝えるように説明する。
● 病状や治療方法によって内服方法・内服量が異なるため、治療スケジュールを説明する。
● 内服を忘れた場合、2回分を一度に内服しないように指導する。

😊 エキスパートからのアドバイス

＊外来で内服継続が必要になる場合、確実に内服ができるよう支援する。
＊ホリナート・テガフール・ウラシル療法では、食事の前後1時間を避けて服用するなど制限があるため、家族を含めた指導が必要になる。キーパーソンとなる人物の確認は重要である。

（荒堀広美）

6

その他 📋 その他

一般名 塩化ラジウム(²²³Ra)

商品名 ゾーフィゴ®

投与経路 **点滴静注**

▶血管外漏出による皮膚障害のリスク **低** に準じる

▶催吐リスク **不明** (低いとされる)

画像提供：
バイエル薬品

どんな薬？

[特徴]

● **作用機序**：カルシウム類似体として骨代謝の亢進した骨転移部位に取り込まれ、高エネルギーのアルファ線により腫瘍細胞のDNA二重鎖を切断し、腫瘍増殖抑制作用を示す。

● **排泄経路**：主に糞便中に排泄

　★ 放射能の取り込みが最大となるのは、骨では投与2時間後まで、腸管内では投与6時間後

[代表的なレジメン]

● **骨転移のある去勢抵抗性前立腺がん**：単剤投与

使用時の注意点は？

● **投与方法**：約1分間かけて緩徐に静注（投与前後には、静脈ラインを生理食塩液でフラッシュする）

　★ 注射液6mLを含む調整済みの製剤である。バイアルは単回使用とし、分注や複数回の使用は控える。希釈や多他剤と混合しないように注意を払い、調製後はすみやかに使用する。

● **投与量（成人）**：通常、1回55kBq/kg（4週間間隔で最大6回まで）

● **投与量の調整が必要となる場合**：下表参照

Grade3以上の好中球減少、貧血、血小板減少	● Grade2以下に回復するまで投与延期。回復を確認後、投与を再開 ● 前回投与から6週間以内にGrade2以下に回復しない場合は投与中止
Grade3以上の下痢、悪心、嘔吐、便秘	● Grade2以下に回復するまで投与延期。回復を確認後、投与を再開
Grade4のその他の事象	● 7日を超えて持続する場合は投与中止

● **注意が必要な患者背景**：骨髄抑制、炎症性腸疾患（クローン病、潰瘍性大腸炎など）

　★ 主な排泄経路は糞中であるため、炎症性腸疾患の症状を増強させる恐れがある。

● **併用注意**：アビラテロン、プレドニゾロン

　★ 薬物療法未治療で無症候性または軽度症候性の骨転移のある去勢抵抗性前立腺がん患者に対し、本剤と上記薬剤を併用することは推奨されない。

😀 エキスパートからのアドバイス

＊ドセタキセルの治療歴がある患者は、治療歴がない患者と比較し、貧血や好中球減少などの骨髄抑制（骨髄機能の予備能が低下している可能性がある）、倦怠感、体重減少、および骨痛の有害事象の出現頻度が高い傾向にある。

＊患者の治療歴を把握し、治療前から予防的支援が必要である。

代表的な副作用 本剤は4週間間隔で最大6回まで投与。投与後2～4週にかけて一過性の
好中球・血小板減少が確認されており、症状が出現する可能性が高い

―― **骨髄抑制**（特に好中球減少および血小板減少）、**感染症**

↑投与開始	2週目	4週目	6週目	8週目	10週目

特に注意すべき副作用	その他気をつけたい副作用
● 骨髄抑制	● 下痢　● 倦怠感　● 悪心・嘔吐　● 骨痛

ケアのポイント

投与前

① 血液検査（好中球数・血小板数・ヘモグロビン値の確認）

★投与前に必ず血液検査を行い、下表の基準を満たしていない場合は、投与を延期または中止する。

好中球数	血小板数	ヘモグロビン
≧1,000/μL	≧50,000/μL	≧8.0g/dL

★患者の状態に合わせてG-CSF製剤や輸血などの処置を考慮する。

★処置を行っても前回投与後6週間以内に上記の基準まで回復しない場合は、投与を中止する。

② リスク因子の有無の確認（情報収集、アセスメント）

★治療歴（前治療時の消化器症状の程度や対処状況など）、便秘傾向の有無、排便回数や便の正常・量の評価、日常の水分・食事摂取習慣、薬物（下剤や止痢薬など）使用状況など情報収集する。

投与中

投与スケジュールの遵守（投与方法・注入速度など）

★約1分間かけて緩徐に静注。注射部位反応（穿刺部位の疼痛・発赤・腫脹）の有無を繰り返し観察する。

投与後

① アルファ線による曝露予防、症状の観察を継続

★ラジウム-223（アルファ線と呼ばれる放射線を出す）の物理学的半減期は11.43日で、多くは糞便中に移行する。排泄物に微量の放射性物質が含まれている可能性があるため、曝露予防対策を行う。

② 感染対策の実施、全身状態の観察を継続

★貧血、リンパ球・好中球・白血球減少が高頻度で出現するため、感染対策や全身状態の観察を十分行う。

[**患者説明・指導のポイント**]

● 妊娠する可能性のある女性、パートナーが妊娠する可能性のある男性に投与する場合には、投与後6か月間の避妊が必要である。

　★ 本剤の発する放射線が、精子形成や妊孕性に影響を及ぼす潜在的なリスクが否定できない。

● 注射後1週間程度は血液や便などに微量の放射線物質が残る可能性がある。それらに触れる可能性がある場合はゴム製などの使い捨て手袋を活用し、もし触れた場合は触れた箇所をすみやかに石鹸で洗うよう指導する。

● 重度の骨髄抑制が出現する可能性があるため、貧血に伴う日常生活での注意点や観察点、感染予防行動、出血予防行動などについて患者指導を行う。

● 便秘傾向が強い場合は、治療前から緩下薬を併用し、前日あるいは当日に排便を図る。

（中内香菜）

一般名 **ルテチウム**オキソドトレオチド

商品名 **ルタテラ**®

画像提供：富士フイルム富山化学

投与経路 **静注**

▶血管外漏出による皮膚障害のリスク **不明**（**低**に準じる）

▶催吐リスク **不明**（**中**に準じる）

どんな薬？

[**特徴**]

● **作用機序**：ソマトスタチン受容体（主にタイプ2）と結合して腫瘍細胞内に蓄積し、ルテチウム177から放出される放射線（ベータ線）によりがん細胞を直接攻撃する。

★ 本剤は、ソマトスタチン類似物質に、放射性同位元素を標識したペプチド受容体放射性核種療法薬である。

● **代謝経路**：主に腎排泄

★ 残存放射能は投与24時間後までに急速に減少し、投与48時間後までに大部分が尿中に排泄される。

★ 放射能分布率は肝臓、腎臓、脾臓の順で高い。

[**代表的なレジメン**]

● **ソマトスタチン受容体陽性の神経内分泌腫瘍**：ルテチウムオキソドトレオチド±ソマトスタチン製剤

★ 消化管以外が原発の場合は適応について慎重に検討する。

使用時の注意点は？

● **投与方法・投与量**：30分かけて点滴静注。バイアルの内容液を生理食塩液により投与ラインへ押し出し希釈しながら投与する。投与方法のイメージは **▶引用文献** 参照

★ 腎被爆低減のため本剤投与30分前より2.5%アミノ酸液1,000mLを投与する。

制吐薬	2.5%アミノ酸液1,000mL（4時間）

2.5%アミノ酸液（ライザケア®）：1,000mL中にアミノ酸としてL-リシンとL-アルギニンを各々25g含有

本剤
30分
30分
（50mL/時で投与を開始、約10分後に200mL/時に流量を増量）

● **投与量**：1回7.4GBqを8週間間隔で投与（最大4回まで）

● **投与量の調整が必要となる場合**：副作用の出現状況に応じて減量（3.7GBq）・中止する（添付文書参照）

★ 減量後に基準以上の副作用の再発を認めない場合は7.4Gbqに再増量が可能

● **併用注意**：ソマトスタチン製剤（オクトレオチド、ランレオチドなど）

★ 併用する場合は、本剤の有効性が減弱する可能性があるため、休薬期間を設ける（添付文書参照）。

● **注意が必要な患者背景**：腎機能障害、生殖能を有する患者など

● **前投薬**：臨床試験では、制吐薬としてセロトニン受容体拮抗薬（オンダンセトロン、パロノセトロン）が投与された。

● **その他**：ルテチウム177は診療用放射性同位元素として規制され、基準に適合した診療用放射性同位元素使用室、貯蔵・廃棄施設、放射線治療病室等を備える必要がある。投与を受けた患者は退出基準を満たさなければ管理区域内から退出することができない。

代表的な副作用

投与後約6〜8週目で最低値
となり1〜3週間で軽快

					骨髄抑制					

↑投与開始　2週目　3週目　4週目　5週目　6週目　7週目　8週目　9週目　10週目　11週目

特に注意すべき副作用	その他気をつけたい副作用
● 腎機能障害	● 悪心・嘔吐
● 骨髄異形成症候群	● 食欲減退
● 骨髄抑制（リンパ球・血小板減少、貧血など）	● 下痢
● 急性骨髄性白血病	● 腹痛
	● 倦怠感
	● 頭痛
	● 浮動性めまい
	● ホルモン分泌異常など

ケアのポイント

 投与
前

① 医療者の被曝防護策について確認

② 患者・家族（介護者）に対する被曝防護の指導

★他者・環境への被曝を避けるための投与中〜投与後の注意事項、自己検脈などの方法、副作用について説明し、理解度を確認する。

投与
中
〜
投与
後

被曝軽減に努める

★作業時間を短く、線源との間の距離をとり、遮へい体を設ける。

[**患者説明・指導のポイント**]

● 場面ごと、期間ごとの被曝対策について文書で説明し理解を得ておく（詳細は **引用文献** 参照）。

★ **場面**：面会禁止、排泄時の注意、食事の受け渡し、水分摂取、急変時の対応、避妊の必要性・授乳の一時中止、退室後の日常生活についてなど

★ **期間**：投与後3日間、1週間、3か月、6か月

 エキスパートからのアドバイス

＊採血・採尿は本剤投与後1週間以降であれば通常どおり行ってよいとされている。

＊血管外漏出時の皮膚障害リスクや適切な対処方法は明らかになっていないが、大量の放射性薬剤の血管外漏出が起きた場合、漏洩部位にマーキングと撮像を行い、漏洩放射能量を推定し、拡散・吸収を促す（局所の加温など）とされている。

（竹本朋代）

引用文献

1）日本医学放射線学会，日本核医学会，日本核医学技術学会 他編：ルテチウムオキソドトレオチド（Lu-177）注射液を用いる核医学治療の適正使用マニュアル第1版．https://www.jrias.or.jp/report/cat4/423.html（2021.12.24アクセス）．

6

その他

その他

一般名 ボロファラン(¹⁰B)

商品名 ステボロニン®

投与経路 点滴静注

▶血管外漏出による皮膚障害のリスク 低 に準じる

▶催吐リスク 高 (BNCT時)

画像提供：
ステラファーマ

どんな薬?

[**特徴**]

● **作用機序**：BNCT(ホウ素中性子捕捉療法)用ホウ素薬剤であるステボロニン®投与により、がん細胞にステボロニン®が取り込まれる。その後、体外から中性子線を照射することで、ステボロニン®と中性子線が核反応を起こし、がん細胞が破壊される。

　★ BNCTはホウ素と体外から照射した中性子線の核反応を利用した放射線治療。ホウ素薬剤は正常細胞と比較し、より多くがん細胞に取り込まれる性質をもつ。

● **代謝経路**：主として尿中排泄

[**代表的なレジメン**]

● **切除不能な局所進行または局所再発の頭頸部がん**：単剤投与

使用時の注意点は?

● **投与方法**：点滴静注。他剤との混注はしない。単回投与

● **投与量・投与速度**：1時間あたり200mg/kgで2時間点滴静注

　★ その後、病巣部に中性子線照射を開始する。照射中は1時間あたり100mg/kgの速度で照射終了まで点滴静注する(最大1時間)。

● **慎重投与**：頸動脈への腫瘍浸潤(全周性の場合は使用禁忌)、フェニルケトン尿症、心不全、遺伝性果糖不耐症、腎機能障害など

代表的な副作用

―結晶尿、悪心・嘔吐、高アミラーゼ血症（当日～1週間）

頸動脈出血、皮膚障害、嚥下障害、口内炎、口渇（当日～3か月）

白内障（1か月以降）

脳膿瘍、顎骨壊死、眼障害（3か月以降）―

↑投与開始　1週	1か月	3か月

特に注意すべき副作用	その他気をつけたい副作用
● 嚥下障害	● 悪心・嘔吐
● 脳膿瘍	● 口内炎
● 重度の皮膚障害	● 口渇
● 白内障	● 倦怠感
● 結晶尿	
● 頸動脈出血	

ケアのポイント

🕐 投与前　腎・心機能検査、眼科検査、歯科検査の確認

投与中　投与スケジュールの遵守

投与後　輸液による水分負荷の実施
★結晶尿対策として排尿による薬剤排泄を促す必要がある。

[**患者説明・指導のポイント**]

● 治療後数か月経過してから副作用が出現する可能性があること、症状出現時にはすみやかに医療者に報告する必要があることを説明する。

😊 エキスパートからのアドバイス

＊BNCTは放射線治療の一種である。一般的な放射線治療後に必要なケアを実施する必要がある。

（松田夕香）

6

その他 その他

副作用対策
知っておきたいポイント

細胞障害性抗がん薬の副作用と発現時期 (めやす)

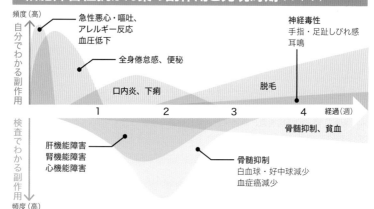

頻度 (高)

自分でわかる副作用

- 急性悪心・嘔吐、
アレルギー反応
血圧低下
- 全身倦怠感、便秘
- 口内炎、下痢

神経毒性
手指・足趾しびれ感
耳鳴

脱毛

経過 (週) 1 2 3 4

骨髄抑制、貧血

検査でわかる副作用

頻度 (高)

肝機能障害
腎機能障害
心機能障害

骨髄抑制
白血球・好中球減少
血症癌減少

国立がん研究センター情報サービス:「化学療法全般について」より引用

分子標的薬で特に注意すべき副作用

● 分子標的治療薬で特に注意すべき副作用

● 標的となる分子によって現れる症状が異なるが、看護師が特に注意すべき副作用
として、皮膚障害が挙げられる

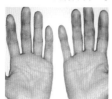

第1段階 (日常生活に支障なし)
限局性の紅斑から始まること
が多い

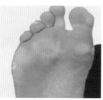

第2段階 (日常生活に支障あり)
痛みを伴う赤み・腫れなどが
出現。皮膚が角化し、亀裂
を伴うことも

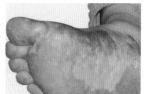

第3段階 (日常生活困難)
角化が高度になり、水疱・膿疱が形成
されることも。まれに潰瘍化し激しい疼
痛や重度の不快感を伴う

画像提供:戸﨑加奈江 (愛知県がんセンター中央病院看護部)

- 抗がん薬の副作用は多岐にわたる
- 分類（細胞障害性抗がん薬、分子標的薬、免疫チェックポイント阻害薬）による大まかな特徴を
おさえておくとよい

irAE（免疫チェックポイント阻害薬の副作用）

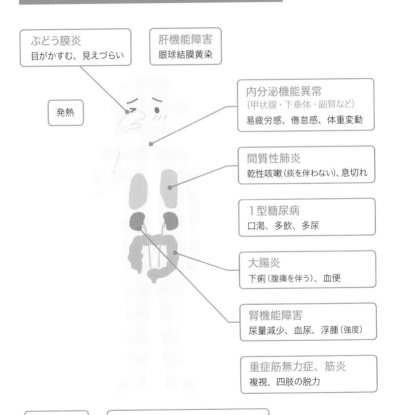

ぶどう膜炎
目がかすむ、見えづらい

肝機能障害
眼球結膜黄染

発熱

内分泌機能異常
（甲状腺・下垂体・副腎など）
易疲労感、倦怠感、体重変動

間質性肺炎
乾性咳嗽（痰を伴わない）、息切れ

1型糖尿病
口渇、多飲、多尿

大腸炎
下痢（腹痛を伴う）、血便

腎機能障害
尿量減少、血尿、浮腫（強度）

重症筋無力症、筋炎
複視、四肢の脱力

皮膚障害
瘙痒、発疹

神経障害
運動麻痺、感覚麻痺、手指のしびれ

血管外漏出・血管痛

> **定義** 抗がん薬が血管外へ流出または漏出すること。重度の場合は、組織の脱落や壊死を生じることがある。

▶ **関連する主な抗がん薬** ダウノルビシン、ドキソルビシン、エピルビシン、イダルビシン、マイトマイシンC、ビンクリスチン、ビノレルビン、パクリタキセルなど

参考ガイドライン がん化学療法・バイオセラピー看護実践ガイドライン（米国がん看護学会）
外来がん化学療法看護ガイドライン（日本がん看護学会）

おさえておきたい基礎知識

[**血管外漏出による影響**]

● 血管の外部に漏出した細胞毒性を持つ抗がん薬が、周囲の軟部組織に障害を起こし、発赤、腫脹、疼痛、硬結、びらん、水疱、潰瘍、壊死などを引き起こす。

[**分類**]

● 抗がん薬の種類によって、漏出時の組織障害性の程度は異なる。
● 血管外漏出直後に症状が現れるものと、数日後に症状が出現するものもある。
● 類似症状（静脈炎やフレア反応）との鑑別が重要である。

リスク要因

● **抗がん薬の組織障害性の程度**：下表・各薬剤の頁参照

起壊死性抗がん薬 ベ シ カ ン ト ド ラ ッ グ vesicant drug	少量の漏出でも、紅斑・発赤・腫脹・水疱性皮膚壊死や、難治性の潰瘍形成を生じる	アムルビシン、ダウノルビシン、ドキソルビシン、エピルビシン、イダルビシン、マイトマイシンC、ダクチノマイシン（アクチノマイシンD）、ビンブラスチン、ビンクリスチン、ビンデシン、ビノレルビン、パクリタキセル、ドセタキセル、ミトキサントロン、トラベクテジン
炎症性抗がん薬 イ リ タ ン ト ド ラ ッ グ irritant drug	局所の発赤・腫脹などの炎症性変化を起こすが、潰瘍形成に至ることはほとんどない	メルファラン、ダカルバジン、シクロホスファミド、イホスファミド、ブレオマイシン、ゲムシタビン、オキサリプラチン、カルボプラチン、シスプラチン、エトポシド、イリノテカン、ノギテカン、ベンダムスチン、ドキソルビシン、ペメトレキセド
非壊死性抗がん薬 ノ ン ベ シ カ ン ト ド ラ ッ グ nonvesicant drug	血管外漏出が起こっても炎症や壊死を起こしにくい	メトトレキサート、リツキシマブ、トラスツズマブ、セツキシマブ、パニツムマブ、ベバシズマブ、ニムスチン、チオテパ、インターフェロン、インターロイキン

● **患者関連リスク**：血管の脆弱性、頻繁な静脈穿刺・以前に放射線療法を受けた部位、24時間以内に注射した部位より遠位側の血管、以前に血管外漏出を起こしたことがある血管、投与量が多い・速度が速い、投与中の薬物自体に刺激性がある。

ポイント

- 予防と早期発見が重要である。
- 患者自身の協力が得られるよう、体位調整や移動時の注意点などを説明する必要がある。

❶ 治療前に、使用する抗がん薬の組織障害性の程度、血管痛・血管外漏出のリスク因子、患者の現病歴や既往歴についてアセスメントする。

❷ 治療開始前に排泄を済ませてもらい、周囲の環境を整える。患者にも血管外漏出のリスクについて説明し、協力を得る。

❸ 適切な穿刺部位（よく血管が見え、十分な太さがあり、漏出が起きても適切に対応できる部位：第一選択は前腕）を選択し、1回の穿刺で静脈確保できるよう努め、確実に留置針を固定する。

❹ 抗がん薬投与中は、定期的に血管外漏出の有無を観察する。血管内皮に不要な刺激を加えないよう、逆血を確認する。

❺ 血管痛を起こしやすい薬剤を使用する場合は、温罨法・投与時間の厳守、遮光など、薬剤の特性に応じて対応する。

❻ 患者の自覚症状を観察する。

 ※ 患者の自覚症状がなくても、刺入部周囲の皮膚の腫脹・発赤・逆血がない、点滴の滴下速度の低下または点滴が滴下しない、などが起こったときは血管外漏出発生の可能性を考えて対応する。

■ 漏出の有無の確認

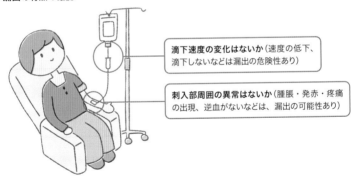

滴下速度の変化はないか（速度の低下、滴下しないなどは漏出の危険性あり）

刺入部周囲の異常はないか（腫脹・発赤・疼痛の出現、逆血がないなどは、漏出の可能性あり）

エキスパートからのアドバイス

＊穿刺前に、温罨法や手浴を行ったり、温かい飲み物を飲んだりすると血管を拡張させることができる。

＊血管が細い患者で、事前に採血をする場合は、末梢での採血を依頼すると、穿刺部位の選択肢を広げることができる。

＊血管外漏出時の必要物品は、持ち運びできるようセットにしておくと便利である。

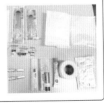

● 血管外漏出かどうか鑑別する（下表を参照）。

対象		血管外漏出	静脈炎	フレア反応
痛み	即時型	激痛もしくは灼熱感が持続しても分単位・時間単位で消失する。通常、注入中に刺入部周囲に起こる	痛みと静脈の怒張	痛みなし
	遅延型	通常48時間以内に起こる		
発赤	即時型	刺入部周囲の紅斑。血管外漏出時、常に起こるわけではない	静脈全体が赤くなったり黒ずんだりすることがある	通常、治療の有無にかかわらず30分以内に消失。即時型の紅斑もしくは線条痕
	遅延型	発現が遅い		
潰瘍	即時型	潜伏期。通常48〜96時間後に起こる	通常は起こりえない	通常は起こりえない
	遅延型	発現が遅い		
腫脹	即時型	重度の腫脹。通常ただちに起こる	起こりそうにない	膨疹が静脈に沿って出現することがある
	遅延型	通常48時間以内に起こる		
逆血	即時型	逆血（血液の逆流）がない。薬液の注入中の正常な逆血	通常	通常
その他	即時型	注入の状態の変化	―	蕁麻疹
	遅延型	局所のヒリヒリ感と感覚障害		

佐藤禮子監訳：がん化学療法バイオセラピー看護実践ガイドライン. 医学書院, 東京, 2009：109. より引用

● ただちに抗がん薬の投与を止め、抜針する。
　★ 可能な限り漏出部の薬液と血液を吸引してから抜針する方法もある。

● 組織障害性の程度に応じて対応する（下表を参照）。

起壊死性漏出時 薬剤に応じた標準治療は確立されていない。	● ヒドロコルチゾン（100〜200mg）かベタメタゾン（4〜8mg）＋1〜2%プロカインかリドカイン（適当量）＋生理食塩水（適当量）を総量5〜10mL程度にして、漏出範囲皮下注射 ● 症状が消失するまで副腎皮質ステロイド外用薬を塗布 ● 皮膚潰瘍を悪化させる可能性が高いので、温罨法は避ける ● アントラサイクリン系薬漏出時はデクスラゾキサン投与も検討 ● 大量に漏れた場合：1〜2週間処置を続けても症状が進行する場合は専門医の診察を受ける
炎症性漏出時	● 少量の漏出であれば、冷罨法を行い、経過観察を行う ● 大量に漏れた場合は「起壊死性抗がん薬漏出時」に準ずる
起炎症性漏出時	● 特別な処置は必要なく、様子観察を行う

● 薬液が漏出した部分をマーキングし、可能であれば写真を撮る。
● 血管外漏出時の記録を行う。
　★ 記録内容：漏出した薬剤名、発生時の状況（漏出発生時の積算量、逆血や自然滴下の有無、漏出前の行動など）、出現している症状、患者の反応と説明状況、血管外漏出に対して行った処置内容など

（渡邉枝穂美）

HD(hazardous drug)による曝露

ハザーダス ドラッグ

| 定義 | 抗がん薬など健康被害を起こす危険薬剤(HD)にさらされること。HDとは「発がん性」「催奇性」「生殖毒性」「低用量での臓器障害」「危険薬剤に類似した構造または毒性」「遺伝毒性」のうち1つ以上を満たす薬剤を指す。 |

▶ 関連する主な抗がん薬　ブスルファン、シクロホスファミド、エトポシド、メルファラン、チオテパ、ニトロソウレア、三酸化二ヒ素など

参考ガイドライン　がん薬物療法における職業性曝露対策ガイドライン(日本がん看護学会／日本臨床腫瘍学会／日本臨床腫瘍薬学会)

おさえておきたい基礎知識

● 曝露のリスクは、患者(本人、同室者)、薬物投与にかかわる医療者、ハウスキーパー(病院などの清掃業者)、家族や訪問者(パートナー、親しい友人など)、その他(ペットなど)に及ぶ。

● HDへの曝露によって、発がん性、催奇性、変異、臓器障害や急性症状などが報告されている(下表)。

発がん性	● 細胞の度重なる変異、遺伝子要因、細胞のアポトーシス障害や分化異常などによる
催奇性	● 胎児は細胞分裂が活発で、薬剤の影響を受けやすい ● 抗がん薬による胎児奇形(先天性異常)発症については明らかになっていないが、流産の発生率は増加しているというデータがある
変異原性	● 抗がん薬によって細胞の遺伝子(DNA)に突然変異を起こさせる性質のこと ● 薬剤の種類や曝露される時間・量・使用回数によって異なる

[分類]

● 曝露経路は、①接触(直接触れる、薬剤と皮膚や目が接触)、②吸入(エアゾル化した薬剤の吸い込み)、③摂取、④針刺し(薬剤で汚染された針)の4つ

リスク要因

● ヒトに対する発がんの強さの分類(国際がん研究所):下表参照

グループ1 (ヒトに対して発がん性がある)	ブスルファン、シクロホスファミド、エトポシド、メルファラン、チオテパ、ニトロソウレア、タモキシフェン、エストロゲン、三酸化二ヒ素
グループ2A (ヒトに対しておそらく発がん性がある)	アドリアマイシン、ニトロソウレア、シスプラチン、プロカルバジン、ナイトロジェンマスタード、エトポシド、アザシチジン
グループ2B (ヒトに対する発がん性を持つ可能性がある)	ブレオマイシン、ダカルバジン、ダウノマイシン、マイトマイシンC、ミトキサントロン

● 曝露が生じるタイミング:調剤、薬物の運搬と保管、投与準備、投与中、スピル(薬液のこぼれ)およびその処理、薬物が付着した物品の廃棄、排泄物の取り扱い、リネンの取り扱いなど

397

♪ ポイント

● 適切なPPEの装着、投与デバイスの選択がカギとなる。
● 抗がん薬投与後の患者の体液の取り扱いにも注意する。

❶ ディスポーザブルの個人防護用具（PPE）を装着する。

● **手袋**：適合サイズで、薬剤の透過性が低い素材（ラテックス、ニトリル、ポリウレタンなど）で、パウダーフリーのものを2重に着用する。交換のタイミングは、「行為ごと」あるいは「薬物付着・破損・30分以上の装着時」とする。

● **マスク**：調剤時はN95マスクが望ましい（紙マスクやサージカルマスクにはエアロゾルや微粉末の吸収防止効果がない）。投与管理時などは、厚手の不織布タイプやサージカルマスクの2枚重ねなどで対応することもある。

● **ガウン**：ポリウレタンでコートされた低浸透性の素材が望ましい。隙間のないように着用する必要があるため、長袖・カフ付きの適合サイズのものとする。交換のタイミングは「明らかな汚染、破損、行為の終了時」とする。

● **キャップ**：頭髪を全て覆うサイズを使用し、頭髪への飛散を予防する。

● **ゴーグル**：透明プラスチック製フェイスシールドを装着し、目を保護する。

❷ 生物学的安全キャビネット（BSC）を設置する。

● 抗がん薬の調剤には、クラスⅡ以上で室外廃棄型のBSCが推奨されている。使用後に汚染除去のための内部清掃、HEPAフィルターの定期交換を行う。

■ **個人防護用具**

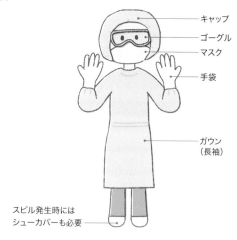

キャップ
ゴーグル
マスク
手袋
ガウン
（長袖）
スピル発生時には
シューカバーも必要

❸ 適切なデバイスを使用する。
- **ルアーロック式シリンジ、注射針**：調剤時・薬剤の側注時は、接続部からの漏れを防ぐため、ルアーロック式のシリンジと注射針を使用する。
- **閉鎖式薬物混合システム**：薬剤の交換・プライミング時に、器材外への薬剤漏出を防ぐシステム。搬送・投与準備・薬剤交換や廃棄時の曝露と外部からの汚染物質混入を防止できる。

❹ 使用後の輸液セットや注射器、薬液が汚染したシートやアルコール綿などは、密閉式の抗がん薬専用廃棄ボックスあるいは廃棄バッグに入れて廃棄する。

❺ 抗がん薬投与後48時間以内の患者の血液・吐物・尿・便などを扱う場合は、PPEを着用する。

❻ リネンを洗濯する場合はグローブを装着し、他の洗濯物とは分別して、通常の洗剤で2回洗う。廃棄する場合は、抗がん薬専用廃棄ボックスに捨てる。

スピル発生時の対応

● すぐに利用できるスピルキットを準備しておく。

● スピル発生時は、できるだけ汚染を拡散させないことが大切で、可能な限り漏出物の洗浄を行う（下表）。

①薬剤がスピルした場所がわかるよう、警告ボードを置く。
②PPE（グローブ、ガウン、シューカバー、ゴーグル、マスク）を装着する。
③吸収シートやパットを使って薬液を広げないように拭き取った後、十分に水拭きする。
④PPEを脱ぎ、処理に使用した物品とともに密封のゴミ袋に入れ、専用の廃棄ボックスに捨てる。

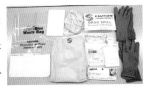

患者・家族への指導

● 通院治療や自宅で薬物療法を受けている患者・家族に対しても、曝露予防の必要性を説明し、対処方法について指導する。
- 経口薬：保管場所、内服介助の際の防護（手袋着用、手洗い、ゴミの処理方法、残薬の処理方法など）
- 注射薬：取り扱い時の防護（手洗い、手袋・マスク着用など）、管理方法、スピル時の対応、リネンの取り扱いなど

😊 エキスパートからのアドバイス

＊市販のスピルキットは、1セット約4,000円と高額である（写真）。そのため、多くの施設では、施設内で使用できる代用品でセットを作り、使用している。

＊スピルキットのなかには、PPE（2対の手袋、ガウン、シューカバー、ゴーグル、N95マスク）、吸収パッド、タオル（ディスポーザブル）、密閉可能な廃棄処理袋、紙シャベル、警告表示カードなどが含まれることが望ましい。

（菅野かおり）

白血球減少に伴う易感染

> **定義**　骨髄抑制とは、骨髄機能の抑制により、血中の白血球・血小板・赤血球の数が減少すること。薬剤の容量を制限する毒性（doselimitingtoxicity）のうち、最も一般的な副作用である。

▶ **関連する主な抗がん薬**　アルキル化薬、アントラサイクリン系薬、トポイソメラーゼ阻害薬、タキサン系薬など多くの細胞障害性薬剤のほか、一部の分子標的薬など多くの薬剤

参考ガイドライン　がん化学療法・バイオセラピー看護実践ガイドライン（米国がん看護学会）

おさえておきたい基礎知識

● 骨髄細胞は、成長速度が速く、抗がん薬による影響を最も受けやすい細胞の1つである。そのため、抗がん薬の直接作用によって骨髄細胞（造血幹細胞）が影響を受け、正常な造血機能が抑制されて白血球の産生が低減し、末梢循環中に血液細胞が減少した状態になる。

● 白血球は、顆粒球・リンパ球・単球の3つに分類され、約60％を顆粒球が占めている。顆粒球に含まれる好中球は、細胞を貪食して殺菌する作用を持ち、生体防御に重要である。そのため、白血球産生が低減すると、好中球減少症や感染・敗血症のリスクが生じ、致死的となる可能性が高い。

● 白血球減少は、通常、薬物療法開始後7〜14日目ごろに血球最低時期となる。

[**分類**]

● 好中球数1,500/μL以下：顆粒球減少症（好中球減少症）

● 好中球数500/μL以下：無顆粒球症。重篤な感染症を引き起こす可能性が高い。

リスク要因

● **治療関連リスク**：骨髄抑制が強いレジメンや薬剤の用量が多いもの（AC療法：ドキソルビシン・シクロホスファミドなど）、治療強度が強いレジメンを用いる疾患（白血病、悪性リンパ腫、乳がん、小細胞肺がん、胚細胞腫、肉腫など）、放射線療法併用時など。

● **患者関連リスク**：高齢者（骨髄が低形成となり造血細胞が少ない）、腫瘍細胞の骨髄への浸潤、PSや栄養状態の低下、今までの薬物療法や放射線療法歴、開放創・口内炎・血管留置器具など正常な防御機能の妨害、血液悪性疾患、腎機能・肝機能障害など。

臨床お役立ちエピソード　**患者の「感染対策に対する認識」を把握して対応しよう！**

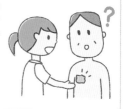

　CVポートからの抗がん薬治療が開始され、通院治療となった患者。外来受診時、感染予防行動の必要性は理解し、手洗いや含嗽の励行なども行えていたが、ポート部には10日以上絆創膏が貼付されたままであった。理由を尋ねると、患者は「ばい菌が入らないように、絆創膏を貼ったままにしておいた」と話した。

　感染症併発へのリスクを感じながらも、感染対策に対する認識の違いは、個々によって異なる。患者個々の習慣や認識を知ったうえで、細やかに対応していくことが必要である。

ポイント

● 感染予防が最も重要である。
● 患者や家族だけでなく、医療者も感染予防行動を徹底する。

❶ 治療レジメンが決まった時点で、リスク要因をアセスメントする。

❷ 生活習慣や背景、感染予防に対する習慣、セルフケア能力についてアセスメントする。

❸ 感染症の予防と早期対応が重要となる。骨髄抑制の発現時期を予測し、患者に適切な感染予防行動や出現しうる症状変化などを説明し、血液検査データをモニタリングできるよう指導する。

❹ 骨髄抑制の強度によって感染リスクが異なるため、白血球減少の推移に合わせた対応を行う（下表参照）。

白血球数2,000/μL 好中球数1,000/μL以上	● 特別な感染予防行動は必要ない ● ただし、日常から清潔行動を意識付けるため、予防行動の指導を行う（外出時のマスク着用、手洗い、含嗽、入浴など）
白血球数2,000/μL 好中球数1,000/μL以下	● 外因性だけでなく、内因性の病原体による感染を起こしやすい ● 感染を起こしやすい部位（鼻腔・口腔粘膜・肛門・陰部・カテーテル挿入部など）の清潔管理が必要
白血球数1,000/μL 好中球数500/μL以下	● 重篤な感染症を引き起こす頻度が高い ● HEPAフィルターを設置した個室での管理が必要（血液腫瘍の場合）

❺ 患者に直接かかわる医療者の厳重な感染予防行動の継続も重要である。

症状発生時の対応

● 骨髄抑制は、薬物療法による最も一般的な用量規制因子（DLF）である。そのため、薬物療法を受ける患者の多くが、感染予防行動を習得し継続する必要がある。

● 白血球減少自体が何らかの自覚症状を引き起こすことは少ない。血液検査データの推移を患者とともに評価し、リスク時期を認識し、予防行動を習得できるよう支援する。

● 感染を起こしやすい部位の状況を患者とともに観察し、清潔管理の必要性が理解できるよう支援する必要がある。
　★ 口腔内：う歯の状態やインプラントの装着状況、口腔内の清掃状況の把握
　★ 消化管：排便状況、痔核の有無の把握

● 感染予防行動を継続して実施できるよう、患者に合わせた清潔管理の方法をともに検討し、取り入れる。

エキスパートからのアドバイス

＊白血球減少時の支援で重要なことは、感染予防と早期対応である。外来通院治療の場合は特に、発熱時や感染症併発時に異常と判断でき、早期対応ができるよう支援していくことも重要である。

＊感染予防の習慣は、個人によって大きく異なる場合が多い。（農作業を仕事としている、洗髪は美容院で週1回行っている、歯みがきは朝1回行う、など）そのため、患者の習慣を知ることがケアの入り口である。

（村上富由子）

7

副作用対策　白血球減少に伴う易感染

赤血球減少に伴う貧血

定義	血液中の赤血球数やヘモグロビン濃度が減少している状態で、ヘモグロビン濃度で定義される（正常なヘモグロビンは、成人男性14〜18g/dL、成人女性12〜16g/dL）。抗がん薬によって骨髄の造血幹細胞の分裂が抑制され、赤血球の産生低下・血小板減少に伴う出血などが生じた結果、貧血が生じる。

▶ 関連する
主な抗がん薬　白金製剤・プラチナベースレジメン（シクロホスファミド、メトトレキサート、フルオロウラシルを含むもの）、高用量のメトトレキサート・イホスファミド、タキサン系薬、ビノレルビン、トポテシン

参考ガイドライン　なし
〈関連〉血液製剤の使用指針（厚生労働省）

おさえておきたい基礎知識

● 赤血球は、骨髄内の造血幹細胞から分化・増殖を繰り返し、最終的に骨髄から成熟した赤血球として血液中に放出される。

● 抗がん薬により造血幹細胞の分裂が抑制されると、造血幹細胞が減少するため、血液中へ赤血球が補給できなくなる。また、白金製剤などによる腎機能障害により、赤血球の造血因子であるエリスロポエチンの産生が減少し、赤血球の産生が低下する。

● 赤血球の寿命は長い（約120日）ため、抗がん薬によって造血幹細胞の分裂が抑制されても、影響が出る時期は、長時間経過してからである。

● ヘモグロビン減少によって現れる貧血症状は下表を参照

ヘモグロビン値	貧血によって出現する症状
10〜11g/dL（Grade1相当）	倦怠感、集中力低下、頭痛、便秘など自覚症状が乏しいことも多い
8〜10g/dL（Grade2相当）	皮膚・粘膜・眼結膜の蒼白、疲労感、軽度の呼吸困難、動悸、めまい、頭痛、耳鳴など
8g/dL未満（Grade3相当）	チアノーゼ、頭痛、めまい、耳鳴、活動・安静時の呼吸困難、頻脈、収縮期の心雑音、食欲不振、睡眠障害など

リスク要因

● 治療関連リスク：白金製剤やタキサン系薬、トポテシンなど各抗がん薬の影響やシクロホスファミド・メトトレキサート・フルオロウラシルを含む多剤併用療法、メトトレキサート・イホスファミドなどの高用量投与、投与期間など

● 患者関連リスク：造血腫瘍、骨髄浸潤、放射線治療の併用、過去の薬物療法歴、放射線治療歴、PS、栄養状態（鉄欠乏、ビタミンB12欠乏、葉酸欠乏）、高齢など

😊 エキスパートからのアドバイス

＊貧血は、日常生活の活動低下など、患者のQOLに影響を及ぼす。そのため、休息をとるなど体調に合わせた日常生活の過ごし方について説明する。

＊抗がん薬による貧血は、好中球減少や血小板減少よりも出現時期が遅いこと、抗がん薬の治療を繰り返すことで遷延しやすいことから、長期的に観察していく必要がある。

標準的ケア

ポイント

● 貧血に伴う自覚症状は、患者個々により異なる。貧血の進行が速い場合は症状を自覚しやすいが、進行が緩やかな場合は貧血が進行しても自覚症状が乏しいことがある。そのため、赤血球数やヘモグロビン値など客観的データからアセスメントし、患者の症状を観察する。
● 患者が、貧血症状をセルフモニタリングし対処できるよう支援していく必要がある。
● 貧血症状により転倒のリスクが高まるため、転倒予防の必要性と対処方法について指導する。

❶ 治療レジメンが決まった時点で、リスク要因をアセスメントする。
　＊ 常時行うこと：治療開始前の赤血球数やヘモグロビン濃度
　＊ 2コース以降：前治療からのヘモグロビン減少の推移（貧血は緩やかに進行するため）、出血傾向の有無などを把握する。

❷ 赤血球、ヘマトクリット値、ヘモグロビン値をモニタリングし、貧血の程度・出血傾向の有無などをアセスメントする。

❸ 酸素飽和濃度、血圧、脈拍数、貧血症状などをモニタリングし記録する。

❹ 赤血球減少の作用機序や貧血症状について説明し、貧血に伴う日常生活での注意点や観察点などについて患者教育を行う。

[**患者教育のポイント**]
● ベッドから起き上がるときはゆっくりと起き上がり、めまいや立ちくらみなどがないことを確認してから行動するように指導する。
● 貧血があるときは、疲れやすかったり冷えやすかったりすることがある。日常生活においても休息を取りながら行動し、保温や睡眠を十分にとることも大切であることを伝える。

症状発生時の対応

● 赤血球輸血が唯一の対処法となる。ヘモグロビン≦7.0g/dLが輸血実施のめやすとされている。輸血は、貧血の進行度や日常生活への影響、輸血に伴うリスクなども考慮して行う。
　＊ 出血傾向がある場合は、血小板輸血や出血に対する対処療法が行われる。
● 頻回な輸血は鉄過剰症となる場合があるため、注意が必要である。造血器腫瘍など輸血が頻回（めやす：血球濃厚液40単位以上の輸血）に行われ、慢性的鉄過剰症を合併した場合、鉄キレート薬の投与などが考慮される。
● 輸血による副作用として、アレルギーやGVHD（輸血後移植片対宿主病）などがある。GVHD予防として製剤への放射線照射が行われる。
　＊ 2007年より日本赤十字社から供給される赤血球濃厚液は白血球除去製剤となっている。
● 輸血によるアレルギーが出現した場合は、抗ヒスタミン薬や副腎皮質ステロイド薬などを投与する。

臨床お役立ちエピソード　「ゆっくり動くこと」も対処方法の1つ

　小細胞肺がんに対してシスプラチン＋トポテシン療法を受けていた患者。4コース目治療後、軽度の倦怠感や労作時の動悸を自覚し、ゆっくり動くなどの対処行動をとっていた。
　4コース目14日目の血液検査で、ヘモグロビンが7.8g/dLまで減少。動悸などの自覚症状が認められていたため、赤血球輸血が行われ、ヘモグロビン9.0g/dLまで回復し、症状は軽快した。

（大上幸子）

7　副作用対策　赤血球減少に伴う貧血

発熱性好中球減少症(FN)

> **定義** 好中球数が500/μL未満、または現在1,000/μL未満で48時間以内に500/μL未満に減少すると予測される状態で、かつ、腋窩温37.5℃（口腔内温38.0℃以上）の発熱を生じた場合を指す。

▶ **関連する主な抗がん薬** アルキル化薬、ビンカアルカロイド系薬、アントラサイクリン系薬、タキサン系薬など多くの細胞障害性抗がん薬

参考ガイドライン 発熱性好中球減少症(FN)診療ガイドライン 改訂第2版（日本臨床腫瘍学会）
G-CSF適正使用ガイドライン2013年版Ver.2（日本癌治療学会）

おさえておきたい基礎知識

● 好中球は、侵入した細菌を局所にとどめて殺菌する、細菌感染に対する生体防御の第一線である。好中球の寿命は非常に短く、抗がん薬投与によって造血幹細胞に障害が与えられると、成熟好中球が死滅または補完されないため、好中球が減少する。

● FNは、薬物療法の治療経過中に発熱を伴う好中球減少をきたし、時として重篤な感染症に発展して死に至ることもある病態で、緊急事態として対応することが要求される。

● 微生物学的あるいは臨床的に感染が確認される割合は50％で、明らかな感染巣は確認できないことが多い。

● FNの起因菌としては、グラム陰性菌（緑膿菌、大腸菌など）が多いが、近年はグラム陽性菌（ブドウ球菌、肺炎球菌など）も増加している。

リスク要因

● **患者関連リスク**：高齢者（65歳以上）、PS不良、FNの既往歴、広範囲放射線照射などの強い前治療、化学放射線療法、腫瘍の骨髄浸潤による血球減少栄養状態不良、開放創や活動性感染の存在、進行がん、重篤な合併症

★ 上記は「初回治療前のFNリスクの評価(ASCO)」としてまとめられている。

● **その他のリスク因子**：7日以上持続する高度な好中球減少症（100/μL以下）、嚥下障害や高度な下痢を伴う消化管粘膜障害、消化器症状（腹痛・悪心・嘔吐・下痢）、新たに出現・変化した神経精神症状、血管内留置カテーテル感染症、肺浸潤の出現または慢性肺疾患の存在、肝機能障害や腎機能障害など

😊 エキスパートからのアドバイス

＊症状緩和目的などでNSAIDsやステロイド剤を併用している場合には、発熱に至らない場合がある。そのため、症状の変化や検査データ（白血球分画、血清生化学検査、CRP、プロカルシトニンなど）の推移などにも注意を払う。

⚷ ポイント

● 個人のリスク要因に注意する。疾患や治療レジメンのほか、治療歴や骨髄浸潤などによっては、骨髄抑制が強く、遷延する場合もある。
● 薬物療法受療前の発熱時の対応は、個々により異なる（市販薬での対応、布団をかぶって一晩様子をみるなど）。そのため、どのような状況になったら、どのように対処すべきか指導する。

❶ 骨髄抑制（白血球）時対応を行い、感染予防行動の習得と早期発見・対応ができるよう支援する。
　※ 発熱時は市販薬などを用いず、医療者へ報告し、早期に対応するよう指導する。
　※ リスクに応じて抗生物質の予防投与を行う場合は、内服方法を確認する。

❷ 好中球減少時の感染症において、未治療では48時間以内に50%が敗血症となり死亡する。そのため、迅速、経験的な抗生物質投与が必要である。

❸ 発熱を認めた場合には、発症時の評価や適切な抗生物質の投与を迅速に行う。

❹ G-CSF（顆粒球コロニー刺激因子）の使用は、ガイドラインに準じて投与の必要性が検討される。
　※ 例：FNの発症率が20%以上のレジメンの場合、高齢者の場合（がん種・レジメンによる）など

❺ 悪寒や発熱時は、苦痛緩和や不安軽減に努め、保温やクーリング、感染予防行動のセルフケアの代行などを行う。

■ 感染予防行動（例）

入浴・シャワー浴で
清潔を保つ

歯みがき、手指衛生
を行う

部屋のほこりや汚れ
を除去する

生花やペットなどとは
別の部屋で過ごす

臨床お役立ちエピソード 「かかりつけ医に受診できない場合」も想定して対応しよう

　悪性リンパ腫にてR-CHOP療法を施行中の患者。Day7より発熱し、「風邪をひいた」と思って近医を受診したものの、受診時、自分がR-CHOP療法を受けていることを伝えなかった。
　その後、熱が下がらず、かかりつけの血液内科を受診したところ、好中球減少（WBC1,200/μL、好中球480/μL）を認め、FNと判断され適切な対処で事なきをえた。
　患者が、必ずしもかかりつけの病院に受診することができない場合もあるため、いつ・どのような治療を行ったのか自ら情報提供できるようサポートしていくことも重要である。お薬手帳や治療日誌などを活用するとよい。

● FN患者に対する初期治療のアルゴリズムに沿って対応する。
● 抗生物質投与開始後も、治療効果の評価を行うため、バイタルサインや症状をモニタリングする。

■ 初期治療のアルゴリズム

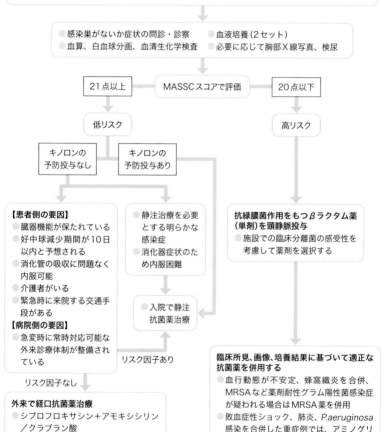

● 発熱：腋窩温≧37.5℃
● 好中球減少：＜500/μL、または＜1,000/μLで48時間以内に＜500/μLになると予測される

感染巣がないか症状の問診・診察　　　● 血液培養（2セット）
● 血算、白血球分画、血清生化学検査　● 必要に応じて胸部X線写真、検尿

| 21点以上 | MASSCスコアで評価 | 20点以下 |

低リスク

高リスク

キノロンの予防投与なし　　キノロンの予防投与あり

【患者側の要因】
● 臓器機能が保たれている
● 好中球減少期間が10日以内と予想される
● 消化管の吸収に問題なく内服可能
● 介護者がいる
● 緊急時に来院する交通手段がある
【病院側の要因】
● 急変時に常時対応可能な外来診療体制が整備されている

● 静注治療を必要とする明らかな感染症
● 消化器症状のため内服困難

入院で静注抗菌薬治療

リスク因子あり

リスク因子なし

外来で経口抗菌薬治療
● シプロフロキサシン＋アモキシシリン／クラブラン酸
● 治療初期は十分な観察を行う

抗緑膿菌作用をもつβラクタム薬（単剤）を頸静脈投与
● 施設での臨床分離菌の感受性を考慮して薬剤を選択する

臨床所見、画像、培養結果に基づいて適正な抗菌薬を併用する
● 血行動態が不安定、蜂窩織炎を合併、MRSAなど薬剤耐性グラム陽性菌感染症が疑われる場合はMRSA薬を併用
● 敗血症性ショック、肺炎、P.aeruginosa感染を合併した重症例では、アミノグリコシドまたはキノロンを併用

日本臨床腫瘍学会：発熱性好中球減少症（FN）診療ガイドライン 改訂第2版. 南江堂, 東京, 2017：xii. より転載

（村上富由子）

血小板減少による出血傾向

定義	血液中の血小板数が減少している状態。正常な血小板数は15万〜3.5万/μLで、5万/μL以下になると出血リスクが高まる。抗がん薬によって骨髄の造血幹細胞の分裂が抑制されることにより、血小板産生が低下して生じる。

▶ **関連する主な抗がん薬** シスプラチン、カルボプラチン、ネダプラチン、ダウノルビシン、ドキソルビシン、タキサン系薬、ゲムシタビン、マイトマイシンC、フルダラビン、ダカルバジン、ボルテゾミブなど

参考ガイドライン ASCO Clinical Practice Guidelines（American Society of Clinical Oncology）
〈関連〉血液製剤の使用指針（厚生労働省）

おさえておきたい基礎知識

● 血小板は、骨髄内の造血幹細胞から分化・増殖して巨核球となり、最終的に骨髄から血小板として血液中に放出される。血小板減少は、抗がん薬によって造血幹細胞の分裂が抑制され、造血幹細胞が減少したことで、血液中へ血小板が補給できなくなって生じる。

● 血小板の寿命は7〜10日間である。抗がん薬による血小板減少は、抗がん薬投与7日目ごろより出現し、14〜21日目が最低値となる。

● 血小板減少は、抗がん薬による血小板産生の低下だけでなく、骨髄細胞自体の腫瘍化（造血腫瘍や骨髄転移の場合）や、血小板の破壊亢進や消費（DIC［播種性血管内凝固］や出血、TMA［血栓性微小血管症］など）によっても起こる。

● 血小板減少による出血のリスクは下表参照

血小板	出血リスク
5万〜10万/μL（Grade1〜2に相当）	● 出血傾向出現 ● 止血に時間がかかる
3万〜5万/μL（Grade3に相当）	● **粘膜出血**：歯肉出血、鼻出血 ● **皮下出血**：点状出血斑、斑状出血斑
3万/μL以下（Grade3〜4に相当）	● **臓器内出血のリスク**：消化管出血、血尿、喀血、眼底出血、性器出血など
1万/μL以下（Grade4に相当）	● **致命的な出血のリスク**：脳内出血

リスク要因

● **治療関連リスク**：薬剤の種類、多剤併用、投与期間など
  ※ 血小板減少が用量規制因子（DLF）の場合：カルボプラチン、ネダプラチン、タキサン系薬など（例：非小細胞肺がん　卵巣がんなどに対するCDDCA＋PTX療法など）
  ※ 血小板減少が蓄積性や遅延性に起きる場合：タキサン系薬、フルダラビン、マイトマイシンCなど

● **患者関連リスク**：造血腫瘍、骨髄浸潤、放射線治療の併用、過去の薬物療法歴、放射線治療歴、PS、栄養状態、高齢など

✦ ポイント

- 抗がん薬や個人のリスク要因をアセスメントし、モニタリングを行う。原疾患（造血腫瘍や骨髄浸潤など）やDIC合併などにより、治療開始前からすでに出血傾向が認められている場合もある。
- 血小板減少時は、できるだけ筋肉注射を避けて皮下注射とする。採血時などは確実に圧迫止血する。
- 怒責を避けるため、便秘にならないように柔便剤や下剤などで排便調整を行う。

❶ 治療レジメンが決まった時点で、リスク要因をアセスメントする。治療開始前の血小板数や凝固機能の状態、2回目以降は前コースでの血小板減少の程度を把握する。

❷ 血液検査で血小板減少や凝固機能の程度をモニタリングし、出血リスクをアセスメントする。

❸ 口腔粘膜出血や皮下出血、便や尿の状態など、出血傾向の有無をモニタリングする。

❹ 血小板減少の程度や出血傾向の状態に応じて、出血予防の必要性と対処方法について患者教育を行う。

　☆ 出血予防対策の例：鼻を強くかまない、柔らかい歯ブラシの使用、創傷予防、転倒予防など

■ 出血予防が重要

✕ 避けること　　　　　　　　　　**○ 実施すること**

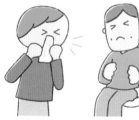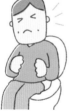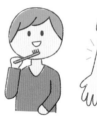

強く鼻をかまない　　トイレでいきまない　　柔らかい歯ブラシを使用　　確実な圧迫止血

😊 エキスパートからのアドバイス

＊血小板減少が生じる時期は、貧血や好中球減少に伴う発熱など、転倒のリスクが高まる時期である。そのため、患者の全身状態に注意し、予防対策を行う必要がある。

＊NSAIDsや抗血栓薬は血小板凝集を抑制するため、内服の併用は医師に確認する必要がある。

＊外来患者に対しては、口腔や鼻腔・外傷部位などの出血が止まらない場合や、頭部などを強く打って内出血などが認められる場合には、救急外来を受診するなど対処方法を指導しておく必要がある。

[致命的出血の予防：予防的血小板輸血]

● 血小板減少への対応は、出血予防のための予防的血小板輸血が唯一の対処方法となる。しかし、予防的血小板輸血は、感染症やアレルギー、同種免疫反応などのリスクを伴う。

　☆ 血小板製剤は高価であるため、患者の経済的な負担になる恐れもある。

● 予防的血小板輸血は、脳出血など致命的出血を予防するために実施する（下表参照）。

固形がん	● ASCO ガイドライン：血小板数1万/μL以下で血小板輸血を実施 ● 日本の場合：血小板数2万/μLの時点で、出血傾向を認める場合は、血小板数1万～2万/μLを維持するように血小板輸血を実施
造血腫瘍	● 急性白血病・悪性リンパ腫の寛解導入療法時：血小板数1万～2万/μL以上を維持するように血小板輸血を実施 ● 再生不良性貧血や骨髄異形成症候群：5,000/μL前後（あるいは以下）の場合に、血小板輸血を実施

[出血発生時の対応]

● 皮下出血や粘膜出血に対しては、外傷や刺激を避け圧迫止血などで対応する。

● 消化管出血など臓器内出血が認められる場合は、血小板輸血が行われる。

● 出血時には、出血の程度やバイタルサイン、貧血症状、意識レベルなどに注意して観察し、他の部位からの出血の有無などを確認する。

● 頻回な輸血により、血小板やHLAに対する抗体が出現し、血小板輸血不応となる場合がある。HLA抗体出現時には、HLAが適合した血小板を輸血する。

● 血小板輸血によりアレルギーが出現した場合、抗ヒスタミン薬や副腎ステロイド薬などを投与する。

> **臨床お役立ちエピソード** 「振り返り」も重要
>
> 　ホジキンリンパ腫に対してABVD療法を5コース受けていた患者。外来通院しながら治療を行ううち、徐々に血小板減少が認められるようになったため、血小板減少の程度と出血予防の方法と対応について説明を行っていた。
>
> 　5コース目の12日目、鼻閉感があって鼻をかんだところ、左鼻から出血。その時点の血小板は3.2万/μLまで減少していたものの、圧迫止血により事なきをえた。
>
> 　その後、そのときの状態について患者と振り返った結果、以降は鼻を強くかまないなどの予防対策がとれていたことがわかった。

（大上幸子）

7

抗がん薬による口内炎

定義	口腔内に出現する粘膜の炎症性病変

▶ 関連する主な抗がん薬　代謝拮抗薬（フルオロウラシル、メトトレキサートなど）、抗がん性抗生物質（アドリアマイシンなど）、タキサン系（パクリタキセルなど）、分子標的薬（エベロリムスなど）など

参考ガイドライン　なし
〈関連〉重篤副作用疾患別対応マニュアル：抗がん剤による口内炎（厚生労働省）

おさえておきたい基礎知識

● 口腔粘膜障害は、抗がん薬が直接的に口腔粘膜細胞に作用することで、粘膜細胞内に活性酸素が発生し、細胞死を引き起こした結果、粘膜表面の上皮層が破壊されて潰瘍を形成した状態である。

● 抗がん薬による骨髄抑制の時期に、局所の感染症を起こすことで発症する。

● 義歯性口内炎、ウイルス性口内炎、口腔カンジダ症、薬疹、薬物性口内炎、熱傷、口腔の結核などとの鑑別が必要となる。

リスク要因

● **治療関連リスク**：口内炎をきたしやすい抗がん薬の使用、放射線治療の併用など
● **患者関連リスク**：口腔衛生状態の不良、免疫能の低下、栄養状態の不良、喫煙など

標準的ケア（予防が原則）

ポイント

● 患者が口腔ケアの方法を習得できるように支援する。
● 患者の状態に合ったブラッシング方法、歯ブラシ、歯みがき剤を選択する。
● 副作用の出現によってブラッシングの実施が困難な場合や、ケアの実施によって出血や感染の危険性が予測される場合には、安全に無理なく実施できるケア（うがいなど）にとどめる。
● 定期的に口腔内の観察と口腔ケア方法を評価する。

❶ 歯科での口腔精査と治療を行う。義歯やインプラントの調整や適合状態の確認、齲蝕および歯周病治療、抜歯を行い、口腔内のトラブルの発生を予防する。

❷ 口腔ケアを継続して実施する。

❸ クライオセラピーを行うことがある。

　★ クライオセラピーは、口腔内を冷却して局所的な血管収縮を起こし、口腔粘膜への血流を低下させ、口腔粘膜への抗がん薬の到達量を減らすことで、口内炎の発生を予防することを目的として行う。

臨床お役立ちエピソード　セルフケア指導は「今まで、どのように実施していたか」の把握が重要

　これまで筆者がかかわってきた患者のなかには、ブラッシングを1日に1回する人もいれば、8回している人もいた。

　ケアの指導を行う際は、ケアの必要性とともに、患者のこれまでの習慣を考慮し、実施可能な方法を提案していくことが、セルフケアを継続していくためには必要になってくる。

■ 口腔ケア方法の実際

ブラッシング方法	歯と歯肉の境目に歯ブラシを当て、歯ブラシを振動させるように動かす
歯ブラシ	操作性に優れ、コンパクトなヘッドのものを選択する
歯みがき剤 (使用する場合)	低刺激性のものを選択し、1回の使用量は歯ブラシ部分の約4分の1程度にする
その他	**うがい**：水やうがい液(アルコールを含まない低刺激性のもの)を口腔全体にいきわたるようにブクブクと循環させる。これを、1日6〜8回実施する **舌ケア**：舌苔がある場合は、水を湿らせた歯ブラシまたは舌ブラシを使用し、奥から手前に掻きだすように舌背部を擦る

症状発生時の対応

● 確立した治療法はないため、症状に合わせた対処法を行う。

● うがい、口腔ケアは継続して行う。疼痛が強い場合は、局所麻薬やNSAIDsなどを使用する。

● 口腔ケア手順の最後に保湿剤を使用し、粘膜を保護する。

● 食事の工夫を行う。疼痛を増強させないためには、薄味、とろみがある、常温の食事などがよい。

● ステロイド治療を行う場合、口腔内がたえず唾液で湿潤し、薬剤を長期間病変部に付着させておくことが容易ではないため、個々の症状に応じた基材を選択する。

😊 エキスパートからのアドバイス

＊口腔ケアは、患者が長年行ってきた生活習慣の1つであり、個人によってケア方法は異なる。

＊治療開始前または開始時に、患者が口腔内を自己管理できるよう口腔ケアの習慣を見なおし、改善できるように支援を行っていく。ポイントは、以下の3点である。

● 患者の普段の口腔ケアの実施状況を確認する。
● 口腔ケアの習慣の見直しが必要であるかを評価する。
● 口腔ケアの必要性とケア方法について指導する。

(新田理恵)

CINV：抗がん薬による悪心・嘔吐

▶ 関連する
主な抗がん薬

シスプラチン、アントラサイクリン系薬、シクロホスファミド、イリノテカン、イホスファミド、カルボプラチン、オキサリプラチンなど

参考ガイドライン 制吐薬適正使用ガイドライン2015年10月 第2版（日本癌治療学会）

おさえておきたい基礎知識

● 5HT₃受容体やNK₁受容体などに抗がん薬が作用し、セロトニンやサブスタンスPなどが分泌されて嘔吐中枢と伝達経路（CTZ）が刺激されると、悪心・嘔吐が発現する。

[**分類**]

● 「原因となる抗がん薬の投与後、CINVを発症するまでの時間」により、急性（投与後24時間以内）と遅発性（投与後24時間以降）に分類される。

● 強いCINVを体験した患者が、投与前に悪心・嘔吐を発症することを予期性悪心・嘔吐、制吐薬の予防投与を十分に行っても悪心・嘔吐を発症することを突出性悪心・嘔吐という。

● 「抗がん薬の催吐性リスク（適正な制吐薬を使用しない場合のCINV発現率）」により、高度リスク（発現率90％以上）、中等度リスク（発現率30～90％）、軽度リスク（発現率10～30％）、最小度リスク（発現率10％以下）に分類される。

■ 抗がん薬による悪心・嘔吐の発生機序

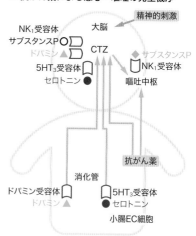

リスク要因

● **治療関連リスク**：高度リスク薬剤（シスプラチン、アントラサイクリン系薬など）、中等度リスク薬剤（イリノテカン、カルボプラチン、オキサリプラチンなど）など。

● **患者関連リスク**：女性、若年、車に酔いやすい、つわりや嘔吐が強い妊娠の既往など。

ポイント

- 症状体験を聴くなかで、悪心が軽減した（あるいは少しは楽）という経験があれば、その効果を患者と一緒に評価し、それをセルフケアとして用いる。
- 強いCINVが数日続く場合は、食事や水分摂取の状況を聴き、脱水などをアセスメントする。

❶ 治療レジメンが決まった時点で、悪心・嘔吐の症状体験を聞いたうえで、リスク要因をアセスメントする。抗がん薬の催吐性の強さ、制吐薬の処方指示内容を確認する。

★ 高度リスク薬剤によるCINVの予防：急性ではアプレピタント（もしくはホスアプレピタント）＋5HT₃受容体拮抗薬＋デキサメタゾンの3剤療法が推奨されている。

■ 催吐性リスク別の制吐薬治療（高度・中等度の場合）

	1日 抗がん薬投与前	2日	3日	4日	5日
高度催吐性リスク					
アプレピタント (mg)	125	80	80		
もしくは ホスアプレピタント (mg)	150				
5HT₃受容体拮抗薬	○ アプレピタントを使用しない 場合は13.2〜16.5mgとする				
デキサメタゾン (mg)	9.9	8	8	8	8
		— AC使用時2日目以降省略可 —			
中等度催吐性リスク					
カルボプラチン使用時 （オプション：オキサリプラチン、イホスファミド、イリノテカン、メトトレキサートなど）					
アプレピタント (mg)	125	80	80		
もしくは ホスアプレピタント (mg)	150				
5HT₃受容体拮抗薬	○				
デキサメタゾン (mg)	4.95 (3.3)	4	4	4	
その他のレジメン					
5HT₃受容体拮抗薬	○ デキサメタゾンを積極的にできない場合は、デキサメタゾン 2〜4日間の代わりに5HT₃受容体拮抗薬2〜4日を追加				
デキサメタゾン (mg)	9.9 (6.6)	8	8	8	
	急性	遅発性			

日本癌治療学会編：制吐薬適正使用ガイドライン2015年10月 第2版．金原出版，東京，2015．より一部改変のうえ転載

7

副作用対策

C
I
N
V

❷ 投与前の制吐薬を指示に沿って時間どおり投与する。内服薬の場合は患者に内服時間を確認する。

❸ 投与後のCINVの発現の発症時期、強さ、持続期間、他症状（食欲不振や倦怠感など）との関連性をモニタリングし、発現していれば記録する。患者にも治療日誌をつけてもらう。

❹ 悪心の際のセルフケアについて患者教育を行う。
　　※ **セルフケアの例**：食べられるときに食べやすい物を少量ずつ摂取する、など

症状発生時の対応

● 発症時期、強さ、持続期間を確認し、記録する。適正に制吐薬が投与されており、CINVが軽度の場合は、様子観察とする。

● 嘔吐時は、吐物を適切に処理する。抗がん薬投与後48時間以内の吐物には、抗がん薬が混入している可能性があるので、手袋・ガウン・マスクを着用して取り扱う。

● 患者の気分が少しでも楽になる方法があれば実施する。
　　※ **対応の例**：冷たい食べ物を摂取する、休息をとる、など

● 急性CINVが強く出た場合は、予防的に用いた制吐薬とは種類の異なる制吐薬を使うことが推奨されている。そのため、事前にこのような場合の制吐薬の指示が出ているかを確認しておく。

😊 エキスパートからのアドバイス

＊体調不良（倦怠感、不眠など）が、悪心・嘔吐の感受性を高めることがある。

＊CINVのモニタリングには、患者日記が効果的である。患者日記を一緒に見ることで、CINVと他症状の関係が把握できる。

＊制吐に用いられる薬の副作用に注意する。5HT₃受容体拮抗薬では便秘に注意する。また、ホスアプレピタントは、投与時に注射部位反応（血管痛）を引き起こすことがあるため、症状を観察する。

臨床お役立ちエピソード 「催吐リスク中等度」でも、症状が強く出る場合もある

　急性骨髄性白血病の診断を受け、イダルビシンとシタラビン（中等度リスク薬剤）の投与を受けた30歳代の女性。治療開始前から、入院による家族役割の変化に対する不安を訴え、不眠が続いていた。

　5HT₃受容体拮抗薬とデキサメタゾンを投与して治療を行ったが、治療後、悪心が1週間持続。制吐療法の評価を行い、次コースよりアプレピタント＋5HT₃受容体拮抗薬＋デキサメタゾンの3剤療法を行うことになった。

　中等度リスク薬剤の投与の場合でも個人のリスク因子や体調不良がある場合には、高度リスク薬剤の予防投与を検討していく必要がある。

（新田理恵）

下痢

抗がん薬による副交感神経刺激や腸管粘膜の損傷により、糞便が液状またはそれに近い状態（水様、泥状など）となり、排泄回数が1日3回以上に増える（1回であっても性状で定義することもある）症状

▶ 関連する主な抗がん薬
イリノテカン、フルオロウラシルとその誘導体、メトトレキサート、シタラビン、シクロホスファミド、EGFR阻害薬（ゲフィチニブ、セツキシマブなど）、免疫チェックポイント阻害薬（ニボルマブ、アテゾリズマブなど）など

参考ガイドライン なし
〈参考〉重篤副作用疾患別対応マニュアル：重度の下痢（厚生労働省）

おさえておきたい基礎知識

● 主な原因は次の4点である。
　①抗がん薬によるコリン作動性で腸蠕動運動が促進され、水分吸収が阻害されること
　②腸管粘膜が直接障害され、水分吸収障害や腸液分泌過多、体液の漏出が起こること
　③好中球減少などの骨髄抑制に起因した感染
　④免疫チェックポイント阻害剤による腫瘍細胞に対する免疫反応の活性化に関連して、過剰な自己免疫作用が生じることが原因と言われており免疫関連副作用（irAE）と総称している。

● イリノテカンでは、コリン作動性作用による副交感神経刺激（ほとんどが一過性）や、イリノテカンの活性代謝物であるSN-38による腸管粘膜の直接障害によって発現する。

● 下痢は、脱水・電解質異常・腎機能障害・腸粘膜の防御機能低下による細菌侵入のリスクを高めるなど、生命を脅かすことがある。

■ 下痢のメカニズム

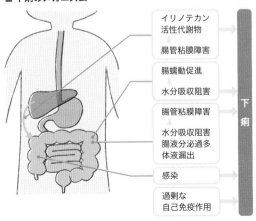

イリノテカン活性代謝物
腸管粘膜障害

腸蠕動促進
水分吸収阻害

腸管粘膜障害

水分吸収阻害
腸液分泌過多
体液漏出

感染

過剰な自己免疫作用

→ 下痢

[**分類**]

● 原因となる抗がん薬投与後から下痢を発症するまでの時間により、早発性（投与後24時間以内）と遅発性（投与数日後〜10日後）に分類される。

リスク要因

● **治療関連リスク**：下痢を誘発する抗がん薬（特にイリノテカンとフルオロウラシルを含むレジメン：FOLFIRI療法など）、毎週投与のレジメン、腹部の放射線療法との併用など
● **患者関連リスク**：高齢、女性、PS不良（2以上）、既往歴（腸疾患）、多剤併用療法、UGT1A1の遺伝子型など
　★ イリノテカンは肝臓で活性代謝物であるSN-38となり抗腫瘍効果を発揮するが、副作用の原因ともなる。UGT1A1はSN-38の排泄に関与している酵素

標準的ケア（早期発見・対処が原則）

👉 ポイント

● イリノテカンは肝排泄のため、排便が完全に止まると薬剤が消化管に停滞してしまい、副作用の増悪につながることもある。そのため、下痢を完全に止めず、ある程度の排便が維持できるようコントロールする。
● 外来化学療法では、下痢発生時の病院への連絡や受診するタイミング、止痢薬の処方（服用方法も含めて薬の説明をする）、下痢発症時の抗がん薬（特に内服抗がん薬）中止の可能性を説明する。
● 下痢は、身体的な苦痛（腹痛や食欲不振、悪心・嘔吐、肛門部の疼痛や皮膚トラブルなど）だけでなく、QOLの低下（不安で外出ができないなど）を引き起こすため、精神的ケアも必要である。

❶ 治療レジメンが決まった時点で、リスク要因をアセスメントする。
❷ 投与前に、日常の水分・食事摂取習慣や排便習慣（下剤や止痢薬の使用状況）を情報収集する。
❸ 投与後の下痢の発症時期、強さ、持続期間、他症状（食欲不振や倦怠感、嘔吐、発熱など）との関連性をモニタリングし、発現していれば記録する。
❹ あらかじめ、排便の性状や回数を自分で観察できるよう指導しておく。下痢の症状体験を聴く。
❺ 一般的なセルフケアについて患者教育を行う。
　★ セルフケアの例：低残渣の食事内容を心がける、熱すぎる・冷たすぎる飲み物や香辛料・アルコールなど刺激物は避ける、肛門部の清潔保持など

🔅臨床お役立ちエピソード 患者の「理解度の確認」が重要

　外来でS-1（ティーエスワン®）単独療法を受けていた胃がんの患者。内服開始1週間後「下痢がある」と電話があり、あらかじめ処方していた止痢薬を服用し、S-1を中止するよう、医師が説明した。しかし、下痢が改善せず、発熱も生じたため、電話連絡の2日後、緊急入院となった。
　入院後、患者は、指示通りに止痢薬を服用していたが、S-1の服用を続けていたと判明。緊急入院後、S-1を中止し、対症療法に伴って下痢が改善し、以後は外来化学療法を継続できた。
　このケースは、「S-1の内服中止」という医師の指示が確実に伝わっていなかったこと、「S-1による下痢が出たら、S-1を中止しなければならない」ことを患者が理解できるように説明できていなかったために生じている。患者の理解を確認することは、非常に重要である。

● 下痢の発症時期・強さ・持続期間を確認し、記録する。

● 患者個々に支持療法が必要な判断基準を把握しておき、適切に止痢薬を使用して反応を観察する。

● 自力でトイレまで行かれない場合は、歩行時の介助、ポータブルトイレの準備（においへの配慮が必要）、オムツ内排泄による皮膚トラブルの予防を行う。

● 下痢の発生時期に応じて、適切な止痢薬を使用し、対症療法がとれるよう支援する。

   ✳ 早発性下痢に対して：抗コリン薬（予防投与可）
   ✳ 遅発性下痢に対して：止痢薬（予防投与不可）、輸液管理と電解質補正

止痢薬	腸蠕動抑制薬	**抗コリン薬**：ブスコパン®など **その他**：ロペミン®、リン酸コデインなど
	整腸薬	ビオフェルミン®、ラックビー®
	漢方薬	半夏瀉心湯
	収斂作用	薬タンニン酸アルブミンなど

● 食事療法として乳製品や香辛料、アルコール、カフェイン、高繊維・高脂肪食、生ものを避ける。

● 水分摂取を促す。ミネラル水やスポーツ飲料など、電解質を含むものがよい。

● 温罨法やストレス・不安の回避によって腸蠕動運動を抑え、心身の安静を保つ。

● 肛門部の清潔を徹底する（ウォッシュレット®やおしり用ウエットシートなどを使用）。

● **免疫関連副作用**：irAEの場合は対象療法や止瀉薬を使用しても改善しない場合はステロイドを使用する。それでも改善しない場合は炎症性腸疾患に準じた治療が必要となる。

😊 エキスパートからのアドバイス

＊症状への対処を行っても遅発性下痢が改善しない場合や、発熱・嘔吐を伴う場合には、細菌感染などが原因であることもあるため、下痢の原因を再考する必要がある。

＊もともとの排便習慣によって、患者の排便への認識には差がある。「どのような状態になったら、どのように対処すればいいか」を具体的に説明しておく。

＊UGT1A1（イリノテカンの活性代謝物であるSN-38の排泄に関与する酵素）の遺伝子によって下痢の程度が予測できるといわれている。治療前の確認が重篤化の予防につながる。

＊イリノテカンによる早発性下痢は、イリノテカン投与中に起こることもあるため、慌てずに対処できるよう、トイレの確保や血管外漏出予防を行う。

＊過敏症発生時に下痢を認めることがある。早発性下痢との鑑別が重要である。

（木村道子）

7

副作用対策

下痢

便秘・イレウス

<table>
<tr><td>定義</td><td>便秘は、主に大腸の蠕動運動の低下によって、一般的に数日間以上排便がない（腸管内容の排出が不定期で頻度が減少している）状態。イレウス（腸閉塞）は、腸管内容の肛門側への通過障害をきたした状態で、重篤化すると腸管の穿孔・出血をきたし、生命予後にかかわるため、緊急治療の対象となる症候の1つ</td></tr>
</table>

▶ **関連する主な抗がん薬**　ビンカアルカロイド系（ビンクリスチン、ビンデシン、ビンブラスチン）、タキサン系（パクリタキセル、ドセタキセルなど）、ボルテゾミブ、サリドマイドなど

参考ガイドライン　なし
〈関連〉重篤副作用疾患別対応マニュアル：麻痺性イレウス（厚生労働省）

おさえておきたい基礎知識

● ビンカアルカロイド系・タキサン系の抗がん薬は、末梢神経の微小管を阻害するため、自律神経機能異常によって腸管の運動抑制を引き起こす。
　★ 特にビンクリスチンは、重度の便秘や麻痺性イレウスを起こしやすい。
● 抗がん薬投与によって食欲不振・嘔吐・脱水などが生じると、食物・水分量が低下して便秘が起こりやすくなる。
● セロトニン受容体拮抗薬（制吐薬）やオピオイド系鎮痛薬によっても便秘が生じる。

[**分類**]
● 抗がん薬投与による便秘は、機能性便秘（消化管運動が妨げられるもの）のなかでも、薬剤性便秘（薬剤の作用によって腸管運動が抑制されて生じるもの）に分類される。
● 抗がん薬などの薬剤によって生じるイレウスは、機能的イレウス（器質的病変を伴わないもの）のなかでも、麻痺性イレウス（腸管の運動抑制や神経障害によって生じるもの）が多い。麻痺性イレウスは、徐々に症状が出現するため、発症の時期を判定しにくい。

リスク要因

● **治療関連リスク**：抗がん薬（アルカロイド系、タキサン系、ボルテゾミブ、サリドマイド）、オピオイド系鎮痛薬（オキシコドン、モルヒネ）、セロトニン受容体拮抗薬、免疫抑制薬、消化管造影（バリウム）、抗コリン薬、向精神薬
● **患者関連リスク**：水分・食事摂取量の低下、がんによるもの（腹膜播種、脊椎転移、腸管癒着など）

標準的ケア（予防的対策が重要）

👉 ポイント

● 便が硬化すると、怒責してもなかなか排泄できず、大変な苦痛を生じる。その際、家族は、そばにいても何もできず、うろたえてしまうことがある。
● 治療開始前に、患者や家族と排便状況と有効だった対策について話し合い、下剤の用い方や食事・運動をどのように工夫するか計画する。

❶ **アセスメント**：治療レジメンが決まった時点で、リスク要因と日常の排便状況、便秘に対する対処方法をアセスメントする。使用する薬剤が便秘を誘発しやすいか確認する。

❷ **排便管理の目標**：不十分な排泄による残便感・腹部の張り感は、非常に不快である。便秘が続くと、直腸・結腸内に硬化した便がとどまり（宿便）、さらに排泄が困難となる。排便の回数や頻度にこだわらず、「すっきり出た」という快感が得られるように管理していくことが目標となる。

❸ **患者の表現を助ける**：便秘は主観的な症状である。患者自身が「コントロールできている」「便秘ではない」と感じていると、医療者に報告しないため、判断・評価が難しい。また「便が出たか」と問うだけだと、患者は、経験している症状や困難感をうまく表現できない。患者自身が便秘に対する関心を高めて対処していけるように意図的に問いかけ、予防的・継続的なケアを行う。

❹ **排便を促進する薬剤調整**：便秘治療の基本は緩下剤の服用である（下表）。排便を促すため「腸管を刺激して蠕動運動を促進する」薬剤と「便を軟化させ通過しやすくする」薬剤を組み合わせて用いる。

- 即効性が必要な場合には、直接刺激性のある浣腸や坐剤を用いる（直腸粘膜に炎症がある場合や重篤な心疾患がある場合は禁忌）。
- 悪心・嘔吐が強く、食事が摂れない場合は、悪心・嘔吐のコントロールを図る。

分類	薬品名（商品名）	作用
便を軟化させ通過しやすくする	酸化マグネシウム（マグラックス®）	便をやわらかくして排便を容易にする
	ラクツロース（モニラック®）	浸透圧作用で排便を容易にする
腸管を刺激して蠕動運動を促進する	センノシド（プルゼニド®、アローゼン®、ピコスルファート、ダイオウ）	大腸の粘膜を刺激して蠕動運動を促す
	グリセリン浣腸液®	直腸の粘膜を刺激して蠕動運動を促す

❺ **その他排便を促進する工夫**：水分・食物繊維・乳酸菌などの摂取（腸の内容物を増やして腸蠕動を促す）、腹部マッサージや温罨法（交感神経の緊張を和らげ、腸の血流量を増やす）、1日約10〜15分の運動（腸の血流をよくする）などを、負担のない程度に取り組めるよう提案・指導する。

■ 便秘の重症度評価：CTCAEv5.0

Grade1	Grade2	Grade3	Grade4	Grade5
不定期または間欠的な症状；便軟化薬／緩下薬／食事の工夫／浣腸を不定期に使用	緩下薬または浣腸の定期的使用を要する持続的症状；身の回り以外の日常生活動作の制限	摘便を要する頑固な便秘；身の回りの日常生活動作の制限	生命を脅かす；緊急処置を要する	死亡

JCOG：有害事象共通用語規準v5.0日本語訳JCOG版．http://www.jcog.jp（2022.2.9アクセス）

臨床お役立ちエピソード　排便コントロールでは、薬剤以外の方法も大切

　肺がんで右肺切除し、ドセタキセル単剤療法を開始した患者。毎回、抗がん薬投与後3日間は十分な排便がなく、腹部膨満感による強い苦痛を感じており、抗がん薬投与前日は憂うつで眠れないほどだった。患者が「食欲が低下して少量しか食べられない」「努責すると胸が苦しく、しっかりいきめない」と話したため、悪心の有無と程度、下剤の使い方や食事の状況をアセスメントして、薬剤の調整（抗がん薬投与前日からの下剤増量、制吐薬の追加処方）、トイレで努責しやすい姿勢の指導、栄養士による患者と家族への指導（食物繊維を多く含む献立の工夫）を行った。

　その後はスムーズな排便が得られ「憂うつが消えた。ちょっとした工夫で楽になった」とコントロール感を取り戻した。

● アセスメントの際、痔核の有無、排便時の疼痛、出血の有無について問診し、患者が排便に伴う苦痛を経験していないか確認する。

● 排便コントロールだけでなく、肛門のケア方法も、患者とともに検討する。

● 麻痺性イレウスでは、徐々に悪心・嘔吐、便秘、腹部膨満感が出現するが、腹痛は軽度（疝痛なし）で、排ガスと排便は低下・消失する。便秘との鑑別は困難であるため、医師との連携が重要である。

● 外来患者には、便秘により排便に難渋する場合は、がまんせず医療機関に連絡するよう指導する。

● 下剤が過剰になると、便秘の改善後、下痢に移行する。患者には、便の状態に応じて下剤を自己調整できるよう、セルフケア支援を行う。

😊 エキスパートからのアドバイス

＊悪心・嘔吐があると、水分量が低下するため、意識的な水分摂取を促す。

＊患者の主観的症状と薬剤の使用状況、便秘が生活に与える影響を中心に問診しアセスメントする。

＊便の性状を客観的に確認し、主治医への表現を助けるために、ブリストルスケールによる便の性状分類（下表）を用いるとよい。

非常に遅い（約100時間）		消化管の通過時間			非常に早い（約10時間）	
1	2	3	4	5	6	7
コロコロ便	硬い便	やや硬い便	普通便	やや軟らかい便	泥状便	水様便
硬くてコロコロの兎糞状の便	ソーセージ状であるが硬い便	表面にひび割れのあるソーセージ状の便	表面がなめらかで軟らかいソーセージ状、あるいは蛇のようなとぐろを巻く便	はっきりとしたしわのあるやわらかい半分固形の便	境界がほぐれて、ふにゃふにゃの不定形の小片便、泥状の便	水様で、固形物を含まない液体状の便

Lewis SJ, Heaton KW. Stool Form Scale as a Useful Guide to Intestinal Transit Time. *Scandinavian Journal of Gastroenterology* 1997；32（9）：920-924.

（北田なみ紀）

腫瘍崩壊症候群(TLS)

> **定義**　急速に腫瘍細胞が死滅した結果、血中に細胞内のカリウム・リン・核酸が急速に放出されることによって起こる代謝のバランス異常。生命を脅かす可能性がある。

▶ **関連する主な抗がん薬**　リツキシマブ、ゲムスツズマブオゾガマイシン、シスプラチン、エトポシド、パクリタキセル、ヒドロキシウレア、シタラビン、メトトレキサート　など

参考ガイドライン　がん薬物療法時の腎障害診療ガイドライン2016(日本腎臓学会、日本癌治療学会、日本臨床腫瘍学会 他)
〈関連〉腫瘍崩壊症候群(TLS)診療ガイダンス(日本臨床腫瘍学会)

おさえておきたい基礎知識

● 増殖力が高く治療への感受性が高い腫瘍細胞は、がん薬物療法などの細胞傷害性治療によって急速に破壊されると、細胞内に含まれるカリウム・リン・核酸を大量に血液中(細胞外)に放出する。

● 上記の結果、高カリウム血症、高リン血症・低カルシウム血症、高尿酸血症を引き起こし、さらに不整脈や神経筋症状、腎機能障害などが誘発されて生命に危険を及ぼす。

■ 腫瘍崩壊症候群のメカニズム(イメージ)

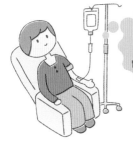

がん
放出された核酸が尿酸となって腎障害を起こす

薬物療法により崩壊

放出されたCa、P、尿酸が → 腎障害
放出されたCaが → 神経筋障害 ｝を引き起こす
放出されたKが → 心障害

[分類]

● Cairo-Bishopの評価基準により、以下の2つに分類される。
　①**Laboratory TLS**：検査データ上はTLSと判断されても、治療を必要としない。
　②**Clinical TLS**：積極的な治療が必要。厳重な管理と集中的な治療が必要になる。

Laboratory TLS	がん薬物療法を開始する3日前から開始後7日間の間に、2つあるいはそれ以上の症状がある場合 ● **尿酸**：≧8mg/dL あるいは基準値の25%以上の増加 ● **カリウム**：≧6.0mEq/L あるいは基準値の25%以上の増加 ● **リン**：≧6.5mg/dL あるいは基準値の25%以上の増加 ● **カルシウム**：≦7mg/dL あるいは基準値の25%以上の減少
Clinical TLS	Laboratory TLSに加えて以下の症状を1つ以上認める ● クレアチニン(基準値上限の1.5倍以上)、不整脈または心臓の停止、けいれん

● **患者関連リスク**：骨髄への浸潤、脱水、腎機能低下（治療前の尿量が少ない、BUN高値、血清Cr高値）、巨大な腹部疾病、治療前の広範囲リンパ節病変、白血球数が高値、治療前の尿酸・カリウム・リンが高値、治療前のLDHが高値
● **治療関連リスク**：がん薬物療法、放射線療法、ホルモン療法、突発性（原因不明）
● **疾患**：バーキットリンパ腫、T細胞性急性リンパ性白血病、急性骨髄性白血病、慢性リンパ性白血病、慢性骨髄性白血病、ホジキンリンパ腫

標準的ケア（予防が最も重要）

◇ ポイント

- 治療開始前に、患者がTLSを起こすリスクを十分にアセスメントする。TLSのリスクが高い場合は補液・利尿薬・尿酸生成阻害薬などを予防投与する。
- 治療開始後は、異常の早期発見のために、検査データや患者の自覚症状をモニタリングする。

❶ TLSリスクのある患者に対しては、補液、利尿薬、尿酸生成阻害薬の投与を行う（下表）。

補液	● がん薬物療法開始24～48時間前ごろより持続点滴を行って利尿を図る ● 補液には、カリウムを含まない低張電解質輸液開始液や5％ブドウ糖液、生理食塩液が用いられる ● 補液量は、一般的に3,000mL/m^2/24時間以上が推奨されている
利尿薬	● 尿量100mL/m^2/時、尿比重≦1.010をめやすとして行う ● 尿量が維持できない場合は、ループ利尿薬あるいはマンニトールを使用する
尿酸生成阻害薬 （アロプリノール、 フェブキソスタット）	● がん薬物療法開始2～3日前ごろより服用することで、尿酸の産生を減少させる
尿酸分解酵素薬 （ラスブリカーゼ）	● TLSの発症リスクが高く、既存の支持療法では血中尿酸値の管理が不十分と考えられる場合に使用する ● がん薬物療法開始4～24時間前に投与を開始（投与期間は最大7日間）

❷ 治療開始後3日間以上は注意深くモニタリングし、TLSの早期発見に努める（下表）。
★ モニタリングは、TLSが発症しやすい治療開始後から3日間以上行うことが望ましい。

モニタリング内容	● 毎日の患者の体重 ● in putとout putのバランス ● バイタルサインの測定（約4時間ごと） ● 血清電解質や尿酸など重要な検査データのチェック（特に治療開始後48～72時間は、8～12時間ごとに） ● 心電図 ● 尿のpH（1日3～4時間ごと）

● 初期段階は無症状で、血液検査によって発見される。

● TLSの徴候や症状は、電解質の代謝異常がかなり進行してから現れることが多いため、検査データの確認を確実に行うことが重要である。

● TLSに伴う症状として、高カリウム血症、高リン血症・低カルシウム血症、高尿酸血症がある(対応は下表参照)。

高カリウム血症	● 心電図モニターを装着し、カリウムの投与を中止する ● **軽度**(≧6.0mmol/L):陽性イオン交換樹脂のポリスチレンスルホン酸ナトリウム(カリメート®)などで腸管からのカリウムの排泄を促す ● **高度**(≧7.0mmol/L):腎機能代行療法を行う
高リン血症・ 低カルシウム血症	● リン酸結合剤(水酸化アルミニウム、炭酸カルシウム)、グルコン酸カルシウムの投与や腎機能代行療法を行う場合がある
高尿酸血症	● 尿酸分解酵素薬であるラスブリカーゼ(ラスリテック®)を投与する

エキスパートからのアドバイス

＊以前は、尿細管への尿酸結晶の析出を防ぐために、7％の炭酸水素ナトリウム(メイロン®)を投与して、尿のアルカリ化(pHを7以上に維持すること)を行っていた。しかし、TLSの予防として尿のアルカリ化の有用性は検証されていないことや、TLSでは高リン血症を伴っていることが多く、尿のアルカリ化を行うことでリン酸カルシウム結晶が析出し、腎機能障害を起こす可能性があるため、現在では高尿酸血症の予防に対して尿のアルカリ化は推奨されていない。

(菅野かおり)

7

副作用対策 腫瘍崩壊症候群

膀胱障害

出血性膀胱炎

定義 アルキル化薬もしくは放射線による高度な膀胱出血のため、膀胱刺激症状（頻尿や排尿痛）、膀胱内の凝血塊による尿閉（膀胱血液タンポナーデ）に伴う強い身体苦痛、もしくは、出血による貧血症状を呈する状態

▶ **関連する主な抗がん薬** アルキル化薬（シクロホスファミド、イホスファミドなど）、免疫チェックポイント阻害薬（ニボルマブ、ペンブロリズマブ、アテゾリズマブ）

参考ガイドライン なし
〈関連〉重篤副作用疾患別対応マニュアル：出血性膀胱炎（厚生労働省）

おさえておきたい基礎知識

● 膀胱障害は、用量もしくは濃度または接触時間依存性に起こる。低容量投与であっても、長期にわたれば遅発性に発症する。

● シクロホスファミドやイホスファミドは、肝臓で代謝され、アクロレインという薬剤代謝物に変化して尿中排泄される。膀胱障害は、このアクロレインが、尿路粘膜上皮に対して毒性を発揮して、粘膜上皮の出血が起こることが原因とされる。

● 主にシクロホスファミドとイホスファミドによって出現するが、まれに、ボルテゾミブ投与、ゲムシタビンやイリノテカンの繰り返し投与によって出現することもある（発現率は下表参照）。

成人	● **標準量または低用量CPA**（＜1,000mg）：無症候性や顕微鏡的血尿での発症が一般的。発生率6〜10% ● **高容量シクロホスファミド**（少なくとも120mg/kg）：顕微鏡的血尿から凝血塊までさまざま。発生率40%まで ● **イホスファミド**：顕性血尿の発生率は18〜40%、重度の血尿による死亡率は2〜4%
小児	● **低用量シクロホスファミド**：軽度の排尿障害から重度の血尿が5〜10% ● **イホスファミド**：軽度の排尿障害から重度の血尿が20〜40%

■ 顕性血尿

顕性血尿（肉眼で認められる血尿）の場合は医師へ報告

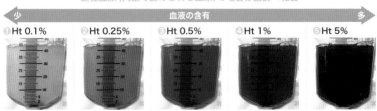

少 ← 血液の含有 → 多

❶Ht 0.1%　❷Ht 0.25%　❸Ht 0.5%　❹Ht 1%　❺Ht 5%

写真提供：黒木ひろみ（聖路加国際病院ナースマネジャー）

[**起こりうる症状**]
● **臨床症状**：薬剤投与後、数日で、排尿障害、頻尿、排尿時の灼熱感、夜尿症または乏尿、顕微鏡的血尿または顕性血尿を認める。
● 診断については下表を参照

鑑別	肉眼的血尿の有無、原因となりうる薬剤投与の有無、骨盤内の放射線照射の既往の有無より鑑別
理学所見	下腹部 (膀胱) の膨隆の有無、触診 (圧迫による強い尿意の有無)
検査	● 尿検査 (沈渣) にて尿路感染の除外 ● 血液検査にて貧血や腎機能低下の確認 ● 超音波にて膀胱内の尿の貯留の有無や凝血塊の有無を確認 ● CTスキャンにて膀胱内所見や骨盤内の腫瘍病変の有無・水腎症の有無を確認 ● 膀胱鏡にて出血部位の確認・膀胱がんの有無・尿道口からの出血の有無を確認

リスク要因

● **シクロホスファミド**：静脈内投与＞経口投与、高容量＞低用量、1回の静脈内投与または2年間で57mg/kgまでの積算総投与量を受けた患者
● **イホスファミド**：積算総投与量が$45g/m^2$以上、3歳以下の小児
● 骨盤や膀胱への放射線照射歴を有する患者
● **免疫チェックポイント阻害薬**：リスク因子や発症時期は不明である。使用後3か月以上経過してから発症するといった報告もあり、抗がん薬とは異なる注意が必要である。

標準的ケア

☞ ポイント

● イホスファミドや大量シクロホスファミドを含む治療レジメンを行う患者に対しては、出血性膀胱炎の可能性を事前に説明する。
● 水分摂取量を増やすよう患者指導を行い、報告すべき症状や徴候を理解してもらう。
● 利尿と膀胱内滞留の回避のため、少なくとも2時間ごとに排尿する習慣をつける。

❶ 予防策：強制的な利尿と膀胱保護剤の使用
　★ 排尿のアセスメントとモニタリングが重要である。

強制的な利尿 (大量の輸液に よるハイドレー ションと利尿)	● 投与前に腎機能を評価 (血中尿素窒素、クレアチニン、尿検査、尿培養) ● 水分出納バランスを維持する ・経口摂取の確保 (成人では1日に2～3L) ・水分摂取不能の場合は予定薬物療法開始12～24時間前より補液を開始 ・尿量100mL/時間/m^2以上を確保
膀胱保護薬 (メスナ) の 使用	● **高容量イホスファミド投与時**：メスナは、イホスファミド1日量の20%相当量を1回量とし、1日3回 (イホスファミド投与時、4時間後、8時間後) 静注 ● **シクロホスファミド投与時**：メスナは、シクロホスファミド1日量の40%相当量を1回量とし、1日3回 (CPA投与時、4時間後、8時間後) 静注

425

- 肉眼的血尿または膀胱炎症状の徴候が確認された場合は、シクロホスファミドやイホスファミドの投与を中止する。
- 凝血塊による排尿障害をきたした場合は、生理食塩液が灌流可能な大口径の尿道留置カテーテル（3孔式先穴カテーテル）を留置し、膀胱内に貯留した血尿を排出するなどの処置が必要になるため、腎泌尿器科へコンサルトすることが望ましい。
- 膀胱洗浄により、膀胱内の凝血塊の除去を行う。

■ 3孔式先穴カテーテル

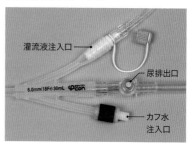

灌流液注入口

尿排出口

カフ水注入口

6.0mm(18Fr) 30mL

😊 エキスパートからのアドバイス

＊膀胱洗浄を行う際は、過伸展した膀胱が収縮すると迷走神経反射が生じることがあるため、バイタルサインの変化に注意して観察する。
＊処置中は排尿による臭気対策や、大量の血尿に動揺する患者への精神的な支援も行う。

臨床お役立ちエピソード 「尿の色」の正しい判断は、意外と難しい

　乳がんで2サイクル目のFEC100療法を受けた患者から「投与10日ごろから頻尿と残尿感、血尿がある」と電話相談があった。

　患者は「もともと膀胱炎になりやすいタイプだからあまり気にしていなかったけど、治療が始まる前に看護師さんから聞いていた症状と似ていたから、確認のために電話した」と話す。血尿を認めていたが「点滴が終わって1日目のときのほうが赤かったから」とエピルビシンが尿中排泄されたものと比較し、出血性膀胱炎を軽視していた様子であった。

　電話を受け、すぐに予約外受診するよう指示し、乳腺外科の主治医へ出血性膀胱炎疑いのため泌尿器外科受診の検討の可否を提案した。来院後、すぐに泌尿器科を受診し、検査の結果、CPAによる出血性膀胱炎との診断を受けた。飲水励行と抗生物質内服の処方を受け、帰宅となった。

（中村千里）

HBV再活性化

> **定義** HBV感染患者において、免疫抑制・化学療法によりHBVが再増殖すること

▶ **関連する主な抗がん薬** リツキシマブ、オファツムマブ、モガムリズマブ、エベロリムス、テムシロリムス、テモゾロミド、フルダラビン、ベンダムスチン、ボルテミゾブ、メトトレキサート、プレドニゾロン、デキサメタゾンなど

参考ガイドライン B型肝炎治療ガイドライン 第3.4版（日本肝臓学会）

おさえておきたい基礎知識

● 抗がん薬・抗体療法薬・ステロイドなどによって免疫が抑制されている時期には、肝炎ウイルスの量が増加する。その後、免疫回復に伴ってウイルス感染肝細胞が一気に排除されると、肝機能障害や肝炎の悪化（劇症肝炎の発症）などが起こる。

● 血液悪性疾患に対する強力な薬物療法中あるいは終了後、HBs抗原陽性あるいはHBs抗原陰性患者の一部に、HBV再活性化によりB型肝炎が発症し、そのなかには劇症化することがある。

［ 分類 ］

● HBV再活性化は、キャリア（保有者）からの再活性化と、既往感染者（HBs抗原陰性、かつHBc抗体またはHBs抗体陽性）からの再活性化に分類される。

　＊ HBVキャリア：長期間、肝臓あるいは血液中にウイルスを保有する持続感染者の肝炎発症

　＊ HBV既往感染者：再活性化による肝炎。de novo B型肝炎と呼ばれ、重症化しやすい。

リスク要因

● がん薬物療法に関連したHBVの再活性化は、治療前のHBV感染状態、治療による患者の免疫抑制状態によって出現のリスクは異なる。

● 造血幹細胞移植および前処置としての超大量薬物療法や、ステロイドを含む薬物療法、ステロイドとリツキシマブ併用療法などは高リスクである。

● 通常の薬物療法および免疫抑制療法では、HBV再活性化、肝炎の発症、劇症化の頻度は明らかでない。

ポイント

● HBV再活性化の高リスク群に対しては、治療中および治療終了後少なくとも12か月間は、HBV-DNAを月1回モニタリングする。通常の薬物療法を行う場合、HBV-DNA量のモニタリングは1～3か月ごとに行う。

● HBVキャリアの場合は無症候性のことが多く、患者は自身がHBVキャリアであることを知らないことがある。治療前の検査として、肝機能(肝障害、胆汁うっ滞、肝予備能)とウイルスマーカー検査が行われているか確認し、未検査の場合は医師に依頼する必要がある。

❶ 免疫抑制・薬物療法前に、HBVキャリア・既往感染者をスクリーニングする。
　● HBs抗原を測定し、HBVキャリアかどうか確認する。
　● **HBs抗原陰性の場合**：HBc抗体とHBs抗体を測定し、既往感染者かを確認する。
　● **HBs抗原陽性の場合**：HBVの再活性化リスクが高いため、核酸アナログを中心とした抗ウイルス薬の予防投与(薬物療法開始前1週間～終了後6か月間がめやす)を行う。

❷ 「HBs抗原陽性の非活動性キャリア」および「治療開始前のスクリーニング検査でHBV-DNAが2.1 log copies/mL以上の既往感染者」に対して、再活性化の可能性のある免疫抑制・薬物療法を行う際は、すみやかに核酸アナログ投与を開始する。

❸ HBs抗原陰性で、HBc抗体・HBs抗体のいずれも陰性の場合は、通常の対応として、肝機能検査を定期的に施行する。

❹ HBs抗原陰性で、HBc抗体かHBs抗体が陽性の場合は、既往感染と判断されるので、HBV-DNA定量検査を行う。
　● **HBV-DNA陽性の場合**：核酸アナログを予防投与する。
　● **HBV-DNA陰性の場合**：少なくとも治療終了後12か月までは、1か月ごとにHBV-DNA定量とAST/ALT検査を行い、変化を確認する。HBV-DNAが陽性化した時点で抗ウイルス薬を投与する。

■ スクリーニングと対応の流れ

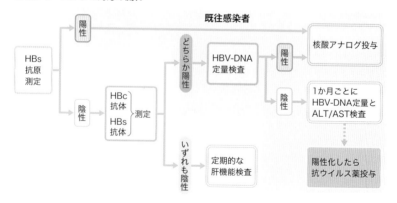

● 免疫抑制・薬物療法中あるいは治療終了後に、HBV-DNAのモニタリングを行う。
● HBV-DNAが2.1 log copies/mL以上になった時点で、ただちに核酸アナログを投与する。

☺ エキスパートからのアドバイス

＊HBVキャリアのがん患者に対し、強い免疫抑制を引き起こすがん薬物療法を行った後に、HBVが急速に増殖し(HBVの再活性化)、致死的な重症肝炎が発症する危険があることは以前より認知されていた。

＊B細胞性リンパ腫に対するリツキシマブ(CD20モノクローナル抗体)治療を行ったHBV抗原陰性症患者に、HBVの再活性化が起こって重症肝炎が発症したとの報告があり、B型肝炎に対して、さらなる対応が求められるようになった。

＊特にリツキシマブを使用する場合は、初回投与開始前に、HBVの抗原・抗体検査を行い、検査データを確認する。HBV抗原・抗体の結果は、治療にかかわるすべての医療者がわかるように患者カルテ上に記載しておくことが大切である。

(菅野かおり)

7

副作用対策 HBV再活性化

☺ あわせて知りたい

抗がん薬による肝機能障害は、メトトレキサート、オキサリプラチン、イリノテカン、フルオロウラシル、ゲムシタビン、イマチニブなどによって生じやすいとされている。

しかし、肝機能障害は、どの薬剤によっても生じうる。肝機能障害による自覚症状は、重症化しないと出現しないため、血液検査によって経時的に肝機能を評価していくことが大切である。肝機能評価には、Child Pugh分類などがある。

■ Child Pugh分類

項目　　　　　　ポイント	1点	2点	3点
脳症	ない	軽度	ときどき昏睡
腹水	ない	少量	中等量
血清ビリルビン値(mg/dL)	2.0未満	2.0〜3.0	3.0超
血清アルブミン値(g/dL)	3.5超	2.8〜3.5	2.8未満
プロトロンビン活性値(%)	70超	40〜70	40未満

評価法

各項目のポイントを加算してその合計点で分類する
A　5〜6点 …… 軽度
B　7〜9点 …… 中等度
C　10〜15点 … 高度

Child CG. The liver and portal hypertension. MPCS. W.B.Saunders, Philadelphia, 1964：50.
Pugh, RN, Murray-Lyon, IM, Dawson, JL. Transection of the oesophagus for bleeding oesophageal varices. *Br J Surg* 1973：60(8)：646-649

薬剤性間質性肺炎(薬剤性IP)

> **定義**　間質性肺炎(IP)は、間質(肺胞隔壁、気管支血管周囲、小葉間隔壁および胸膜直下など)に炎症・線維化病変が起こる疾患の総称。間質性肺炎のうち、薬剤と関連があるものを薬剤性間質性肺炎(薬剤性IP)と呼ぶ。

▶ **関連する主な抗がん薬**　ブレオマイシン、ゲムシタビン、メトトレキサート、ペメトレキセド、ビノレルビン、EGFR-TKI(ゲフィチニブ、エルロチニブなど)、mTOR阻害薬(エベロリムスなど)、プロテアソーム阻害薬(ボルテゾミブなど)など

参考ガイドライン　なし
〈関連〉薬剤性肺障害の診断・治療の手引き 第2版(日本呼吸器学会)

おさえておきたい基礎知識

● 薬剤性間質性肺炎の起こるメカニズムは十分に解明されていないが、以下の2つが想定されている。

①**薬剤またはその代謝産物による直接的細胞障害作用**：薬剤投与量に依存して発症し、慢性の経過をたどることが多い。

②**炎症反応や免疫的機序を介した間接的細胞障害作用**：投与量に依存せず発症し、Ⅲ型(免疫複合体型)あるいはⅣ型(遅延型)、時にⅠ型(即時型)アレルギーの関与が推測され、急性あるいは亜急性の経過をとるとされる。

● これらは下記の様な多様な宿主因子と環境因子で修飾される。

①**遺伝性素因**(薬剤代謝系遺伝子、免疫関連遺伝子など)

②**個体の年齢的背景**(加齢現象)

③**肺における先行病態**(特に既存の肺線維症や慢性炎症性肺疾患)

④**併用薬剤との相互作用など**

● 医療用医薬品、処方箋なしで購入可能な一般用医薬品のみならず健康食品なども薬剤性間質性肺炎の原因となる。そのため、使用の既往のあるすべての薬剤の把握が必要である。

● 薬剤投与中のみならず投与終了後にも発生することを念頭に置いておく必要がある。

[**分類**]

● 主要な薬剤性間質性肺炎のパターンと原因薬剤を下表に示す。

急性間質性肺炎／びまん性肺胞傷害(AIP/DAD)パターン →最も重篤で、生命予後が悪い傾向にある	ゲフィチニブ、エルロチニブ、メトトレキサート、シクロフォスファミド、ブレオマイシン、ゲムシタビン、セツキシマブ、パニツムマブ
特発性器質化肺炎／器質化肺炎(COP/OP)パターン	ブレオマイシン、メトトレキサート、シクロフォスファミド、ニボルマブ
非特異性間質肺炎(NSIP)パターン	メトトレキサート
過敏性肺炎(HP)パターン	ゲフィチニブ、メトトレキサート

● **非特異的な危険因子**：年齢60歳以上、既存の肺病変（特に間質性肺炎）、肺手術後、呼吸機能の低下、酸素投与、肺への放射線照射、腎障害の存在（薬剤の血中濃度を高める）、抗がん薬の多剤併用療法

標準的ケア

☞ ポイント

⦿ 薬物療法開始前に、患者の理解度を確認しながら、肺障害の症状や異常（咳、息苦しさなど）を感じたときの医療者への報告方法、日常生活の過ごし方などについて説明する。

⦿ 患者からの訴えがなくても、異常を示す症状が見られる場合は、発生時期や持続時間、症状の強さなどを質問し、バイタルサイン、経皮的動脈酸素飽和度（SpO_2）を測定し、担当医に報告する。

⦿ 早期発見・早期治療が肺障害を最小限に抑えることにつながることを説明し、治療に対する患者の主体的な姿勢を引き出すようにすることが大切である。

⦿ 薬剤性間質性肺炎が起きた場合は、患者のさまざまな思いを傾聴し、その思いを受け止める。治療を中断する場合には、患者が、薬物療法の継続ではなく、薬剤性間質性肺炎の治療に専念することが必要という考えに切り替えられるように支援することが重要である。

❶ 薬剤性間質性肺炎のケアでは、早期発見が最も重要となる。以下に示すような症状の有無を継続的にモニタリングし、早期発見に努める。

急性型	発熱、咳嗽、呼吸困難など。時に、急速に呼吸困難に陥る
慢性型	乾性咳嗽、労作時呼吸困難あるいは微熱が認められる

❷ 上記の症状が現れたら、医療者に早急に報告することの必要性を患者に理解してもらい、報告の方法を確認する。

❸ 薬剤の種類・投与量・投与方法を確認する。ブレオマイシンのように、リスクが高まる総投与量が明確になっている薬がある。少量でも間質性肺炎が発症することがあるため注意する。

❹ 患者の全身状態（PSや栄養状態、各臓器機能、合併症など）を併せてアセスメントする。

7

副作用対策

薬剤性間質性肺炎

● 臨床お役立ちエピソード 患者の訴えを鵜呑みにしない

「季節の変わり目になると毎年風邪をひく」と話していた患者に胸部単純X線写真を撮影した結果、すりガラス様陰影が見られ、精密検査を実施した例がある。

薬物療法前に副作用に関する患者指導を実施するだけでなく、来院時には体調の記録を患者・家族と看護師とで一緒に振り返り、経時的な変化の把握と評価を行い、自己管理の意識を高めるかかわりが必要となる。

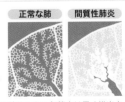
正常な肺　　間質性肺炎

＊間質性肺炎では、炎症により滲出液がたまる肺胞は白く、炎症が波及しない気管支は黒く描出される（スリガラス様陰影）。

● 薬剤性間質性肺炎は、早期に発見して薬剤投与を中止することが重要である。

● 薬剤投与を中止しても症状が改善しない場合は、副腎皮質ステロイドが投与される(副腎皮質ステロイドの投与が禁忌でない場合)。

軽症・中等症	プレドニゾロンの内服
重症例	メチルプレドニゾロンによるステロイド・パルス療法が行われることが多い

● 副腎皮質ステロイドの効果が乏しい場合、免疫抑制薬の追加投与なども行われる。

● 必要に応じて酸素療法が行われ、呼吸状態が悪化する場合には人工呼吸器管理となることもある。

■ 診断の流れ

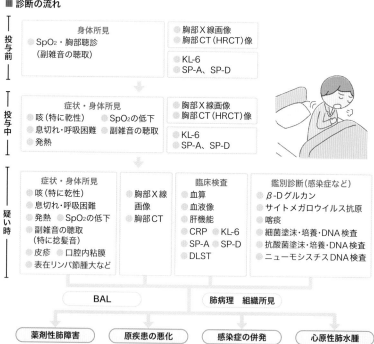

日本呼吸器学会:薬剤性肺障害の診断・治療の手引き第2版,メディカルレビュー社,東京,2018:15.より転載

😊 エキスパートからのアドバイス

＊mTOR阻害薬は、画像所見の異常だけで症状がない場合は、治療を継続できる。

＊薬剤添付文書に間質性肺疾患に対する治療指針があり、Gradeに合わせた観察や診断、治療について明記されている。治療を継続する場合には、厳重な経過観察や定期的な検査が必要となる。

(森本佐登美)

EGFR-TKIによる薬剤性肺炎

定義 一般に、急性あるいは慢性の間質性肺炎、好酸球性肺炎などが薬剤性肺炎とされる。薬剤性肺炎の中で最も頻度が高いのが間質性肺炎であり、薬剤性肺炎と薬剤性間質性肺炎は、ほぼ同義語として用いられている。

▶ 関連する主な抗がん薬　ゲフィチニブ、エルロチニブ、アファチニブなど

参考ガイドライン なし
〈関連〉薬剤性肺障害の診断・治療の手引き 第2版（日本呼吸器学会）

おさえておきたい基礎知識

- EGFR-TKIによる薬剤性肺炎は、薬物動態とも、総投与量とも関係しない。間接的細胞障害による可能性が高いとされている。
- 正常肺占有率が低いことが急性薬剤性肺炎・間質性肺炎（ILD）の危険因子とされる。異常肺では血流が低下するが、肺血流量は一定であるため、残りの正常肺に血流が増加し、EGFR-TKIの正常肺単位量当たりの曝露が増加することが原因だと推測されている。
- 日本人は、特異的に薬剤性肺炎に対する感受性が高い可能性が示唆されている。

[分類]

- EGFR-TKIによるILD発症後の画像所見は、以下の4つのパターンに分類される。

パターン1	非特異的な淡い浸潤影（non-specific faint infiltration） ● 比較的予後良好
パターン2	急性好酸球性肺炎（AEP）様所見
パターン3	器質化肺炎（COP/OP）様所見
パターン4	急性間質性肺炎（AIP/DAD）様所見 ● 最も予後不良

リスク要因

- 代表的な薬剤におけるリスク因子を下記にまとめる。
  - ＊ アファチニブについては調査中

[ゲフィチニブ]

- **発生危険因子**：PS2以上、喫煙歴あり、投与時に間質性肺疾患の合併あり、および化学療法歴あり
- **予後不良因子**：PS2以上、男性、65歳以上、喫煙、既存の間質性肺炎、正常肺占有率が低い（50%未満）、呼吸移動制限領域の占有率が高い（50%以上）

[エルロチニブ]

- **発生危険因子**：間質性肺疾患の合併または既往歴あり、喫煙歴あり、肺気腫またはCOPDの合併または既往あり、非小細胞肺がんの初回診断日から投与開始までの期間360日未満、肺感染症の合併または既往歴あり
- **予後不良因子**：PS2以上、正常肺占有率が低い（50%以下）、蜂巣肺の合併

【オシメルチニブ】
● **発生危険因子**：間質性肺疾患の病歴、ニボルマブの前治療歴
● **予後不良因子**：肺の手術歴（肺葉切除術）、肺の放射線照射歴、間質性肺疾患の病歴

【エルロチニブ】
● 膵がんと非小細胞肺がんとでは発現時期および予後に相違がみられる。既存肺の状況などが原因と推定されるが、不明である。

■ EGFR-TKIによる薬剤性肺障害のリスク因子（まとめ）

> ● PS2以上
> ● 喫煙歴あり
> ● 間質性肺疾患の病歴
> ● 肺気腫、COPDの既往
> 　（正常肺占有率が低い＝肺気腫、呼吸移動制限領域の占有率が高い＝COPD）
> ● 肺の手術歴（肺葉切除術）
> ● 肺の放射線照射歴

標準的ケア

⚐ ポイント

> ● 薬剤性肺炎は、患者が症状の有無を毎日観察して異常に早く気づくことが、その後の治療のうえでも重要となる。患者の理解度とともに副作用を自己管理する意識があるかもアセスメントする。
> ● 薬剤性肺炎の症状（発熱や咳嗽、息切れ、呼吸困難の有無）を毎日観察すること、体温をできるだけ定時に測定することを指導する。

❶ 治療前に、リスク要因、患者の全身状態（栄養状態、各臓器機能など）をアセスメントする。
❷ 薬剤性肺炎が起こる可能性があることを、患者がどのように理解しているか確認する。
❸ 薬剤性肺炎の早期発見および診断が重要となるため、臨床症状（呼吸状態、咳、発熱などの有無）を十分に観察する。
❹ 自覚症状を伴わないこともあるため、投与後2週間は週2回の胸部X線検査を行うことが推奨されている。胸部X線検査の目的を患者に説明する。

症状発生時の対応

● 臨床症状が出現したら、すみやかに鑑別診断を行う。鑑別診断においては、以下の徴候を必ずチェックする。

> ● 肺底部における吸気終末ラ音（捻髪音：finecrackles）の有無
> ● 呼吸数増加
> ● 体温上昇
> ● PaO_2 60Torr以下ないしSpO_2 90%未満
> ● HRCT、KL-6やSP-Dなどの血清マーカー
> 　➡日和見感染症、がん性リンパ管症との鑑別が特に重要であるため

● ILDが出現した場合は、ただちにEGFR-TKIの投与を中止する。
● 酸素投与を行い、PaO_2 > 60Torr（または動脈血酸素飽和度[SaO_2] 90%以上）を維持する。十分な酸素化が得られなければ人工呼吸器管理も考慮する。
● 副腎皮質ステロイド投与が禁忌でなければ、早期に高用量のステロイド・パルス療法を考慮する。

■ 診断の流れ

治療開始前に、胸部CT検査・肺機能検査および問診により、
間質性肺疾患などの合併または既往がないか確認

⬇

EGFR-TKIの内服開始

⬇

診察時

● 定期的な血液・画像検査：KL-6、胸部X線による検査
● 症状・身体所見の確認、動脈血酸素飽和度（SpO2）測定
患者の主訴　　：①息切れ、呼吸困難感、②咳嗽（特に乾性）、③発熱
臨床症状の確認：①胸部聴診（副雑音（特に捻髪音）の聴取）、②呼吸数の増加
　　　　　　　　　③体温の上昇、④SpO2低下

所見あり ⬇

胸部画像検査の実施：胸部CT（HRCTを推奨）

肺野の陰影を確認
（特にすりガラス様陰影および網状陰影またはそのいずれか）

⬇

ILDの疑いあり：鑑別診断を以下の検査で実施

⬇

● **追加検査の実施**
・血液検査（血算、血液像、CRP、LDH、KL-6、SP-A、SP-D、Ig-E、DLST、BNP、凝固など）
・動脈血ガス検査
・感染症関連検査：塗沫標本、培養、尿中肺球菌抗原、尿中レジオネラ抗原
　　　　　　　　　マイコプラズマ抗体、β-Dグルカン、ニューモシスチスカリニDNAなど
・画像検査：心エコー

薬剤性間質性肺炎以外に鑑別が必要なもの（一例）

既存の肺病変の悪化 ／ 呼吸器感染症 ／ 心原性肺水腫 ／ 血栓塞栓症 ／ 腫瘍 ／ 薬剤性肺障害

薬剤性間質性肺炎　　　　重症度によっては、検査の結果を待たずにILDの治療を開始
※治療開始前にニューモシスチス肺炎を含めた感染症を除外するため
の検体採取を可能な限り行う

7

副作用対策

EGFR-TKIによる薬剤性肺炎

😊 **エキスパートからのアドバイス**

＊EGFR-TKIによる薬剤性肺炎は、過半数が治療後4週間以内に発症している。早期発症では死亡
　例が多く、予後不良の傾向があること、急激な臨床経過をとる傾向があることが報告されている
　ため、投与初期には特に厳重な注意を要する。投与後4週以降の発症もあるため、その後も投与
　期間を通じて十分な注意を要する。
＊EGFR-TKIによる薬剤性肺炎は急激な臨床経過をたどるため、早期発見・鑑別診断・治療が重要
　である。薬剤性肺炎は致死的な副作用であり、患者は強い不安や恐怖感を抱く可能性がある。患
　者のさまざまな思いを支持的に傾聴し、その思いを受け止め、薬剤性肺炎の治療に専念できるよ
　う支援することが重要である。

（森本佐登美）

喀血、肺胞出血、肺血栓塞栓症

> **定義**　気道や肺からの出血を咳とともに喀出することを「喀血」、肺胞の毛細血管からの出血を「肺胞出血」、血管内に血栓(血塊)が存在することを「血栓症」、肺動脈内で血栓が形成された肺血栓塞栓症と、肺動脈に血栓子が運ばれて血流障害をきたした肺塞栓症の総称を「血栓塞栓症」という。

▶ **関連する主な抗がん薬**　血管新生阻害を作用機序としてもつ抗がん薬
- **分子標的薬**：ベバシズマブ、ラムシルマブ、アフリベルセプト ベータ、スニチニブ、ソラフェニブ、パゾパニブ、アキシチニブなど
- **免疫調節薬**：サリドマイド、レナリドミド、ポマリドミド

参考ガイドライン　肺血栓塞栓症および深部静脈血栓症の診断、治療、予防に関するガイドライン2017年改訂版（日本循環器学会、日本医学放射線学会、日本胸部外科学会 他）

おさえておきたい基礎知識

- 出血・血栓塞栓症発症のメカニズムは明確になっていない点が多い。
- VEGFおよびCOX-2の動脈血管壁の保護経路の阻害が、血栓形成を引き起こす可能性が指摘されている。
- 血管新生阻害薬による血管内皮障害の結果、血栓形成が起こる。

リスク要因

[**喀血・肺胞出血**]
- 2.5mL（ティースプーン1/2杯）以上の鮮血の喀血の既往（ベバシズマブでは投与禁忌）
- 区域枝までの中枢気道への腫瘍の露出、胸部放射線療法の併用（ベバシズマブでは投与禁忌）
- 大血管へのがん浸潤、腫瘍内の空洞化（リスクにならないという報告もある）、胸部放射線療法の既往、先天性出血素因や凝固系異常のある患者

[**肺血栓塞栓症**]
- 血栓形成の3大要因として血液の停滞、血管内皮障害、血液凝固能更新（ウィルヒョウの3徴）があり、担がん患者はこれらの徴候を有していることが多い。
- 具体的なリスク要因には、がんの存在（特に膵がん、肺がん、胃がんで多い傾向）細胞傷害性抗がん薬の併用、中心静脈カテーテル（ポート含む）、手術、深部静脈血栓の既往、脱水、長期臥床、感染症、糖尿病などが挙がる。

😊 エキスパートからのアドバイス

＊血痰は痰に血が混じること、喀血は血そのものを咳とともに吐き出すことである。

＊リスク要因がないのに喀血が発現した例や、腫瘍の急激な縮小を認めた患者に喀血が発現した例も報告されている。リスク要因の有無にかかわらず、血管新生阻害作用のある薬剤を投与している患者は喀血する可能性があると考えて観察する。

＊口腔からの出血を見たら、どこからの出血か（気道、鼻、口腔内、消化管など）を鑑別する。喀血や吐血にどのような特徴があるかを知っておくことが必要である。

ポイント

- これらの副作用は突然起こることが多く、時に致死的となる。緊急処置が必要となる場合があり、症状出現時はすぐに医療者や病院へ連絡するよう繰り返し患者と家族に説明する。
- 血痰（痰に血が混じる）と喀血（血そのものを咳とともに吐き出す）を見きわめる。血液の性状（鮮血か否か）を確認する。
- 患者・家族の精神面にも配慮する。

❶ 深部静脈血栓症が併存していないか把握しておく。
　☆ 肺血栓塞栓症と深部静脈血栓症は一連の病態である。

❷ 投与開始前〜投与期間中に呼吸困難、胸痛、動悸、意識障害、下肢の腫脹・疼痛、喀血などが出現した場合、緊急処置が必要となる可能性があるため、すぐに医療者や病院へ連絡するよう繰り返し患者と家族に説明しておく。
　☆ 肺胞出血の症状は呼吸困難、咳血、血痰であるが、喀血や血痰を認めないこともある。
　☆ 急性肺血栓塞栓症の主な症状は、突然の呼吸困難、胸部圧迫感・胸痛、咳嗽、血痰、意識消失であるが、意識消失が他の症状に先行することがある。

❸ 定期的に凝固系の血液データ（D-dimerなど）や白血球・血小板・ヘモグロビン数を確認する。

❹ 腫瘍の部位やリスク要因を把握しておく。
　☆ 喀血・肺胞出血が出現した際、出血部位の推測に役立つ。

❺ 喀血後は止血のために安静とし、咳嗽や怒責による再喀血を防ぐため、咳嗽や排便のコントロールを行う。

- 喀血、肺血栓塞栓症を疑う症状を認めたときは、すぐに医師に連絡する。
　☆ 外来患者の場合はすぐに来院するよう指示する。
- 意識状態やバイタルサイン、呼吸困難の有無や程度、喀血の量・性状、胸痛などを観察する。
- 12誘導心電図を施行し、心電図・酸素モニター監視を行う。状態に応じて酸素投与を行う。

■ 具体的な対応

喀血・肺胞出血			
窒息予防のため側臥位とする。出血側がわかっている場合は出血側を下とし、健側肺への血液流入を防ぐ。	重篤な喀血の場合は、血液流入による窒息の回避と気道確保を目的とした気道確保（気管挿管）が必要である。	喀血が持続する場合や重篤な場合は、状態に応じて気管支鏡による止血や気管支動脈塞栓術、外科的切除が行われる。	喀血が出現した場合、疑義薬投与を中止する。重篤な場合は原則として再投与しない。

肺血栓塞栓症
禁忌でない限り、すみやかに抗凝固療法を開始する。

臨床お役立ちエピソード　血栓症の可能性を常に考慮しよう

大腸がんでCVポートを造設し、ベバシズマブ投与を行っていた患者。「胸がチクチクする感じ」を訴えたが、他に症状はなく経過観察となった。数週間後、効果判定のためCT撮影を行ったところ、肺動脈血栓が発見された。がん患者は複数のリスク要因をもっていることが多く、強い症状がなくても血栓症の可能性を考慮する必要がある。

（竹本朋代）

高血圧

<table>
<tr><td>定義</td><td>病的な血圧の上昇。140/90mmHgを超える診察室血圧値（家庭血圧値では135/85mmHg）が複数回確認されること</td></tr>
</table>

▶ 関連する主な抗がん薬 血管新生阻害を作用機序としてもつ分子標的薬（ベバシズマブ、ラムシルマブ、アフリベルセプト、レゴラフェニブ、スニチニブ、ソラフェニブ、パゾパニブ、アキシチニブ、ボナチニブ、バンデタニブなど）

参考ガイドライン 高血圧治療ガイドライン2019（日本高血圧学会）

おさえておきたい基礎知識

● 血管拡張作用を有する一酸化窒素の産生が抑制され、血管収縮が生じ、血管抵抗が上昇することにより高血圧になると考えられている。

[**起こりうる症状（高血圧緊急症）**]
● **高血圧クリーゼ**：血圧が急激に上昇することで生じる脳・心臓・腎臓などの緊急性を要する重い障害のこと
● **高血圧性脳症**：血圧が非常に高くなることで生じる頭痛やけいれん、意識障害など

リスク要因

● 高血圧の既往、糖尿病の既往、肥満、運動不足、塩分摂取量、喫煙など

標準的ケア

⟡ ポイント

● 国内の高血圧治療ガイドラインに準じ、血圧140/90mmHg未満を維持するようコントロールする。

❶ 高血圧を合併している患者に血管新生阻害薬を使用するときは、血圧が十分にコントロールされていることが大切である。
❷ 正しい血圧測定の方法を説明する（測定のタイミング、カフの高さなど）
❸ VEGF阻害薬を使用するときは、毎日血圧を測定し記録すること、血圧に変化がないか観察し、血圧をうまくコントロールすることが、治療を継続するうえで重要であることを説明する。
❹ 血圧の著明な上昇や、高血圧緊急症を疑う症状が出現した場合は、医療者や病院に連絡するよう説明しておく。
❺ 患者の状態に応じて、降圧薬の内服以外に、高血圧に対する一般的な生活指導（塩分を控える、適度な運動を行うなど）も行う。

● 高血圧緊急症（高血圧クリーゼ、高血圧性脳症）が疑われる場合は、血管新生阻害薬の投与を中止し、降圧を図る。

● 降圧薬を使用する場合は、患者の状態や薬剤の特性、抗がん薬との相互作用などを考慮して適切な薬剤を選択する。

　★ **ベバシズマブ投与時**：血管への影響が少ないことや腎機能保護の観点から、ARB（アンジオテンシンⅡ受容体拮抗薬）またはACE阻害薬（アンジオテンシンⅡ受容体拮抗薬）が推奨される。

　★ **スニチニブ投与時**：国内臨床試験では、カルシウム拮抗薬、ARB、ACE阻害薬、利尿薬、β遮断薬等が使用された。

● 一般的にARBは効果発現が遅い（薬剤によって1〜4週間程度で効果発現）。

■ ARBとACE阻害薬

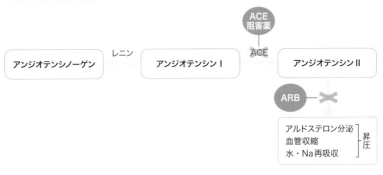

😊 エキスパートからの**アドバイス**

＊抗がん薬治療には、食欲低下や嘔気、味覚障害、倦怠感、手足の皮膚障害、末梢神経障害などの副作用を伴うことが多い。

＊食事や運動に関する指導を行うときは、副作用の発現状況、患者の生活様式、食事摂取状況などを考慮した個別的な指導が必要となる。

🏥 臨床お役立ちエピソード　**投与前からの血圧コントロールが重要**

　ベバシズマブ併用がん薬物療法が開始となった患者。高血圧の既往があり、もともと降圧薬を内服していたが、手術後の収縮期血圧が120mmHg台に低下していたため、降圧薬が中止されていた。その後、徐々に血圧が上昇。収縮期血圧が180mmHgを超えることもあったが、ベバシズマブの初回投与開始前日まで降圧薬が再開されることはなかった。

　ベバシズマブ投与開始後、早期に血圧上昇が出現。その後も血圧コントロールがつかず、最終的に降圧薬・利尿薬・精神安定薬など5剤の併用が必要となり、投与前からの血圧コントロールが重要だと痛感した。

　逆に、高血圧の既往のない患者や、血圧140/90mmHg以上を認めたものの早期に降圧薬を導入した患者は、その後の血圧コントロールが容易だった。

（竹本朋代）

静脈・動脈血栓症

定義	血管内に血栓（血塊）が存在することを「血栓症」、血餅・脂肪球・感染した組織・がん細胞などの物質により静脈や動脈が遮断されることを「塞栓症」という。

▶ 関連する主な抗がん薬

細胞障害性抗がん薬全般、血管新生阻害を作用機序としてもつ分子標的薬（VEGF阻害薬、mTOR阻害薬、PDGFR阻害薬など）、免疫調節薬

- **分子標的薬**：ベバシズマブ、ラムシルマブ、アフリベルセプトベータ、スニチニブ、ソラフェニブ、パゾパニブ、アキシチニブ、エベロリムス、テムシロリムス、ポナチニブなど
- **免疫調節薬**：サリドマイド、レナリドミド、ポマリドミド

参考ガイドライン	肺血栓塞栓症および深部静脈血栓症の診断、治療、予防に関するガイドライン2017年改訂版（日本循環器学会、日本医学放射線学会、日本胸部外科学会 他）

おさえておきたい基礎知識

- 細胞障害性抗がん薬による血栓形成のメカニズムは不明な点が多い。
- 血管新生阻害薬では血管新生阻害作用による血管内皮障害の結果、血栓形成が起こる。

[**分類**]

- **動脈血栓塞栓症**：脳血管障害（一過性脳虚血、脳梗塞）、心血管障害（心筋梗塞、狭心症）、末梢動脈血栓塞栓症（急性下肢動脈塞栓症、上腸間膜動脈塞栓症など）
- **静脈血栓塞栓症**：肺血栓塞栓症、深部静脈血栓症
  ★ 肺血栓塞栓症と深部静脈血栓症は、一連の病態である。

リスク要因

- 血栓形成の3大要因として、血液の停滞、血管内皮障害、血液凝固能亢進（ウィルヒョウの3徴）があり、担がん患者はこれらの徴候を有していることが多い。
- 血栓塞栓症の具体的なリスク要因には、がんの存在（特に膵がん、肺がん、胃がんで多い傾向）、中心静脈カテーテル（ポート含む）、手術、深部静脈血栓の既往、脱水、長期臥床、感染症、糖尿病などが挙がる。
- 動脈血栓症のリスク要因としては、動脈硬化の危険因子である糖尿病、高脂血症、高血圧、高尿酸血症などがある。動脈血栓症では、心臓内にできた血栓が臓器に移動した場合が多く、心疾患（心房細動、心臓弁膜症、心臓内腫瘍など）が基礎疾患としてある場合は注意が必要である。

臨床お役立ちエピソード 血栓症の可能性を常に念頭に置く

外来化学療法中の患者が足の痛みを訴えた。色調の変化や浮腫はなく、足背動脈の触知もできたが、血小板数が50万mm³を超えていた。血栓症の可能性を疑ったが、その日は経過観察の指示があり、水分を多く摂るよう指導して帰宅となった。

数週間後、患者は肺血栓塞栓症で入院した。

がん患者では、症状や血液データを総合的に見て、常に血栓症の可能性を考慮する必要がある。

ポイント

◎ 投与期間中は血栓塞栓症の症状の有無を注意深く観察する。
◎ 静脈血栓症は「塞栓症」を引き起こす可能性があり、時に塞栓症は致命的となりうる。症状出現時はすぐに医療者や病院へ連絡するよう繰り返し患者と家族に説明する。
◎ 患者・家族の精神面にも配慮する。

❶ 既往歴を確認しておく。
❷ 投与開始前～投与期間中に呼吸困難、胸痛、動悸、意識障害、下肢の腫脹・疼痛などが出現した場合は、緊急処置が必要となる可能性が高いため、すぐに医療者や病院へ連絡するよう、患者と家族に繰り返し説明しておく。
　☆ これらの副作用は突然起こることが多く、また生命の危機を感じさせる。患者への精神面にも配慮する。
❸ 定期的に凝固系の血液データ（D-ダイマーなど）や血球数（白血球、血小板、ヘモグロビン）の確認をしておく。

症状発生時の対応

● 緊急を要する動脈・静脈塞栓症を疑う症状を認めたときは、すぐに医師に連絡する。
　☆ 外来患者の場合はすぐに来院するよう指示する。
● 意識状態やバイタルサイン、呼吸状態、呼吸状態、胸痛、頭痛、神経学的所見・下肢所見などを観察する。
● 心血管障害を疑う場合は12誘導心電図を施行する。心電図モニター、酸素モニターの監視を行う。状態に応じて酸素投与も行う。
● 禁忌とならない限り、すみやかに抗凝固療法を開始する。重篤な症例ではカテーテル治療や外科的血栓摘除術が考慮される。
● 血圧コントロール、苦痛緩和、精神的ケアなどを行う。
● 発症後の抗がん薬（ベバシズマブの場合）再投与については、下表参照

動脈血栓塞栓症	いかなる場合も、ベバシズマブを中止し再投与は行わない
静脈血栓塞栓症	生命を脅かす静脈血栓塞栓症の場合、ベバシズマブを中止し再投与は行わない
その他	抗凝固療法で容態が安定し、出血の合併がない場合はベバシズマブの投与を再開できる

エキスパートからのアドバイス

＊血栓塞栓症を引き起こす可能性のある抗がん薬は、VEGF阻害薬だけではない。PDGFR阻害作用を持つ抗がん薬やmTOR阻害薬も血管新生を阻害する作用を持つため、血栓塞栓症を引き起こしうる。
＊使用する抗がん薬が、何を標的にし、その標的がどのような役割を担っているかがわかると、起こりうる副作用を推測することができる。

（竹本朋代）

うっ血性心不全、心筋症

定義	心臓のポンプ機能が低下し、全身に血液を送り出せなくなる状態

▶ 関連する主な抗がん薬　アントラサイクリン系薬、アルキル化薬、パクリタキセル、トラスツズマブ、インターフェロンα

参考ガイドライン　急性・慢性心不全治療ガイドライン 2017年改訂版（日本循環器学会、日本心不全学会、日本胸部外科学会 他）

おさえておきたい基礎知識

[アントラサイクリン系薬剤による症状]

● **急性心毒性**（投与中〜投与直後）：不整脈（心房性期外収縮・心室性期外収縮）、心膜炎-心筋症候群、非特異性ST-T変化・QT延長がある。発生頻度はまれで、可逆的である。

● **亜急性心毒性**（投与2〜3週間）：心筋炎による拡張機能不全。発生頻度はまれだが、予後不良とされる。

● **慢性心毒性**（投与後数週間以上）：最も注意が必要。鉄-アントラサイクリン複合体による活性酸素の生成により、心筋細胞死・心臓線維化・心筋の収縮障害が生じ、うっ血性心不全となる。不可逆性で、用量依存性に発生頻度が増加するため、各薬剤の限界投与量を超えないように投与することが重要である。

■ ST-T変化

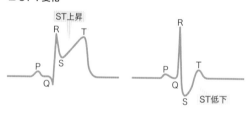

■ QT延長

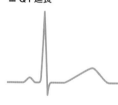

■ アントラサイクリン系薬の限界総投与量

薬剤名	限界総投与量	ドキソルビシンへの換算
ドキソルビシン	500mg/m²	×1
ダウノルビシン	25mg/m²	×1
ピラルビシン	950mg/m²	×0.5
エピルビシン	900mg/m²	×0.55
イダルビシン	120mg/m²（ドイツでの規定）	×4
アムルビシン	データなし	―
アクラルビシン	600mg/body	―
ミトキサントロン	160mg/m²	×3

［ 高用量シクロホスファミド（120～20mg/kg）による症状 ］

● 不整脈（頻脈性不整脈・完全房室ブロック）、心不全、心嚢液貯留による心タンポナーデをきたす出血性心筋心膜炎が起こる。

● 血管内皮障害と代謝産物の血管外漏出により、心筋細胞の損傷・間質の浮腫・出血が生じ、うっ血性心不全が引き起こされる。

［ トラスツズマブによる症状 ］

● 心筋細胞の傷害ではなく、機能不全によって生じる。発生機序は明確になっていないが、ミトコンドリアのアポトーシス経路の活性化などと推定される。

● 左室収縮機能障害の症状は、軽度～中等度で可逆性である。トラスツズマブ投与中止と適切な心不全治療によって改善し、症状が改善すればトラスツズマブの再投与は可能である。

● アントラサイクリン系薬剤との併用は避けたほうがよい。
　※ アントラサイクリン系薬剤との併用で、有意に重症な心不全が増加したとの報告がある。

■ 左室収縮機能障害

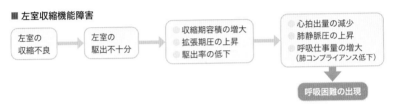

リスク要因

● 治療関連リスク：心毒性を有する薬剤、薬剤の急速投与や大量投与、アントラサイクリン系の場合は薬剤総投与量、心毒性を有する薬剤の多剤併用

● 患者関連リスク：高血圧・心疾患の既往、胸部・縦隔への放射線照射、年齢（小児・若年者と高齢者）、喫煙

標準的ケア（予防と症状の早期発見が重要）

ポイント

　治療前のリスク査定・患者指導、投与中・後は患者の訴えや行動をこまやかに観察し、心不全の早期発見に努める。

　患者の心不全の程度に合わせて、セルフケア支援・日常生活指導を行う。

　心不全を発症すると、抗がん薬治療の中止・中断を余儀なくされる。がん治療継続・がんの進行・心機能改善に対する不安が増強しうるため、患者の思いを傾聴し、共感的な態度でかかわる。

　症状緩和の方法や、現在の状況について患者の理解できる言葉で説明する。

❶ 治療開始時に、心エコーで心機能を評価する。左室駆出率（LVEF）50％未満あるいはベースラインより10％を超える減少が生じた場合は、無症状でも抗がん薬の投与を中止する。

❷ アントラサイクリン系薬剤の総投与量を計算し、限界量を超えないように注意する。

❸ 治療前に心毒性の発生リスク（前述）を査定しておく。

❹ 心毒性が起こりやすい薬剤であることを投与前に患者に伝える。心不全の徴候と症状を説明し、症状出現時はすみやかに医師または看護師に報告するよう指導する。

❺ 心不全症状を観察し、症状出現時はすみやかに医師へ報告する。
　※ 心不全症状：頻脈、動悸、呼吸困難、息切れ、乾性咳嗽、頸静脈怒張、下肢の浮腫、肺雑音

● 心不全の程度を評価する（下表参照）。

NYHA分類	症状
Ⅰ度	● 心疾患はあるが身体活動に制限はない ● 日常的な身体活動では著しい疲労、動悸、呼吸困難あるいは狭心痛を生じない
Ⅱ度	● 軽度の身体活動の制限がある。安静時には無症状 ● 日常的な身体活動で疲労、動悸、呼吸困難あるいは狭心痛を生じる
Ⅲ度	● 高度な身体活動の制限がある。安静時には無症状 ● 日常的な身体活動以下の労作で疲労、動悸、呼吸困難あるいは狭心痛を生じる
Ⅳ度	● 心疾患のため、いかなる身体活動も制限される ● 心不全症状や狭心痛が安静時にも存在する。わずかな労作でこれらの症状は増悪する

● 薬物療法を中心に、一般的な心不全の治療を行う。

　☆ 使用する薬剤：利尿薬、血管拡張薬、強心薬、β遮断薬、ACE阻害薬、カルシウム拮抗薬など

● 患者の状態に合わせて、症状（息切れ・動悸・浮腫など）の観察・バイタルサインの測定・心不全治療薬の確実な投与を行う。

> ### 😊 エキスパートからのアドバイス
>
> ＊抗がん薬の副作用による心不全は、発生頻度が高くないため、見落とされやすい。
> ＊発生しやすい薬剤を投与する際には、念頭に入れておくことが重要である。

（小野寺恵子）

ざ瘡様皮疹・脂漏性皮膚炎

> **定義** EGFR阻害薬によって生じる角栓形成に伴う毛包の炎症

▶ **関連する主な抗がん薬** セツキシマブ、パニツムマブ、ネシツムマブ、ゲフィチニブ、エルロチニブ、ラパチニブ、アファチニブ、オシメルチニブ、ダコミチニブ、テムシロリムスなど

参考ガイドライン がん治療におけるアピアランスケアガイドライン2021年版（日本がんサポーティブケア学会）

おさえておきたい基礎知識

● EGFRは腫瘍細胞で過剰発現しているが、もともと、皮膚を構成するさまざまな細胞で発現し、皮膚・毛包・爪の増殖や分化に関与している。
● EGFR阻害薬を投与すると、皮膚のEGFRにも作用し、角化異常（角栓形成に伴う毛包の炎症）を起こす。

[**分類**]

● **ざ瘡様皮疹**：毛包に一致した丘疹が多発する。膿疱（水疱内に膿がある）や、かゆみを伴う。頭部・顔面、前胸部、下腹部、背部、四肢に出現しやすい。投与後1週ごろより出現し、2〜3週ごろにピークを迎え、その後軽快することが多い。

    ＊ ざ瘡と異なり、細菌感染を伴わない。

● **脂漏性皮膚炎**：脂漏の多い部位に光沢のある紅斑や鱗屑（白く粉をふき、皮がむける）を生じる。顔面（特に鼻翼の外側〜頬、眉、前額）、頭皮、耳周囲、前胸部、背部に出現しやすい。投与後1週ごろより出現し、2〜3週ごろにピークを迎え、その後軽快することが多い。

■ **ざ瘡様皮疹**

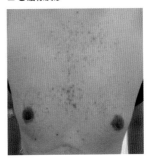

リスク要因

● **治療関連リスク**：抗がん薬の種類・投与量、併用抗がん薬（皮膚障害をきたしやすい抗がん薬を使用しているか）、併用療法（放射線治療、手術療法）、過去の治療歴
● **患者関連リスク**：体質（基礎疾患、皮膚の状態［乾燥、湿潤状態、発汗、浮腫］）、栄養状態、粘膜障害、骨髄機能、感染、神経障害の有無など）、生活習慣（スキンケア、爪のケア）、日常生活動作、生活環境、天候、年齢、性別、セルフケア能力

臨床お役立ちエピソード 「正しい説明」は副作用コントロールの第一歩

　以前「皮膚症状と治療効果が相関するのなら…」とスキンケアをせず、皮膚症状を悪化させてしまった患者がいた。
　皮膚症状のコントロールは、治療継続のために重要なので、患者の精神面への配慮も忘れずに行う必要がある。

ポイント

- スキンケアが重要であるため、患者のもともとの生活習慣やセルフケア能力を把握しておく。
- 患者の日常生活に合わせて継続できるスキンケア方法を一緒に考える。
- 患者だけでなく、家族にも協力してもらう。

❶ 皮膚症状の発現に関連する因子 (リスク要因) を把握する。
❷ スキンケアの基本を指導する (下表参照)。

保清	● 肌の表面を覆う古い皮脂や角質が劣化して肌を刺激するのを防ぐ。 ● 洗顔は朝・晩の2回/日、入浴は毎日行う。皮膚にトラブルがあると洗い控えることがあるため注意する。 ● 多めの水でよく泡立て、やさしく洗浄する。 ● 熱い湯は乾燥の原因となるので、ぬるめのお湯で洗い流す (入浴も熱い湯、長時間の入浴は避ける)。 ● ナイロンタオルは刺激になるので、柔らかい綿タオルを使用する。 ● 洗浄後は、清潔なタオルで、やさしくこすらずに水分をふき取る。
保湿	● アルコールは乾燥を助長させるので、アルコールフリーの製品を選択する。 ● 保湿剤は、洗顔・入浴後10分以内 (皮膚がまだ湿っている間) に、スタンプ法 (すり込まず押し当てる) で塗布する。 ● 保湿剤の塗布後、手袋・靴下を着用するのも有効である。 ● 手近な場所に保湿クリームを置いておき、すぐに塗れるようにする。
外的刺激からの保護	● 衣類や靴下は化学繊維を避け、締めつけ過ぎないものを選択する。 ● 足に合い、柔らかく締めつけ過ぎない靴を選ぶ。踵の高い靴は避ける (つま先に負担がかかるため)。 ● 激しい運動を避ける。 ● 日焼けは皮膚の乾燥を助長するため、紫外線を避ける。長袖・帽子・マスク・スカーフを用いて肌の露出を避け、ノンケミカルの日焼け止めを約2時間ごとに塗り直す。 ● 髭を剃るときは、電気カミソリを使用する。 ● 化粧するときは、パフで強くこすらない。皮膚症状が強いときは、パウダーファンデーションの使用や部分メイクを勧める。

■ ていねいに洗浄する部位

前額・鼻翼、腋窩、乳房下、陰股部

❸ 治療開始前から皮膚症状がイメージできるように説明する。皮膚症状は治療効果と相関することを伝えておく。
❹ 症状出現時に対応できるように軟膏が処方されるため、使用方法を説明する。
❺ 治療薬を塗布する順番を説明する (保湿剤→治療薬の順)。
❻ 治療開始後は、皮膚の状態と自覚症状・日常生活への影響をアセスメントするとともに、スキンケアを適切に実施できているか確認する。

● 薬効ランクの高いステロイド外用剤（very storongまたはstrongクラス）を塗布し、症状が改善したらmediumクラスに下げる。

● 一般的にステロイド外用剤の吸収しやすさが違うため、顔面はmediumクラス、頭皮はstrongクラス、体幹・四肢はvery strongクラスを使用する。

ステロイド外用剤の薬効	製品名
strongest	デルモベート®、ジブラール®、ダイアコート®
very strong	フルメタ®、アンテベート®、マイザー®、メサデルム®、ネリゾナ®、パンデル®、トプシム®
strong	リンデロン®V、ベトネベート®、プロパデルム®、リドメックス®、フルコート®
medium	アルメタ®、ロコイド®、キンダベート®
weak	プレドニゾロン®、テラ・コートリル®

● ビタミン剤の内服を行う。

[ざ瘡様皮疹への対応]

● 内服抗生物質（ミノサイクリン）の予防投与が有用である（投与量200mg/日、6週間投与）。

● 強いステロイド外用剤でも対応できない場合は、ステロイド内服やアダパレンの併用を考慮する。

    ※ アダパレンは尋常性ざ瘡の治療薬だが、EGFR阻害薬によるざ瘡様皮膚炎にも効果がある。ただし、角層が薄くなり、皮膚刺激症状が現れることがあるため、十分な保湿が必要である。

[脂漏性皮膚炎への対応]

● ケトナゾール外用剤を塗布する場合もある。

😊 エキスパートからのアドバイス

＊皮膚症状は治療効果と相関するといわれるが、ボディイメージの変化もあり、精神的にも不安を感じる患者もいる。症状やスキンケア指導だけでなく、精神的支援にも配慮する。

＊適切な処置方法を行えば必ず症状は回復するため、ていねいな処置を行う。

＊皮膚症状を継続して観察するため、必要時は写真などを撮影する。

＊処置方法がわかるように実際に一緒に行ってみる。

（戸﨑加奈江）

7

副作用対策 ざ瘡様皮疹・脂漏性皮膚炎

手足症候群(HFS:Hand-Foot Syndrome)

| 定義 | 抗がん薬治療中、手足の皮膚に見られる一連の症状の総称。手掌・足底発赤知覚不全症候群ともいう。 |

▶ 関連する主な抗がん薬

注射薬：フルオロウラシル、ドセタキセル、ドキソルビシン リポソーム
経口薬：カペシタビン、テガフール・ギメラシル・オテラシルカリウム、ソラフェニブ、スニチニブ、レゴラフェニブ、レンバチニブ

参考ガイドライン がん治療におけるアピアランスケアガイドライン2021年版（日本がんサポーティブケア学会）
〈関連〉重篤副作用疾患別対応マニュアル：手足症候群（厚生労働省）

おさえておきたい基礎知識

● 抗がん薬とその代謝物による皮膚角化上皮の障害、エクリン汗腺からの薬物の分泌が原因と考えられている。

[**起こりうる症状**]
● **好発部位**：手や足の皮膚、爪など。特に手や足で圧力がかかる部位
● 症状については下表参照

初期症状	● 紅斑、手足のしびれ、ピリピリするような感覚の異常、色素沈着
少し進行	● 皮膚表面の光沢
重症化	● 皮膚表面の光沢 ● 時に、手掌・足底が過角化し、落屑が現れ、亀裂が生じ、知覚過敏・歩行困難などの機能障害を伴う

■ 手足症候群

第1段階	第2段階	第3段階

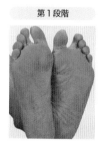 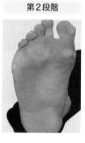 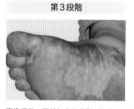

画像提供：戸﨑加奈江（愛知県がんセンター看護部）

リスク要因

● フルオロウラシル系抗がん薬では持続静脈注入法でリスクが高い。
● カペシタビンでは、患者の年齢、性別などによる特徴は見られない。

ポイント

- 症状観察とアセスメントが重要となる。投与する抗がん薬のリスクをアセスメントする。
- 症状の早期発見、対処のための患者指導を行う。
- 日常生活、皮膚ケアの習慣、性質など、問診を行う。
- 投与開始後は、皮膚（爪を含む）の症状、痛みの有無や日常生活への影響について確認する。特に、下肢の症状は発見が遅れることが多いため、注意深く観察する。

❶ 皮膚の保護を行う。
- 保湿を心がける。推奨される保湿剤は、尿素軟膏、ヘパリン類似物質含有軟膏、ビタミンA含有軟膏、白色ワセリンなどである。
  - ★ 症状がひどくなると、尿素配合の軟膏では痛みが出るので、注意が必要である。
- 熱い風呂やシャワー、直射日光を避ける。
- 手足を清潔に保ち、感染を予防する。

❷ 物理的刺激を避ける。
- 長時間の歩行、指や手掌に強い圧がかかる作業を避ける。
- 厚めのきつくない靴下を着用し、軟らかく足に合った靴を履く。

❸ 出現した症状の重症度（CTCAEv5.0で判断）に応じて休薬と減量が必要となる。
- Grade2以上の症状出現で休薬する。
- Grade3および2回目のGrade2で休薬後は、減量して再開する。

症状発生時の対応

- Grade2以上の症状が出現した場合、Grade0〜1になるまで休薬する。
- **局所的治療**：皮膚の保湿を行い、必要に応じてステロイド外用剤を塗布する。
  - ★ 掌や足底では角質層が厚く、皮膚透過性が低いためstrong以上のステロイドがよい。
- **全身治療**：二次感染を伴う場合は、抗菌薬の内服を行う。
- 日常生活動作の制限について症状評価を行う。

エキスパートからのアドバイス

＊HFSが重症化すると患者のQOLは著しく低下する。治療開始前の患者の生活状況をアセスメントするとともに、患者のセルフケア能力の査定を行う。

＊患者の日常生活に応じた皮膚ケアの方法を考える。必要時には、家族から必要な情報を聞く。

＊HFSの症状がひどくなると減量や休薬が必要になる。早期からの予防的ケア、症状出現時の対応が重要で、患者の協力が必要になることを説明しておく。

＊キナーゼ阻害薬による手足症候群は、局所性の紅斑で始まり、痛みを伴うことが多い。初期の皮膚の状態がピリミジン系薬剤による症状と異なる場合があるため、注意が必要である。

臨床お役立ちエピソード 「副作用による休薬」に納得していない患者も、じつは多い

患者は、休薬により「治療効果が悪くなるのではないか」「病状が進行してしまうのではないか」と気になり、医療者に症状を正確に伝えないことも多い。その結果、著しくQOLが低下し、自身の役割が果たせなくなり、治療意欲の減退が生じることもある。

早い段階で、いったん休薬し症状の軽快を待って治療を再開する。患者に休薬の必要性を十分に説明し、理解を得ることが、治療継続につながる。

（荒堀広美）

皮膚乾燥・亀裂

> **定義** EGFR阻害薬によって生じる角質菲薄化による水分保持低下を起因とする皮膚乾燥。鱗屑を伴う汚い皮膚(毛孔は正常だが、紙のように薄い質感の皮膚)のことを乾皮症という。

▶ **関連する主な抗がん薬** セツキシマブ、パニツムマブ、ネシツムマブ、ゲフィチニブ、エルロチニブ、ラパチニブ、アファチニブ、オシメルチニブ、ダコミチニブなど

参考ガイドライン がん治療におけるアピアランスケアガイドライン2021年版(日本がんサポーティブケア学会)

おさえておきたい基礎知識

● EGFRは腫瘍細胞で過剰発現しているが、もともと、皮膚を構成するさまざまな細胞で発現し、皮膚・毛包・爪の増殖や分化に関与している。
● EGFR阻害薬を投与すると、皮膚のEGFRにも作用して、角化異常(角質菲薄化による水分保持低下を起因とする皮膚乾燥)が生じ、瘙痒症や皮膚炎につながる。

[**分類**]

● **皮膚乾燥(乾皮症)**:鱗屑が付着し、全身の皮膚がカサカサに乾燥した状態(前腕・下腿ではうろこ状の鱗屑、体幹では白く細かい粉が吹いたような状態)で、投与後3〜5週以降に見られることが多い。進行すると点状・さざ波様の亀裂を伴い、魚鱗癬様(サメ肌様)になる。
　※ 指趾先端や手掌・足底では乾燥した皮膚面に亀裂を伴うこともあり、QOL低下の一因となる。
● **亀裂**:投与後3〜5週以降に見られる。あまり出血もせず、亀裂が入っても気づかないこともある。手足に生じると歩行・作業時に疼痛を伴う。
　※ 1週ごとに違う場所に亀裂が出現することがある。

■ **皮膚乾燥**

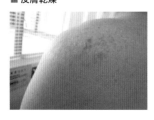

■ **亀裂**

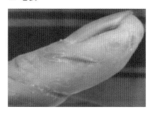

リスク要因

● **治療関連リスク**:抗がん薬の種類・投与量、併用抗がん薬(皮膚障害をきたしやすい抗がん薬を使用しているか)、併用療法(放射線治療、手術療法)、過去の治療歴
● **患者関連リスク**:体質(基礎疾患、皮膚の状態[乾燥、湿潤状態、発汗、浮腫])、栄養状態、粘膜障害、骨髄機能、感染、神経障害の有無など)、生活習慣(スキンケア、爪のケア)、日常生活動作、生活環境、天候、年齢、性別、セルフケア能力

● スキンケアが重要であるため、患者のもともとの生活習慣やセルフケア能力を把握しておく。
● 患者の日常生活に合わせて継続できるスキンケア方法を一緒に考える。
● 患者だけでなく、家族にも協力してもらう。

❶ スキンケア方法は、ざ瘡様皮疹に準じる P.445 。
❷ とにかく保湿を心がける（保湿剤を2回/日塗布する）。

保湿剤の種類		特徴
ヘパリン類似物質含有製剤	ヒルドイド®（クリーム、軟膏、ローション）	● 皮膚組織の血流量増加作用、角質水分増強作用（尿素軟膏と同等の効果をもつ）がある ● 刺激性は少ないが、ややにおいが強い
尿素含有製剤	ウレパール®（クリーム、軟膏）、ケラチナミンコーワ®軟膏、ベギン軟膏®	● 保湿効果（角質の水分保持量の増加）と角質融解作用がある ● 刺激感があるため、びらんなどがある部位には適さない
アズレン含有軟膏	アズノール®軟膏	● 作用時間が長く、刺激性が少ないが、べとつき感とてかりが見られる
白色ワセリン	白色ワセリン	
市販の保湿剤	セキューラ®（ML、DC）、ニュートロジーナ®	● 保湿効果のある製品 ● 低刺激性、弱酸性、香料・アルコール・防腐剤フリー、無着色の製品を選ぶとよい

❸ 室内環境（適度な湿度と温度）を保つよう心がける。
❹ 特に冬季は、過度の暖房と低湿度を避けるとともに、電気毛布の使用やこたつに長時間入ることを避けるよう指導する。

[皮膚乾燥への対応]
● 保湿に努める。
● 保湿剤だけでは効果が不十分な場合は、mediumクラスの副腎皮質ステロイド外用剤を併用する。

[亀裂への対応]
● 疼痛を伴い、日常生活に支障があるときは、strongestクラスの副腎皮質ステロイド外用剤を併用する。
● 亜鉛華軟膏の塗布や、密封療法（外用剤を塗布した後、サランラップ®などでラッピングする）を行う。

＊日常生活に支障をきたす亀裂ができないよう、早めに処置を行うこと。保湿が一番重要である。
＊密封療法を行う場合は、30分程度にとどめる。長く密封しすぎると、皮膚が浸軟してしまう。

（戸﨑加奈江）

7
副作用対策 皮膚乾燥・亀裂

爪囲炎

> **定義** EGFR阻害薬によって生じる爪母細胞の分化異常

▶ **関連する主な抗がん薬** セツキシマブ、パニツムマブ、ネシツムマブ、ゲフィチニブ、エルロチニブ、ラパチニブ、アファチニブ、オシメルチニブ、ダコミチニブなど

参考ガイドライン がん治療におけるアピアランスケアガイドライン2021年版（日本がんサポーティブケア学会）

おさえておきたい基礎知識

● EGFRは腫瘍細胞で過剰発現しているが、もともと、皮膚を構成するさまざまな細胞で発現し、皮膚・毛包・爪の増殖や分化に関与している。

● EGFR阻害薬を投与すると、皮膚のEGFRにも作用して、爪母細胞の分化異常が生じる。その結果、爪甲の菲薄化が生じ、易刺激性となるため、爪囲炎や陥入爪が生じる。

[**起こりうる症状**]

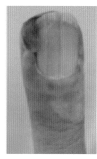

■ 爪囲炎

● 多くは投与開始後3か月前後くらいから出現する（ざ瘡様皮疹の治療が一段落したころ、爪周囲の発赤・痛みを訴えることが多い）。

● 初期には発赤が生じるが、必ずしも痛みは伴わない。爪囲が腫脹し、ストレスポイントに圧が加わると痛みが生じ、日常生活に制限が生じることがある（母指では痛みを生じやすい）。肉芽が生じ、出血を伴うこともある。

● 爪囲炎は、一度出現すると慢性的に続き、繰り返し治療を行わなければならない。

● 爪囲炎は足趾にも手指にも現れる。手指の爪囲炎は、患者のQOLを著しく低下させる（ボタンがかけにくい、携帯電話のボタンを押せない、など）。

リスク要因

● **治療関連リスク**：抗がん薬の種類・投与量、併用抗がん薬（皮膚障害をきたしやすい抗がん薬を使用しているか）、併用療法（放射線治療、手術療法）、過去の治療歴

● **患者関連リスク**：体質（基礎疾患、皮膚の状態［乾燥、湿潤状態、発汗、浮腫］）、栄養状態、粘膜障害、骨髄機能、感染、神経障害の有無など）、生活習慣（スキンケア、爪のケア）、日常生活動作、生活環境、天候、年齢、性別、セルフケア能力

> **臨床お役立ちエピソード** 「患者自身の工夫」を大切にしよう
>
> 　爪囲炎は、痛みを伴うため、患者は自分でいろいろな処置方法を考えて対処している。
> 　爪囲炎ができ、皮膚にくいこんでいると痛みを生じるため、爪の下にティッシュをはさみ、痛みを抑えていた患者がいた。この方法は、ガター法（細いチューブを入れる）や綿球挿入法という、処置方法の1つである。

● スキンケアが重要であるため、患者のもともとの生活習慣やセルフケア能力を把握しておく。
● 患者の日常生活に合わせて継続できるスキンケア方法を一緒に考える。
● 患者だけでなく、家族にも協力してもらう。

❶ スキンケア方法は、ざ瘡様皮疹に準じる **P.445** 。

❷ 爪が乾燥すると、柔軟性に欠けて割れやすくなり、トラブルの原因になるため、爪にも保湿剤を塗布する。保湿剤を塗るときは、1本ずつ、円を描くようにする。爪周囲にもしっかり塗る。

❸ 爪を保護するために、ベースコートなどを使用する。

❹ 履物は、指先が露出するサンダル類を避けるとともに、指先を圧迫しないような硬さ、形のものを履くように指導する。

❺ 爪は、スクエアオフカット（角を丸めたスクエアカット）を推奨する。

■ スクエアオフカット

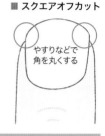

やすりなどで角を丸くする

● 以下の3つの方法がある。

[**スパイラル法**]
● 伸縮性のあるテープで外側に引っ張りながら固定する方法

[**凍結療法**]
● 液体窒素で肉芽部分を凍結させ、固まらせる方法

[**爪甲・爪母の除去**]
● 軽症であれば炎症を起こしている部分だけ切除する。炎症の範囲が広い場合、爪母は温存しながら部分切除する。重症の場合、爪甲の根元まで部分抜爪する。

■ スパイラル法

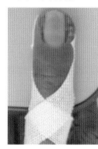

7

副作用対策

爪囲炎

※炎症性腫脹と痛みが強い場合は、ステロイド含有抗生物質軟膏の塗布、ならびに冷罨法を行う。
※感染が見られる場合は、洗浄後に抗生物質軟膏を塗布し、ガーゼ保護で保護する。必要時には内服抗生物質も使用する。
※洗浄時には、石鹸を泡立て、泡を患部にしばらく置いたままにした後、シャワーで洗い流すようにする。

（戸﨑加奈江）

色素沈着

| 定義 | 紫外線などから肌を守るメラニン色素が、肌の一部に過剰に蓄積し、肌表面が黒ずんで見えること |

▶ 関連する
主な抗がん薬 ：フルオロウラシル、ドキソルビシン、シクロホスファミド、ブレオマイシンなど

参考ガイドライン がん治療におけるアピアランスケアガイドライン2021年版（日本がんサポーティブケア学会）
〈関連〉がん情報サービス（独立行政法人国立がん研究センターがん対策情報センター）

おさえておきたい基礎知識

● 発現機序は明確ではないが、以下の3つの機序が考えられている。
　①薬剤により皮膚が炎症を起こし、メラノサイトのメラニン生成能が亢進する。
　②薬剤が直接メラノサイトのメラニンに作用し、生成能が亢進する。
　③薬剤による副腎機能抑制後に、メラニン産生を促進するホルモンが増加する。

[**起こりうる症状**]

● 手掌や足底に、びまん性に褐色の色素斑が生じる。関節背面や爪周囲にも出現することがある。淡褐色〜灰褐色の色素斑が散在することもある。
　＊ 症状が進むと顔や体も黒ずむ。

● 好発部位は、顔面や四肢末端部（手、足、爪など）だけでなく全身にわたる。

● フルオロウラシル（フッ化ピリミジン系代謝拮抗薬に分類される）のプロドラッグであるテガフールでは、特有の症状が起こりうる（下表）。

褐色色素沈着	手掌、足底、指趾背面・先端、爪・爪周囲など
色素沈着	口唇、舌、口腔粘膜、露光部（顔面・手背）、躯幹、四肢

● 色素沈着が、痛みや機能障害へと進行することはない。

リスク要因

● フルオロウラシル系だけでなく、さまざまな抗がん薬で起こりうる。
　＊ フルオロウラシル、ドキソルビシン、シクロホスファミド、ブレオマイシンなど

● 手足症候群 **P.448** の初期症状であることも多い。

😊 エキスパートからのアドバイス

＊皮膚や爪に起こる副作用が致命的となることは少ないため、副作用として軽視される傾向がある。しかし、外観が大きく変わるため、他者の目に触れることのある部分だけに大きな心理的苦痛を伴うことがある。

＊特に女性では、色素沈着のケアとともに、心理面でのケアが必要になる。

● 色素沈着は手足症候群による皮膚障害の初期症状として現れることもあるので、患者の皮膚の状態を観察し、症状を評価していく。手指だけではなく、足の症状も観察する必要がある。
● 抗がん薬の種類によって、色素沈着の発生頻度・発生時期は異なる。抗がん薬投与前に、使用する薬剤の色素沈着の副作用情報を把握しておく必要がある。

❶ 手足症候群と同様、皮膚の保護（清潔・保湿など）、物理的刺激を避けるなどのケアが基本となる P.448 。
❷ 事前に、色素沈着が起こる可能性があることを患者に説明しておく。経口抗がん薬の場合、服用を止めてしまう可能性があるため、日常の注意点・ケアの注意点を伝えておく必要がある。
❸ 日光をできるだけ避ける（下表参照）。

対応例	● 外出時には日傘・帽子・手袋などを使用する ● 露出部分には日焼け止めクリームを使用する ● 強い日差しが差し込む窓ぎわなどを避ける　など

● 色素沈着の治療方法は確立していない。症状が悪化しないよう、保湿を心がける。
● 症状が現れ始めた時点で、悪化を防ぐために、再度日常生活の注意点を指導する。
● 色素沈着は、抗がん薬投与終了後ゆっくりと改善していく。しかし、症状が長期化することもあるため、長期的な視点でケアすることが必要である。
● 色素沈着は、露出する部分に症状が好発するため、精神的ケアを行う。

臨床お役立ちエピソード　具体的なアドバイスを行うことが大切

　ある女性患者から「手指の色素沈着が強く、買い物先でお金を支払うときの人の目が気になり、憂うつで仕方がない」との訴えがあった。
　つらい気持ちに共感し、患者の話を傾聴するとともに、手袋の使用を勧め、治療継続の支援を行った。

（荒堀広美）

7

副作用対策　色素沈着

脱毛

| 定義 | 体毛が抜けること、および、抜けた状態。外形に大きく関係するのは、毛髪・眉毛・睫毛である。体毛の多い部位には腋・陰部・下腿などがあり、男性では、胸部・腹部などに個人差はあるが体毛がある。 |

▶ 関連する主な抗がん薬 　アントラサイクリン系薬剤、タキサン系薬剤など

参考ガイドライン 　がん治療におけるアピアランスケアガイドライン2021年版（日本がんサポーティブケア学会）

おさえておきたい基礎知識

● 抗がん薬により毛母細胞が障害され、細胞分裂が抑制されると、脱毛が起こる。
● 毛髪には毛周期があり、成長期（2〜6年）・退行期（2週間）・休止期（3〜4か月）のサイクルを繰り返している。毛髪の90％が成長期にあり、活発な細胞分裂を行っているため、抗がん薬の影響を受けやすい。

[**分類**]
● 毛母細胞への障害の強さによって分類される（下表）。
　①**毛母細胞への強い障害**：成長期脱毛（治療開始後2〜3週間で始まる）
　②**毛母細胞への弱い障害**：毛母細胞が急速に休止期に移行し、休止期脱毛を起こす（投与後3〜4か月で起こる）
● 脱毛は、少しずつ抜ける場合と、一度に大量に抜ける場合がある。
● 抗がん薬投与終了後1〜2か月ほどで再生・発毛を再開する。再生した髪は質や色調が変化することがあるが、約2年で元の髪質に戻るとされている。

😊 エキスパートからのアドバイス

＊脱毛は、生命にかかわる副作用ではないが、外見の変化に伴って「自分らしさ」を失うことによる心理的負担が大きい。
＊がんであることを周囲に知られることで社会生活にも影響を及ぼす。患者の生活や価値観によっては「どうしても避けたい」と思う場合もあり、治療選択を変更する要因にもなる。
＊脱毛の影響はさまざまであるため、患者が気がかりに思うことを聞きながら、治療後の自己の生活をイメージできるように情報（いつごろ、どのように脱毛が起こるか、対処方法、費用など）提供し、納得した治療選択ができるよう支援する。
＊容姿を整えることは、闘病や生活への意欲につながることを理解してかかわる。

💬 臨床お役立ちエピソード 　副作用の「出現時期のめやす」は、あらかじめ患者に伝えよう

　CHOP療法を受ける患者が「副作用のなかで、脱毛が一番心配」と訴えた。医師からの説明で、脱毛が起こることは理解していたが、いつごろ起こり、どんな対処が必要かは知らされていなかった。
　そこで、治療スケジュールと脱毛が起こる期間、脱毛への対処方法について情報提供を行った。すると患者は、脱毛が始まる前に帽子やスカーフを準備し「脱毛に対する心構えができた」と話した。「脱毛は病気とは違うつらさがある」という患者の言葉から、看護師は患者のつらい気持ちを理解し、共感的な態度で接することが必要だと感じた。

● 同じ薬剤でも用法により発現率は異なる（下表参照）

種別	一般名（商品名の例）	脱毛発現率
アルキル化薬	シクロホスファミド（エンドキサン®）	24.3%
	イホスファミド（イホマイド®）	32.1%
抗腫瘍性抗生物質	ブレオマイシン（ブレオ®）	29.5%
アントラサイクリン系	アムルビシン（カルセド®）	70.4%
	エピルビシン（ファルモルビシン®）	24.2%
	ドキソルビシン（アドリアシン®）	61.6%
	ピラルビシン（テラルビシン®）	21.5%
トポイソメラーゼ阻害薬	イリノテカン（トポテシン®）	50.3%
	エトポシド（ベプシド®）	44.4%
微小管阻害薬	ビンクリスチン（オンコビン®）	21.9%
	パクリタキセル（タキソール®）	92.3%
	ドセタキセル（タキソテール®）	78.7%
	エリブリン（ハラヴェン®）	58.0%
	パクリタキセル アルブミン懸濁型（アブラキサン®）	83.3〜94.5%
白金製剤	シスプラチン（ランダ®）	25.7%
	カルボプラチン（パラプラチン®）	18.3%

標準的ケア・症状発生時の対応

❶ 皮膚の保護と清潔保持の方法を指導する。
- **頭皮保護**：脱毛開始時にピリピリする頭皮の不快感を生じることがあるが、脱毛が落ち着くと次第に改善する。頭皮は皮脂分泌がさかんなため、脱毛中も低刺激のシャンプーを用いて洗髪し、帽子などを使用して、直射日光や外気から頭部を保護する。
- **抜け毛の処理**：家ではキャップやバンダナを使用することで抜け毛の散らばりを防ぐ。抜け毛は粘着テープを用いると処理しやすい。

❷ 日常生活における注意点や対応について説明する。
- パーマやカラーリングは、頭皮への刺激が強いため、脱毛中は避ける。
- 脱毛後、生えてきた髪や頭皮はやさしく扱う。カラーリングを行う場合は、サロンに相談して刺激の少ないものを使用する。
- 眉毛が脱けると顔の印象が変わるため、眉墨を用いて描く。
- 睫毛や鼻毛が抜けると、目や鼻にゴミが入りやすくなるため、メガネやマスクを利用する。

（橋本幸子）

末梢神経障害

中枢神経系（脳・脊髄）以外の神経を末梢神経という。その機能である運動、感覚における異常が末梢神経障害であり、抗がん薬による末梢神経障害では、手足のしびれ感、知覚異常、手足に力がはいらない、深部腱反射の低下など、多彩な症状を呈する。

▶ 関連する
主な抗がん薬 パクリタキセル、ドセタキセル、ビンクリスチン、シスプラチン、オキサリプラチン、ボルテゾミブ、サリドマイドなど

参考ガイドライン なし
〈関連〉重篤副作用疾患対応マニュアル：末梢神経障害（厚生労働省）

おさえておきたい基礎知識

● 抗がん薬による末梢神経障害の機序の詳細は不明である。
● 主として、末梢神経の軸索変性が原因と考えられている。

[分類]

● **感覚障害**：触覚、温痛覚、振動覚（物体に触れられたときに感じる感覚）などの感覚鈍麻や異常感覚。手足のしびれ感・痛みなどの症状から発症することが多く、手袋と靴下をつける部分の感覚障害は glove & stocking 型と呼ばれる。
　※ 訴えの例：「手足がピリピリする」「手足がジンジンと痛む」「手足の感覚がない」など

● **運動障害**：四肢の腱反射の低下、進行すると筋力低下がみられる。
　※ 訴えの例：「手や足の力が入らない」「物をよく落とす」「つまずくことが多い」「ボタンをとめにくい」など

リスク要因

● **患者関連リスク**：前治療で末梢神経障害が起こりやすい薬剤を使用している場合、糖尿病、慢性アルコール中毒などで発症リスクが高まる。
● 末梢神経障害を起こしやすい薬剤については、下表参照

パクリタキセル ドセタキセル	● 初期症状は手足のしびれ。増悪すると振動覚低下、深部腱反射消失、知覚運動失調が出現 ● 投与を繰り返すと出現頻度が高まるが、総投与量とは必ずしも比例しない ● 発症率はパクリタキセルで43.8％（ドセタキセルはパクリタキセルより低い）
ビンクリスチン	● 指先のしびれから始まる。しだいに上行し、深部腱反射の低下が現れることがある ● 自律神経障害による便秘が生じる。重度の場合は麻痺性イレウスになる場合もある ● 総投与量に比例して生じる
シスプラチン	● つま先のしびれとして現れることが多い。回復に時間を要し、非可逆性の場合もある ● 総投与量が増すほど症状が出現しやすい 　※ 総投与量500～600mg/m^2：ほぼ全例にニューロパチー（知覚障害、運動障害、筋緊張低下、反射消失、自律神経障害など）が生じると報告されている。 　※ 総投与量300～500mg/m^{2}以上：50％に聴力障害（高音難聴）が出現する。

オキサリプラチン	● 寒冷刺激により、手足や口唇のしびれ、痛みなどが誘発されることがある。寒冷刺激を避けることである程度予防できる ● 投与直後から発症し、1週間程度で消失するが、投与回数が増すにつれて症状の持続期間が延長する ● 総投与量が増すほど症状が出現しやすい
ボルテゾミブ	● 約39.1%に発症 ★ 総投与量30mg/m² 程度でglove & stocking型の感覚障害が発生するというデータがある。 ● 症状の程度により、休薬や中止の基準がある
サリドマイド	● 37.8%にしびれが発症 ● 投与期間が長くなるほど高頻度に認められる

標準的ケア

⚑ ポイント

● 確立された治療法はなく、原因となる抗がん薬の減量や中止が唯一の対処方法となる。
● 症状が不可逆的になる場合もあるため、早期に症状を発見し、抗がん薬の減量や中止を検討することが対策の基本である。そのため、あらかじめどのような症状が起こりやすいか患者がイメージしやすいように説明しておく。
● 症状出現時は、末梢神経障害が患者の生活にどのように影響し、ストレスになっているかをアセスメントし、二次障害予防と日常生活での対処について指導することが重要となる。

[感覚障害への対応]
❶ **低温熱傷の予防**：ストーブの近くに長時間いないようにする。
❷ **外傷の早期発見**：知覚が鈍くなっている場合、少しの外傷だと気づかないことがあるので、症状がある部位を定期的に観察する。深爪にならないよう注意する。
❸ **末梢循環を促す**：マッサージや運動（掌や足の指を開いたり閉じたりする）を行う。

[運動障害への対応]
❶ **転倒予防**：つまずきそうなもの、滑りやすいマットなどは床に置かない。靴は締めつけないものを選ぶ。ヒールのある靴は転倒しやすいので避ける。
❷ **外傷予防**：重い物・熱い物を動かすときは、落とさないように注意する。他者の協力を得てもよい。

☺ エキスパートからのアドバイス

＊生活の視点でのアセスメントが重要である。
＊感覚障害と運動障害が出現した場合、「感覚がなくなる」「物をよく落とす」という症状がみられる。そのため、熱い飲み物を好む患者には、落とさないように両手でもつように指導している。
＊患者のQOLを維持するためには、患者がどのような生活を送っているのかを聞き、生活の視点で指導することが大切である。

（橋本幸子）

全身倦怠感

▶ 関連する
主な抗がん薬　　ほぼすべての抗がん薬

参考ガイドライン 腫瘍学臨床実践ガイドライン 癌に伴う倦怠感（NCCN）

おさえておきたい基礎知識

● 複数の要因が絡み合って生じるとされる（下表参照）。

治療関連		● 化学療法　● 放射線療法　● 免疫療法　● 薬剤投与	
身体的要因	対症療法である程度回復可能	● 貧血　● 慢性低酸素血症　● 浮腫 ● 低栄養による栄養障害とビタミン欠乏 ● 嘔吐や下痢による体液バランスの喪失・脱水 ● 多臓器不全、電解質異常、感染	
	治療抵抗性	がん悪液質	
心理的要因		● 不安　● 不眠　● 抑うつ　● 喪失感　● 過剰なストレス　● 無関心	
社会・環境的要因		● 不適切な休息・睡眠　● 感覚の過剰な負担（音、照明、温度） ● 家族との関係	

● 薬物療法との関連では、抗がん薬の細胞障害作用によって正常細胞が死滅するときに放出されるサイトカインが、倦怠感を引き起こしている可能性がある。

[**発症時期**]
● 出現形態はさまざまで、薬物療法当日から数日後までに出現しピークとなる。次回の投与までに回復することが多いが、治療を繰り返し続けると徐々に増強する傾向にある。
● 治療によって生じる倦怠感は、治療終了後から数か月、数年にわたって生活に悪影響を及ぼすこともあり、QOLを下げる。

臨床お役立ちエピソード **家族の「ふだんと違う」は重要な情報と心得る**

　胃がんでサードライン治療としてCPT-11療法を受けている患者。4サイクル後の13日目、同居の妻から「数日前からだんだん元気がなくなって、トイレに少し歩くと息が上がってしまう。食事もしっかり食べているのに、なんだかふだんと違う」と電話相談があった。

　悪心・嘔吐も発熱もないが、急な症状出現であったため、予約外受診してもらったところ、Hb低値（5.2g/dL）。CPT-11療法による赤血球減少に伴う貧血と診断され、赤血球濃厚液輸血が施行され、帰宅となった。

　家族からの「ふだんと違う」という違和感を丁寧にアセスメントすることが、重症化を防ぐことにつながることを理解いただきたい。

● ほぼすべての抗がん薬で出現しうる（主要薬剤による出現頻度は下表参照）。

分類	一般名	頻度
アルキル化薬	イホスファミド	5%以上
代謝拮抗薬	シタラビン	50%以上
微小管阻害薬	ビンデシン	0.1～5%
トポイソメラーゼ阻害薬	エトポシド	19.4%
白金製剤	カルボプラチン	18.64%
抗がん性抗生物質	ピラルビシン	18.07%

標準的ケア

ポイント

● 倦怠感は主観的な感覚であるため、病状の特徴と現状について患者と話し合い、エネルギー消費を最小限にできるよう環境等を調整する。
● セルフケア能力を高める患者支援を心がける。

❶ 客観的なツールを用いて症状を評価する。
* 代表的なツールとして、CTCAEv5.0、NCCNガイドラインのスコア、CFS、簡易倦怠感尺度 (Brief Fatigue Inventory) などがある。

■ CTCAEv5.0による全身倦怠感（疲労）の評価

Grade1	Grade2	Grade3	Grade4
休息により軽快する疲労	休息によって軽快しない疲労；身の回り以外の日常生活動作の制限	休息によって軽快しない疲労で、身の回りの日常生活動作の制限を要する	―

JCOG：有害事象共通用語規準v5.0日本語訳JCOG版．http://www.jcog.jp (2021.11.16アクセス)

❷ 患者の状態を注意深く観察し、検査データや投薬状況を含めた多角的なアセスメントを行う（下表参照）。

全身状態の観察	バイタルサイン、尿量、反射機能、浮腫、冷感
コミュニケーション能力	表情、目の様子、声の大きさやトーン、気力
活動状況	動作、平衡感覚、歩行状態、食事摂取状況 睡眠や覚醒の状態

😊 エキスパートからのアドバイス

＊全身倦怠感は、がん治療に起因するものだけでなく、さまざまな要因が重なり合って発生していることも少なくない。要因となるものを1つずつアセスメントし、「今、最も可能性のある要因は何か」を検討し、そのケアにあたる必要がある。
＊いつごろから症状を自覚しているのか、どんなときにつらさが増すのかなど、患者の日常生活に沿った視点で観察していくと、エネルギー消耗の少ない看護援助が提供できる。

● 治療休止の判断基準を設けることは少ないが、おおよそGrade3以上の倦怠感が発症した場合は、PSの低下も伴うため、治療を休止するなど考慮する。
● 抗がん薬などの積極的治療中の患者のための介入としては、明示された対処に準じた包括的な対応が基本となる。

一般的対処	エネルギー管理、気晴らし、運動
非薬理学的特異的介入	活動の強化、心理社会的介入、栄養相談、リラクセーション、認知行動療法
薬理学的特異的介入	栄養・水分補給、輸血、睡眠の確保

(中村千里)

あわせて知りたい

■ CFS(cancer fatigue scale)

氏名　　　　　　様　　　　　　　　　　　記入日　年　月　日　時
この質問票ではだるさについておたずねします。各々の質問について、現在のあなたの状態にもっとも当てはまる番号に、ひとつだけ○をつけてください。あまり深く考えずに、第一印象でお答えください。

いま現在…	いいえ	少し	まあまあ	かなり	とても
1. 疲れやすいですか？	1	2	3	4	5
2. 横になっていたいと感じますか？	1	2	3	4	5
3. ぐったりと感じますか？	1	2	3	4	5
4. 不注意になったと感じますか？	1	2	3	4	5
5. 活気はありますか？	1	2	3	4	5
6. 身体がだるいと感じますか？	1	2	3	4	5
7. 言い間違いが増えたように感じますか？	1	2	3	4	5
8. 物事に興味をもてますか？	1	2	3	4	5
9. うんざりと感じますか？	1	2	3	4	5
10. 忘れやすくなったと感じますか？	1	2	3	4	5
11. 物事に集中することはできますか？	1	2	3	4	5
12. おっくうに感じますか？	1	2	3	4	5
13. 考える速さは落ちたと感じますか？	1	2	3	4	5
14. がんばろうと思うことができますか？	1	2	3	4	5
15. 身の置き所のないようなだるさを感じますか？	1	2	3	4	5

● 身体的＝(項目1＋項目2＋項目3＋項目6＋項目9＋項目12＋項目15)－7
● 精神的＝20－(項目5＋項目8＋項目11＋項目14)
● 認知的＝(項目4＋項目7＋項目10＋項目13)－4
● 総合的＝各因子の得点を加算

Okuyama T, Akechi T, Kugaya A, et al. Development and validation of the Cancer Fatigue Scale：a brief, three-dimensional, selfrating scale for assessment of fatigue in cancer patients. J Pain Symptom Manage 2000；19：5-14(http://pod.ncc/go.jp/). より転載

浮腫

▶ 関連する
▶ 主な抗がん薬　ドセタキセル、イマチニブ、ダサチニブなど

参考ガイドライン　なし

おさえておきたい基礎知識

● 浮腫の主な機序を以下に示す(下表)。対処方法は、浮腫の原因によって異なるため、判別が重要である。

主な機序	原因
毛細血管内圧の上昇	● 循環血液量の増加：心不全、腎不全 ● 静脈閉塞：上大静脈症候群
低アルブミン血症	● 排泄増加：ネフローゼ症候群 ● 合成能の低下：肝不全、低栄養
血管透過性の亢進	● アレルギー、炎症
リンパ管の閉塞	● リンパ郭清手術後 ● リンパ節転移の増大

● 静脈閉塞やリンパ管の閉塞は局所性浮腫を、血管透過性の亢進は局所性浮腫・全身性浮腫の両者を引き起こす。
● 抗がん薬治療に伴い大量の補液を行う場合、下肢浮腫などを生じる場合がある。

[**分類**]
❶ 全身性浮腫
● 初期は、顔や下肢に部分的に見られ、左右対称である。
● 重力の影響で、歩行可能な患者は下肢に、臥床している患者は後頭部や背部に強く見られる。
● 組織圧が低い部位(眼瞼・手指・陰嚢・脛骨前面)には浮腫が出現しやすい。
● 皮膚に圧痕が残りやすい。
● 重症化すると体液貯留を伴う。

■ 全身性浮腫の出やすい部位

歩行可能なら下肢に出やすい

臥床患者は「下側」に出やすい

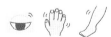
組織圧が低い部位に出やすい

❷局所性浮腫

- 限局した部位に左右非対称に出現する。
- 静脈やリンパ管が局所的に圧迫・閉塞された際や、局所的な炎症などにより生じる。

● **患者関連リスク**：浮腫の原因となる疾患（心臓・腎臓・肝臓疾患）がある場合、抗がん薬投与によって急速に悪化する危険性がある。

● **原因となる抗がん薬**：下表を参照

ドセタキセル	● 血管透過性が亢進し、毛細血管外にタンパクが漏出することで生じる ● 総投与量が300〜400mg/m² に達すると発生頻度が増加する
イマチニブ	● 65歳以上の高齢者、腎機能障害がある患者、心疾患がある患者、総投与量600mg/日、女性で発生頻度が高くなる ● 起床時の眼瞼浮腫が特徴的 ● 多くの場合、特別な治療は不要だが、まれに重篤な体液貯留（胸水、肺水腫、心嚢液貯留、腹水など）を生じることがある
ダサチニブ	● 特徴的な副作用のひとつに胸水がある

☞ ポイント

- 注意深い観察と皮膚保護が大切である。

❶自覚症状だけでなく、体重や尿量、感染徴候の有無を観察する（下表）。

浮腫の出現部位、感染徴候の有無	● 浮腫がある部位の皮膚は、薄く傷つきやすい ● 傷ができると感染を起こしやすいため、皮膚の感染徴候（発赤・腫脹・熱感・疼痛）を観察する
患者の自覚症状	● まぶたが重い、手足がだるい、物が握りにくい、指輪がとれない、靴がはけないなどの症状の有無を観察する ● 呼吸困難、動悸、息切れ、腹部の腫脹など体液貯留（胸水や腹水）に伴う症状がないか観察する
体重	● 毎日、同一時刻に同一条件測定し、急激な増加がないか確認する
尿量	● 急激な尿量減少がないか確認する

❷傷をつくらないよう刺激を避け、皮膚を保護する（下表）。

保湿	● 乾燥した皮膚は傷つきやすいため、保湿剤を用いて乾燥を防ぐ ● 保湿剤を塗る際は、皮膚をよく観察し、傷や感染徴候を早期に発見できるようにする
保清	● 体を洗うときは、十分に泡立てた石けんでやさしく洗う ● ナイロンタオルなど皮膚を傷つけやすいものでこすらない
刺激からの保護	● 肌の露出を避け、長袖や靴下を着用する ● 衣服や下着は、皮膚をしめつけないものを選択する

❸ 皮膚感覚の低下により、熱傷を起こしやすい。
  ● ストーブや湯たんぽを使用するときは、低温やけどに注意する。

症状発生時の対応

● 一般的に、ループ利尿薬（フロセミド［ラシックス®］）やカリウム保持性利尿薬（スピロノラクトン［アルダクトン®］）を用いる。副作用として低ナトリウム・カリウム血症に注意する。
● 利尿薬を使用しても改善しない場合は、抗がん薬の減量・中止を検討する。
● ドセタキセルの場合、ステロイドの予防投与が浮腫の発生を抑える。
  ＊ **投与例**：デキサメタゾン（1回4mg）を1日2回、ドセタキセル投与終了後48時間まで内服（施設によって投与方法は異なる）

😊 エキスパートからのアドバイス

＊持続する浮腫では、症状の悪化と二次障害を予防するため、患者自身のセルフケアが重要となる。
＊患者自身が、観察とケアを実践できるように患者の生活に合わせて指導する。
＊浮腫の部位に感染徴候がみられる場合や、体液貯留に伴う症状がある場合など、医療機関に連絡が必要な状態を伝えておく。

（橋本幸子）

7

副作用対策

浮腫

味覚障害

| 定義 | 抗がん薬の直接的作用、または、その他の要因によって味覚が障害され、味の感じ方に異常をきたすこと |

▶ 関連する主な抗がん薬 フルオロウラシル、スニチニブ、ボルテゾミブ、オキサリプラチン、シクロホスファミド、ビンブラスチン、ドキソルビシン、ドセタキセルなど

参考ガイドライン なし

おさえておきたい基礎知識

● 味覚を感じる一連の過程を以下に示す。
  ①食物の成分が唾液と混ざり、受容器官の味蕾に触れることで味覚細胞に到達する。
  ②味覚細胞は、その反応を神経刺激に変え、脳の視床下部にある味覚皮質に伝達する。
  ③味として自覚される。
● 味覚障害は、抗がん薬や治療に伴う副作用、または併用療法などにより、これら一連の過程のいずれかが障害されることで発生する。主な要因を下表に示す。

抗がん薬の直接作用	● 味蕾や味覚細胞は、約1か月で新陳代謝を繰り返している ● 抗がん薬は、増殖のさかんな細胞に障害をもたらすため、味蕾や味覚細胞は障害を受けやすい
末梢神経障害	● 抗がん薬投与によって、味覚を伝えるためのさまざまな神経が障害されることにより、味覚が障害される
亜鉛の欠乏	● 経口摂取量の減量や抗がん薬の影響によって亜鉛が欠乏し、味蕾や味覚細胞の新陳代謝の時間が延長され、味覚が障害される ● フルオロウラシルには、亜鉛の吸収を低下させる作用があるといわれている
唾液分泌量の減少	● 唾液分泌量の減少によって食物の化学物質が味覚細胞へ伝達される作用が減弱し、味覚が障害される ● 一般的に、高齢者は唾液分泌量が低下するとされる ● 頭頸部への放射線照射によって唾液分泌量が低下することも要因の1つといえる
口腔粘膜炎および口腔感染症	● 抗がん薬投与による口腔粘膜炎や口腔感染症（カンジダ症など）により、味蕾の入口である味孔がふさがれ、味覚が障害される

[発症時期と経過]
● 治療開始後比較的早期から発症する場合と、しばらくの期間を経てから発症する場合がある。発生時期・回復に要する期間は、要因（先述）によっても違いがある。
  ＊ 抗がん薬の直接的影響が原因の場合：抗がん薬治療後に回復する。
  ＊ 放射線療法の影響が考えられる場合：不可逆的な症状となる場合もある。

● **関連する薬剤**：フルオロウラシル、スニチニブ、ボルテゾミブ、オキサリプラチン、シクロホスファミド、ビンブラスチン、ドキソルビシン、ドセタキセルなど
● **患者関連リスク**：頭頸部への放射線照射

ポイント

◎ 治療開始前（味覚障害発症前）から口腔内の観察と口腔ケアのセルフケア支援を実施し、患者、家族とともに実践可能なケアを検討する。
◎ 症状出現時には、早期に対症療法を実施するとともに、専門職種（歯科衛生士や栄養士など）と連携し、医療チームで対応する。
◎ 味覚障害がもたらす精神的ストレスの有無を確認し、必要時精神的支援を行う。

❶ 味覚障害の発生リスク要因を把握する。
❷ 治療開始前から、口腔内の観察を行い、口腔ケアのセルフケア支援を実施する。
❸ 味覚障害の予防法および治療法は確立されていないため、症状出現時には対症療法が中心となる。

● **亜鉛欠乏**：亜鉛含有胃潰瘍治療薬ポラプレジンク（プロマック®）、硫酸亜鉛製剤、亜鉛サプリメントなどの使用を検討する。
● **唾液分泌量の減少および口腔乾燥**：人口唾液（サリベート®）の使用や、口腔ケア・唾液分泌促進の援助を行う。
● **口腔粘膜炎や口腔感染症発症**：症状に合わせた治療を行う。
● 食品・調理選択の工夫と食事環境の整備を行う。

エキスパートからのアドバイス

＊味覚障害は、生命に直結する副作用ではないため、医療者から軽視されがちである。しかし、患者にとっては精神的苦痛を伴う症状であるため、治療継続への意欲が減退する要因となってしまう恐れもある。患者が、抗がん薬治療のメリットを最大限に受けられるためにも、味覚障害へのケアは重要といえる。
＊味覚障害の症状は人それぞれであるため、患者の思いに寄り添い、個々の患者に合わせたケアが必要である。「味覚障害出現時は、食べたいものを食べたいときに摂取すればよい」「体力維持のため、栄養保持のため、と無理しなくてよい」と伝えるだけで、患者の気持ちが楽になることもある。

（朝鍋美保子）

アレルギー反応・アナフィラキシー

定義	異物に対する生体防御システムが過剰あるいは不適当な反応として発現するために生じるさまざまな症状の総称を過敏症といい、なかでも免疫学的機序による過敏症をアレルギーという。また原因物質の投与から5〜10分以内に出現する比較的急性の全身性反応をアナフィラキシーという。

▶ 関連する主な抗がん薬　パクリタキセル、ドセタキセル、オキサリプラチン、カルボプラチン、シスプラチン、ブレオマイシン、シタラビン、L-アスパラギナーゼなど

参考ガイドライン　アナフィラキシーガイドライン（日本アレルギー学会）
〈関連〉重篤副作用疾患別対応マニュアル：アナフィラキシー（厚生労働省）

おさえておきたい基礎知識

● アレルギー反応は、発生機序によりⅠ〜Ⅳ型に分類されるが、抗がん薬によるアレルギー反応の多くはⅠ型（即時型）の反応と考えられている。
　★ 原因となる抗がん薬またはその代謝物が、IgEを介して肥満細胞や好塩基球からヒスタミンなどのサイトカインを放出させた結果、血管の拡張や透過性亢進による浮腫や掻痒などの症状を引き起こす。

● Ⅰ型（即時型）の反応のなかでも、特に反応が激しく、即時的なものをアナフィラキシーといい、血圧低下や末梢冷感、気道閉塞などを伴う重篤な状態をアナフィラキシーショックという。

[**起こりうる症状**]

● 抗がん薬投与開始後30分以内に症状が出現することが多い。
　★ 分子標的薬によるインフュージョンリアクションは、初回投与時に発生することが多く、2回目以降は発生率が低下する場合が多い。
　★ アレルギー反応は薬剤によって特徴があり、初回に現れやすい薬剤と投与回数を重ねると発生率が高くなる薬剤がある。

● 起こりうる症状は、掻痒感、顔面紅潮、発疹、眼瞼や口唇の浮腫、発熱、頭痛、胸痛、頻脈、血圧低下、呼吸困難、気管支けいれん、胸部不快感、鼻炎様症状など多岐にわたる。

■ アレルギー反応の症状（イメージ）

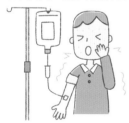

消化器症状や口唇のしびれ感、のどの不快感、くしゃみ、咳などが前駆症状となることが多い

● **関連する主な抗がん薬**：パクリタキセル、ドセタキセル、オキサリプラチン、カルボプラチン、シスプラチン、ブレオマイシン、シタラビン、L-アスパラギナーゼなど
● **患者関連リスク**：喘息、アトピー性疾患、花粉・魚介類・薬物アレルギーの既往など

標準的ケア

⌂ ポイント

○ アレルギー反応の症状・発現時期は薬剤によって異なるため、使用する薬剤の特徴を把握し、早期発見・対処に努める。
○ アレルギー反応の発現により、患者は治療継続に不安を抱く場合がある。また治療の中止を余儀なくされ、治療効果や生命予後に対する不安を感じる場合も多い。患者への十分な説明と心理的支援が必要である。

❶ 治療前に患者のアレルギー歴を確認し、リスクを把握しておく。
❷ 前投薬の投与法が確立されている薬剤については、規定に従って投与する。
　★ 一般的には、治療薬投与30分前に、副腎皮質ステロイド、抗ヒスタミン薬、解熱鎮痛薬などを投与

発生時の対応

● アレルギー反応（アナフィラキシー）が出現したら、ただちに原因薬剤の投与を中止し、バイタルサインの測定と症状の観察を行う。必要時には心電図モニターを装着し、酸素投与を開始する。
● ルート内に残っている原因薬剤が体内に入らないよう、輸液ラインはすべて交換し、針内や中心静脈カテーテル内の薬剤も可能な限り吸引したのち、生理食塩液またはリンゲル液等で輸液を開始する。
● アナフィラキシーが疑われる場合には、発見者は患者のそばを離れず、他の医療スタッフに応援を依頼し、医師の指示に沿って対症療法を行う。
● アナフィラキシーショックの場合は、救急蘇生が必要となる。

😊 エキスパートからのアドバイス

＊多くの患者にとって、アレルギー反応は初めての経験であり、訴え方はさまざまである。
＊言葉による訴えだけでなく、「急に起き上がる」「くしゃみや咳をしだす」「両手を擦り合せたり、指先を触ったりしている」などの行動により発見される場合も多い。
＊患者の軽微な症状を見逃さず、何か変だと感じたら、すぐに対応することが大切である。

📝 臨床お役立ちエピソード 「かゆみ＝虫さされ」と考える患者もいる

オキサリプラチン投与中に「このベッド、虫がいるんじゃないかと思う。体が痒くなってきた」と訴えた患者がいた。もちろん虫がいたわけではなく、瘙痒感はオキサリプラチンによるアレルギー反応だった。

（松田夕香）

7

副作用対策　アレルギー反応・アナフィラキシー

インフュージョンリアクション

定義	主としてモノクローナル抗体投与中または投与後24時間以内に出現する症状の総称。一般の抗がん薬に伴うアレルギー反応とは異なる症状を呈することがあり、主に輸注に伴うことからインフュージョンリアクション（急性輸注反応）と呼ばれる。

▶ 関連する
主な抗がん薬　トラスツズマブ、リツキシマブ、イブリツモマブ、ゲムツズマブオゾガマイシン、ベバシズマブ、セツキシマブ、パニツムマブ、オファツムマブなど

参考ガイドライン　なし

おさえておきたい基礎知識

● 発生機序は明らかではない。
● 抗体薬を構成する異種タンパクや、腫瘍が崩壊される過程で起こるサイトカインの産生・放出による、炎症やアレルギー様の反応が原因の１つと考えられている。

[**起こりうる症状**]
● 投与開始直後〜24時間以内に発症するが、特に初回投与開始30分〜2時間以内が多い。2回目以降は頻度・症状ともに軽減する場合が多いが、リツキシマブでは複数回投与後であってもインフュージョンリアクション発生の報告がある。
● **代表的な症状**：皮膚瘙痒感、発疹、発熱、悪寒、頭痛、咳嗽、血管浮腫など
● **重症なもの**：アナフィラキシー様症状、呼吸困難、低酸素血症、気管支けいれん、血圧低下などもあり、重篤化し、生命に危険を及ぼす場合もある。

■ インフュージョンリアクションの症状（イメージ）

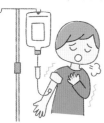

「いつもと違う」「何だか変な感じ」
という訴えが前駆症状であること
も多い

リスク要因

● **関連する主な抗がん薬**：トラスツズマブ、リツキシマブ、イブリツモマブ、ゲムツズマブオゾガマイシン、ベバシズマブ、セツキシマブ、パニツムマブ、オファツムマブなど
● **その他の要因**：投与速度

ポイント

- インフュージョンリアクションのリスクが高い薬剤では、解熱鎮痛薬や抗ヒスタミン薬、副腎皮質ステロイドなどの前投薬が必要となる。前投薬は投与すべき時間に確実に投与する。
- 投与開始直後から30分、投与速度を上げてから30分は特にバイタルサインの変化や前駆症状の有無を十分に観察する。
- インフュージョンリアクションの前駆症状として、くしゃみ、顔面紅潮、咽頭不快感、悪心、脱力感などがある。患者が「何となく変な感じ」と訴える場合もあるため、自覚症状に十分に注意を払う。
- インフュージョンリアクションの症状や発現時期について患者に説明し、症状出現時にはすみやかに医療者に報告するよう指導する。
- 症状発現時に迅速に対応できるよう、物品・薬剤の準備、緊急時の対応マニュアルの整備、シミュレーションなどによる訓練を日ごろから行っておく。

❶ 前投薬の投与法が確立されている薬剤使用時は、規定に従って投与する。一般的には治療薬投与30分前に副腎皮質ステロイド、抗ヒスタミン薬、解熱鎮痛薬などを投与する。
   ※ 前投薬が必須の薬剤：リツキシマブ、セツキシマブ、テムシロリムス、オファツムマブなど

❷ 投与速度が定められている薬剤については、推奨投与速度を厳守することが、症状の予防・早期発見につながる。

❸ 投与開始〜24時間以内は、バイタルサインの変化や前駆症状の有無を観察する。
   ※ 投与開始直後から30分、投与速度を上げてから30分は特に注意して観察する。

発生時の対応

- 症状が発生したら、まず原因薬剤を中止し、バイタルサイン・全身状態の観察を行う。
- **症状が軽度から中等度の場合**：十分に時間をかけて経過を観察し、症状の改善があれば緩徐に投与を再開する。中止によって症状が改善しない場合は、必要に応じて解熱鎮痛薬や抗ヒスタミン薬、副腎皮質ステロイドなどを投与する。
- **重度の場合**：アナフィラキシー様症状、呼吸困難、血圧低下などを伴う重度の場合にはただちに原因薬剤の投与を中止し、アナフィラキシーに準じた治療を行う。

エキスパートからのアドバイス

＊「何となく変な感じがしたけど、気のせいかと思った」「もう少し様子を見ても大丈夫と思った」「中止になったら嫌だから、がまんしていた」これらは筆者が実際に経験したインフュージョンが出現した患者の訴えである。

＊患者にインフュージョンリアクションの症状や医療者へ報告することの重要性を十分に説明したつもりでも、実際にはがまんしたり、医療者への報告をためらったりする患者がいる。症状の観察だけでなく、患者が症状を訴えやすい環境づくりや信頼関係の構築が重要と考える。

（松田夕香）

7

副作用対策　インフュージョンリアクション

471

性機能障害

> **定義**　性機能障害には性的欲求と、性的な心理・生理的変化（欲求、興奮、オルガズム、解消）の障害がある。これらの障害によって著しい苦痛や対人関係に困難が生じることを性機能障害という。

▶ **関連する主な抗がん薬**　シクロホスファミド、イホスファミド、メルファラン、ブスルファン、シスプラチン（600mg/m^{2}以上）、ドキソルビシン、メトトレキサートなど

参考ガイドライン　小児、思春期・若年がん患者の妊孕性温存に関する診療ガイドライン（日本癌治療学会）

おさえておきたい基礎知識

● 性機能障害は、抗がん薬による生殖細胞の直接障害、ホルモン分泌障害による性腺抑制、副作用症状や精神的ストレスなどによる間接的な影響によって生じる（下表）。

抗がん薬による生殖細胞の直接障害	女性	● 投与された抗がん薬が、血液を介して卵胞へと移行し、顆粒膜細胞のバリアを越えて原始卵胞や種々の発達段階の卵胞に直接障害を与え、破壊する ● 上記の結果、発育卵胞が減少、消失することによって月経が停止する
	男性	● 抗がん薬が血液を介して精巣に移行して細胞傷害作用を発揮することによって、テストステロンの分泌低下と生殖細胞の障害が起こる ● 上記の結果、精子減少、性欲の減退、勃起障害などの症状が起こる
ホルモン分泌障害による性腺抑制		● 多くの抗がん薬は血液−脳関門を通過しないため、中枢性の影響は少ない ● 抗がん薬の投与によって起こるステロイド代謝酵素の誘導や、支持療法薬で使用されるセロトニンやドパミンなどの薬剤は、視床下部にダメージを与え、ホルモン産生に関与している伝達経路に影響を及ぼす
副作用症状や精神的ストレスなどによる間接的な影響		● 疾患や予後、治療に対する精神的ストレスや、脱毛などの副作用症状の出現によって中枢神経に影響を及ぼし、性欲減退やオルガズムの低下などが起こる

[**起こりうる症状**]
● **女性**：不妊、早発閉経、無月経、性交痛、腟乾燥症、更年期様症状、性欲低下、オルガズムの低下など
● **男性**：不妊、無精子症、精子減少、勃起不全、射精不全、性交痛、性欲低下、オルガズムの低下、抑うつなど

リスク要因

● **関連する抗がん薬**：アルキル化薬、白金製剤など
● **年齢**：40歳以上の女性の90％は薬物療法後に永久的月経の停止が起こる可能性が高い（25歳以下の女性の80％は薬物療法後に通常の月経がある）。
　★ 男性の場合、年齢は大きく影響しない。
● **副作用症状**：悪心・嘔吐、倦怠感、脱毛、粘膜障害、末梢神経障害、痛み、皮膚障害など

ポイント

- 性の問題は、患者のQOLにとって重要な一因であり、医療者による正確な知識と情報の提供が必要である。
- 患者自身から性の問題を表現してくる場合、間接的・比喩的な表現となることが多く、真意がつかみにくい場合がある。医療者自身が抗がん薬による性機能障害を十分に理解し、相談を受ける準備をしておくことが大切である。
- 医療者のほうから性に関する質問をする場合は、羞恥心や不安を抱かせないような対応が必要である。そのためには、安心と信頼感を得る時間が必要であり、一度に多くのことを聞くのではなく、患者のペースに合わせて、段階的に質問することが大切である。

❶ 年齢や抗がん薬の種類、治療計画などから不妊のリスクを予測する。

❷ 性機能障害によって起こる症状は幅広いため、出現状況に合わせた対症療法を行う。

症状発生時の対応

- 不妊に対しては、年齢や抗がん薬の種類、治療計画などからリスクを予測し、挙児希望がある場合は、精子あるいは卵子、受精卵の凍結保存が可能なことを説明する。
- 性交痛については、女性は腟潤滑剤の使用、男性はコンドームの着用、性交時の体位の工夫などを指導する。

😊 エキスパートからのアドバイス

※医療者が性の問題に介入する際の段階的関与の方法を示したモデルとしてPLISSIT Modelがある。
- **P** (Permission)　　　　　　　性の相談ができることを伝える
- **LI** (Limited Information)　　 基本的な情報を伝える
- **SS** (Specific Suggestion)　 より詳細な情報を伝える
- **IT** (Intensive Therapy)　　 専門家による集中治療

※性の問題はすべての看護師が対応できるというわけにはいかないが、性機能障害のリスクが高い患者を受け持った場合は段階的にかかわっていく必要がある。

（菅野かおり）

7

副作用対策　性機能障害

● 本書の参考文献をまとめました。
● 薬剤の使用法や副作用などの詳細については、2022年2月時点での各薬剤の添付文書、インタビューフォーム、ドラッグインフォメーション、各種パンフレットを参考にしています。

「がん治療薬 知っておきたいポイント」の参考文献

1) Polovich M, White JM, Kelleher LO 原著，佐藤禮子 監訳，日本がん看護学会翻訳ワーキンググループ 訳：がん化学療法・バイオセラピー看護実践ガイドライン．医学書院，東京，2009.

2) 厚生労働省：重篤副作用疾患別対応マニュアル．https://www.mhlw.go.jp/stf/seisakunitsuite/bunya/kenkou_iryou/iyakuhin/topics/tp061122-1.html［2022年1月26日閲覧］.

3) 本山清美 編：がん化学療法看護ポケットナビ．中山書店，東京，2011.

4) 日本癌治療学会 編：制吐剤適正使用ガイドライン 第2版．金原出版，東京，2015.

5) Perez Fidalgo, JA, Garcia Fabregat L, Cervantes A, et al. Management of chemotherapy extravasation：ESMO-EONS Clinical Practice Guidelines. *Ann Oncol* 2012；23（suppl 7）：167-173.

6) 国立がん研究センター内科レジデント 編：がん診療レジデントマニュアル第8版．医学書院，東京，2019.

7) 古瀬純司 編：がん化学療法の薬─抗がん剤・ホルモン剤・分子標的薬・免疫チェックポイント阻害薬・支持療法薬─はや調べノート2021・2022年版．メディカ出版，大阪，2021.

8) 日本がん看護学会 編：外来がん化学療法看護ガイドライン①抗がん剤の血管外漏出およびデバイス合併症の予防・早期発見・対処 2014年版．金原出版，東京，2014.

9) 佐々木常雄 監修，下山達，三浦里織 編：がん薬物療法看護ベスト・プラクティス．照林社，2020.

10) 青木友和，山田忍：悪性神経膠腫に対する BCNU 脳内留置用剤（ギリアデル®脳内留置用剤7.7mg）の現状．癌と化学療法2013；40（6）：708-717.

11) 三浦佳代：メトトレキサート大量療法時の注意点について．月刊ナーシング 2014；33（2）：38-39.

12) 日本臨床腫瘍学会 監修，遠藤一司，加藤裕芳，松井礼子 編：がん化学療法レジメンハンドブック改訂第6版．羊土社，東京，2019.

13) 南博信 編：抗悪性腫瘍薬コンサルトブック改訂2版．南江堂，東京，2017.

14) 日本肺癌学会 編：肺癌診療ガイドライン2021年版 Web版，2021.

15) 日本がんサポーティブケア学会 編：がん薬物療法に伴う皮膚障害アトラス＆マネジメント．金原出版，東京，2018.

16) 金倉譲 総編集，松村到 専門編集：ここまできた白血病/MDS治療．中山書店，東京，2013.

17）直江知樹，堀部敬三 監修：チーム医療のための血液がんの標準的化学療法．メディカル・サイエンス・インターナショナル，東京，2013．

18）堀部敬三 編：小児がん診療ハンドブック．医薬ジャーナル社，大阪，2011．

19）NCCN Clinical Practice Guideline in Oncology：Antiemesis, Version 1. 2022. https://www.nccn.org/guidelines/category_3［2022年1月26日閲覧］．

20）濱口恵子，本山清美 編集：がん化学療法ケアガイド 第3版．中山書店，東京，2020．

21）日本臨床腫瘍学会 編：新臨床腫瘍学 改訂第6版．南江堂，東京，2021．

22）大神正宏，本間真人 他：チロシンキナーゼ阻害薬の血中濃度に及ぼす食事，制酸薬の影響．TDM研究 2013；30（4）：125-133．

23）吉崎弘幸：ヒト型抗CD20モノクローナル抗体薬オファツムマブ（アーゼラ®）の薬理作用と臨床試験成績．日薬理誌 2014；143：40-43．

24）荒木和浩：Perjera® Pertuzumab―HER2陽性乳癌の期待される抗体治療薬―．乳癌の臨床 2013；28（3）：279-292．

25）愛知キャンサーネットワーク：Practice Manual. https://www.aichi-cancernetwork.com/content01.html［2022年1月26日閲覧］．

26）設楽紘平，山﨑直也 監修，チームレゴラフェニブ 編：大腸癌に対するレゴラフェニブ チームレゴラフェニブ 第2版．メディカルレビュー社，大阪，2015．

27）四国がんセンター 編：分子標的薬を中心とした皮膚障害 診断と治療の手引き．メディカルレビュー社，大阪，2014．

28）Baselga J, Campone M, Piccart M, et al. Everolimus in postmenopausal hormone-receptor-positive advanced breast cancer. *N Engl J Med* 2012；366（6）：520-529．

29）日本血液学会 編：造血器腫瘍診療ガイドライン 2018年版補訂版．金原出版，東京，2020．

30）大島久二，牛窪真理，久田治美 他：ココに注目！ 副腎皮質ステロイドの全身投与による副作用とその対応．薬局 2015；66（5）：69-77．

31）造血細胞移植学会 編：移植前処置 第2版．https://www.jshct.com/uploads/files/guideline/02_01_zenshochi.pdf［2021年1月26日閲覧］．

32）日本消化器病学会 編：消化器難治癌シリーズ① 膵癌．https://www.jsge.or.jp/intractable_cancer/pdf/suigan.pdf［2021年1月26日閲覧］．

33）井上貴子：HBV再活性化の新たな展開と早期診断を可能にするバイオマーカーの開発．日本臨床検査医学会誌2021；69（10）：752-758．

34）渡邊丈久：NAFLD/NASH診療のup to date．日本臨床検査医学会誌2021；69（10）：761-768．

35）階子俊平：胆膵疾患における検査・治療．日本臨床検査医学会誌2021；69（10）：769-774．

36）金田裕靖：新しい血管新生阻害薬Nintedanib（BIVF1120）の開発状況と最新情報．Japanese Journal of Lung Cancer 2015；55（6）：962-972．

37）小松嘉人 監修，石岡明子，三宅亜矢 編：安全ながん薬物療法のために知っておきたい薬のハンドブック．ヴァン メディカル，東京，2017．

38）日本臨床腫瘍研究グループ（JCOG）：有害事象共通用語基準 v5.0日本語訳 JCOG版．http://www.jcog.jp/［2021年1月26日閲覧］．

39) 大江祐一郎, 新海哲, 高橋俊二 編：がん救急マニュアル. メジカルビュー社, 東京, 2011.

40) 日本医学放射線学会, 日本核医学会, 日本核医学技術学会, 他：ルテチウムオキソドトレオチド(Lu-177)注射液を用いる核医学治療の適正使用マニュアル. https://www.jrias.or.jp/report/cat4/423.html［2021年1月26日閲覧］.

41) 日本核医学会 編：放射性医薬品の適正使用におけるガイドラインの作成(厚生労働省 平成13年度、14年度 委託研究関係学会医薬品等適正使用推進試行の事業実施要綱). http://jsnm.org/wp_jsnm/wp-content/themes/theme_jsnm/doc/iyakuhin_gaidorain.pdf［2021年1月26日閲覧］.

42) 徳田恵美：分子標的治療薬の副作用と支持療法 CDK4/6阻害薬. 腫瘍内科 2020；25(3)：257-264.

43) 濱 敏弘監修：整理して理解する抗がん薬 薬理・作用機序から理解する抗がん薬の使い方. じほう, 東京, 2019.

44) 西岡真理子, 長島文夫, 古瀬純司：PARP阻害薬. 腫瘍内科 2021；28(2)：135-140.

45) 野口瑛美：乳がんにおけるPARP阻害薬の位置づけ. 腫瘍内科 2019；24(2)：143-148.

46) 温泉川真由：卵巣がんにおけるPARP阻害薬の位置づけ. 腫瘍内科 2019；24(2)：149-157.

47) 日本癌治療学会 編：制吐剤適正使用ガイドライン 第2版. 金原出版, 東京, 2015.

48) 飯原大稔, 鈴木昭夫：副作用管理：悪心・嘔吐. 日本臨床薬学会雑誌 2020；13(9)：6-21.

「副作用対策と安全管理」の参考文献

1) American Society of Health-System Pharmacists. ASHP Guidelines on Handling Hazardous Drugs. https://www.ashp.org/-/media/assets/policy-guidelines/docs/guidelines/handling-hazardous-drugs.ashx［2021年1月26日閲覧］.

2) NIOSH ALERT. Preventing Occupational Exposure to Antineoplastic and Other Hazardous Drugs in Health Care Settings. https://www.cdc.gov/niosh/docs/2004-165/default.html［2021年1月26日閲覧］.

3) 遠藤一司 監修, 鈴木賢一, 中垣繁, 米村雅人 編：がん薬物療法の支持療法マニュアル 改訂第2版. 南江堂, 東京, 2021.

4) 本山清美, 遠藤久美 編：がん化学療法看護ポケットナビ. 中山書店, 東京, 2011.

5) Polovich M, White JM, Kelleher LO 原著, 佐藤禮子 監訳, 日本がん看護学会翻訳ワーキンググループ 訳：がん化学療法・バイオセラピー看護実践ガイドライン. 医学書院, 東京, 2009.

6) 日本臨床腫瘍学会 編：発熱性好中球減少症(FN)診療ガイドライン 改訂第2版. 南江堂, 東京, 2017.

7) 小澤桂子, 足利幸乃, 菅野かおり：ステップアップがん化学療法看護 第2版. 学研メディカル秀潤社, 東京, 2016.

8) 日本臨床腫瘍研究グループ(JCOG)：有害事象共通用語基準 v5.0日本語訳 JCOG版. http://www.jcog.jp/［2021年1月26日閲覧］.

9) 濱口恵子, 本山清美 編集：がん化学療法ケアガイド 第3版. 中山書店, 東京, 2020.

10) 松井優子：脱毛. エキスパートナース 2013；29（9）：102-105.

11) 大路貴子：化学療法に伴う脱毛. がん看護 2013；18（4）：415-418.

12) 江並亜希子：手足症候群. プロフェッショナルがんナーシング 2012；2（3）：48-52.

13) 日本がんサポーティブケア学会 編：がん薬物療法に伴う皮膚障害アトラス＆マネジメント. 金原出版, 東京, 2018.

14) 日本臨床腫瘍学会 編：腫瘍崩壊症候群（TLS）診療ガイダンス 第2版. 金原出版, 東京, 2021.

15) 大江祐一郎, 新海哲, 高橋俊二 編：がん救急マニュアル. メジカルビュー社, 東京, 2011.

16) 日本肝臓学会 編：B型肝炎治療ガイドライン第3.4版. https://www.jsh.or.jp/lib/files/medical/guidelines/jsh_guidelines/B_v3.4.pdf［2021年1月26日閲覧］.

17) 日本肝癌研究会 編：原発性肝癌取扱い規約 第6版補訂版. 金原出版, 東京, 2019.

18) 日本呼吸器学会：薬剤性肺障害の診断・治療の手引き 第2版. メディカルレビュー社, 東京, 2018.

19) 落合慈之 監修：呼吸器疾患ビジュアルブック. 学研メディカル秀潤社, 東京, 2011.

20) 福岡正博 監修：イレッサ®錠250 非小細胞肺癌の薬物治療による急性肺障害・間質性肺炎（ILD）のリスクマネジメント. https://med.astrazeneca.co.jp/medical/product/ire_product.html［2021年1月26日閲覧］.

21) 国立がん研究センター内科レジデント 編：がん診療レジデントマニュアル第8版. 医学書院, 東京, 2019.

22) 西田俊朗, 大津敦, 土井俊彦 編：血管新生阻害薬のベストマネジメント 癌治療と副作用対策. 金原出版, 東京, 2011.

23) 日本循環器学会, 日本医学放射線学会, 日本胸部外科学会, 他 編：肺血栓塞栓症および深部静脈血栓症の診断、治療、予防に関するガイドライン（2017年改訂版）. https://js-phlebology.jp/wp/wp-content/uploads/2019/03/JCS2017_ito_h.pdf［2021年1月26日閲覧］.

24) 日本高血圧学会 編：高血圧ガイドライン 2019. ライフサイエンス出版, 東京, 2019.

25) 木村哲也：血痰, 喀血. 救急医学 2013；37（6）：634-638.

26) 杉本幸弘, 海老規之, 松尾規和 他：CBDCA/PTX＋BEV療法で肺出血による治療関連死を来した肺腺癌の1例. 第9回日本臨床腫瘍学会抄録集 2011；9：456.

27) 林美奈, 横井崇, 鳥居芳太郎 他：Bevacizumab 投与後に空洞形成・喀血で死亡した肺腺癌の一例. 第9回日本臨床腫瘍学会抄録集 2011；9：456.

28) 日本循環器学会, 日本心不全学会, 日本胸部外科学会, 他 編：急性・慢性心不全ガイドライン（2017年改訂版）. https://www.j-circ.or.jp/cms/wp-content/uploads/2017/06/JCS2017_tsutsui_h.pdf［2021年1月26日閲覧］.

29) 日本がん看護学会 編：がん看護コアカリキュラム. 医学書院, 東京, 2017.

30) がん診療 UP TO DATE 編集委員会 編：がん診療 UP TO DATE. 日経BP社, 東京, 2013.

31) 高野利実 編：ハイリスクがん患者の化学療法ナビゲーター 第2版. メジカルビュー社, 東京, 2017.

32）堀越真奈美：化学療法に伴う末梢神経障害．がん看護 2013；18（4）：425-429.

33）狩野太郎：化学療法に伴う味覚変化への援助．がん看護 2014；19（2）：166-172.

34）辻野麻里子：浮腫・リンパ浮腫．エキスパートナース 2013；29（9）：94-101.

35）佐々木常雄 監修，下山達，三浦里織 編：がん薬物療法看護ベスト・プラクティス．照林社，2020.

36）NCCN Guidelines®. Cancer-Related Fatigue Version 2. 2018. https://oncolife.com.ua/doc/nccn/fatigue.pdf［2021年1月26日閲覧］．

37）Eaton LH, Tipton JM, Irwin M 編，日本がん看護学会翻訳ワーキンググループ 訳：がん看護 PEP リソース．医学書院，東京，2013.

38）石岡千加史，上原厚子 編：徹底ガイドがん化学療法とケア Q&A 第2版．総合医学社，東京，2012.

39）Matsumoto T, Yokota K, Sawada M, et al. Postoperative DAV-IFN-beta therapy does not improve survival rates of stage II and stage III melanoma patients significantly. *J Eur Acad Dermatol Venereol* 2013；27：1514．

40）中根実：がんエマージェンシー 化学療法の有害反応と緊急症への対応．医学書院，東京，2015.

41）中西洋一監修，渡邊裕之，辻敏和，濱田正美，他 編：フローチャート抗がん薬副作用．じほう，東京，2020.

42）日本癌治療学会 編：制吐剤適正使用ガイドライン 第2版．金原出版，東京，2015.

43）日本癌治療学会 編：G-CSF適正使用ガイドライン 2013年版 Ver.2．金原出版，東京，2013.

A

ACE	angiotensin converting enzyme	アンジオテンシン変換酵素
ADCC	antibody-dependent cell-mediated cytotoxicity	抗体依存性（細胞介在性）細胞傷害性作用
ADJ	adjuvant	アジュバント療法（術後補助療法）
AEP	acute eosinophilic pneumonia	急性好酸球性肺炎
AIP	acute interstitial pneumonia	急性間質性肺炎
AI	aromatase inhibitor	アロマターゼ阻害薬
AML	acute myeloblastic leukemia	急性骨髄性白血病
ALK	anaplastic lymphoma kinase	未分化リンパ腫キナーゼ
ALL	acute lymphoblastic leukemia	急性リンパ性白血病
ALT	alanine aminotransferase	アラニンアミノトランスフェラーゼ
AO	aldehyde oxidase	アルデヒドオキシダーゼ
APL	acute promyelocytic leukemia	急性前骨髄球性白血病
AR	androgen receptor	アンドロゲン受容体
ARB	angiotensin II receptor blocker	アンジオテンシンII受容体拮抗薬
AST	aspartate aminotransferase	アスパラギン酸アミノトランスフェラーゼ
ATRA	tretinoin	トレチノイン
AUC	area under the blood concentration time curve	血漿血中濃度－時間曲線下面積

B

BAL	bronchoalveolar lavage	気管支肺胞洗浄
BBB	blood brain barrier	血液脳関門
BiTE	Bi-specific T-cell engager	二重特異性抗体
BOOP	bronchiolitis obliterans with organizing pneumonia	器質化肺炎を伴う閉塞性細気管支炎
BNCT	boron neutron capture therapy	ホウ素中性子捕捉療法
BRAF	v-raf murine sarcoma viral oncogene homolog B1	v-rafマウス肉腫ウイルスがん遺伝子産物ホモログB1
BRM	biological response modifiers	生体応答調節剤療法
BSC	biological safety cabinet	生物学的安全キャビネット
BTK	Bruton's tyrosine kinase	ブルトン型チロシンキナーゼ

CDC	complement dependent cytotoxicity	補体依存性細胞傷害作用
CDP	cytidine diphosphate	シチジンニリン酸
CFS	Cancer Fatigue Scale	がん患者の倦怠感を評価する質問票
CINV	chemotherapy induced nausea and vomiting	抗がん薬による嘔気・嘔吐
CK	creatine kinase	クレアチンキナーゼ
Cmax	maximum drug concentration	最高血中濃度
COP	cryptogenic organizing pneumonia	特発性器質化性肺炎
COX 2	cyclooxygenase-2	選択的シクロオキシゲナーゼ-2
Cr	creatinine	クレアチニン
CRP	craniopharyngioma	頭蓋咽頭腫
CTCAE	common terminology criteria for adverse events	有害事象共通用語規準
CTZ	chemoreceptive emetic trigger zone	化学受容性嘔吐引き金帯
CYP	cytochrome P450	肝臓内の薬物代謝酵素。CYP3A4、CYP2B6、CYP11A1、CYP11B1などがある

DAC		脱アセチル化酵素
DAD	diffuse alveolar damage	びまん性肺胞障害
DEHP	di (2-ethylhexyl) phthalate	フタル酸ジ (2-エチルヘキシル)
DHFR	dihydrofolate reductase	ジヒドロ葉酸還元酵素
DHT	dihydrotestosterone	ジヒドロテストステロン
DIC	disseminated intravascular coagulation	播種性血管内凝固症候群
DLF	dose limiting factor	用量規制因子
DLST	drug-induced lymphocyte stimulation test	薬剤リンパ球刺激試験
DNA	deoxyribonucleic acid	デオキシリボ核酸
DPD	dihydropyrimidine dehydrogenase	ジヒドロピリミジンジヒドロゲナーゼ。フルオロウラシルの分解酵素

EGFR	epidermal growth factor receptor	上皮成長因子受容体
ERK	extracellular signal regulated kinase	細胞外シグナル制御キナーゼ

FIGO	International Federation of Gynecology and Obsterics	国際産婦人科連合。FIGOによる婦人科腫瘍の進行期分類をFIGO分類という

FISH	fluorescent in situ hybridization	蛍光原位置ハイブリッド形成法
FN	febrile neutropenia	発熱性好中球減少症
FSH	follicle-stimulating hormone	卵胞刺激ホルモン

GARFT	glycinamide ribonucleotide formyltransferase	グリシンアミドリボヌクレオチドホルミルトランスフェラーゼ。葉酸代謝酵素
G-CSF	granulocyte colony-stimulating factor	顆粒球コロニー刺激因子
GIST	gastrointestinal stromal tumor	消化管間質腫瘍
GnRH	gonadotropin-releasing hormone	ゴナドトロピン放出ホルモン
GSTA1	glutathione S-transferase alpha 1	グルタチオンS-トランスフェラーゼA1。ヒト遺伝子の一種
GVHD	graft-versus-host disease	移植片対宿主病

HBV	hepatitis B virus	B型肝炎ウイルス
HD	hazardous drug	ハザーダスドラッグ。職業上の曝露によって健康被害をもたらすことが知られている薬品（疑われている薬品も含む）
HDAC	histone deacetylase	ヒストン脱アセチル化酵素
HEC	high emetic chemotherapy	高度催吐性リスク。嘔吐発現率が90%以上の抗がん薬
HER2	human epidermal growth factor receptor 2	ヒト上皮成長因子受容体2
HIF	hypoxia-inducible factor	低酸素誘導性因子
HP	hypersensitivity pneumonitis	過敏性肺炎
HRCT	high-resolution computed tomography	高分解能コンピュータ断層撮影

IARC	International Agency for Research on Cancer	国際がん研究機関
Ig	immunoglobulin	免疫グロブリン
IF	interferon	インターフェロン
IHC	immunohistochemistry	免疫組織化学法
IL	interleukin	インターロイキン
ILD	interstitial lung disease	間質性肺疾患
IMiDs	immunomodulatory drugs	免疫調節薬
IrAE	immune-related adverse event	免疫関連有害事象

PVC	polyvinyl chloride	ポリ塩化ビニル
R		
RI	radioisotope	ラジオアイソトープ。放射性同位元素
RNA	ribonucleic acid	リボ核酸
ROS	reactive oxygenspecies	活性酸素種
RXR	Retinoic X receptor	レチノイドX受容体
S		
SERD	selective estrogen receptor downregulator	選択的エストロゲン受容体ダウンレギュレータ
SERM	selective estrogen receptor modulator	選択的エストロゲン受容体修飾薬
SJS	Stevens-Johnson syndrome	皮膚粘膜眼症候群（スティーブンス・ジョンソン症候群）
SIADH	syndrome of inappropriate secretion of ADH	抗利尿ホルモン不適合分泌症候群
SP-D	surfactant protein-D	サーファクタントプロテインD。肺特異的血清マーカー
SOS	sinusoidal obstruction syndrome	類洞閉塞症候群
T		
TBI	total body irradiation	全身放射線照射
TEN	toxic epidermal necrolysis	中毒性表皮壊死症
TKI	tyrosin kinase inhibitor	チロシンキナーゼ阻害薬
TLS	tumor lysis syndrome	腫瘍崩壊症候群
TRK	tropomyosin receptor kinase	トロポミオシン受容体キナーゼ
TS	thymidylate synthase	チミジル酸合成酵素
U		
UGT	UDP-glucuronosyltransferase	UDP-グルクロン酸転移酵素。グルクロン酸抱合を触媒する一群の酵素
V		
VEGF	vascular endothelial growth factor	血管内皮増殖因子
VEGFR	vascular endothelial growth factor receptor	血管内皮増殖因子受容体
VOD	venoocclusive disease	静脈閉塞性肝疾患

薬剤索引

和文

484

485

486

細胞障害性抗がん薬

一般名	略号	一般名	略号
イホスファミド	IFM	アザシチジン	AZA
シクロホスファミド	CPA、CY、CPM	ヒドロキシカルバミド	HU
ダカルバジン	DTIC	アクラルビシン	ACR
テモゾロミド	TMZ	アムルビシン	AMR
ニムスチン	ACNU	イダルビシン	IDR
ブスルファン	BU、BUS	イリノテカン	CPT-11
プロカルバジン	PCZ	エトポシド	VP-16
メルファラン	L-PAM	エピルビシン	EPI
ラニムスチン	MCNU	ダウノルビシン	DNR
オキサリプラチン	L-OHP	ドキソルビシン （アドリアマイシン）	DXR、ADR、ADM
カルボプラチン	CBDCA	ノギテカン	NGT
シスプラチン	CDDP	ピラルビシン	THP
ネダプラチン	254-S	ミトキサントロン	MIT
カペシタビン	Cap、CAP	アクチノマイシンD	ACT-D
テガフール	FT、TGF	ブレオマイシン	BLM
テガフール・ウラシル	UFT	ペプロマイシン	PEP
テガフール・ギメラシル・ オテラシル	S-1	マイトマイシンC	MMC
フルオロウラシル	5-FU	ビノレルビン	VNR
トリフルリジン・チピラシル	FTD・TPI	ビンクリスチン	VCR
ゲムシタビン	GEM	ビンデシン	VDS
シタラビン	Ara-C	ビンブラスチン	VLB、VBL
シタラビン オクホスファート	SPAC	カバジタキセル	CAB、CAZ
クラドリビン	2-CdA	ドセタキセル	DTX、DOC
フルダラビン	FLU	パクリタキセル	PTX、PAC
ペントスタチン	DCF	パクリタキセル アルブミン懸濁型	nab-PTX
メルカプトプリン	6-MP	エリブリン	HAL
ペメトレキセド	PEM		
メトトレキサート	MTX		

分子標的薬

一般名	略号	一般名	略号
トラスツズマブ	Tmab	セツキシマブ	Cmab
アフリベルセプト	AFL	パニツムマブ	Pmab
ベバシズマブ	BV	ゲムツズマブ オゾガマイシン	GO
ラムシルマブ	RAM	トラスツズマブ エムタンシン	T-DM1

がん治療薬まるわかりBOOK 第2版

2015年8月10日	第1版第1刷発行	編　著	勝俣　範之
2021年4月25日	第1版第9刷発行		菅野　かおり
2022年3月16日	第2版第1刷発行	発行者	有賀　洋文
2024年7月24日	第2版第4刷発行	発行所	株式会社 照林社

〒112-0002
東京都文京区小石川2丁目3-23
電　話　03-3815-4921（編集）
　　　　03-5689-7377（営業）
https://www.shorinsha.co.jp/

印刷所　共同印刷株式会社